내 몸 **임신출산** 설명서

YOU: Having a Baby: The Owner's Manual to a Happy and Healthy Pregnancy
by Michael F. Roizen, M.D. and Mehmet C. Oz, M.D.

Copyright ⓒ 2009 by Michael F. Roizen, M.D. and Mehmet C. Oz, M.D. • All rights reserved. • This Korean translation edition was published by Gimm-Young Publishers, Inc. in 2012 by arrangement with the original publisher, Free Press, a Division of Simon & Schuster, Inc., New York through KCC(Korea Copyright Center Inc.), Seoul.

내몸 **임신출산** 설명서

지은이 _ 마이클 로이젠·메멧 오즈
감수 _ 신종철
옮긴이 _ 안기순
1판 1쇄 발행 2012. 4.12
1판 6쇄 발행 2023. 2.10

발행처_ 김영사 • 발행인_ 고세규 • 등록번호_ 제406-2003-036호 • 등록 일자_ 1979. 5. 17 • 주소_ 경기도 파주시 문발로 197(문발동) 우편번호 413-120 • 전화_ 마케팅부 031)955-3100, 편집부 031)955-3200 • 팩스_ 031)955-3111 • 이 한국어판의 저작권은 KCC를 통하여 Simon & Schuster와 독점 계약한 김영사에 있습니다. 저작권법에 의하여 한국 내에서 보호받는 저작물이므로 무단 전재와 무단 복제를 금합니다.

값은 뒤표지에 있습니다. ISBN 978-89-349-5683-9 03510 • 홈페이지_ www.gimmyoung.com • 블로그_ blog.naver.com/gybook • 인스타그램_ instagram.com/gimmyoung • 이메일_ bestbook@gimmyoung.com • 좋은 독자가 좋은 책을 만듭니다. 김영사는 독자 여러분의 의견에 항상 귀 기울이고 있습니다.

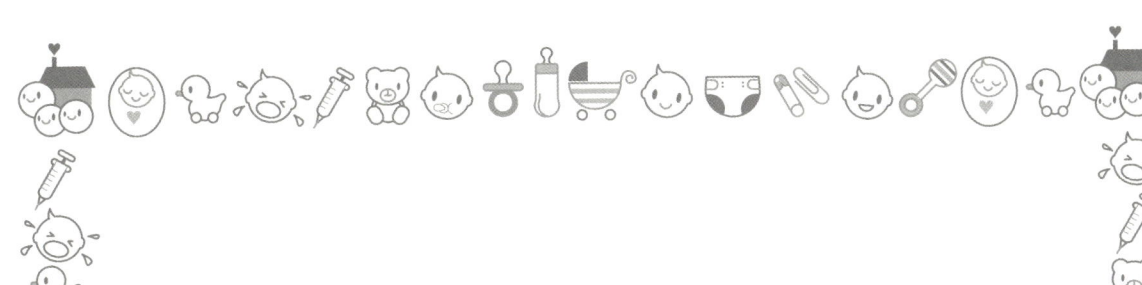

YOU
HAVING A BABY
내몸 임신출산 설명서

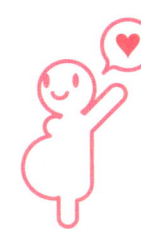

마이클 로이젠·메멧 오즈

신종철 감수 | 안기순 옮김

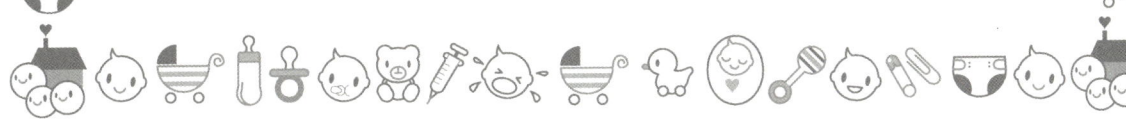

감수자의 글

임신은 여성에게 신체적, 정신적으로 큰 변화를 겪게 해서 두려움의 대상이기도 하지만 아주 특별하고도 소중한 경험이다. 산부인과 의사로서 30년 가까이 일하면서 얻은 확신은 건강한 임신과 출산이 아기의 건강뿐 아니라 건강한 가정과 사회의 원동력이 된다는 것이다.

요즈음은 경제적 부담이나 양육 등 여러 가지 이유로 아기를 많이 낳지 않는 추세이며, 그 결과 우리나라의 출산율은 이미 세계 최저를 기록할 정도로 아주 낮아졌다. 반면, 임신부나 임신을 계획하고 있는 여성은 예전과 달리 임신과 출산에 대한 정보를 서적이나 인터넷 등을 통해 적극적으로 얻고 있다. 그러나 인터넷에서 떠도는 내용은 물론, 임신과 출산 관련 서적이나 각종 매체들에서 제공하는 정보는 전문 의학 지식과 일반 상식을 균형 있게 다루지 못하거나 의학적으로 입증되지 않은 내용을 무분별하게 전달하는 경우가 종종 있다. 이 때문에 가끔 임신부의 질문에 의사로서 답변하기 곤란한 적도 있다. 본인은 산부인과 의사로서 수많은 여성을 진료하면서 임신부나 임신을 계획하는 여성에게 전문 의학 지식뿐 아니라 일반 상식 등을 균형 있게 그리고 알기 쉽게 전달하는 책이 꼭 필요하다고 늘 생각해왔다.

이 책은 이러한 나의 생각에 가장 근접한 내용을 담고 있다. 저자들은 임신부나 임신을 계획하는 여성의 입장에서 꼭 알아두어야 할 의학적 지식과 일상생활에서 지켜야 할 지침을 과학적이면서도 지루하지 않게 알려주고 있다. 예를 들면, 일반인은 물론 대부분의 의사도 생소한 '후생유전학'이라는 개념을 쉽게 이해하도록 비유를 들어가며 알려주고, 전문 의학 지식을 그림과 함께 설명한다든지, 임신부의 지식을 테스트하고 임신부가 알고 싶어 하는 내용을 꼼꼼히 정리함으로써 흥미를 유발해 손에서 책을 놓지 못하도록 만든다. 또 이 책은 임신의 각 과정에서 임신부가 알아야 할 기본 의학 지식과 일상생활 지침을 구체적으로 잘 정리해놓았을 뿐 아니라, 비정상적 임상 증상과 이에 적절하게 대처하는 방법을 자상하게 알려주는 친절함까지 엿볼 수 있다. 더욱이 기존의 임신 관련 책들에서는 별로 다루지 않은 아빠의 역할, 즉 임신의 출발부터 분만과 산욕기에 이르기까지, 그리고 운동부터 음식에 이르기까지 아빠가 임신한 아내를 위해 할 수 있는 역할을 다양하게 소개한 점도 요즘 부부들에게 많은 도움이 될 것이다. 요즘 우리나라 신세대 남편들이 임신과 분만 과정에 동참하려는 마음을 갖고 있는 경우가 많다는 점에서도 이 책은 좋은 안내서가 될 것으로 생각한다.

아무쪼록 이 책을 통해 임신 중이거나 임신을 계획하는 모든 여성이 건강한 아기를 낳아서 올바르게 키우기를 간절히 소망한다.

가톨릭대학교 의과대학 부속
서울성모병원 산부인과 교수
신종철

차례

감수자의 글 | 4
프롤로그 | 세상에! 아기를 가졌다고요? 11
You quiz | 나의 임신 생활은 어떠한가? 21

PART 1
하나에서 둘이 되다

훌륭한 유전자 유전학의 새로운 흐름으로 본 아기의 발달

둘에서 하나로: 수정의 생물학 34 | 자신학: 유전자를 바라보는 새로운 시각 40 | 후생유전의 작용: 어떤 의미가 있을까? 46 | 엄마와 아기를 위한 팁 51

영양 공급 시간 태아의 성장을 위한 태반의 역할

태반: 형성과 기능 62 | 완벽한 태반: 놀라운 역할 65 | 면역력: 엄마가 주는 첫 번째 선물 70 | 엄마와 아기를 위한 팁 79

PART 2
엄마가 아기를 바꾸다

누구를 위해 먹는가? 뭐든지 먹고 싶을 때, 혹은 아무것도 먹고 싶지 않을 때

체중 증가: 식탐과 조절 86 | 메스꺼움: 입덧과 영양 섭취 95 | 필수 영양 성분: 임신부와 태아 100 | 엄마와 아기를 위한 팁 104

위험한 성장 태아가 너무 크거나 너무 작지 않게 하려면

마법 같은 신진대사: 임신부의 영양이 태아에게 미치는 영향 115 | 너무 큰 태아: 임신성 당뇨병의 위험 120 | 몇 가지 검사: 태아의 성장 정도를 어떻게 알 수 있을까? 127 | 엄마와 아기를 위한 팁 134

감각의 발달 매력적인 감각의 세계, 경이로운 뇌의 발달

뇌의 발달: 결정적 시기 140 | 감각: 숨겨진 이야기 148 | 엄마와 아기를 위한 팁 159

PART 3
아기가 엄마를 바꾸다

엄마가 되기 위한 마음의 준비
스트레스에 대처하라! 엄마의 행복을 발견하라!

엄마 되기 준비 과정: 모성의 생물학 173 | 압박감: 스트레스의 과학 176 | 편안하고 쾌적한 수면: 충분한 휴식 179 | 다 나쁜 것만은 아니다: 우울증의 긍정적 효과 183 | 엄마와 아기를 위한 팁 188

You quiz | 걱정 및 불안 퀴즈 200

섹스에 대해 이야기하자 호르몬 변화가 임신부와 태아에게 미치는 영향

에스트로겐 효과: 반짝이는 얼굴 208 | 사랑의 감정: 성적 충동 210 | 달라진 몸: 보이는 게 전부일까? 214 | 엄마와 아기를 위한 팁 224

Chapter 8 몸의 변화 불쾌하고 불편한, 때로는 위험한 임신 부작용

호르몬의 변화: 착한 호르몬의 장난 236 | 위장의 고통: 소화 문제 238 | 하체 감염: 질과 비뇨 기관 문제 245 | 근육 통증: 근골계 문제 249 | 잘못된 흐름: 순환계 문제 252 | 엄마와 아기를 위한 팁 259

PART 4
아기가 세상에 오다

Chapter 9 특별한 출산 진통과 탄생을 대하는 자세

출산을 향하여 출발 272 | 출산 마을 274 | 통증의 집 277 | 출구 전략 282 | 유도 분만 287 | 목적지 우회로 288 | 피난용 비상구 290 | 부모를 위한 약속의 땅 294 | 엄마와 아기를 위한 팁 298

Chapter 10 새로운 시작 출산 후 한 달, 도전과 보상

아기에게 영양 공급하기: 모유수유 304 | 수면을 취하라: 수면 관리 314 | 아기에게 문제가 있는 걸까?: 의사의 활용 317 | 엄마, 어디 아파요?: 엄마의 건강 322 | 엄마, 기분이 어때요?: 신경 호르몬의 변화 323 | 아기의 포경수술: 현명한 선택 325 | 가정에 적응하기: 가족 간의 유대 강화 326 | 내 몸 되찾기: 상처의 회복 328

Chapter 11 임신 계획 가장 놀라운 경험을 위한 체크리스트

연료 공급: 영양분 338 | 신체 검사: 임신부의 몸 348 | 난기류: 스트레스 수위 349 | 항공 관제 센터: 의사의 역할 355 | 검역: 태아 검사 359 | 승객: 태아의 발달 361 | 안전한 착륙: 진통과 분만 362 | 탑승구까지 내려오기: 산후 문제 363

Chapter 12 **건강과 임신과 출산 준비** 엄마와 아기의 건강을 위해 필요한 것들

건강한 임신을 위한 준비 1 운동 368 | 건강한 임신을 위한 준비 2 의사 선택 394 | 건강한 임신을 위한 준비 3 약물과 독소 안내 398 | 건강한 임신을 위한 준비 4 아기 용품 402 | 건강한 임신을 위한 준비 5 아빠의 역할 406

부록1 임신 전에 해야 할 일 413
부록2 불임 419
부록3 예방접종 431
부록4 미숙아와 다태아 437
부록5 산후우울증 척도 442

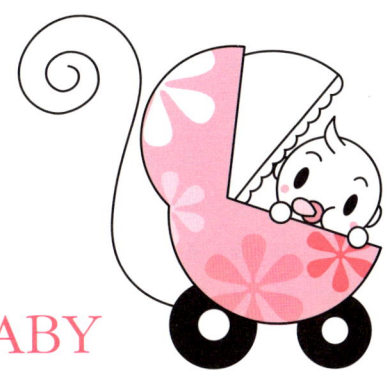

YOU : HAVING A BABY

프롤로그

세상에!
아기를 가졌다고요?

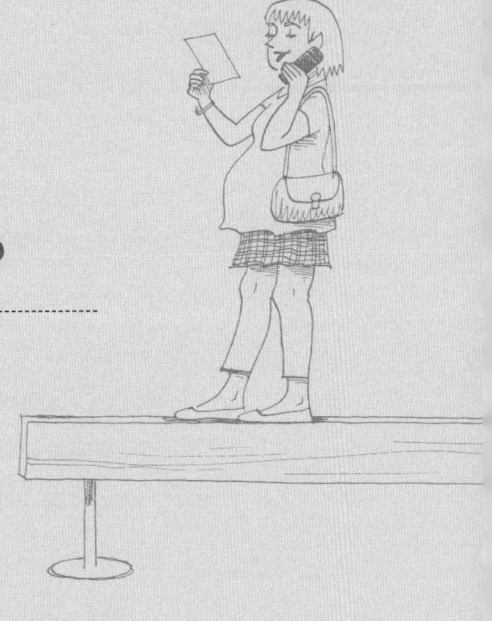

바다 위 깎아지른 절벽 끝에 서서 드넓게 펼쳐진 바다를 바라볼 때 온몸의 감각은 터질 듯 예민해진다. 눈이 번쩍 뜨이고, 입이 딱 벌어지고, 신경세포에서는 삼류 소설 속에서나 나올 법한 온갖 형용사가 쏟아져 나온다. 장엄해, 경이로워, 신비해, 눈부시게 아름다워, 세상에나, 이렇게 멋지다니! 불현듯 무릎이라도 꿇고 이런 걸작을 창조한 신을 찬양하고 싶어진다. 그러고는 몽롱하고 황홀한 기분에 젖어든다.

임신이 바로 그렇다. 임신은 지금껏 경험한 가운데 가장 가슴 뛰는 사건이다. 하지만 절벽 위에서 그 아래 깊은 바닷속까지는 머나먼 길이듯, 수정부터 아기가 태어나기까지의 여정은 정말 멀고도 멀다. 그 긴 여정 중에 혹시 발을 잘못 디뎌 다치진 않을까 걱정이 앞선다. 임신 기간 중에는 웃고, 울고, 소리 지르고, 입이 마르고, 피부가 건조해지고, 입덧을 하는 등 오만 가지 감정적·생리적 반응이 교차한다.

이 책은 이러한 양극단의 감정을 다스릴 수 있도록 임신부에게 도움을 준다. 임신이라는 기적 같은 과정을 즐길 수 있도록, 또 정확한 지식으로 무장해서 임신으로 인한 불안과 긴장을 극복할 수 있도록 말이다.

첫 번째 임신이든 두 번째 임신이든 다들 임신에 대해 어느 정도는 알고 있을 것이다. 이미 임신을 경험해봤을 수도 있고, 친구나 언니, 네티즌 덕분에 임신 관련 정보를 많이 접했을지 모른다. 하지만 잠시 짬을 내어 이 책을 읽어보길 바란다. 이 책은 임신을 둘러싼 근거 없는 통념을 깨고 두뇌를 일깨워 인생에서 가장 위대한 여행을 떠나려는 당신의 마음과 몸을 준비시키며, 두 세포가 하나로 합쳐지는 순간부터 아기가 엄마 배 속의 편안한 껍질을 뚫고 세상에 모습을 드러낼 때까지 여행의 동반자로서 길잡이 역할을 할 것이다.

이유식 한 상자를 걸고 내기를 해도 좋다. 아마도 다음 사실은 모르고 있을 테니까.

- 아기의 본성 혹은 체질이 천성적인 것인가 후천적인 것인가에 대한 개념은 매우 잘못된 것이다. 첨단 분야인 후생유전학에서는 엄마가 아기의 유전자 발현을 조절한다는 사실을 제시해왔기 때문이다.*후생유전학epigenetics, DNA 염기서열이 바뀌지 않은 상태에서 유전자의 발현 혹은 세포 표현형에 나타나는 유전적 변화를 연구하는 학문이다._감수자 주*.
- 아기는 280일 동안 체내에서 겪은 경험을 바탕으로 바깥에서 어떻게 행동할지 배운다. 또 미래를 예상하고, 여러 해가 지난 뒤 자기가 건강할지 허약할지 알고 있다.
- 대부분의 사람은 엄마의 생물학적 보호막이 아기를 무조건 보호해주리라 믿고 있지만 사실 그렇지 않다. 엄마와 아기의 욕구는 자주 충돌하고, 모체는 그 가운데서 균형을 잡기 위해 매우 정교하게 움직인다.

- 임신부의 젖꼭지가 거무스름해지고, 발이 붓고, 과자 생각만 해도 입덧이 나다가도 금세 멜론을 살사 소스에 듬뿍 찍어 먹고 싶어 안달이 나는 데는 생물학적 이유가 있다.

이 책은 임신부가 자신의 급격한 신체 변화를 이해할 수 있도록 설명해 건강하고 행복한 아기를 맞이할 수 있도록 도와준다.

당신은 앞으로 일어날 일에 대해 곰곰이 생각할 것이다. 임신과 관련한 웹사이트를 뒤지느라 밤늦게 앉아 있기도 하고, 서점에서 예비 엄마를 위한 책을 찾아 읽기도 한다. 초등학교 때 두근거리는 맘으로 반 아이들 앞에서 처음 과제 발표를 한 이후 이렇게 심하게 긴장한 적은 없을 것이다. 또 그로부터 세월이 흘러 '꿈속의 왕자'가 눈앞에 나타난 이후로 이렇게 집요하게 생각에 몰두해본 적도 없을 것이다. 아기 이름을 무엇으로 지을지 골똘히 생각하고, 왜 자꾸 짭짤한 과자가 먹고 싶은지도 궁금하다. 아기 방을 파란색으로 칠할지 분홍색으로 칠할지에 대해 남편과 진지하게 의논하기도 한다.

마음에 갈등을 일으키는 사건에 등수를 매긴다면 임신이 단연 챔피언감일 것이다. 불현듯 아기의 미소와 옹알이를 생각하고 품에 안아보고 싶어 가슴이 두근거리며 기분이 우쭐해진다. 그러다가 답을 알 수 없는 걱정이 꼬리에 꼬리를 물고 떠올라 순식간에 불안해지기도 한다. 대체 지금 배 속에서는 어떤 일이 일어나고 있을까, 자그마한 아기가 제대로 자라고는 있을까, 이렇게 잠이 쏟아지는데 정상적으로 생활할 수 있을까… 등등.

그러나 이런 조바심과 걱정은 임신부라면 누구나 겪는 것이고, 바람직한 것이다. 임신부가 경계를 늦추지 않고 언제나 조심한다면 그만큼 자신의 몸과 태아에게 이롭기 때문이다. 따라서 임신부는 언제 어디서나 자신의 몸에 세심하게 주의를 기울여야 하고, 자기 몸에 나타나는 모든 증상에 대해 올바른 정보를 습득해야 한다. 그리고 그것을 돕는 것이 이 책의 목표이다.

우선 긴장을 풀고 임신의 매력과 혜택을 한껏 누리자. 이때 기억해야 할 중요한 사실은 대부분의 임신이 완벽하게 정상적으로 진행된다는 점이다. 엄마의 몸은 태아를 안전하고 효율적으로 품도록 만들어졌기 때문이다. 그렇다고 임신이라는 여행이 아주 순탄하기만 할 거라는 뜻은 아니다. 하지만 이 책을 읽고 있는 당신은 임신을 자연스럽게 겪는 방법을 알고 순탄한 여행을 할 가능성이 더욱 높아질 것이다.

새로운 파트너를 소개합니다!

자, 이제 수정에 대해 이야기해보자. 초등학교 성교육 시간에 우리는 간단한 임신 조리법을 배웠다.

- **재료**
  성숙한 난자 한 개
  상당히 흥분한 정자 1억 개

- **조리 방법**
  오븐을 예열한다. 재료를 낭만적으로 섞는다. 40주 동안 오븐에서 빵_아기의 은유적 표현이다_역자 주_을 굽는다. 여기에 사랑을 뿌리는 것으로 세계 시민으로서 임무를 완수한다.

'오븐 속 빵'이란 말은 서구에서 오랫동안 엄마 배 속의 아기를 비유하는 표현으로 사용해온 것이다. 엄마는 요리사로 임신 과정을 좌지우지하고, 아기는 재료로서 엄마의 보호를 받는다는 전제를 반영한다. 하지만 임신의 진정한 생리를 생각해보면 이러한 전제에는 근본적으로 문제가 있다. 아기는 빵 따위와는 비교할 수 없을 만큼 임신 과정에 대해 할 말이 많기 때문이다.

사실상 임신은 요리보다 춤에 가깝다고 할 수 있다. 안무에 맞춰 엄마가 리드하면 아기는 엄마를 따라 춤추는 역동적 관계가 성립한다. 엄마는 섬세하게 방향을 바꿔가며 춤동작을 통해 아기에게 앞으로 어떻게 성장할지 가르친다. 임신이라는 탱고를 추려면 두 사람이 필요하다. 자궁을 뜻하는 단어 uterus가 uter-I가 아니라 uter-us이듯 말이다.I는 나, us는 우리를 의미하는 것을 표현했다 _역자 주.

하지만 아기는 항상 협조적인 파트너가 아니다. 때로는 자기가 춤을 리드하고 싶어 하고, 다른 방향으로 움직이겠다고 엄마에게 신호를 보내기도 한다. 또 갑자기 한 바퀴 돌기도 하고, 엄마의 발을 밟아 스텝이 꼬이게도 만든다. 아기가 이렇게 행동하는 이유 중 하나는, 태아라는 자그마한 세포 생물에 대해 모체가 어느 정도 양면성을 보이기 때문이다. 사실 아기의 유전자 가운데 엄마 것은 절반뿐이다. 그래서인지 아기와 엄마의 관계는 적대적이라고 말할 수는 없어도 항상 포근하고 보송보송하지만은 않다. 아기는 어리지만 자기주장을 하려 하고, 엄마는 이를 억누르기도 한다. 이러한 현상을 설명하는 진화론적 이유는 앞으로 소개할 것이다. 우선 임신 초기에 아기가 보이는 반항적 행동은 미래를 대비하기 위한 연습쯤으로 생각하면 된다.

임신은 왈츠처럼 우아할 수도, 살사처럼 정열적일 수도, 트위스트처럼 산만할 수도 있다. 이 책의 목적은 임신이라는 독창적이고 생리적인 춤을 추는 방법을 전수하고, 임신부가 자신의 능력과 기술을 충분히 발휘하도록 도와서 건강한 아기를 출산하고, 아기가 평생 건강하게 살아갈 수 있는 길을 만들어주는 것이다.

임신부, 그대를 위하여

임신을 다룬 많은 책은 대부분 임신부에게 이렇게 해라 저렇게 해라 조언한다. 하지만 이 책은 임신 증상을 깊이 파고들어 과학적으로 이유를 설명한다. 이유를 제대로 알면 무엇을 해야 할지 훨씬 쉽게 알 수 있으니까. 따라서 임신 기간에 따른 신체 증상을 주 단위로 하나씩 짚어가며 나열하는 방식보다는, 좀 더 전체적인 접근 방법으로 임신이 임신부에게 미치는 영향과 임신부의 신체적·정신적 건강이 아기에게 미치는 영향을 다룰 것이다. 물론 임신을 안전하고 건강하게 유지하는 비결과 방법도 제시할 것이다. 하지만 다른 임신 안내서와는 다른 방향으로 설명하려 한다.

독자들도 이 책을 읽으면서 후생유전의 작용과 중요성을 파악하면 유익할 것이다. 지난 10년 동안 가장 중요한 발달로 손꼽는 후생유전학 이론을 근거로, 성관계로 아기가 생기는* 순간부터 엄마가 아기 성장에 어떻게 영향을 줄 수 있는지 설명할 것이다.

대부분의 사람은 난자가 정자의 레이더에 걸려드는 순간, 아기의 유전

---

* 요즘은 성관계만이 아기를 만드는 유일한 방법이 아니다.

적 특징이 결정된다고 믿는다. 하지만 진실은 다르다. 다양한 연구 결과를 보면 엄마는 태어날 아기에게 나타날 유전자의 스위치를 켤 수도 있고, 끌 수도 있다. 후생유전은 인간의 유전자 악보를 어떻게 연주하느냐에 머물지 않고, 음량을 얼마나 높일 수 있느냐에 관심을 쏟는다. 자궁에서 듣는 소리와 진짜 세상에서 듣는 소리는 다르기 때문에 가능한 한 두 소리를 일치시키려 한다. 임신을 하고 있든, 이미 아이를 낳아 키우고 있든 모든 마술은 바로 이 지점에서 이뤄진다. 엄마에게는 유전자를 좌지우지할 능력이 있기 때문이다.

이 책을 읽으면 후생유전적 변화를 일으키는 온갖 신호를 알 수 있다. 또 엄마와 아기 사이를 중재하는 주요 연주자에 대해서도 상당히 많이 배울 수 있다. 모든 관심을 한 몸에 받는 이 연주자는 바로 태반이다. 훌륭한 역할을 하는 태반이 있기 때문에 엄마와 아기가 대화를 나누고 영양분을 주고받으며 아기가 성장함과 동시에 발달 유형이 결정된다.

이 책은 태반의 기능을 설명하고, 임신부와 아기의 영양 문제에 초점을 맞춰 지나치게 많거나 적거나 잘못된 영양이 임신부와 아기 건강에 어떤 영향을 미치는지 알려준다. 그래서 어떤 날은 음식 생각만 해도 속이 메슥거리다가도 어떤 날은 유지방이 가득한 밀크셰이크가 간절히 먹고 싶은 이유를 알 수 있다. 또 태아의 뇌 발달과 산후우울증의 관리와 예방법, 임신성 당뇨병을 비롯한 임신 중 질환에 대해 설명한다.

책의 중반부 이후부터는 속 쓰림과 불면증부터 시작해 임신중독증 같은 의학적 합병증을 포함한 임신의 광범위한 부작용을 다룬다. 그리고 부작용을 만난 임신부가 현명하게 대처하도록 돕고, 임신부가 사용하면 좋은 방법을 제시한다.

또, 책의 후반부에서는 임신을 준비하거나 막 출산을 마친 여성을 위한 중요한 정보를 다루고 있다.

특별한 출산: 출산이라는 놀라운 모험에서 자신이 결정할 수 있는 사항은 무엇인지, 전문가에게 맡겨야 할 사항은 무엇인지 알 수 있다.

새로운 시작: 출산하고 처음 한 달 동안 자신과 아기를 돌보기 위해 알아야 할 내용을 담았다.

임신 계획: 임신부는 매우 소중한 승객을 운반하는 기장이다. 이 책은 임신부가 안전하게 비행하고 착륙할 수 있도록 계기판과 조종 장치를 단계별로 제공한다. 임신 비행 계획은 이 책이 소개하는 최고의 비결과 전략의 축소판이다.

건강한 임신과 출산 준비: 이 책의 끝 부분은 임신부뿐 아니라 모든 가임 여성을 위한 운동, 식생활, 비타민 섭취, 행동 계획 등을 구체적으로 소개한다. 임신의 50%가 계획하지 않고 이루어지지만, 산모는 난자와 정자가 실제로 만나기 최소 3개월 전부터 아기를 위한 준비를 시작할 수 있다. 이 책은 의사나 병원을 선택하는 문제부터 아기 방을 꾸미고 임신 기간 동안 남편이 할 수 있는 일까지 임신에 관한 모든 내용을 담았다.

앗! 아기다

이 책을 읽고 임신의 특징을 파악하기에 앞서 먼저 임신이 몸에 일으키는 변화를 이해해야 한다. 임신의 장소는 복부만이 아니라 몸 전체라는 사실을 꼭 기억하자. 이 책을 끝까지 읽으면 임신을 둘러싼 몇몇 주제에 대한 필자의 전반적인 견해를 알 수 있을 것이다.

- 모체는 회복력과 적응력이 몹시 뛰어난 생물학적 기계이다. 임신한 동안에는 배가 커지고 피부만 늘어나는 것이 아니라 모체의 내부가 전부 변한다. 먼저 태아에게 영양분을 공급하기 위해 심장박동이 빨라지며, 근골계가 이완하면서 관절이 유연해지고, 분만이 수월하게 진행되도록 등이 휜다. 이러한 변화 때문에 임신부는 변비 같은 불쾌한 부작용을 경험하는 것이다. 임신 기간 중 생겨나는 많은 증상은 신체가 임신에 적응하기 위해 변화하기 때문에 나타난다. 따라서 임신부는 입덧을 하고, 숨이 차고, 요통에 시달릴 수 있지만 진화론적 의미에서 이러한 증상은 아기를 보호하기 위한 것이다.

- 임신의 목적은 건강한 아기를 출산하는 데 그치지 않고 그 아기의 아기까지도 평생 건강하기 위한 토대를 마련하는 것이다. 이것이 바로 후생유전의 놀라운 힘이다. 임신 기간 동안 엄마가 아기의 건강에 미치는 장기적 영향력을 알게 되면, 임신이 시작되는 시점부터 그 최종 목표를 생각해야 한다는 중요한 사실을 깨닫는다.

임신 기간을 원활하게 보내고 분만을 성공적으로 마무리하려면 임신 중 일어날 일에 대해 가능한 한 많이 알아 보고 걱정과 두려움을 없애야 한다. 이는 임신부가 할 수 있는 가장 현명한 일이며, 자질구레한 증상이나 병을 피하는 방법이기도 하다. 실제로 임신한 동안 침착한 마음가짐으로 생활하면 아기의 건강에 긍정적 영향을 미친다고 널리 알려져 있다.

따라서 홀로 헤쳐 나가려 애쓰지 말자. 어머니, 언니, 동생, 친구 등 다른 사람의 도움을 받거나 임신 관련 카페에서 만난 인터넷 친구의 도움이라도 받자. 이러한 다방면의 도움은 태아의 성장에 큰 보탬이 된다.

임신 관리의 목적은 큰 의미에서의 스트레스 관리를 뜻한다. 생물학적으로 무료 편승하는 아기를 배 속에 품고 키우면서 생기는 스트레스에 모체는 어떻게 적응할까? 또 아기는 자궁에서 받는 스트레스에 어떻게 적응할까? 아홉 달 동안 으레 찾아오는 불안으로부터 임신부는 어떻게 마음의 안정을 찾을까? 시부모님이 지어준 아기 이름이 마음에 들지 않는다는 말을 어떻게 잘 할 수 있을까?

그래서 우리는 임신 생활의 만족과 스트레스를 묻는 퀴즈를 만들었다 21쪽 참고. 이 책이나 www.realage.com에 실린 퀴즈를 지금 풀어 봐도 좋고, 앞으로 아홉 달 동안 필요한 시점에서 풀어봐도 좋다. 그리고 임신에 미치는 영향에 자신이 얼마나 잘 대응하고 있는지 알아보자.

우리는 실제로 임신 과정을 겪지는 못했지만 총 여섯 아이의 아버지이고, 이 책의 집필팀 산부인과 의사를 포함해 여성이 절반이다을 모두 합하면 15명 아이의 부모이면서 8,000명이 넘는 작은 장난꾸러기들이 태어나는 순간을 함께했다. 따라서 임신부의 마음과 느낌이 어떤지 완벽하지는 않더라도 꽤 잘 알고 있다고 생각한다.

당신이 지금 임신 중이라면 축하와 감사를 보낸다. 이 책과 함께해주어 감사하고 겉모습 뒤에, 피부 밑에, 곧 불러올 배 속에서 일어날 일들에 대해 배우려는 열정과 호기심을 가져주어 감사하다는 말을 전한다. 기적처럼 놀라운 맘보를 추기 위해 첫 스텝을 내디디면서 당신에게 정중하게 이렇게 묻는다. "우리와 함께 춤을 추시겠어요?"

나의 임신 생활은 어떠한가?

'임신'과 '테스트'라는 단어를 한 문장에 나열하면 우선 임신 여부를 알려주는 임신 진단 기구가 머릿속에 떠오른다. 하지만 이 책에서 소개하는 임신 테스트는 당신이 이제껏 경험해본 테스트와는 전혀 다르다. 우선 A나 F 또는 통과나 낙제 등으로 점수를 매기지 않고, 자신에 대한 이해와 전반적 임신 경험에 대해 묻는다. 임신부에 따라서 임신 사실에 흥분하기도 하고, 스트레스를 받기도 하고, 얼마간 고통을 호소하기도 한다.

이 테스트는 임신 경험, 다시 말해 자신에 대해, 임신에 대해, 앞으로 맡아야 할 부모 역할에 대해 스스로 어떻게 느끼는지 돌아보기 위해 만들었다. 테스트 점수 평가는 임신이라는 바다를 항해하는 데서 자신이 탄 배가 좀 더 잔잔한 바다로 항해하도록 도와주는 등대 역할을 할 것이다.

앞으로 9개월 동안 많은 것을 배워가면서 중간 중간 테스트를 해보자. 테스트 할 때마다 점수는 계속 달라질 수 있는데, 이는 자기 자신이 달라지기 때문이다.

성관계

다음 항목을 읽고 1부터 5까지 해당하는 점수에 표시하시오.

항목	전혀 그렇지 않다 1	2	3	4	정말 그렇다 5
1. 나는 남편과의 성관계에 그다지 관심이 없다.					
2. 임신했다는 이유로 남편이 내게 성적 매력을 잃을까 걱정이다.					

다음 항목에 대한 자신의 감정을 가장 잘 표현한 점수에 표시하시오.

항목	훨씬 많다 1	약간 많다 2	거의 비슷하다 3	약간 적다 4	훨씬 적다 5
3. 성관계에 대한 관심이 임신 전보다 _____.					

성관계 점수

테스트를 한 후 해당하는 점수를 합하시오.

점수는 3~15점이어야 한다.

점수 평가

임신한 동안에는 성관계에 대한 관심도가 좀 달라진다. 임신 초기에는 전반적으로 몸 상태가 좋지 않고 성관계에 대한 관심도 떨어진다. 중기에는 대부분의 임신부가 몸 상태가 좋다고 느끼므로 성관계에 관심이 늘어날 수 있다. 하지만 후기에 이르면 몸에 변화가 나타나고 아기에게 나쁜 영향을 미칠까 봐 걱정되어 성관계에 관심이 다시 줄어들기도 한다. 자기 점수에 해당하는 조언에 귀 기울이자.

3~6점 임신한 후로 성관계에 대한 관심이 실제로 늘어나기도 한다. 호르몬 만세! 임신 과정에서 몸이 많이 변할 것이고, 성관계에 대한 관심도 변할 수 있다는 사실을 기억하자.

7~11점 성관계에 대한 관심이 임신하기 전과 거의 비슷하다. 몸에 일어나는 변화로 성적 관심이 줄어들지 않았으니 다행이다. 즐기면 된다.

`12~15점` 예전보다 성관계에 대한 관심이 줄어들었다. 하지만 너무 심각하게 생각하지 말자. 당신 몸은 커다란 변화를 겪고 있으니까. 임신 중기가 되어도 성관계에 대한 관심이 살아나지 않으면 이 책(210쪽)에서 소개한 성적 감각을 자극하는 방법을 시도해보면 어떨까?

인지적 측면

다음 항목을 읽고 1부터 5까지 해당하는 점수에 표시하시오.

항목	전혀 그렇지 않다 1	2	3	4	정말 그렇다 5
1. 결정을 내리는 일이 많이 힘들다.					
2. 방금 전의 일도 잘 기억이 안 난다.					
3. 한 번에 몇 분 이상 집중하기 힘들다.					

인지적 점수

테스트를 한 후 해당하는 점수를 합하시오.

점수는 3~15점이어야 한다.

점수 평가

결정을 내리고 기억하고 집중하는 일이 힘들어 고민인가? 이러한 고민을 해결하는 데 유용한 방법은 없다. 특히 임신한 동안에도 모든 일을 완벽하게 처리하려 하고, 수준 높은 업무 능력을 유지하려 애쓰는 여성에게는 더욱 그렇다. 실망할지도 모르지만 임신을 했기 때문에 일어나는 당연한 변화라고 생각하라. 나중에 출산을 마치고 뒤돌아보며 웃을 수 있는 추억거리가 될 수 있다.

3~6점 축하한다. 임신을 했어도 인지 능력이 고양이 발톱처럼 날카로워 무슨 일이든 예리하게 집중할 수 있다.

7~11점 생각이 둔해지는 경험을 몇 차례 겪을 것이다. 자신이 임신하기 전보다 우유부단하다고 느끼게 되고, 실제로 예전보다 기억력이 떨어질 수도 있다. 곤혹스럽겠지만 임신한 동안에는 매우 정상적인 현상이다.

12~15점 임신한 이후로 생각하는 것 자체가 많이 힘들 수 있다. 임신한 동안 생각하는 데 약간의 문제가 생기는 것은 지극히 정상이다. 만약 정상에서 한참 벗어났다고 느끼면 생활 방식을 살펴봐야 한다. 식사는 적절하게 하고 있는가? 수면은 충분히 취하고 있는가? 이미 자녀가 있다면 자녀를 돌보는 데 누군가의 도움을 받고 있는가?

식탐과 식욕

다음 항목을 읽고 1부터 5까지 해당하는 점수에 표시하시오.

항목	전혀 그렇지 않다 1	2	3	4	정말 그렇다 5
1. 새로운 음식은 손도 대지 못하고, 임신 전에 먹던 음식만 먹을 수 있다.					
2. 특정 음식에 상당한 관심이 쏠릴 때가 있다.					
3. 임신 전보다 식사량이 줄었다.					
4. 대부분 영양가 없는 음식을 먹는다.					
5. 임신 때문에 입덧을 많이 한다.					

식탐과 식욕 점수

테스트를 한 후 먼저 1~4번까지의 점수를 합하시오.

합산한 점수에 5번의 점수를 곱하시오.

최종 식탐 점수

점수는 4~100점이어야 한다.

점수 평가

임신 기간에는 영양분을 충분히 섭취하는 것이 매우 중요하다. 모체는 에너지원을 유지하고, 한창 발달하는 태아의 뇌와 몸을 형성하기 위해 밤낮으로 일하기 때문이다. 임신 기간에는 음식을 놓고 모험해서는 안된다. 임신부는 이전에 먹어본 음식 중에 아무 탈이 없었던 음식만 먹는 경향이 있는데, 여기에는 진화론적 이유가 있다. 실제로 입덧은 모체를 보호하고 임신에 적응시키기 위한 작용이다. 모체는 임신 초기에 해로운 요소로부터 태아를 보호한다. 따라서 입덧을 많이 하더라도 태아에게 영양을 공급하기 위해 최선을 다해야 하며, 임신부용 비타민을 복용한다.

4~30점 식사를 상당히 잘하고 있다. 섭취량을 기록하고, 모체에 에너지를 공급하는 동시에 태아 성장에 유익한 음식 위주로 먹는다. 입덧은 임신에서 매우 정상적인 과정이라는 사실을 기억하자. 3장을 읽으면서 자신의 식생활 유형을 파악하고, 태아에게 건강한 뇌와 몸을 구성하는 요소를 제공하기 위해 최선을 다해야 한다. 비타민도 반드시 챙겨 먹도록.

31~50점 약간의 입덧이 식사에 영향을 미치고 있다. 음식을 제대로 먹고

있지 않을 가능성이 높다. 자기 몸에 귀를 기울이자. 간단한 변화로 식생활을 개선하고, 태아의 발달에 필요한 영양도 공급할 수 있다. 3장의 내용을 활용해서 식생활을 계획하고, 비타민을 섭취하는 것도 잊지 않는다.

`51~70점` 입덧이 식사에 영향을 미치고 있으며 약간의 식탐도 느낀다. 중간에 궤도를 수정해야 하고, 건강한 뇌와 신체 발달에 필요한 영양분을 태아에게 공급하기 위해 자신의 식생활을 점검해봐야 한다. 3장에 소개한 몇 가지 제안을 시도해보자. 비타민은 꼭 섭취하도록.

`71~100점` 입덧이 식사에 크게 영향을 미치고 있어 임신이 몸과 마음에 부담을 주고 있을 가능성이 높다. 계속 토하는데 즐거운 생각을 하기란 쉽지 않을 것이다. 임신 초기라면 지금이 가장 입덧을 심하게 하는 시기라는 사실을 기억하자. 이 시기를 무사히 넘긴다면 어떤 문제도 극복할 수 있다. 음식 종류에 대해서는 최선의 선택을 해야 한다. 3장을 읽고 식생활을 계획하며, 비타민은 빠뜨리지 말고 챙겨 먹도록.

신체 자아

최근 4주 동안 자신의 느낌을 묻는 각 항목에 1~6점으로 답하시오.

항목	결코 그렇지 않다 1	거의 그렇지 않다 2	가끔 그렇다 3	자주 그렇다 4	매우 자주 그렇다 5	항상 그렇다 6
1. 몸매가 망가질까 두렵고 체중을 조절해야 한다고 생각하는가?						
2. 임신하지 않은 여성과 함께 있을 때 자신의 몸매를 의식하는가?						
3. 음식을 조금만 먹어도 살이 찐다고 느끼는가?						

항목	결코 그렇지 않다 1	거의 그렇지 않다 2	가끔 그렇다 3	자주 그렇다 4	매우 자주 그렇다 5	항상 그렇다 6
4. 몸매에 대해 생각하느라 집중력이 떨어지는가?						
5. 목욕할 때를 비롯해서 옷을 벗었을 때 자신이 뚱뚱하다고 느끼는가?						
6. 자기 몸매가 창피하다고 느끼는가?						
7. 다른 사람과 함께 있을 때 특히 몸매를 의식하는가?						
8. 자기 몸매를 떠올리면 운동해야겠다고 느끼는가?						

신체 자아 점수

테스트를 한 후 점수를 모두 합하시오.

점수는 8~48점이어야 한다.

점수 평가

8~16점 몸매에 대해 전혀 걱정하지 않는다. 여러 측면에서 바람직한 태도이다. 항상 좋은 몸 상태를 유지하기 위해 균형 잡힌 식사를 하고 영양이 풍부한 음식을 섭취한다. 임신부와 태아를 위해 368쪽에 소개한 운동을 시작한다.

17~32점 몸매에 대해 약간 걱정하지만 그다지 심하지는 않다. 임신을 하면 몸에 변화가 찾아오는 것은 당연하므로 자기 몸을 잘 돌봐야 한다. 건강한 몸을 유지하면 자신과 태아를 위해 좋을 뿐 아니라, 출산 후에도 자신이 원하는 몸매로 쉽게 회복할 수 있다. 균형 잡힌 식사를 하고 영양이 풍부한 음식을 섭취하며, 운동을 한다.

33~48점 몸매에 대해 심각하게 걱정한다. 임신 기간 동안 운동하고, 자신과 태아를 위해 균형 잡히고 영양이 풍부한 음식을 섭취하는 습관을 들이는 것이 중요하다. 체중이 지나치게 늘어난다면 의사가 체중 증가에 따른 문제를 제기하고 해결 방법을 추천해줄 수 있다. 한편으로는 체중 증가가 매우 정상적인 현상일 수도 있다. 86쪽 참고.

전반적인 '삶의 질' 점수

앞에서 실시한 테스트의 점수를 계산해 자신의 생활 방식을 전반적으로 파악한다. 네 분야의 테스트를 한 후 점수를 합친다.

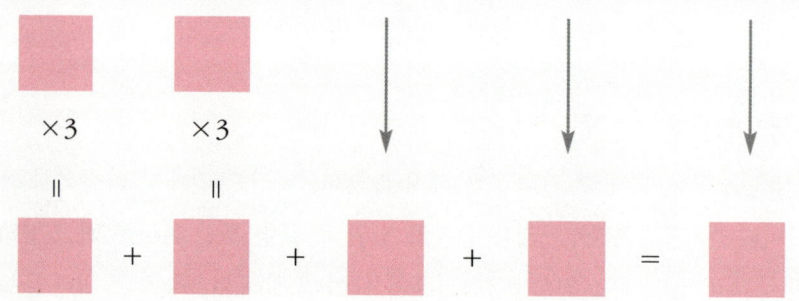

최종 점수는 30~238점이어야 한다.

대개 테스트의 목표는 가능한 한 높은 점수를 받는 것이다. 하지만 이번 테스트는 조금 다르다. '삶의 질' 점수가 낮아서 30점에 가까워야 균형 잡힌 삶을 살고 있다는 뜻이다.

임신 기간 동안 '삶의 질'을 균형 있게 유지하는 일은 임신한 몸으로 10cm 너비의 평균대를 아슬아슬하게 걷는 것과 같다. 보기만큼 쉽지 않고 쉬워 보이지도 않는다. 정상적으로 체중이 늘지 않거나, 태아에게 필요한 영양 공급에 신경 쓰지 않고 자기 몸매만 지나치게 걱정하고 있을 수도 있다. 그렇다면 가능한 한 빨리 산부인과 의사나 영양사를 만나 태아에게 충분한 영양이 공급되고 있는지 확인하자.

대부분 임신부는 완벽하게 균형 잡힌 생활을 하지 못하는 경우가 많다. 올림픽 경기에서 평균대에 올라가 완벽한 연기를 선보이는 체조 선수도 수백 번씩 삐끗하기도 하고 떨어지기도 한다는 사실을 기억하자. 실패하더라도 실패한 지점에서 일어나 다시 균형을 잡으면 된다.

전반적 '삶의 질' 점수의 평가

30~70점 축하합니다! 임신한 동안 균형 잡힌 생활을 잘 유지하고 있다. 갈 길이 여전히 멀기는 하지만 아직까지는 중심을 제대로 잡고 있다.

71~150점 대부분의 임신부처럼 균형 잡힌 생활을 할 때도 있고 상황을 전혀 통제하지 못할 때도 있다. 이 책을 읽으면서 임신 생활에 필요한 유익한 정보를 확인하고, 실천하자.

151~238점 거듭되는 입덧에 몸이 지치고, 똑바로 생각할 수도 없고, 자기 몸매에 대해 부정적으로 느끼다 보면 임신이 결코 끝나지 않는 교통 체증처럼 여겨질 것이다. 하지만 임신은 당신 삶에서 누릴 수 있는 최고의 경험이다. 이 책은 임신부가 최악으로 느끼는 순간을 잘 넘기도록 몇가지 비결을 소개하고 있다. 중간에 책장을 덮지 말고 끝까지 읽도록 노력하자.

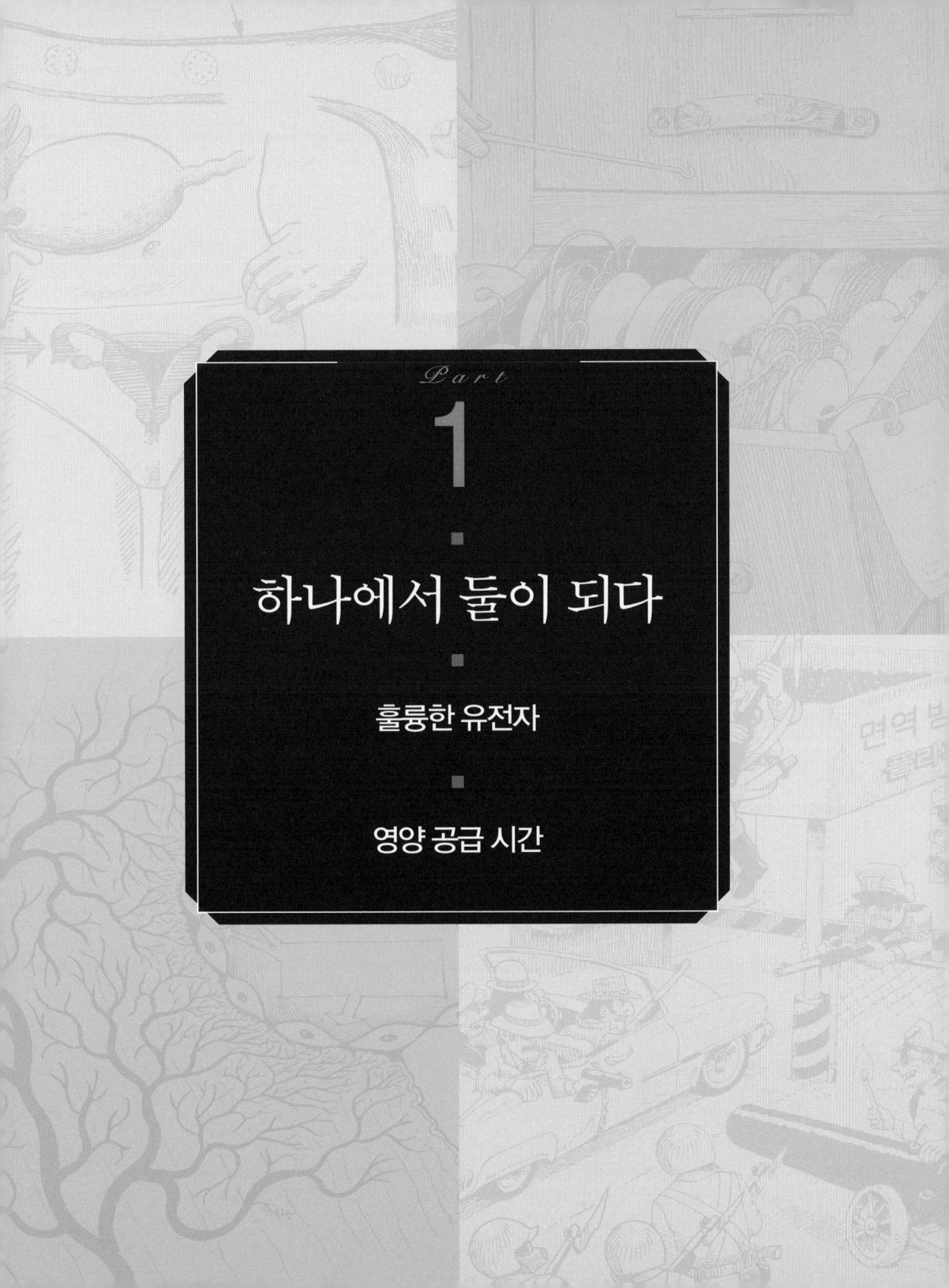

Nice Genes

**A New Twist on Genetics Teaches Us
How a Baby Really Develops**

Chapter
1

훌륭한 유전자

유전학의 새로운 흐름으로 본 아기의 발달

고등학교 생물 시간에 배운 내용을 더듬어보자. 부모에게 받은 유전자가 어떻게 결합하느냐에 따라 자기의 눈동자 색깔과 발 크기가 결정되고, 파스타를 좋아하고 다리가 아예 없거나 많이 달린 동물은 무조건 싫어하는 습성까지 물려받는다고 배웠다. 어느 정도 맞는 말이긴 하다. 하지만 지난 몇 년 동안 진행한 연구에 따르면 이같은 정통 유전학은 전체 중 일부만 설명할 뿐이다. 우리의 모습은 유전자뿐 아니라 어떤 유전자가 발현하느냐, 어느 정도까지 발현하느냐로 결정되기 때문이다. 이러한 측면을 다루는 학문이 바로 후생유전학이다.

부모는 자녀에게 물려줄 유전자 종류를 결정하지는 못하지만, 발현할 유전자 종류에는 힘을 발휘할 수 있다. 즉 자녀가 보일 특징_{자녀의 표현형}에 영향을 미친다는 말이다. 여기서는 자기 삶을 바꿀 낭만적인 밤을 보내고 나서 몸에 일어나는 변화를 간략하게 살펴보고, '자신학_{YOU-ology}'이란 새로운 주제를 소개한다. '자신학'은 자신이 먹고, 호흡하고, 느끼는 모든 것이 자녀의 평생 건강에 영향을 미칠 수 있음을 주장한다.

둘에서 하나로: 수정의 생물학

여성과 남성이 수정에 이르기까지 거치는 과정은 우리 모두 잘 알고 있다. 따라서 부드러운 이불 깊숙이에서 일어나는 일에 대한 이야기는 건너뛰고, 몸속에서 난자와 정자가 만나는 기적을 집중적으로 살펴보자.

난자

수정 방정식의 여성 항은 난자이다. 난자는 난소에서 완전히 형성된 후 밖으로 나온다. 성숙한 난자는 인간 유전체_{게놈genome, 한 생물체가 지닌 모든 유전 정보의 집합체이다_역자 주}를 구성하는 각 유전자의 복사본을 담고 있다. 이는 생명체에 필요한 양의 절반에 해당한다. 여성이 평생에 걸쳐 난자를 가장 많이 소유하는 시기는 생후 20주로 이때는 난자 수가 무려 약 700만 개에 달하고, 출생 무렵에는 약 60만 개, 사춘기에는 약 40만 개가 된다. 여성이 사춘기에 이르러 월경을 시작하면 난소는 몸에 지니고 있는 난자를 약 28일마다 하나씩 밖으로 내보낸다. 월경주기 동안 여러 개의 난자가 성숙하기 시작하지만 호르몬이 작용하면서 단 하나의 난자만이 배출되고 나머지는 소멸한다. 난자를 한 번에 날려버리는 것은 진화론적으로 현명하지 않으므로 여성에게는 약 30년에 걸친 임신 가능 기간이 주어진다. 호르몬은 배출 준비를 갖춘 난자를 성숙시키고 주머니인 난포에 구멍을 낸다. 이때 구멍은 일종의 피난용 비상구로 작용해서, 난자가 구멍을 통해 난소에서 빠져나와 난관을 타고 내려온다. 이 지점에서 난자가 정자를 만나 수정되는 것이다.* 난자가 배출된 뒤, 난소에 남은 황체라는 조직이 난자가 수정될 때 임신 성공에 꼭 필요한 호르몬을 생산한다.

> **토막 상식**
>
> ❋❋❋ 드물기는 하지만 난포 파열 등으로 황체를 잃은 여성은 태반이 형성될 때까지 자궁 내층을 유지하기 위해 임신 초기에 프로게스테론 보충제가 필요할 수 있다. 유산한 경험이 있거나 폐경 전후 또는 체외수정한 여성도 마찬가지이다.

정자

수정 방정식의 반대편 남성 항은 헤엄치는 정자이다. 여성의 난자와 마찬가지로 정자에도 인간 유전체를 이루는 각 유전자의 복사본이 들어 있다. 하지만 남성은 여성과 달라서 생식을 위해 뛰는 선수의 수가 미리 정해져 있지 않다. 실제로 남성은 여성이 평생 지니고 있는 난자보다 많은 수의 정자를 사정할 때마다 만들어낸다. 진화론적으로 보면, 남성은 성인기의 대부분에 걸쳐 끊임없이 생식해서 자기 유전자를 전달할 확률을 최대로 높인다. 하지만 여성은 임신과 출산, 수유, 양육에 따른 신체적 부담 때문에 생식 능력이 남성보다 일찍 제한된다.

정자는 전립선 등에서 만들어진 정액으로 운반되어 수정관에 저장된다. 남성이 사정을 하면 정자를 운반하는 정액이 난자를 찾아 정복하는 임무를 띠고 요도를 통해 배출된다. 이때 배출된 수백만 개의 정자는 마치 결승선을 향해 서로 경주하는 것처럼 보인다. 하지만 투르 드 프랑스Tour de France, 매년 7월 프랑스에서 개최하는 프랑스 일주 사이클 대회이다 _역자 주에 참가하는 사이클링 팀처럼 각각의 정자가 맡은 역할은 모두 다르다. 리더인 정자는 결승선을 가장 먼저 넘으려고 애쓴다. 하지만 어떤 정자는 조수 역할을 충실히 수행해서 다른 정자가 결승선에 도달하지 못하게 막는다. 정자들끼리도 나름대로 경쟁을 벌이는 셈이다. 물론 목적은 절호의 기회가 찾아왔을 때 난자를 찾아 수정하는 것이다.

---

* 흥미롭게도 이때 호르몬의 분비량이 지나치게 적으면 불임이 되거나 유산할 수 있고, 지나치게 많으면 다태아를 출산할 수 있다.

결합

오르가슴의 목적은 당사자의 기분을 황홀하게 만들거나, 이웃 사람에게 가십거리를 주기 위한 것만은 아니다. 오르가슴의 생물학적 목적은 난자와 정자가 결합할 확률을 높이는 것이다.

성관계를 하는 동안 여성의 몸에서는 질 벽을 덮은 점액에서 액체가

각인

각인imprinting은 CSI 과학수사대에서나 쓸 법한 단어이지만 실제로는 후생유전학의 한 형태를 일컫는 용어이다. 유전자의 두 복사본이 아빠와 엄마로부터 각각 유전되기는 하지만, 특정 상황에서 복사본 하나의 스위치가 영구적으로 꺼진다. 이렇게 발현되지 않은 복사본을 각인되었다고 한다. 후생학적 유전자 지표에 의해 각인되어 자녀가 적극적인지 소극적인지 결정하는 유전자만 해도 지금껏 알려진 종류가 80개에 이른다. 일반적으로 엄마에게 물려받아 발현한 유전자는 엄마의 자원을 보존하면서 태아의 성장을 제한하지만, 아빠에게 물려받아 발현한 유전자는 설사 엄마를 해치는 결과를 낳더라도 태아의 성장을 촉진한다.

원래 각인되어야 할 유전자가 각인되지 않거나, 부적합한 부모의 유전자가 각인되면 문제가 생길 수 있다. 예를 들어 인슐린 유사 성장인자 2IGF-2로 불리는 화학 신호 전달 물질의 유전자는 보통 아빠 쪽에서 켜지고 엄마 쪽에서 꺼진다. 만약 엄마의 복사본이 꺼지지 않으면 자식이 신장암의 일종인 윌름스 종양Wilms' tumor을 앓을 수 있다. 또 나중에 엄마 쪽 IGF-2 유전자의 각인이 사라지면 전립선암이나 대장암을 비롯해 나이와 관계가 있는 암에 걸릴 가능성이 있다.

분비되어 남성의 음경이 적당히 마찰을 일으키며 미끄러지듯 들어가게 만든다. 강한 흥분을 느끼면 여성의 뇌가 질과 근처 근육에 수축하라는 명령을 내리고, 수축이 일어나면 남성의 음경은 더욱 깊이 들어간다. 이 과정이 중요한 이유는 무엇일까? 정자가 표적에 더욱 가까이 다가갈 확률을 높이기 때문이다. 오르가슴이 이루어지는 동안 질 상부에 있는 자궁 경부는 정액에 잠겼다가 마치 개미핥기처럼 정액을 안으로 빨아들인다. 자궁 경부는 질의 상부와 자궁의 하부를 연결하는 통로이다. 정자는 난자가 배출될 때까지 자궁 경부의 점액에 갇혀 있다가 신호를 받으면 앞다투어 자궁을 향해 헤엄쳐 나가기 시작한다.

임신을 하기 위해 반드시 오르가슴이 필요하지는 않지만, 남성이 사정하기 1분 전부터 사정한 후 45분까지 오르가슴에 도달한 여성은 그렇지 않은 여성보다 정자를 보유하는 경향이 더욱 강하다. 하지만 남성에게는 오르가슴이 필요하다. 오르가슴을 느끼면 뇌에 불꽃이 튀면서 몸의 많은 근육이 무의식적으로 수축하는데, 이렇게 근육이 수축하면 음경은 질 속으로 더욱 깊이 파고들면서 전립선을 압박해 질 깊이 정자를 뿜어낸다.

정자와 난자가 만나 수정하는 과정을 살펴보자. 난소에서 떨어져 나온 난자는 난관을 통과하며 여행한다. 이때 난소는 24시간 동안 수정할 수 있는 여유가 생긴다. 정자는 자궁 경부에서 일주일 동안 생존하기 때문에 *정자는 공기에 닿으면 몇 분 후에 죽는다*, 많은 사람이 추측하듯 정확하게 배란 시기에 맞춰 성관계를 할 필요는 없다. 난자가 난소에서 배출되기 이틀 전에 성관계를 하면 수정이 이뤄질 가능성이 가장 크다 *적절한 성관계 시기에 대해서는 417쪽 참고*. 정해진 대로라면 정자가 난관에서 난자를 만나면서 반쪽짜리 유전체 둘이 결합해 하나의 사람을 새로 만드는 데 필요한 DNA를 포함하는 완벽한 쌍의 유전체를 형성한다. 그런 후 수정란은 자궁으로 이동한 후, 자궁 내벽에 붙어 아기가 되는 놀라운 과정을 밟는다.

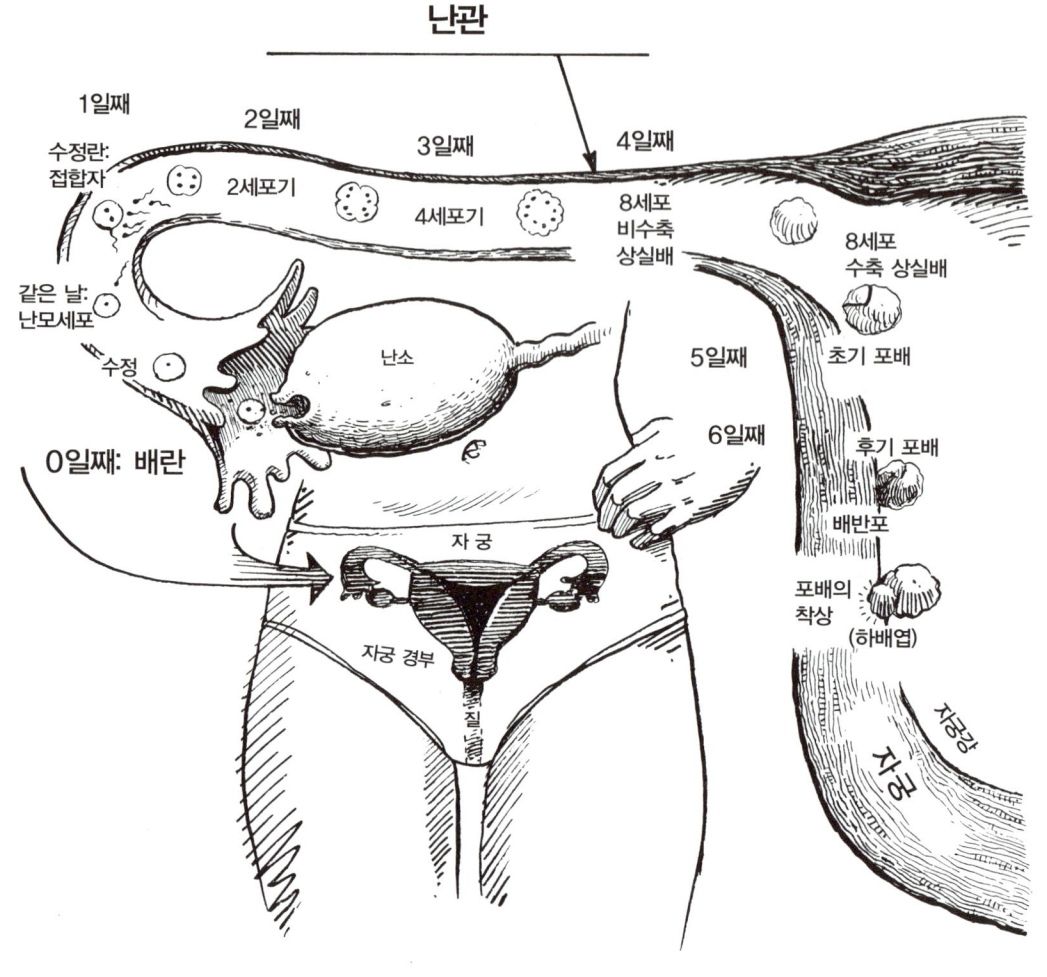

[그림 1.1] 난관 오르기

난관에서 난자가 수정될 수 있는 시간은 24시간 정도다. 정자와 수정을 한 후, 연약한 결합체인 포배가 세포 분열을 시작하고 280일 동안 계속되는 임신을 버텨내려면 자궁벽에 착상해야 한다. 이는 에베레스트 산 정상에 오르는 것보다 험난한 여정이다.

* 나이가 상관 있을까? *

아기를 갖고 싶어 하는 고령의 여성은 마음이 초조하고 이런저런 생각으로 갈등이 많다. 그렇다면 임신하는 데 과연 나이가 상관 있을까? 배란하기 전의 난자는 염색체 23개의 복사본 두 개로 이루어져 있다. 난자는 엄마 몸속에서 분리 신호를 기다리며 정렬해 있는데, 애석하게도 40년 정도 기다리다 보면 염색체를 분리하는 작은 방추체가 제대로 작동하지 않는 경우가 있다. 그러면 염색체를 깨끗하게 분리하지 못하고 복사본 두 개를 양쪽이 아닌 한쪽으로만 잡아당기게 된다. 이러한 이유로 고령 임신부는 유산 위험성이 높고 다운증후군 같은 염색체 이상 질환이 발병할 가능성이 커진다.

문제는 이뿐만이 아니다. 고령 남성, 즉 35세 이상 된 남성의 정자는 수정 능력이 떨어지고 선천성 이상과 자폐증 발병 가능성이 높아진다. 7세까지 아동을 대상으로 실시한 여러 가지 뇌 검사에서 고령 아빠에게 태어난 아동의 학업 성적이 더 낮다는 증거가 속속 나타나고 있다.

고령 부모는 스트레스나 감정적 고갈처럼 임신으로 인한 문제와 자녀 양육에 더욱 능숙하게 대응하고 자녀에게 좀 더 나은 재정 지원을 해줄 수는 있겠지만, 몇 가지 생리적 단점을 보일 수 있으므로 자녀를 낳는 시기를 결정할 때는 이 모든 사항을 신중하게 고려해야 한다.

자신학: 유전자를 바라보는 새로운 시각

경관이 아름다운 그랜드 캐니언Grand Canyon이나 성질이 난폭하고 생김새가 독특한 귀상어의 창조도 놀라운 일이지만, 자연에서 일어나는 가장 기적 같은 일은 한 개의 수정 난세포에서 출발해 1조 개에 달하는 세포로 구성된 한 인간으로 성장하는 것이 아닐까?

인간 세포에는 DNA를 포함한 염색체가 23쌍 있다. DNA는 우리의 신체가 앞으로 어떻게 발달할지를 말해주는 총체적 명령문 역할을 한다. 개별적 유전자는 신체 특징을 하나하나 규정하는 짧은 명령문이라 할 수 있다 [그림1.2] 참고. 실제로 세상 사람이 모두 다르게 생겼다는 사실만 봐도 알 수 있듯, 아빠와 엄마의 DNA가 거의 무제한적으로 조합해 개인의 독특한 특징을 만들어낸다. 엄마의 갈색 눈동자와 붉은 머리카락이 아빠의 푸른색 눈동자와 금발과 짝을 이루면, 갈색 눈동자에 금발, 갈색 눈동자에 붉은 머리카락, 푸른 눈동자에 금발, 푸른 눈동자에 붉은 머리카락의 자녀가 태어난다.

숫자에 약한 사람은 도저히 상상하지 못하겠지만, 이러한 경우에 생길 수 있는 염색체 조합은 2^{23}, 즉 830만 가지로 일란성 쌍둥이를 제외하고 같은 부모에게서 태어난 두 자녀의 유전 정보가 같을 확률은 8백만분의 1이다 [그림1.3] 참고.

하지만 이뿐만이 아니다. 일란성 쌍둥이를 생각해보자. 그들은 DNA가 정확하게 같지만 성장하면서 다른 특징을 보인다. 하나는 특정 질병에 걸리지만 다른 하나는 걸리지 않는다거나, 하나는 악보를 읽는 방법을 배우지 않고도 피아노를 칠 수 있지만 다른 하나는 음악적 재능이 전혀 없을 수 있다. 이런 차이를 어떻게 설명해야 할까? 둘이 자라온 환경

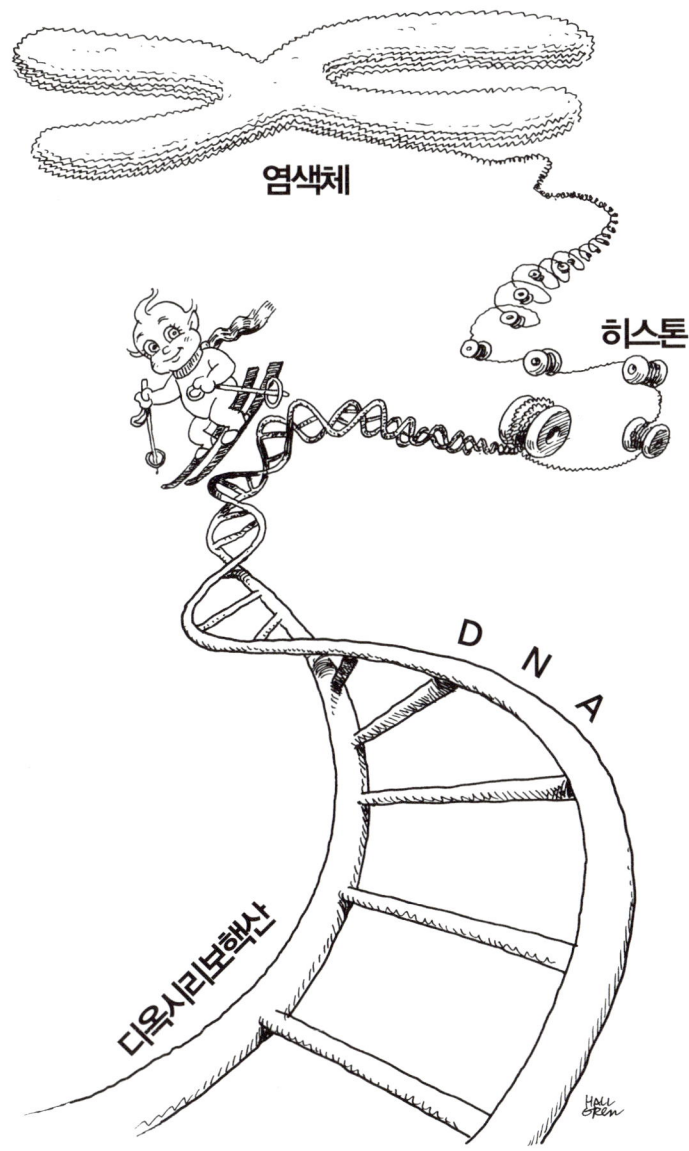

[그림 1.2] 휘감겨 있는 DNA

어떤 컴퓨터보다 많은 자료를 저장하고 있는 각 염색체는 임신부의 신체적·정서적 특징의 기초를 이루는 모든 정보를 포함한다. 후생유전학에 따르면, 생물학적 운명에 영향을 줄 수 있는 힘이 우리 자신에게 있는 것이다.

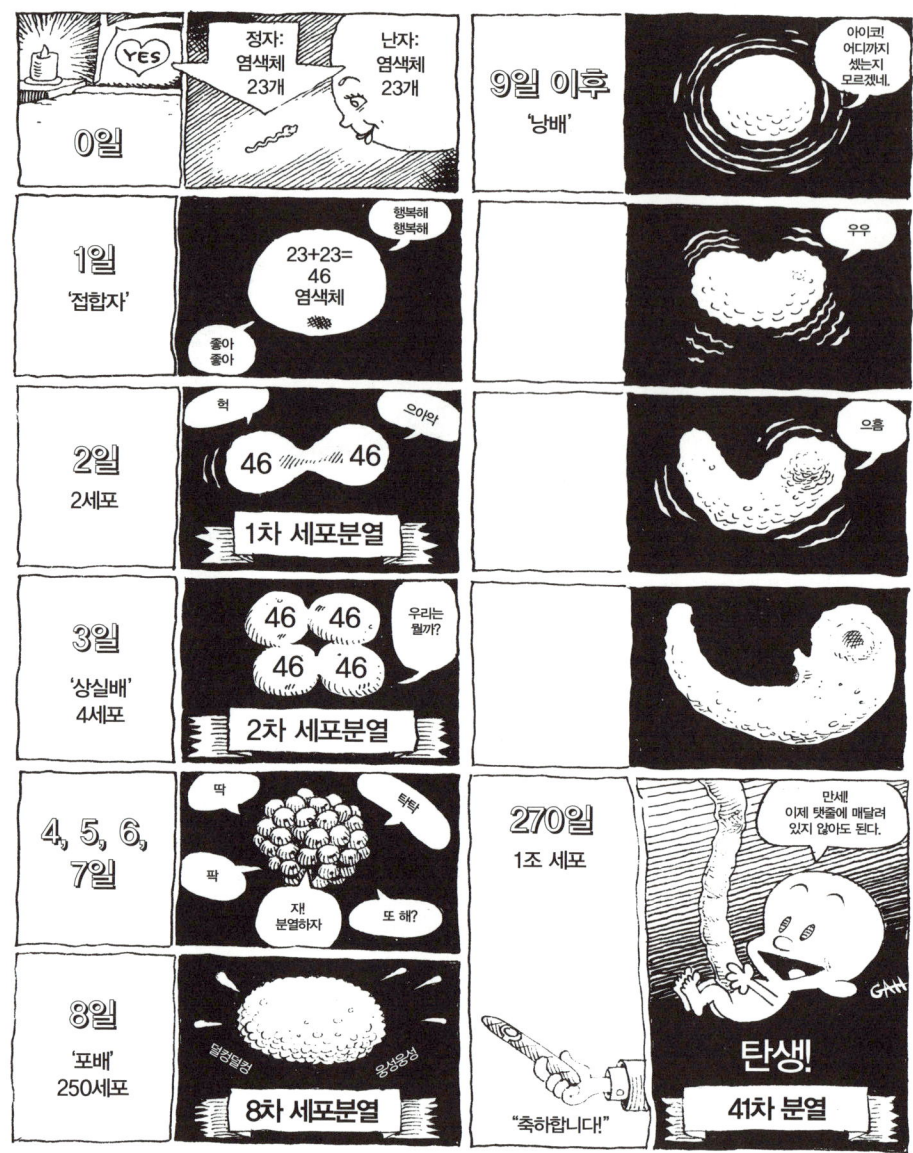

[그림 1.3] 세포의 힘

첫째 날은 수정란 하나에서 출발한다. 세포가 분열을 거듭하면서 태아의 생물학적 구조를 형성한다. 임신 후기에 이르면 세포는 41번이나 분열해서 모두 1조 개가 된다.

에서, 어쩌면 자궁에서 일찍이 무엇인가가 쌍둥이가 지닌 유전자의 발현에 달리 영향을 미쳤기 때문이다. 그 무엇인가를 다루는 분야가 바로 후생유전학이다.

　이렇게 설명해보자. 인체를 구성하는 각 세포에는 지름이 약 5㎛에 불과한 작은 핵 안에 약 2m길이의 DNA가 들어 있다. 어림잡아 실 3,000km가 테니스공만 한 공간에 들어 있는 셈이다. DNA는 실처럼 히스톤histone이라 불리는 단백질 실패에 감겨 있다. 각 세포에서 DNA 모두가 발현하거나, 단백질을 형성하는 데 사용되지는 않는다. 사실 각 세포의 DNA 실패는 저장되어 일부는 다시 볼 수도 들을 수도 없다.

　이 과정을 이해하기 위한 좋은 예가 있다. 아빠와 엄마가 각자 가족이 먹을 요리를 소개한다. 엄마는 최고급 칠리 요리, 아빠는 입에서 살살 녹는 레몬 파이 요리법을 알고 있다. 하지만 요리법은 두 가지뿐 아니라 수백, 수천 가지일 수 있다 인간 유전체에는 약 2만~3만 개의 유전자가 있다. 요리법은 색인 카드에, 책에, 칵테일 냅킨의 한쪽 귀퉁이에 적혀 있을 수 있다. 이렇게 많은 요리법을 사람들은 대체 어떻게 보관할까? 부엌 서랍에 모조리 쓸어 넣는다면 요리법이 뒤죽박죽 섞여서 원하는 요리법을 찾기가 힘들다. 빨리 찾을 수 있도록 요리법에 화사한 분홍색 포스트잇을 붙이거나, 자주 사용하는 요리법에 꼬리표를 달아놓는 등 체계화하지 않는다면 말이다.

　후생유전도 마찬가지이다. 유전자는 뭔가를 만들기 위한 명령이므로 요리법과 같다. 엄마와 아빠는 자녀에게 자신이 가지고 있는 요리법 묶음의 복사본유전자을 준다. 하지만 아기는 각 요리법의 수많은 복사본 중에서 하나만 사용한다. 엄마와 아빠는 약간 변형된 형태대립형질이기는 하지만, 같은 요리법을 갖고 있다 눈동자 색, 머리카락 색, 발톱 성장을 위한 요리법 등. 예를 들어 눈동자 유전자는 갈색이거나 푸른색이거나 초록색이다. 자녀에게는 엄마나 아빠의 유전자만 발현한다. 즉 복사본 두 개가 아닌 한 개만 사용하는 것이다. 복사본 두 개 모두 발현되지 않을 때도 있다. 눈동자 색은 눈 세포에만 중요하고, 간세포에는 엄마나 아빠의 눈동자 색 유전자가 필요하지 않다.

그렇다면 세포는 어떻게 불필요한 유전자 2만 4,999개를 끄고, 필요한 소수의 유전자만 켤 수 있을까? 약 200개에 달하는 유형을 보이는 모든 세포는 어떤 유전자가 몸에 맞는지, 엄마나 아빠의 유전자 가운데 어떤 것이 발현될지 알아야 한다. 요리법이 가득 들어 있는 부엌 서랍처럼 필요할 때 즉시 찾는 방법을 알지 못하면 유전자가 있어도 아무 소용이 없다.

이럴 때를 대비해 모체는 후생유전적 꼬리표로 불리는 생물학적 포스트잇을 특정 유전자에 붙여 어떤 유전적 요리법을 사용할지 결정한다. 이러한 꼬리표 부착은 메틸화methylation와 아세틸화acetylation라는 두 가지 화학 작용을 통해 이루어진다. 여기에 놀라운 사실이 있다. 임신한 동안 엄마의 행동이 이러한 과정에 영향을 미쳐서 포스트잇을 어디에 붙여야 할지, 어떤 유전자를 발현시켜야 할지 결정해서 궁극적으로 자녀의 건강에 영향을 미칠 수 있다는 것이다 [그림 1.4] 참고.

꼬리표가 붙은 DNA가 히스톤 단백질 주위를 빽빽하게 휘감고 있다가 느슨해지면 유전자를 접근 가능한 상태로 만들어 발현시킨다. 언제든 접근할 수 있는 유전자는 4%뿐이고, 나머지는 몸 안에서 적극적으로 사용할 수 없다. 후생유전은 어떤 유전자를 끄고 어떤 유전자를 켤지 결정해서 특유의 개성을 갖게 만든다.

후생유전을 제대로 이해하는 데 도움이 될 만한 정보가 있다. 인간은 원숭이와 DNA의 99.8%를 공유하고, 인간의 아기들끼리는 DNA의 99.9%를 공유한다. 헉! 심지어 인간은 바나나와도 50%를 공유한다. 따라서 유전자만으로는 인간의 모습, 행동, 발달 방식의 다양성을 설명할

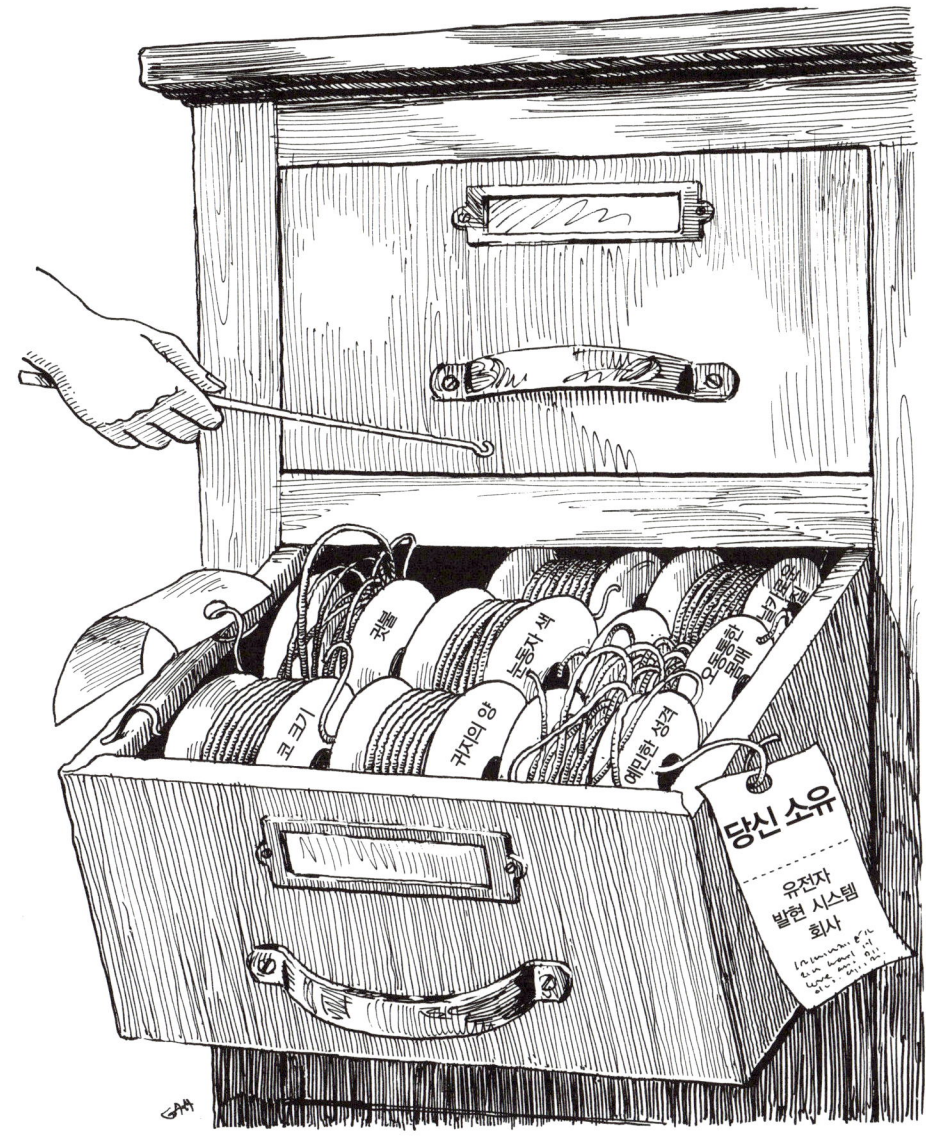

[그림 1.4] DNA 서랍

유전자가 발현하는 방식은 레시피가 가득 든 서랍에서 하나를 꺼내는 것과 비슷하다. 서랍 안에 있지만 어느 정도 노력을 기울여야 찾을 수 있다.

수 없다. 인간이 원숭이와 상당히 다르고, 같은 인간이라도 서로 미묘하면서도 분명하게 다른 데 커다란 역할을 하는 것이 바로 유전자가 발현하는 방식이다.

후생유전의 작용: 어떤 의미가 있을까?

자, 여기까지 읽고 나면 후생유전적 포스트잇을 어디에서 살 수 있을지 궁금해할 것이다. 대형 마트 매장을 샅샅이 훑어도 찾을 수 없을 텐데 말이다. 임신한 동안 후생유전은 어떻게 작용할까? 임신부가 생활하는 환경에서 스트레스를 일으키는 자극이 태아의 유전자 발현 유형을 바꾼다. 쉽게 설명하면 임신부가 섭취하는 음식과 임신부가 피우지는 않더라도 간접흡연을 통해 태아에게 노출된 화학물질이 아기의 발달을 결정하는 생물학적 스위치로 작용한다. 켰다, 껐다, 켰다, 껐다……. 임신부는 수정 때부터 아기가 지닌 유전자의 발현 방식을 결정하지만 전적으로 결정할 수 있는 것은 아니다. 아기의 눈동자 색이 어떻게 바뀌는지, 몇 살 때부터 머리숱이 적어지는지 등은 아직 밝혀지지 않았다. 자녀의 체중과 지능 같은 정말 중요한 몇몇 요소에 영향을 미치는 방법은 파악하고 있다.

따라서 우리가 특정 유전자를 켜고 끄는 데는 중요한 이유가 있다. 인체는 변화하는 환경에 적응해야 하고 결국 적응하는 종이 살아남기 마련이다. 고전적 진화론에서 주장하듯, 무작위 돌연변이를 통해 유전자가 변화하기를 여러 세대 동안 기다려야 한다면 인간이 적응하기에는 시기적으로 너무 늦다. 인체에는 변화를 거듭하는 환경에 적응하게 해주는 다른 종류의 구조가 필요하다. 당면한 환경에 맞춰 어떤 유전자를 켜거나 끌지, 아니면 부분적으로 켤지 등을 판단하는 능력을 후생유전을 통해 획득한다. 더욱 놀라운 사실이 있다. 후생유전적 변화는 아기가 자궁에 있을 때뿐 아니라 평생에 걸쳐 일어날 수 있고, 세대에서 세대로 전해 내려갈 수 있다는 것이다.

후생유전의 대표적 예로 태아 프로그래밍fetal programming을 들 수 있다. 이는 태어나기도 전에 아기에게 리모컨 사용법을 가르치는 것이 아니라, 태반의 성장과 기능에 영향을 미치도록 유전자 발현을 바꾸는 것이다. 태반은 엄마와 태아를 연결하는 기관으로 태아에게 영양분과 산소, 배설물 등을 보내는 중요한 일을 한다.

태반 성장을 위한 엄마 쪽 유전자가 꺼지고 아빠 쪽 유전자가 발현되면 태반이 더욱 두껍고 영양이 풍부해지면서 태아에게 더 많은 영양분을 실어 나른다. 그런데 이런 현상은 엄마에게 큰 부담을 안긴다. 엄마가 건강을 유지하는 데 필요한 영양분을 태반이 빼앗을 뿐 아니라 태아가 너무 커져서 위험 요소로 작용할 수 있기 때문이다4장 참고. 하지만 이와는 반대로 엄마 쪽 유전자가 발현하면 태반이 작아지고 태아에게 가는 영양분이 줄어든다. 이런 경우에 엄마는 자기 스스로를 더 보호한다. 임신한 동안 적당한 영양분을 섭취하지 못하거나 환경의 유해 요소 때문에 태반의 영양분 전달 능력이 떨어지면 태아는 영양 부족 상태에 빠진다. 이때에도 태아 프로그래밍은 일어나지만 어떤 경우이든 결과는 같아서 몸집이 작은 아기가 태어난다.

그렇다면 이런 질문을 던질지 모르겠다. "내 아기가 평균보다 몇백 그램 가볍게 태어난다 한들 그게 큰 문제일까? 별문제 없지 않을까?" 자, 어떤 문제가 있을지 알아보자.

태아가 자궁으로부터 영양분을 충분히 공급받

토막상식

❖❖❖ 태아가 성장하는 동안 임신부가 일으킬 수 있는 후생유전적 변화는 단지 아기의 유전자 발현 방식만 바꾸는 것이 아니라, 자손 대대로 영향을 미칠 수 있다. 따라서 당신이 오늘 일으키는 작은 변화는 당신이 세상을 떠난 후 미래 세대까지도 영향을 받을 수 있다. 임신부가 자손을 위해 건강한 환경을 만들어야 하는 책임은 생각보다 훨씬 크다.

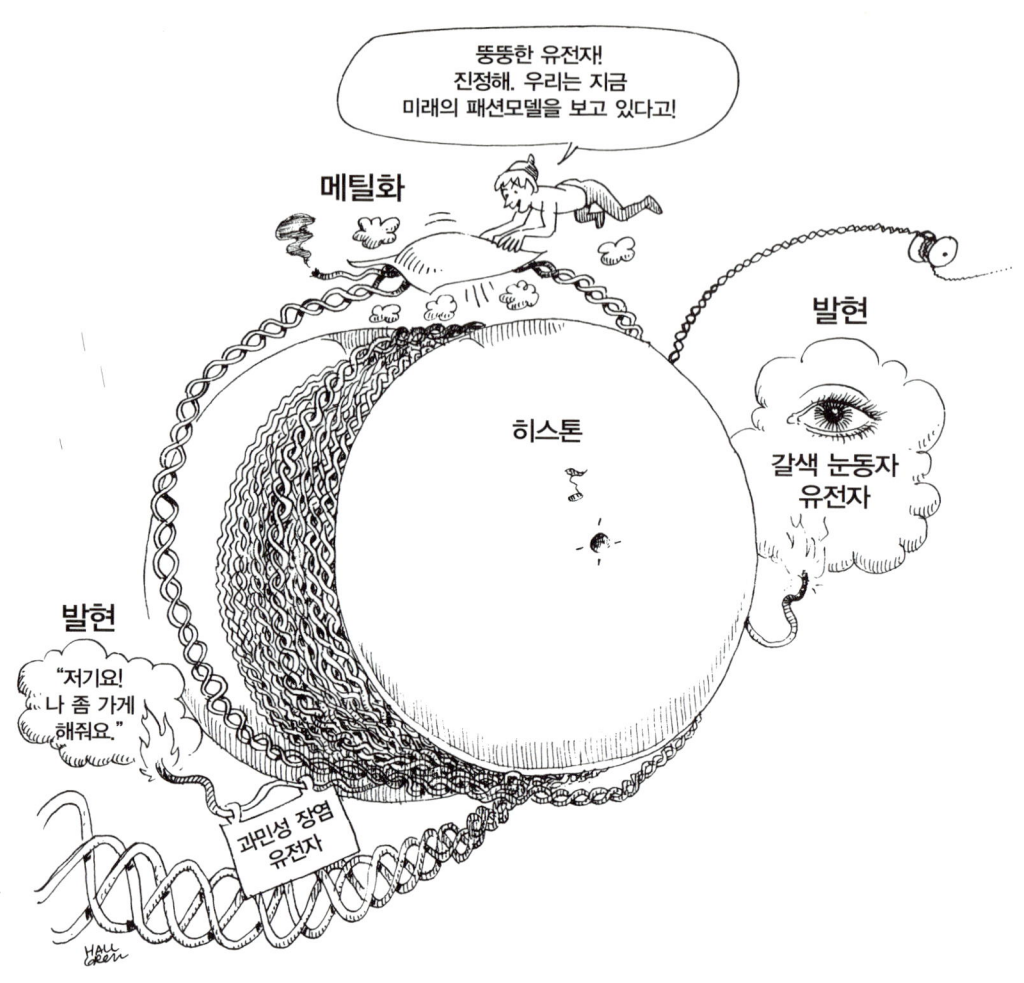

[그림 1.5] 변화의 시간

발현할 유전자뿐 아니라 유전자의 발현 방식을 메틸화와 아세틸화 과정을 통해 바꿀 수 있다. 달리 표현하면 어떤 행동을 하느냐에 따라 어떤 유전자를 선두에 서게 할지, 어떤 유전자를 영원히 갇혀 사라지게 할지 결정할 수 있다.

지 못하면 자궁 밖의 환경이 불우하다고 생각하도록 프로그래밍된다. 따라서 대사 작용 측면에서 말하면 태아에게는 매우 절약하게 만드는 유전자가 켜진다. 태아는 자신의 몸이 굶주릴 것이라 생각해 지방 저장 모드로 들어가면서 대사 속도가 느려진다. 게다가 태아의 영양 부족은 뇌 같은 중요한 기관의 구조와 발달을 영구적으로 바꿔놓을 수 있다. 일부 경우에 이러한 후생유전적 변화는 미래 세대로 전해 내려간다. 그러면 아기가 태어나고 외부 환경이 불우하지 않더라도 아기는 절약 표현형을 나타내면서 음식을 자꾸 저장해서 뚱뚱해진다. 지방을 많이 저장하면 성인기에 그만큼 과체중이 되고 심장병, 2형 당뇨병, 뇌졸중, 암, 골다공증 등을 앓을 가능성이 커진다. 굶어서 체중을 조절하는 방법이 효과가 없는 이유와 비슷하다.

여기서 짚고 넘어가야 할 점이 있다. 지난번 임신 때 후생유전에 대해 제대로 알지 못했다고 자책하지 말자. 우리 또한 그랬다. 이번에 임신한 태아에게 이미 해로운 영향을 미쳤을까 봐 겁이 나는가? 인간에게는 회복 탄력성이라는 게 있다는 사실을 기억하고 마음을 편하게 가져라. 회복 탄력성이 없었다면 인간은 이미 수천 년 전에 멸종하고 말았을 것이다. 현실을 똑바로 바라보자. 전체 임신의 50%는 무계획 임신이므로 많은 여성이 알코올을 섭취하고 담배를 피움으로써 무심코 아기를 독소에 노출시킨다. 그랬다면 해로운 행동을 당장 멈추고 유턴YOU-turn*하면 된다. 흡연이 태아에게 미친 손상도 임신 초기에 금연하면 상쇄할 수 있다.

후생유전의 원리를 음악이 탄생하는 방식에 비유해보자. 엄마의 DNA는 아기의 개성을 결정하는 작곡이다. 음표를 조합하는 방식은 수없이 많으며, 같은 곡을 해석하는 방법 또한 다양하다. 같은 노래를 부르거나 연주하더라도 컨트리 가수와 로커가 다르고, 교향악단은 더욱 다르다.

같은 노래여도 해석이 다르고 결과도 다르다.

임신부와 남편에게는 고유의 DNA 세트가 있다. 임신부가 아기를 만들면서 새로운 블루스 연주법을 사용해서 자신만의 생물학적 음악을 작곡했다고 치자. 이때 유전적 부호는 고정되지만 작곡가인 임신부에게는 여전히 노래를 해석하고 자손의 유전자가 발현하는 방식을 바꿀 능력이 있다. 듣던 중 반가운 소리 아닌가?

....
* 《내 몸 다이어트 설명서》에 소개했듯이 유턴 YOU-turn 은 늦게라도 바꾸는 편이 낫다는 뜻이다. 길을 잘못 들어섰다는 사실을 알아차리고 가능한 한 빨리 올바른 길로 돌아가는 것이 중요하다.

YOU TIP 엄마와 아기를 위한 팁

후생유전이 그토록 중요한 이유는 무엇일까? 언젠가 아기의 유전자에 금발이나 작곡가의 뇌, 시속 98m로 속공을 던지는 능력 등의 꼬리표를 달 수 있기 때문이 아니다. 임신부가 제공하는 환경 먹고, 마시고, 담배 피우고, 스트레스를 받는 행동을 통해 태아는 자신이 살아갈 세상을 예측하도록 스스로 프로그래밍하기 때문이다. 태아는 엄마의 현재 행동을 바탕으로 자신이 직면할 미래 환경을 예측한다. 유전자 발현용 프로그래밍이 그러한 환경과 맞지 않으면 문제가 발생할 수 있다. 따라서 건전한 환경을 제공해서 태아가 '내부 프로그래밍'에 의해 미래에도 그러한 환경이 펼쳐지리라 예측하게 해야 한다. 이 책에 소개한 많은 비결은 바로 이러한 근본 생각을 바탕으로 한다. 이제, 아기의 유전자가 발현하는 방식에 긍정적으로 영향을 미치기 위해 지금 당장 엄마가 할 수 있는 일을 알아보자.

엽산을 섭취하라

엽산은 DNA에 직접 영향을 미치기 때문에 태아에게 필요한 중요 영양소이다. 또 DNA를 이루는 티아민thiamine의 중요한 구성 성분이므로 엽산이 없으면 모체는 엽산보다 효과가 떨어지는 구성 성분인 우라실uracil을 대신 사용하기 때문에 척추이분증spina bifida 같은 선천성 결함을 일으킬 가능성이 있다. 엽산이 부족하면 소아암 발병률이 60% 이상 증가한다고 밝혀져 있다. 물론 놀랍기는 하지만, 우리가 계속 강조해온 '자궁에서 섭취하는 영양소가 자궁 밖에서의 건강에 영향을 미친다'라는 개념을 거듭 확인해주는 통계이다. 임신하기로 마음먹은 순간부터 400㎍의 엽산을 매일 복용해야 한다.

해독하라

2장에서 설명하겠지만 태반은 영양분을 모체에서 태아에게 전달하는 여과 장치로, 독소도 통과시킨다는 점을 빼고는 상당히 훌륭한 기관이다. 엄마라면 자기 아기에게 쓰레기 매립지 같은 자궁 환경을 제공하고 싶지 않을 것이다. 따라서 임신을 결심하자마자, 또는 임신했다는 사실을 알자마자 자기 삶에 가장 유해한 독소부터 제거하기 시작해야 한다. 몇몇 주요 독소를 알아보자.

* ★ 담배
* ★ 메틸레이트methylate: 핫도그와 가공 육류에 들어 있다. 풀리면 안 되는 DNA를 풀리게 만든다.
* ★ 알코올
* ★ 마리화나
* ★ 프탈레이트phthalates: 플라스틱과 화장품에 들어 있는 화학물질로, 에스트로겐과 흡사해서 호르몬의 작용을 방해하거나 교란시키고 물고기의 자성화雌性化에도 관여한다. 음식을 플라스틱 용기에 담아 전자레인지에 돌리면 프탈레이트가 증가한다.
* ★ 테레빈유turpentine, 의약품과 도료 제조 원료, 유화의 용제, 구두약 등에 사용된다 _역자 주, 톨루엔toluene, 많은 물질을 합성하는 원료로 사용하고, 용매로서도 용도가 광범위하다 _역자 주, 페인트 희석제 같은 에어로졸 제품: 아기 방의 페인트칠은 남편에게 부탁하고, 페인트칠한 후 임신부가 들어가기 전에 반드시 환기시켜야 한

다. 모유에도 이러한 물질이 들어갈 수 있기 때문이다.
* 라돈radon: 땅에서 나오고 주택에도 숨어 있는 방사성 원소이다. 라돈이 방출되면 꼭 환기를 시켜야 한다.
* 플루오로텔로머fluorotelomers: 페인트, 코팅제, 카펫·종이·포장재·직물 등에 사용하는 오염 방지제에 들어 있다.
* 비스페놀 Abisphenol-A. 단단한 플라스틱병에 들어 있다. 흠집 없는 플라스틱병에서는 대부분 배출되지 않는다.
* 양념하지 않고 구운 고기 등에 들어 있는 유해한 탄화수소
* 수은, 납을 비롯한 중금속: 석탄화력 발전소에 가까이 가지 않는다.

화학물질에 노출되는 직업에 종사한다면 노출되는 화학물질 종류를 파악하고, 어떻게 해야 태아가 안전할 수 있는지 전문가에게 조언을 구한다.

담배를 끊어라

언젠가는 해야 할 일인데 지금이 바로 그때이다. 아기에게 9개월 동안 담배 연기가 자욱한 술집에 갇히는 고통을 주면 안 된다. 담배는 나중에 암의 발달, 동맥 염증과 관련한 유전자를 발현시켜 결국 심근경색, 뇌졸중, 주름살, 발기부전 등을 일으킬 수 있다. 흡연은 자궁동맥에 염증을 일으키기 때문에 자궁으로 향하는 혈류를 제한해서 태아에게 유익한 영양분이 가는 것을 방해한다.

알코올을 멀리하라

사람들은 알코올이 임신에 미치는 영향을 놓고 이러쿵저러쿵 말이 많다. 누구나 알고 있듯이 임신한 동안 지나친 알코올 섭취가 모체에 미치는 영향은, 번개·폭풍우·회오리바람·해일이 한꺼번에 밀려오는 재앙

에 견줄 만큼 엄청나다. 하지만 "한 잔쯤은 괜찮지 않을까요?"라고 묻는 사람도 여전히 많다. 적당한 양의 알코올 섭취가 건강에 유익한 경우도 있지만 임신부에게는 전혀 해당하지 않는다.

알코올은 적은 양이라도 뇌세포 발달에 독소로 작용하므로 구태여 위험을 감수하지 말자. 더욱이 알코올 섭취는 뇌 기능을 바꿔서, 아기가 살아가면서 훗날 알코올 문제를 겪을 가능성을 높이고 뇌 발달을 저해한다. 알코올을 멀리해야 하는 중요한 이유는 이것 말고도 또 있다. 나중에 자녀에게 문제가 일어났을 때, 자녀의 건강을 보장하기 위해 엄마 스스로 할 수 있는 임무를 다하지 않았다는 죄책감을 느껴서는 안 되기 때문이다.

방사선을 피하라

방사선의 유독한 영향에서 태아를 보호하기 위해 임신한 동안 X선과 기타 형태의 방사선에 노출되는 것을 피해야 한다. 방사선은 세포가 복제될 때 DNA를 바꿔놓는다. 방사선을 암 치료에 사용하는 것도 암세포가 일반 세포보다 빠르게 번식하기 때문이다. 태아 세포는 번식 속도가 아주 빠르기 때문에 가장 쉽게 손상을 입을 수 있고, 따라서 유산이나 선천성 결함이 발생하거나, 아기가 훗날 암에 걸릴 확률이 높아진다.

비행기 여행에 대해서도 심각하게 고려해야 한다. 30시간 동안 비행기를 타면 흉부 X선을 한 번 찍는 것과 같은 양의 방사선에 노출된다. 그렇다면 임신 4개월에 카리브해로 훌쩍 여행을 떠났다고 해서 태아가 자동적으로 손상을 입었을까? 물론 그건 아니다. 하지만 만약의 사태에 빈틈없이 대비하고 싶다면 여행을 출산 뒤로 미루는 것을 고려한다.

치과 치료를 받아라

대부분의 임신부는 산부인과에 빠짐없이 가지만 치과에는 갈 생각을 하지 못하는 경우가 많다. 하지만 이상적으로는 임신하기 6개월 전에 치아 정기 검진을 받고 충치를 치료해야 하며, 임신한 동안에도 치과에 정기적으로 가서 검진을 받되, 새로 생긴 충치는 가능한 한 출산 이후로 미룬다. 출산 후 치과 치료를 받은 경우 2주 동안은 모유수유를 중단한다. 전통적인 치아 충전재에는 수은이 들어 있어서 여기서 방출되는 수은 증기를 임신부가 흡입할 수 있으며, 복합 소재 충전재는 굳을 때 프탈레이트52쪽를 방출하기도 한다. 치아 충전재와 태아의 건강 결함 사이의 관계를 결정적으로 입증하는 연구 결과는 아직 없지만, 이러한 화학물질이 태아에게 유해할 가능성이 있다는 것은 쉽게 추측할 수 있다.

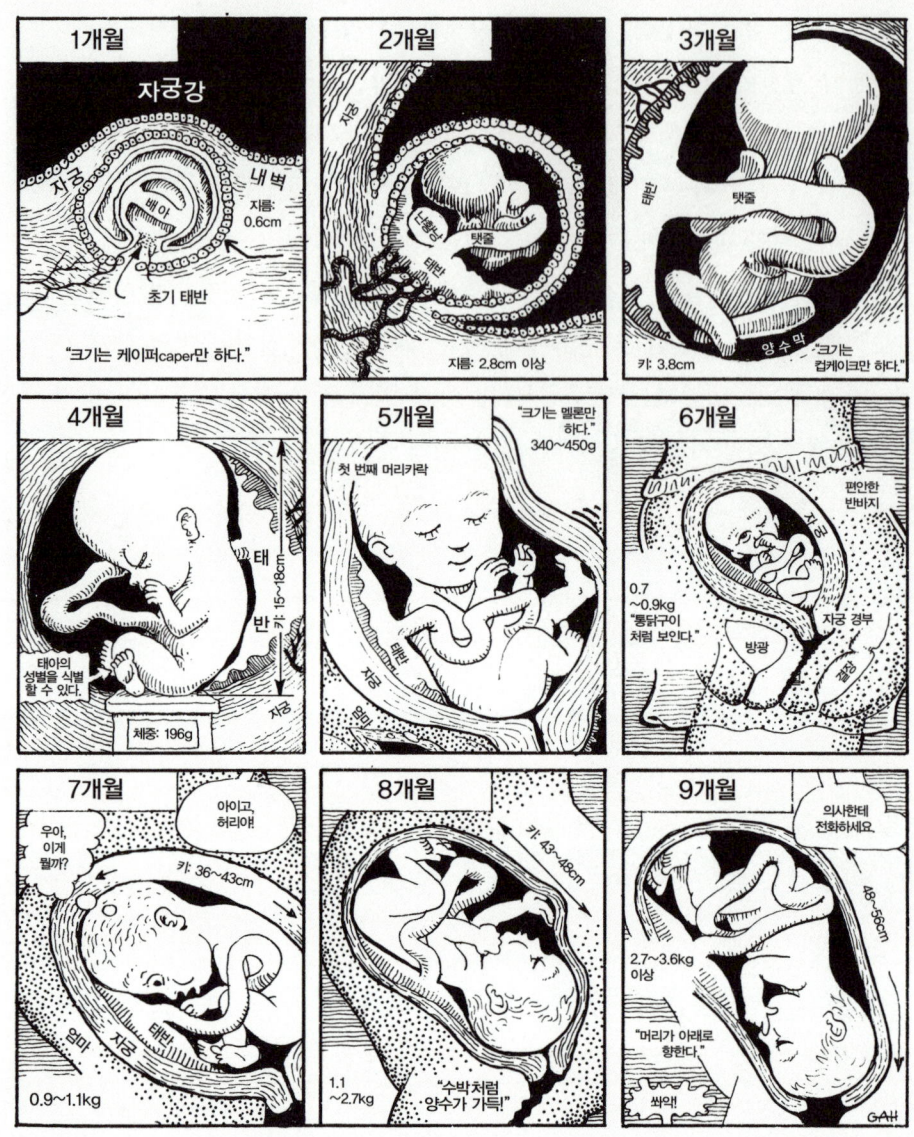

[그림 1.6] 놀라운 성장

태아는 성장 단계마다 놀라운 이정표를 남긴다. 심장박동, 혀의 미각 기관인 미뢰, 손톱, 촉각을 포함한 온갖 장기가 자궁에서 자라는 모습을 그려보면 정말 경이롭다.

태아의 성장 기록

태아가 성장하면서 보이는 이정표를 기록한다. 여기에 사용한 태아의 나이는 최종 월경의 첫날부터 2주 후인 임상 나이를 기준으로 한다.

6주 심장이 형성되고 혈액순환을 시작한다. 손가락과 발가락, 입술을 비롯한 얼굴 부위, 허파의 커다란 일부가 형성된다.

7주 태아가 소변을 만들어내고 눈 부위의 망울이 컵처럼 안쪽으로 움푹 들어간다.

9주 감염과 싸우는 백혈구의 한 유형인 B세포가 형성되면서 면역 체계가 발달하기 시작하며 콧구멍이 생긴다. 태아의 크기와 모양은 강낭콩과 비슷하다.

10주 눈이 얼굴 앞으로 이동하고, 눈꺼풀이 생기면서 눈을 덮는다. 눈꺼풀은 임신 21~28주에 분리된다. 태아가 얼굴을 찡그리고, 입을 열고, 손가락과 발가락을 약간씩 움직이기 시작한다.

11주 턱과 눈꺼풀, 팔에 촉감을 느낀다.

12주 미뢰가 발달하고 성숙한다. 그러니 임신부들이여, 비린내 나는 음식을 먹을 때는 태아 생각도 하시길!

14주 T세포가 형성되면서 면역 체계가 왕성하게 활동한다. 간에서 빌리루빈bilirubin, 췌장에서 인슐린insulin을 포함해 많은 내장 화학물질이 감지된다. 피부와 머리카락, 손톱이 발달하고 무언가를 삼키기 시작한다. 몸의 표면으로 촉감을 느낄 수 있으며 태아 크기는 오렌지만 하다.

16주 외부 생식기를 식별할 수 있다. 주요 시각 피질에서 형성되는 1억 개의 뉴런이 이때부터 28주까지 발달하며 호흡 기능 또한 발달한다. 태아 크기는 자몽만 하다.

20주 머리에서 귀가 솟아나오고, 솜털 같은 털이 온몸을 덮는다. 체중은 300g으로 아이팟 두 개 정도의 무게이다.

25주 소리에 반응할 수 있다. 따라서 임신부들은 말조심을 하도록.

26주 입으로 빨고 소리를 들을 수 있으며, 눈썹과 속눈썹이 보인다. 체중은 630g으로 대략 오렌지 세 개 정도 무게이다. 이때 태어나면 생존 확률이 50%에 육박한다.

29주 액체를 담은 폐가 팽창하는 동시에 공기를 압축해서 호흡 운동을 자극한다.

30주 눈으로 빛을 감지할 수 있고 냄새를 맡을 수 있다. 빨거나 삼킬 수 있어서 소화기GI system의 발달을 돕고, 딸꾹질을 하고 호흡도 할 수 있다. 이때 태어나면 생존 확률이 90%이다. 체중은 1,100g으로 파인애플 하나 정도 무게이다.

34주 태아를 둘러싸고 지방이 쌓이기 시작하며 피부에 주름이 생기고 색은 붉다. 눈을 깜박이거나 움켜쥐는 반사 행동이 나타나고, 수면 패턴이 자리잡는다. 체중은 1,800g으로 보통 크기의 치와와 무게 정도이다.

36주 출산을 준비하기 위해 태아가 골반으로 내려오기 시작한다. 손톱이 손가락 끝에 이를 정도로 자란다.

37주 폐가 성숙하며, 이때 태어나면 미숙아가 아닌 만삭아로 분류된다.

38주 지방이 쌓이면서 피부가 더 이상 쭈글쭈글하지 않고 통통해진다. 체중은 2,500g으로 경량 노트북 컴퓨터 무게만 하다.

40주 정상적인 임신 기간이 끝난다. 태아의 모든 기관이 세상 밖으로 나갈 준비를 마친다.

Feeding Time

**The Delicate Role of the Placenta
in the Development of Your Child**

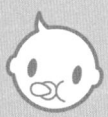

Chapter 2

영양 공급 시간

태아의 성장을 위한 태반의 역할

기적은 자연재해를 피하는 형태로도, 세계 대회에서 한 방에 우승하는 형태로도 찾아온다. 하지만 인체에 일어나는 가장 놀라운 기적은 임신한 동안 엄마와 태아의 몸이 주고받는 상호작용이다. 기적은 태반을 중심으로 일어난다.

이 놀랍고 중요하고 섬세한 조직은 태아 건강에 중대한 영향을 미친다. 그렇다면 어떤 중대한 영향을 미칠까? 태반은 성장하는 태아에게 영양분과 산소를 전달하고, 이산화탄소와 기타 배설물을 없애주며, 초기 면역력을 만드는 등 태아와 엄마를 연결하는 통로 역할을 한다.

이 아름다운 관계의 반전은 엄마가 빨아들이는 공기, 엄마에게 노출된 독소, 엄마가 너무나 먹고 싶어 하는 샌드위치 등 좋은 것뿐 아니라 나쁜 것까지, 엄마의 일거수일투족이 태반이라는 기관을 통해 태아에게 그대로 전달된다는 사실이다.

여기서는 태아를 유지하고 보호하는 중요한 임무에 대해 설명하겠다. 일반적으로 태반은 아주 오래전, 우리 엄마의 엄마 그 엄마가 임신했을 때부터 임신부가 감염이나 자연 독소에 노출되는 등 위험에 처했을 때 정말 멋지게 자기 몫의 임무를 수행해왔다.

하지만 태반이 요즘 식생활과 환경에서 비롯되는 온갖 문제에도 대응할 수 있을 만큼 완벽한 준비를 갖추고 있는 것은 아니다. 따라서 여기서는 임신부가 태아를 보호하기 위해 어떻게 행동해야 하는지 설명하겠다.

태반: 형성과 기능

사람이 살아가는 동안 몸 안에 새 장기가 생기거나, 장기 비슷한 물질이 갑자기 생기는 일은 지방, 종양, 재생 간 등을 포함하지 않으면 거의 일어나지 않는다. 하지만 중대한 예외가 있다. 바로 태반이다. 앞으로 자세히 설명하겠지만 태반은 태아에서 임신부로 이식되어 체내에 자연스럽게 만들어진 일종의 장기이다.*

그럼 몸에서 기적이 일어나는 과정을 따라가 보자. 수정이 끝난 수정란 이제부터 포배라고 부르자은 난관 끝 부분까지 이동해서 자궁으로 들어가 자궁벽을 찾는다. 앞장에서 설명했듯이 이것은 우리 인간이 시도하는 가장 위험한 여행이다. 수정한 지 7일 이내에 포배가 자궁벽에 착상하지 못하면 자궁 내벽이 허물어져 임신부는 자신이 수정했다는 사실조차 모른다. 포배가 착상에 성공하면 드디어 태반이 만들어진다. 일반적으로 태반은 수정이 이뤄진 지 약 일주일 후부터 발달하기 시작한다. [그림 2.1]을 보면 포배는 두 개 층으로 이뤄지는데, 내부의 세포 덩어리는

토막상식

❋❋❋ 태아는 산소가 지속적으로 필요하다. 태반은 1~2분 동안 호흡할 분량의 산소를 공급하므로 태아가 숨을 참을 수 있는 시간도 그 정도이다. 분만 과정에서 자궁 수축이 일어나면 태반 호수에 있는 혈액량이 줄어든다. 또 수축 시간이 길어지면 태아의 심장박동 속도가 떨어지므로 분만하는 동안 태아의 산소 수치를 조절해야 한다.

❋❋❋ 태반의 크기는 작지만 융모의 표면적은 놀라울 만큼 넓다. 융모는 약 70만 개로 표면적은 일인용 침실 정도 크기이다.

* 태반placenta이란 명칭은 그 생김새 때문에 평평한 케이크라는 뜻의 그리스어 '플라코스plakos'에서 유래했다.

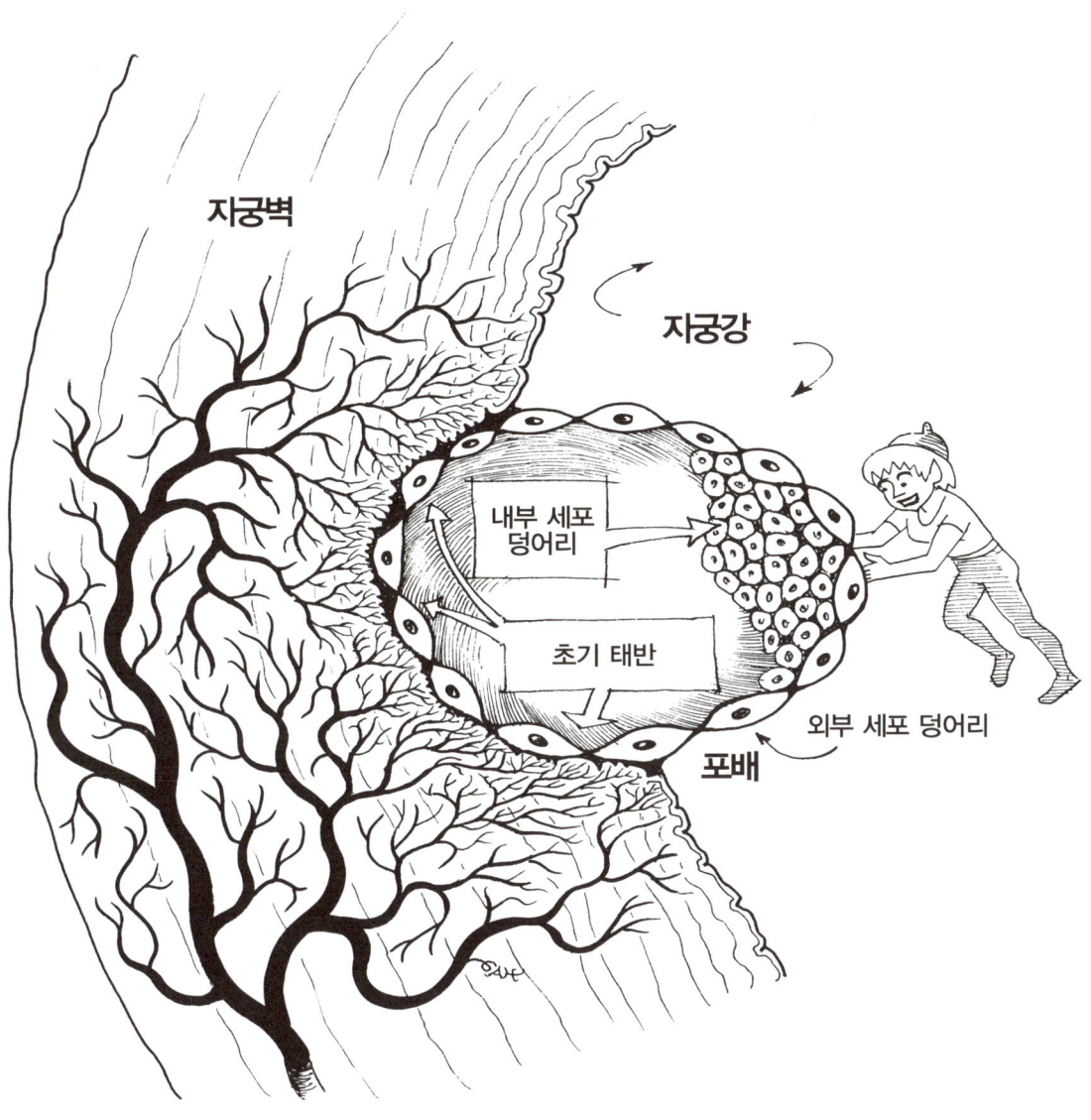

[그림 2.1] 천연의 자원

수정이 끝나면 포배 세포는 모체의 영양분을 흡수할 방법을 찾는다. 따라서 세포의 외부 층은 태반의 일부가 되고 내부 층은 태아 자체의 토대를 이룬다.

배아가 되고 외부 층은 태아 쪽 태반으로 자란다.

포배가 자궁벽에 이식되면 외부 층의 세포가 융모막 융모chorionic villi를 형성하기 시작한다. 산호초처럼 생긴 융모는 태반에서 스펀지 같은 자궁벽으로 혈관을 날라 혈관 벽을 만든다. 영양분과 노폐물이 오가는 것도 이 혈관 벽을 통해서이다.

혈액 호수로 불리는 임신부의 혈액 웅덩이가 융모를 에워싼다. 임신부는 혈압으로 혈액이 호수를 통과하고 융모를 감싸게 한다. 그러면 융모는 태아의 면역에 필요한 항체와 영양분을 흡수하거나 통과시키고, 태아의 노폐물을 엄마의 순환계로 내보낸다. 이 과정에서 엄마와 태아 사이에 직접적 혈액 접촉은 없지만, 태반이 형성되면서 자궁에는 혈관이 많이 발달하는데, 엄마의 임신 호르몬이 자궁내막층을 자극해 이 혈관 발달을 더욱 왕성하게 만든다. 아울러 엄마와 태아 사이의 영양분 또는 산소 교환이 쉽게 이루어지도록 한다.

태반이 완성되고 자궁벽에 자리를 잡으면 임신 13주경 모체와 태아의 영역이 뚜렷하게 구별된다. 모체 쪽은 튀어나온 융모 때문에 붉고 울퉁불퉁하지만, 태아 쪽은 탯줄이 표면에 튀어나오고 마치 스케이트장처럼 부드럽고 매끈하다.

하지만 태반을 한 가지 재주밖에 부릴 줄 모르는 조랑말 정도로 생각한다면 큰 오산이다. 태반은 영양분을 거르고 교환하는 임무 말고도 많은 호르몬을 만들어 분비한다. 호르몬 가운데 몇 종류만 알아보자.

에스트로겐 estrogen

임신 과정에서 분비되는 에스트로겐은 자궁의 발달을 촉진하고, 자궁과 태반 사이의 혈액 흐름을 향상시킨다. 또 모유를 생산할 수 있도록 여성의 수유관을 확장해 유방을 준비시킨다. 에스트로겐의 분비는 분만하기 전에 절정에 이른다.

프로게스테론 progesterone

프로게스테론은 자궁 내층을 유지해주어 배아의 발달을 돕는다. 또 자궁 근육을 진정시켜 배아가 안전하게 착상하는 데 중요한 역할을 한다.

> **토막 상식**
>
> ✿✿✿ 임신한 동안에는 코린corin이라는 물질이 분비되어 혈압을 낮게 유지한다. 코린이 분비되지 않으면 임신중독증 증상인 고혈압과 요단백이 생길 수 있다. 코린을 생산하는 유전자를 활성화하려면 칼슘과 비타민 D가 필요하다. 권장량은 102쪽을 참고한다.

태반유선자극호르몬 human placental lactogen

4장에서 자세하게 설명하겠지만, 태반유선자극호르몬은 수유 준비를 돕는 동시에 임신한 동안 임신부의 신진대사를 활발하게 촉진한다. 임신부는 생명체를 돌봐야 하기 때문에 더욱 많은 에너지가 필요하다.

인간융모성생식선자극호르몬 human chorionic gonadotropin, hCG

난소에 남은 난포의 일부인 황체를 자극해 태반 세포가 스스로 활동할 수 있을 때까지, 수정이 끝나고 처음 10주 동안 황체에서 에스트로겐과 프로게스테론을 생산한다. 따라서 임신부의 소변이나 혈액을 이용해 인간융모성생식선자극호르몬을 검출해보면 임신 여부를 알 수 있다. 다음 장에서 자세하게 다루겠지만 hCG 수치는 입덧과 관계 있고, 일반적으로 임신 60~70일경 절정에 이르렀다가 나머지 임신 기간에는 떨어진다.

완벽한 태반: 놀라운 역할

이제 곧 엄마는 신생아에게 무엇을 어떻게 먹일지 중요한 결정을 내려야 할 때가 온다. 으깬 고구마를 먹일까, 걸쭉한 죽을 먹일까, 아니면 시

✱ 유산을 둘러싼 진실 ✱

유산의 원인은 일반적으로 크게 네 가지로 나눌 수 있다. 첫째, 일종의 발달상 결함이 있거나 유전적 기형이 있어서 태아가 살아남을 수 없는 경우. 둘째, 여성에게 의학적 문제가 있어서 영양분을 태아에게 전달하는 태반 능력이 떨어진 경우. 예를 들어 면역 질환인 루퍼스lupus와 결체조직 질환connective tissue disorders은 태반을 파괴하는 경향을 보인다. 셋째, 여성에게 호르몬 불균형이 일어나 황체를 방해함으로써 임신 초기에 태아를 제대로 뒷받침해주지 못하는 경우. 넷째, 여성의 면역 체계가 과잉 반응을 일으켜 태아를 거부하는 경우이다.

유산했다고 해서 다음에 임신하지 못할까 봐 걱정할 필요는 없다. 하지만 유산이 세 번 반복되면 의사는 정밀 검사를 해서 모체가 태아를 거부하는 원인을 찾는다. 일반적으로 염색체 이상과 당뇨병, 자가면역 질환, 갑상샘 문제, 고혈압 등을 검사한다. 임신 중 발생한 감염도 자궁에서 벌어지는 줄다리기의 원인이 될 수 있다. 모체는 감염과 싸우는 동시에 태아를 보호하려 하기 때문이다.

많은 여성이 월경을 하지 않거나 임신했다는 사실을 아는 순간부터 태아와 유대감을 느끼기 시작하므로 임신의 진행 정도와 상관없이 태아를 잃으면 슬픔과 죄책감을 느끼고, 심지어 아기를 영원히 가질 수 없을지 모른다는 두려움에 시달린다. 태아를 잃는 것은 감정적으로 견디기 힘든 일이지만, 그렇다고 다시 임신하지 못할까 봐 조바심 내고 걱정할 필요는 없다. 임신의 약 20%가 유산으로 끝나고, 수정된 난자의 절반이 임신 사실을 채 알기도 전에 염색체 이상으로 사라진다.

우리 모두가 살아가면서 누군가를 잃고 슬퍼하는 과정을 거치듯 유산한 후에도 마음의 상처를 치유해야 한다. 이때 전문가의 도움을 받으면 좋다.

리얼을 먹일까, 과일을 먹일까? 모유수유를 할까, 분유를 먹일까? 하나하나 중요한 결정을 해야 한다. 하지만 아기가 모유나 분유를 처음 빨기 시작하는 순간이 되어서야 이러한 결정을 하는 것은 큰 실수이다.

실제로 아기에게 공급할 영양분에 대해 생각해야 하는 시기는 임신 사실을 아는 순간, 아니 그 이전이어야 한다. 모체는 착상과 동시에 이미 태반을 통해 태아에게 영양을 공급하기 때문이다.

한쪽은 표면이 부드럽고 다른 한쪽은 엉클어진 스파게티 접시처럼 보이는 태반은 모체와 태아 사이에서 모든 영양분과 노폐물을 전해주는 역할을 한다[그림 2.2] 참고. 태반의 기본 기능을 살펴보자. 모체의 혈액은 모체 쪽 태반에 있는 혈액 호수로 흘러들어 가고, 융모막 융모는 태아의 혈관과 함께 혈액 호수에 잠겨 있다. 산소·포도당·비타민·지방산·칼슘·일부 항체 등 작은 분자와 영양분이 모체에서 태아에게 흐르고, 이산화탄소·소변·대사상 노폐물 등 배설물은 태아에서 모체로 흐른다.*

완전히 자랐을 때 태반의 무게는 약 0.56kg인데 이때 태반은 양방향 필터로 작용해서[그림 2.2] 참고 물질을 통과시킨다. 하지만 이때 명심해야 할 사실이 있다. 태반은 정수기와 달라서 나쁜 물질을 골라내고 좋은 물질만 통과시키지는 않는다는 것이다. 일정 크기 이하의 물질은 모두 통과시키고, 면역 거부나 기타 문제를 일으킬 커다란 분자, 인슐린, 헤파린 heparin, 혈액응고 억제 작용이 강한 물질이다 _역자 주 등은 차단한다.** 따라서 담배의 진득진득한 진액이든, 포화 트랜스 지방이든, 알코올이든, 어떤 끔찍한 독소라도 크기가 작다면 태아에게 전달될 수 있다.

우리가 임신부의 건강에 이토록 신경을 쓰는 이유는, 영양분의 교환이

---

* 어쨌거나 자궁에는 화장실을 마련할 만한 공간이 부족하다.
** 면역글로불린처럼 큰 물질은 좀 더 작게 접어서 통과할 수 있다.

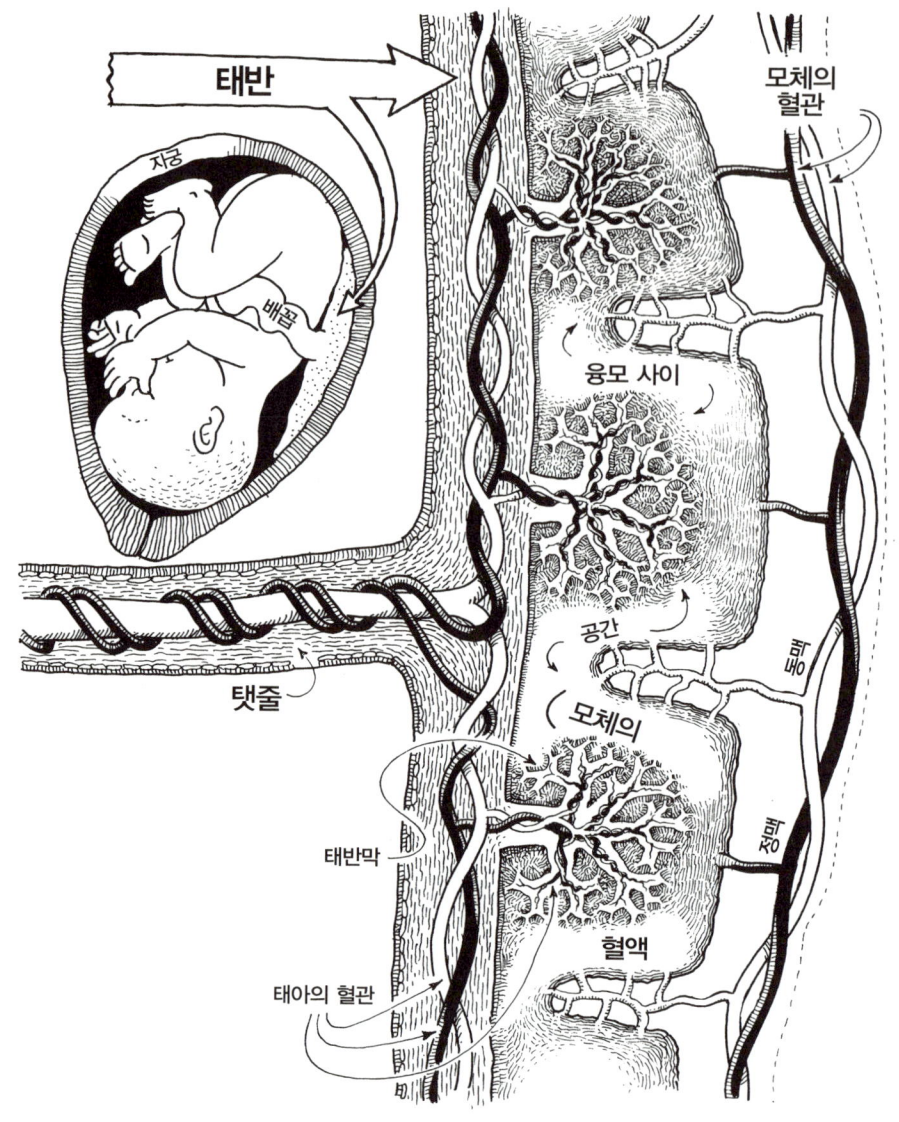

[그림 2.2] 영양 공급 시간

놀라운 힘을 가진 태반은 여러 기능을 발휘하는데, 가장 중요한 것이 태아와 모체를 연결하는 다리 역할이다. 산소와 독소, 영양분을 전달하는 태반은 엄마가 소화하거나 흡입하는 것은 무엇이든 통과시킨다. 또 면역 역할을 담당해서 태아가 자신의 면역성을 발달시키기 전까지는 엄마의 면역 세포가 지닌 면역성을 전달한다.

충분히 이루어지는 태반의 표면적이 모체의 건강에 따라 결정되어 태반 기능에 영향을 미치기 때문이다. 예를 들어 흡연이나 고혈압, 당뇨병은 태반을 석회화시킨다. 따라서 모체와 태아 사이의 영양분 교환에 필요한 표면적을 제한한다. 그러면 태아가 받는 영양분의 양이 제한되고, 분만 하기 전후의 아기 건강에 중대한 문제를 일으킬 수 있다.

두말할 필요도 없이 태반이 우리가 바라는 대로 항상 순탄하게 발달하는 것은 아니다. 태반이 발달하려면 섬세한 조건을 두루 갖추어야 한다. 그리고 포배가 자궁벽에 도달하는 여행 자체도 매우 위험하다. 태반에 다음과 같은 문제가 발생하면 모체의 건강을 위협해 조산 위험성이 높아진다.

전치태반 placenta previa

전치태반은 태반이 자궁 하부에 있거나 자궁 경부를 막은 상태를 이른다. 임신한 동안 자궁이 커지면서 태반이 위로 올라가거나 자궁 경부에서 멀어지기도 하며, 심한 출혈이 일어날 수도 있다. 전치태반 진단을 받았다면 성관계는 물론 운동도 중단해야 한다. 하지만 임신 20주 전에 전치태반 진단을 받았다면 이후 자연적으로 태반이 위로 올라가면서 문제가 저절로 해결되는 경우도 많다.

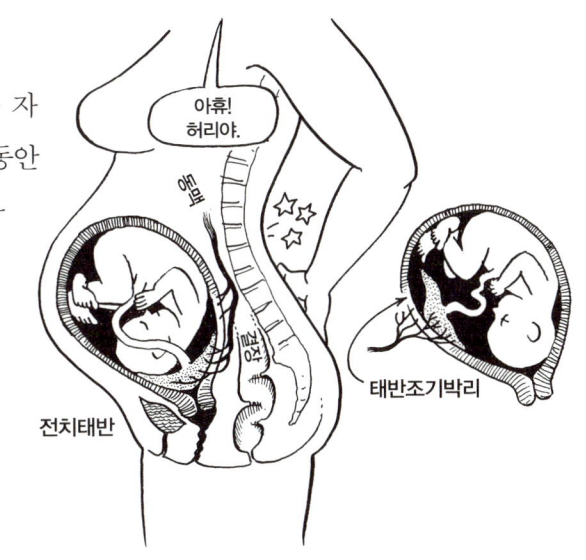

태반조기박리 placental abruption

태반조기박리는 태반의 일부가 자궁벽에서 떨어져 나오는 것으로, 태아에게 산소가 공급되지 못할 위험이 커진다. 박리 증상이 가벼우면 침대에 누워 휴식을 취하는 것으로도 회복이 되지만, 증상이 심각하면 의사는 분만을 시도할 수 있을 만큼 태아의 폐가 성숙했는지 판단한다. 따라서 정기검진을 통해 태반조기박리가 발생할 위험성이 높은지 확인해야 하고, 그럴 가능성이 있다면 의사와 반드시 상의해 조치를 취해야 한다. 태반조기박리가 발생하는 원인으로는 외상, 조절이 안 되는 고혈압, 코카인 복용, 흡연 등이 있을 수 있다.

면역력 : 엄마가 주는 첫 번째 선물

사람 몸은 외부에서 이물질이 침입하면 공격하도록 설계되어 있어서 박테리아나 바이러스, 상한 음식 등이 몸에 들어오면 열이나 구토, 설사의 형태로 보복을 한다. 하지만 임신한 동안 모체는 공격 모드*를 동맹 모드로 바꾼다. 원래는 외부 침입자로 느껴야 하는 태아를 키우고, 먹이고, 사이좋게 지내야 하기 때문이다.

태아 유전자의 50%는 아빠에게서 나왔으므로 이론적으로는 엄마와 태아의 관계를 방해하는 정보가 있을 수 있다. 하지만 엄마의 면역 체계는 이러한 정보를 무시하고 어쨌거나 태아를 보호하려 한다. 어떤 면에서 임신은 면역 억제 상태라고 볼 수 있다. 이물질이기는 하지만 환영받는 침입자를 다루면서 엄마의 면역 체계가 느슨해지기 때문이다. 앞서 설명했듯이 새로 창조된 생명에게 가장 위험한 시간은 자궁벽에 착상하기 전이다. 수정란이 착상하려 할 때 엄마의 면역 체계가 활발히 활동해

---

* 입덧이 저항의 형태로 보일 수 있지만 사실 동맹에 가깝다. 이에 대해서는 뒤에서 다룰 것이다.

✽Rh인자✽

양성(+)과 음성(-)이 중요한 것은 배터리가 닳은 자동차에 시동을 걸 때만이 아니다. 아기의 혈액이 엄마와 맞는지 결정할 때에도 중요하다. 이를 나타내는 것이 혈액형을 나누는 화학 꼬리표인 Rh인자이다. 적혈구에 인자가 있으면 Rh양성이고, 없으면 Rh음성으로 분류한다.

문제는 엄마가 음성이고 아빠가 양성인 경우에 발생한다. 아기가 아빠의 혈액형을 받으면 Rh양성이 유전적으로 우성이므로 그럴 가능성이 크다 분만하는 동안 태반이 부서지면서 Rh양성 세포가 엄마의 혈액으로 들어간다. 그러면 모체는 항체를 형성해서 Rh양성 항원과 싸운다. 임신한 동안에는 모체와 아기의 혈액이 직접 만나지 않으므로 첫 번째 임신에서는 Rh 질환이 거의 발생하지 않는다. 하지만 첫 번째 임신에서 엄마의 항체가 활성화되면 다음번 임신 때에는 태반을 통과해 태아의 혈액으로 자유롭게 흘러들어 가 태아의 적혈구를 파괴하면서 빈혈이나 기타 심각한 질환을 일으킨다.

이러한 사태를 예방하려면 Rh음성인 엄마는 로감RhoGam이라는 Rh 면역 글로불린을 접종해야 한다. 아빠가 Rh양성인 경우, 엄마가 최초 임신의 중기 무렵이나 분만 후 72시간 안에 로감을 접종하면 항체의 형성을 막을 수 있다. 아빠의 혈액형을 알 수 없다면, 위와 같은 문제의 발생 위험을 줄이기 위해 Rh음성인 여성은 예방접종을 하는 것이 최선이다. 따라서 긴급한 상황이 벌어졌을 때 아빠의 혈액형에 대한 정보가 부족한 탓에 엄마에게 항체가 형성되는 위험을 피할 목적으로, Rh음성인 엄마가 유산을 했거나 자궁외임신을 했을 경우 보통 72시간 안에 예방접종을 실시한다. 임신부는 앞으로 발생할 수 있는 문제에 대응하기 위해 산전 관리를 받는 동안 Rh 검사를 받는다.

공격하기 시작하면 포배는 영영 사라질 수밖에 없다. 따라서 정확하게 착상 하루 전, 즉 수정한 지 6일째 되는 날 포배는 치명적인 엄마의 T세포를 억제하는 특별한 효소를 만들어내서 엄마의 면역 체계가 미래의 아기 세포를 방해하지 못하게 한다. 수정란의 착상이 이루어지고 태반이 만들어지면 그때부터는 태반이 잠재적인 적군들과 휴전을 유지하도록 도와준다.

태아는 태어나기 전까지는 면역 체계가 완전히 발달하지 않기 때문에 모체의 도움을 받아야 한다. 엄마는 항체라는 이름의 면역 체계 지킴이를 태반을 통해 태아에게 전달한다. 이 과정을 수동적 면역이라 부르는데, 태아가 스스로 항체를 만들지 못하고 엄마의 항체를 받기 때문이다. 흥미롭게도 엄마의 세포 일부가 태반을 통해 이동해 태아 세포에 외래 항원을 견뎌내는 방법을 가르쳐주기도 한다.

이렇게 전달된 항체는 두 가지 역할을 한다. 태아를 보호하는 동시에 태아라는 외계 세포에 대한 조사가 끝났으므로 자궁에 장기간 안전하게 자리 잡을 수 있다고 모체에 알린다. 태아의 면역 체계는 임신 9주가 지나야 스스로 발달하고, 14주가 되어야 바삐 움직이기 시작한다. 면역 체계의 활동이 지체되는 이유는 태아 유전자의 50%가 아빠에게서 나왔으므로 엄마 쪽에 대한 내성을 키우기 위해서이다. 태아의 면역 체계가 처음부터 완벽하게 발달한다면 태아는 자신의 숙주인 모체를 다른 세포로 취급해 거부할 가능성도 있다.

태아가 보이는 가장 중요한 자기방어는 톨 수용체_{toll-like receptors, TLRs}라 불리는 원시적 면역 형태이다. 톨 수용체는 비상 경보장치와 비슷해서 세포를 적이나 아군으로 인식하고 다른 면역 세포_{T세포와 B세포}에 처리 명령을 내린다. 임신 초기 후반_{임신 10주 이후}에 이르면 태아의 간에서 B림프구, 흉선에서 T림프구가 발달한다. 흉선은 가슴에 있는 선_腺으로 아기 때는

융모막 융모 생검chorionic villus sampling, 일명 융모막 검사의 진실

태반은 태아와 같은 수정란에서 나온 세포로 이루어지므로, 태아의 유전적 결함을 알아내거나 친자 확인용 DNA를 채취할 수 있는 이상적 장소이다. 융모막 검사는 임신 10~12주에 태반에서 조직을 소량 채취해 실험실에서 세포를 배양하고 DNA를 조사해서 유전적 내용을 파악하는 것이다. 융모막 검사는 약간의 유산 가능성1% 미만이 있으므로, 일반적으로 다음과 같은 적응증이 있는 임신부에게 실시한다. 즉 유전적으로 문제가 있는 아기를 임신한 경험이 있거나, 임신부 가족 또는 배우자 가족에게 유전 질환이 있거나, 임신 초기 선별 검사나 태아에게서 비정상 소견이 나왔을 경우 융모막 검사를 시행한다35세 이상의 고령 산모에게는 무조건 융모막 검사를 권하는 병원이 있지만 최근에는 임신부 나이만으로는 염색체 검사의 적응증으로 보지 않는다 _감수자 주.

융모막 검사는 지중해에 거주하는 유대인에게 주로 발병하는 낭포성섬유증cystic fibrosis, 백인에게 잘 발병하는 혈우병을 비롯해 200여 가지에 이르는 유전 질환을 98~99% 정확하게 진단할 수 있다. 하지만 척추이분증 141쪽 참고 같은 신경관 결손은 융모막 검사로는 파악할 수 없어서 양수 천자 검사를 실시해야 한다. 양수 천자는 주로 임신 16~20주에 실시하는데, 융모막 검사는 이보다 훨씬 일찍 검사할 수 있다는 장점이 있다.

융모막 검사를 받으려면 방광이 가득 차 있어야 하므로 검사 전에 물을 많이 마셔야 한다. 의사는 우선 초음파를 이용해 태아와 태반 위치, 자궁 방향, 자궁과 자궁 부속 기관의 이상 유무를 판단하고 나서, 자궁 경부나 복부를 통해 도관catheter을 삽입해 조직을 채취한다. 어떤 방법을 사용하든 검사를 받는 동안과 그 후에 약간의 경련이 일어날 수 있으며, 자궁 경부를 통해 검사를 받았다면 출혈이 약간 있을 수 있다. 검사를 받을 때에는 보호자를 동반하고 당일은 휴식을 취해야 한다. 다음 날이면 몸 상태가 회

> 복되지만, 출혈이나 질 분비물이 늘어나거나 열이 오르면 의사에게 즉시 연락한다. 의사에 따라서는 융모막 검사를 실시하고 며칠 후에 초음파를 통해 임신부와 태아에게 아무 문제가 없는지 확인하기도 한다. 융모막 검사의 결과는 1~2주일 후이면 알 수 있다.

크지만 어른이 되면 작아진다.* 이 무렵 태아는 톨 수용체만 있을 때보다 복잡한 침입자와 잠재적 위협에 훨씬 잘 대응할 수 있다. 주요 기관은 발달하지만 태아의 면역 체계는 임신 중기가 될 때까지 완벽하지 않다. 따라서 임신 초기에는 태아가 독소와 감염 물질에 노출되지 않도록 각별히 주의를 기울여야 한다.

T세포는 나쁜 물질을 찾아내고, 박테리아·바이러스·기생충 등 잠재적 침입자에 대한 기억을 만들어낸다. 일종의 생물학적 지명 수배자 명단을 작성하는 셈이다. 또 태아의 면역 체계라는 군대에서 대장 노릇을 해서 잠재적 위협에 대항해 면역 세포를 얼마나 동원할지 결정하고, 몸이 과잉 반응하거나 과소 반응하지 못하게 한다. 이에 반해 B세포는 병졸 역할을 하며 침입자가 아군인지 적군인지 알려주는 신호를 기다린다. 그리고 침입자가 적군이라는 신호를 받으면 항체를 만들어 발사하기 시작한다.

최근 연구 결과에 따르면, 태아 세포와 모체의 면역 체계가 연합군을 형성해서 감염과 기타 공동의 적군에 맞서 싸운다. 태아 세포가 지원을

---

* 흉선은 나이가 들면서 급격하게 줄어든다. 실제로 일부 노화 방지 전문 의사들이 나이 든 환자에게 원기를 불어넣는다는 명목으로 흉선의 추출물을 주사하기도 한다.

> ### ✳ 태반을 살펴보라 ✳
>
> 산모가 분만실에서 하고 싶지 않은 일 중 하나는 태반 들여다보기이다. 그렇다고 의사까지 그래서는 안 된다. 산모가 자그마하고 여리디여린 아기를 하염없이 바라보고 있는 동안 의사는 산모의 자궁에서 나온 귀엽고 사랑스럽고 질척질척하고 말랑말랑한 장기를 유심히 조사해야 한다. 왜 그래야 할까? 태반을 잠깐만 조사해도 산모와 신생아를 돌보는 데 중요한 정보를 얻을 수 있기 때문이다. 의사는 탯줄은 물론 태반의 크기와 모양, 단단한 정도를 살펴본다. 태반 조직의 일부가 모체에 남아 있으면 2주 안에 출혈이 있을 수 있으므로 우선 태반이 모두 나왔는지 확인한다.
>
> 분만 후에 배출된 태반에는 다음 임신 때 닥칠 문제를 알 수 있는 단서가 있다. 비정상적인 점이 눈에 띄면 검사를 통해 다음에 다시 임신했을 때 나타날 문제에 대비한 최적의 치료와 대처 방법을 알아낼 수 있다. 탯줄이 얇으면 자궁 환경이 편안하지 않았을 가능성이 높으므로 다음에 임신했을 때는 다른 생활 방식을 선택한다. 태반에 석회화된 부분이 있다면 영양분이 제대로 전달되지 못했다는 증거이고, 임신부가 알지 못하는 사이에 혈압이 변하는 등 동맥 건강에 적신호가 켜질 수 있다.

요청하면 모체의 면역 체계가 톨 수용체 경고에 반응해서 계속 지원군을 보낸다.*

    이렇듯 여러 면에서 태반은 임신한 동안 영양분과 면역을 태아에게 충

---

* 톨 수용체는 가장 오래되고, 상어처럼 고대 종에 있는 면역 체계이다.

> ### *면역의 수용*
>
> 림프절lymph nodes은 아프거나 부을 때만 관심을 갖지만, 사실 태아 면역성에 중요한 역할을 한다. T세포는 흉선에서 성숙한 후 우리 몸속의 전쟁터에서 적과 싸운다. 이때 500~600개의 말초 림프절이 몸 전체에 퍼진다. 적을 포착한 T세포는 B세포가 만들어지는 비장으로 향한다. 흉선은 출생한 후에도 반응을 바꾸지 않지만, 림프절과 비장은 그렇지 않다. 태아의 림프절과 비장에 있는 T세포의 약 4분의 1은 통제력이 있어서 태아의 면역 체계가 과잉 반응하지 못하게 막는다.
>
> 이런 현상이 왜 일어날까? 태반을 통해 태아 몸으로 들어간 모체의 면역 세포는 림프절에서 고립된다. 그래서 성장하며 감염이 일어나서 목이 아프고 목 부위의 림프절이 커지고 약해지는 것이다. 태아는 모체의 면역 세포에 과잉 반응하지 않음으로써 내성을 키운다. 달리 표현하면 모체의 면역 세포가 자기 존재를 참아내라고 태아 세포에 가르치는 것이다. 엄마의 가르침은 10대에게는 먹히지 않을지 모르나 자궁에서는 마법처럼 통한다. 여기에서 힌트를 얻은 과학자들은 환자의 몸이 기증 장기를 거부하지 않게 만들어서 이식수술을 안전하게 실행할 수 있는 방법을 찾고 있다.

실하게 전달하는 숨은 영웅이다. 그렇다고 태아를 태반에만 맡기고 관심을 기울이지 않아도 된다는 뜻은 아니다. 임신부가 태반에 좋은 행동을 하면 태반도 태아를 위해 올바로 행동할 것이고, 결과적으로 평생 동안 아기에게 긍정적 영향을 미칠 것이다.

✼ 고양이 조심 ✼

남편은 임신부를 위해 많은 일을 할 것이다. 하지만 한 가지 더 부탁하자. 바로 고양이 배설물의 처리이다. 고양이 배설물에는 기생충이 들어 있을 수 있다. 그로 인해 태아의 성장을 억제하는 톡소플라스마증을 유발할 수 있기 때문이다. 고양이는 톡소 기생충의 주요 숙주이기 때문에 생명력이 강한 난포낭이 배설물에 섞여 배출될 수 있다. 그렇다고 지나치게 걱정할 필요는 없다. 몇 가지 사항만 조심하면 계속 고양이를 건강하게 키울 수 있다. 하지만 고양이를 만진 후에는 흐르는 물에 손을 깨끗이 씻어야 한다. 기생충이 날음식을 오염시킬 수도 있으므로 조리하기 전에는 반드시 손을 씻고, 소고기 · 양고기 · 스테이크는 145℃ 이상으로, 돼지고기 · 저민 고기 · 야생동물의 고기는 160℃ 이상으로, 통닭은 180℃ 이상으로 조리한다. 날고기가 닿은 표면은 모두 깨끗하게 닦는다.

톡소플라스마증은 독감 같은 증상을 보여 근육이 아프고, 머리가 늘 안개 낀 것처럼 흐리멍덩하고, 편도선 붓는다. 임신한 동안 처음으로 톡소플라스마증에 감염되었다면 태아에게 해롭다(이미 노출된 적이 있다면 면역성이 생겼을 수 있다). 간단한 혈액 검사로 임신부에게 항체가 있는지 확인할 수 있다. 항체가 없는 임신부는 고양이 배설물에 노출되지 않도록 신경을 써야 한다. 배설물을 대신 처리해줄 사람이 없다면 반드시 장갑을 끼고 처리한 후 곧바로 손을 철저하게 씻는다. 톡소플라스마증 난포낭은 흙에서 1년까지 살 수 있으므로 정원을 손질하거나 흙을 만질 때에도 반드시 장갑을 낀다.

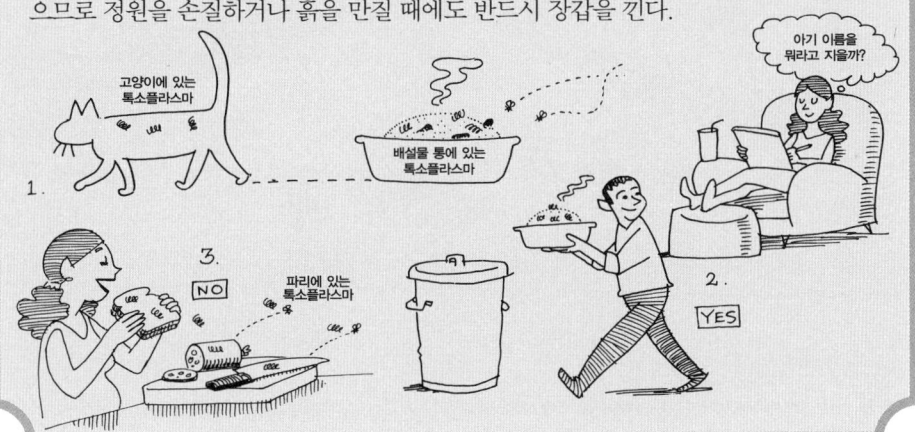

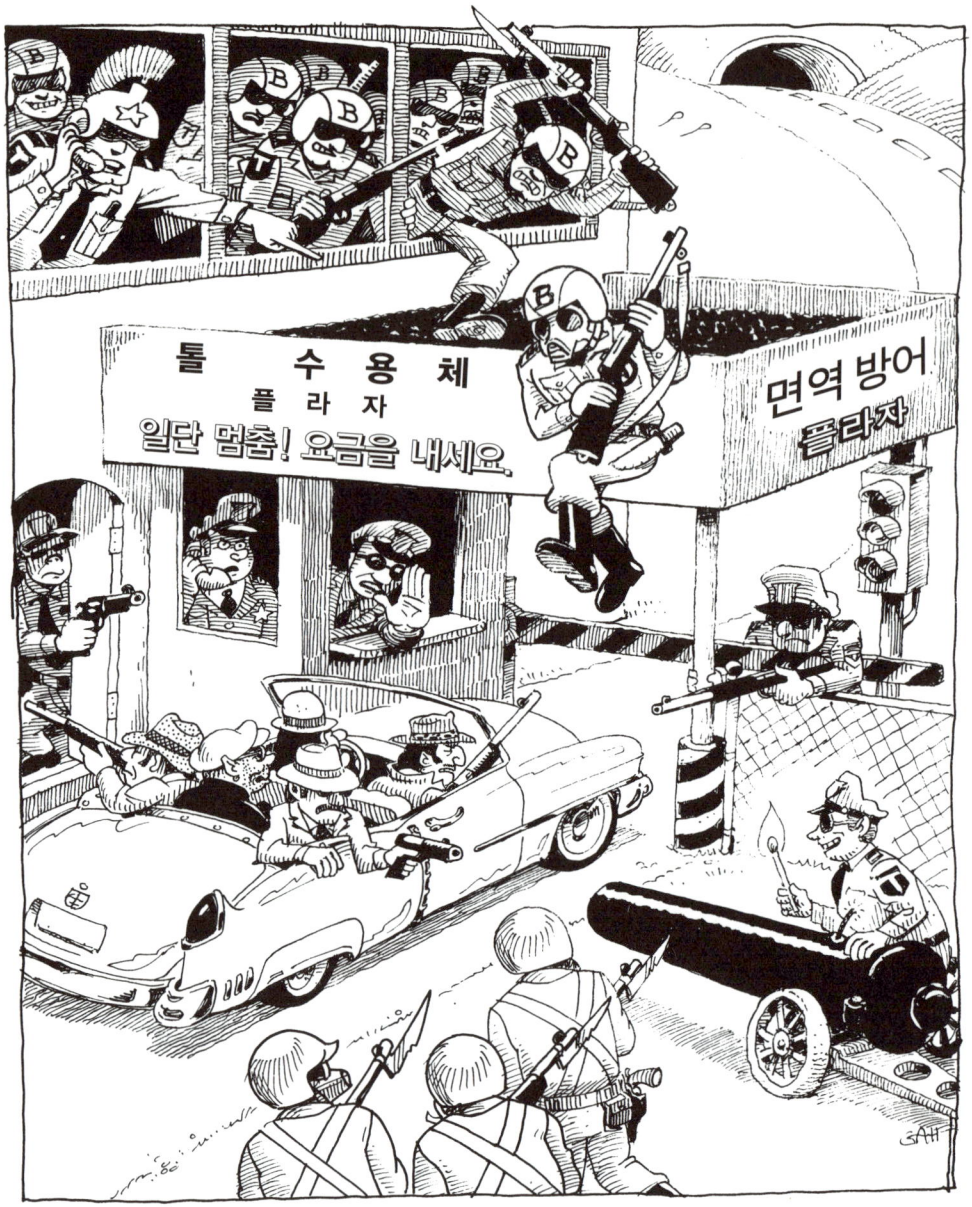

[그림 2.3] 든든한 면역군

태아의 초기 면역은 T세포와 원시 톨 수용체의 형태로 작용해 잠재적 침입자를 식별하고 힘을 합해 맞서 싸운다. 임신 중 모체의 면역 체계는 매우 독특하다. 왜냐하면 처음에는 잠재적 침입자라고 판단하던 태아를 보호해야 하기 때문이다.

엄마와 아기를 위한 팁

시장을 아무리 둘러봐도 태반에 좋은 음식이라고 광고하는 제품은 없다. 요구르트 통이나 시리얼 상자를 자세히 들여다보아도, 주스병을 요리조리 돌려보아도 '100% 태반 강화 제품!'이라거나 '포배의 성장을 촉진한다'는 주옥같은 문구는 찾아볼 수 없다. 따라서 태반의 기능을 향상시키려면 어떻게 해야 하는지 모르는 임신부가 많다. 무엇보다 다음 사항을 잘 지켜서 동맥을 건강하게 유지하도록 하자. 유독성 물질이 태반을 통해 태아에게 전달되지 않게 하려면 피하는 것이 상책이다.

기본에 충실하라

앞서 태반의 기능을 최상으로 유지하는 몇 가지 방법을 설명했다. 이 외에도 임신 기간을 건강하게 보낼 수 있는 방법은 많다.

* 임신한 동안 다이어트를 하지 않는다.
* 단백질을 보충해서 열량을 충분히 섭취한다.
* 현명하게 운동한다.
* 담배를 피우지 않는다.
* 높은 곳에 올라가지 않는다.
* 살충제처럼 유독 가능성이 있는 화학물질에 노출되는 일을 피한다.

다음 의학 규칙을 지켜라

401쪽에 임신 기간에 복용해도 안전한 약품과 안전하지 않은 약품을 나열했다.일반적으로 대부분의 약은 괜찮다. 그 목록을 지침으로 사용하고, 다음에 설명하는 기본 원칙을 따른다.

* 스스로 약을 처방하지 마라. 복용하려는 약이 있으면 반드시 의사와 상의한다.
* 의사와 상의하지 않고 지금 복용하고 있는 약을 임의로 중단하지 마라. 약의 복용 여부는 위험과 효과를 잘 따져본 뒤 결정해야 한다. 약을 복용하지 않아 다른 병에 걸릴 위험성이 크다면 태아에게도 해로울 가능성이 높기 때문이다. 따라서 복용과 중단 모두 신중하게 결정해야 한다. 임신을 하기 전에 약 복용에 대해 의사와 상의하는 것이 가장 좋다. 그러나 임신을 진단받은 후에는 의사에게 현재 복용하고 있는 약의 지속 여부를 반드시 상의한다.
* 인터넷 사이트에 의존하지 마라. 넘쳐나는 인터넷 카페의 게시판과 건강 관련 사이트에 있는 이런저런 정보에 현혹되기 쉽다. 의학 정보에 대해서는 출처가 믿을 만한지 꼭 확인해야 한다.
* 약의 복용량에 대해서는 의사의 지시를 따라야 하지만, 임신이 진행되면서 복용량을 늘려야 할지도 모른다. 임신하지 않았을 때와 약물 분해 비율이 다르기 때문이다.

※ 주의: 대체 의학에 관심이 있다면 허브와 기타 자연 치료법에 대해 당신과 의견을 나눌 수 있는 전문가를 찾아 상담한다. 이 책에서도 임신 관련 문제에 효과가 있는 허브 치료법을 소개했다.

혈압을 관리하라

고혈압이라면 약을 계속 복용해야 한다. 앞서 설명했지만 모체의 혈압은 혈액, 영양분, 산소, 면역 세포가 태아에 도달하는 과정에 중대한 영향을 미치고, 영양분과 노폐물의 교환이 일어나는 태반의 표면적에 도 영향을 미칠 수 있기 때문이다. 고혈압이든 저혈압이든 극단적인 혈압 변화는 태아에게 부정적 영향을 미치고, 아기가 성인으로 성장한 다음에도 건강에 문제를 일으킬 수 있다. 앞서 설명한 일반 처방 원칙을 따르는 동시에 의사의 조언에 항상 귀 기울여야 한다.

통상적으로 최적 혈압은 115/75mmHg 이하이지만, 임신 기간에는 그 역시 달라지므로 의사와 긴밀하게 상의해서 자신에게 이상적인 범위를 알아두어야 한다.

침착하라

스트레스는 남녀 상관없이 건강에 해로운 적이다. 특히 불안은 면역 체계를 고갈시키므로 임신한 동안에는 큰 문제가 될 수 있다. 임신으로 인한 여러 가지 변화로 가뜩이나 약해진 임신부의 면역 체계는 스트레스를 받으면 더욱 약해진다. 더욱이 스트레스를 받으면 임신중독증_{임신과 합병된 고혈압성 질환}에 걸릴 위험이 높고 조산 가능성도 커진다. 스트레스를 다스리는 몇 가지 제안을 살펴보자.

스트레스를 피하는 비결에 대해서는 6장과 337쪽의 '임신 계획'을 참고해보자.

* 명상과 심호흡을 한다.
* 자질구레한 문제와 대신 싸워줄 전사를 찾아라. 남편이나 친구, 무엇이든 도와주려고 주변을 맴도는 친정어머니 등이 좋은 후보자이다.
* 임신한 경험이 있는 친구를 찾아라. 걱정 때문에 안절부절못하는 순간마다 경험 있는 친구의 조언이 긴장을 덜어주고 마음을 편하게 가지는 데 도움이 된다.

옆으로 누워라

임신 중기에 접어들면 배가 커져 엎드릴 수는 없겠지만 똑바로 눕는 것도 피해야 한다. 똑바로 누우면 태반에 영양분을 공급하는 혈관이 자궁의 무게에 눌려 혈액 호수가 마를 수 있기 때문이다. 자궁에 공급되는 혈액량을 늘리려면 오른쪽보다 왼쪽으로 눕는 것이 좋지만, 어느 쪽이든 똑바로 눕는 것보다 낫다. 똑바로 누우면 대정맥이 눌리고 이때 발생하는 압력 때문에 마치 물 호스가 꺾일 때처럼 임신부의 심장으로 돌아가는 혈류가 감소해 자궁과 태아에게 가는 혈류까지 줄어들 수 있다.

예방접종

가장 좋은 방법은 임신하기 3~4개월 전에 예방접종을 완료하는 것이다. 임신 기간에는 대부분의 예방접종은 권하지 않는다. 하지만 현재까지 밝혀진 바로는 부작용이 없는 독감 백신은 예외이다. 독감은 임신하지 않은 여성보다 임신부에게 훨씬 위험해서 임신부가 입원하는 주요 원인이 되기도 한다. 게다가 심각한 독감 증상은 모체와 태아에게 가야 할 산소의 양을 감소시키기도 한다. 이때는 티메로살timerosal, 유기수은 화합물을 함유하지 않은 백신을 맞아야 한다. 가격이 좀 더 비싸기는 하지만 그만한 가치는 충분히 있다.

Part 2

엄마가 아기를 바꾸다

누구를 위해 먹는가?

위험한 성장

감각의 발달

Eating for Who?

Manage the Moments When You Feel Like Feeding on Everything or Nothing at All

Chapter
3

누구를 위해 먹는가?

뭐든지 먹고 싶을 때, 혹은 아무것도 먹고 싶지 않을 때

아기를 키우다 보면 누구나 수학 박사가 된다. 하루에 여덟 번씩 2년 반 동안 기저귀를 갈아준다면 아기 한 명당 7,000번쯤 기저귀를 갈아야 한다. 아기 목욕은 오늘 엄마가, 내일 아빠가 시키는 등 나눗셈도 많이 하게 된다. 게다가 애석하게도 일곱 시간 수면에서 밤중 수유 세 번을 빼면 답은 당연하게도 녹초가 되어버린 부모가 나온다. 하지만 이 모든 방정식에서 엄마 쪽 항에는 착오가 많다.

임신한 동안에는 많은 임신부가 자연스럽게 '나와 아기 둘 다 영양을 섭취해야 하니 치즈감자샌드위치를 두 개 먹어야겠네'라고 생각하거나 그렇게 합리화한다.

하지만 '두 사람 몫을 먹자'는 불합리한 생각은 당장 버려야 한다. 과학적으로 생각하면 태아를 건강하게 키우기 위해 임신부가 지켜야 하는 칼로리 섭취 원칙은 '1.1명분'을 먹는 것이다.

다시 말해 임신부는 평소 체중을 유지하기 위해 먹는 칼로리보다 10%만 더 섭취하면 된다. 이러한 공식이 어떻게 나왔는지는 뒤에서 자세하게 설명할 것이다. 또 냉장고 안에 있는 음식을 모두 먹어치울 기세로 식탐을 내다가도, 속이 메슥거려 음식이라면 진저리를 치는 극단적 상황에 대응하는 방법도 소개할 것이다. 무엇보다 균형이 중요하다. 임신부는 적절한 영양분을 섭취해 태아에게 칼로리를 충분히 공급해야 하지만, 지방이 넘치는 식단으로 태아를 질리게 해선 안 된다. 아기의 미래 건강에 부정적 영향을 미치기 때문이다. 또 특정 시기에는 임신부가 먹고 싶은 것과 몸이 필요로 하는 것이 일치하지 않아서 곤란한 경우도 있다. 속이 메슥거리고 아무것도 먹고 싶지 않더라도 먹어야 하는 때도 있다. 또는 배가 너무 고파서 피자를 먹고 싶은 마음이 굴뚝같지만 억눌러야 하는 때가 있다.

태반에 대해 앞서 설명했듯이 엄마가 하는 거의 모든 행동이 배 속 아기에게 영향을 준다. 또 이 책에서 말하는 후생유전의 내용처럼 엄마의 행동은 태아가 태어난 뒤, 어린 시절 건강뿐 아니라 어른이 된 후의 건강에도 영향을 미친다. 고혈압, 비만, 당뇨병, 심지어 햄을 좋아하는 식성까지도 엄마가 임신 초기에 태아에게 미친 식습관의 영향과 관계가 있다는 증거가 속속 드러나고 있다. 게다가 분만 합병증과 제왕절개 분만, 아기의 선천성 결함이 점점 늘어나고 있기 때문에 엄마의 행동은 정말 중요하다.

우리가 이 책 전반에 걸쳐 엄마와 아기가 바깥세상에서 살아가는 데 필요한 먹을거리를 특별히 강조하는 이유이기도 하다.

체중 증가: 식탐과 조절

지금쯤이면 독자들은 대체 1.1이라는 수치가 어떻게 나왔는지, 게다가 0.1을 어떻게 계산하고 지켜야 할지 몹시 궁금할 것이다. 다행히도 매우 간단하게 해결할 수 있다. 여러 연구 결과에 따르면 임신한 동안의 칼로리 섭취 원칙은 이렇다. 일반적으로 칼로리 섭취의 목표량은 평소보다 약 10% 늘리는 것이다. 임신 초기에는 평상시 칼로리 섭취량보다 하루 약 100칼로리나 탈지유 한 잔, 임신 중기에는 하루 약 250칼로리나 호두 열 개에 사과 하나, 임신 후기에는 하루 300칼로리나 과일 세 쪽 정도의 칼로리를 추가로 섭취한다.

임신한 이후 적정 칼로리 섭취 증가량은 위와 같지만 분명하게 짚고 넘어가야 할 점이 있다. 이것은 하나의 지침이라는 점이다. 질병에 걸린 사람처럼 정확하게 지킬 수는 없다. 매일매일의 음식 섭취량은 약간씩 다를 것이고, 속이 메스껍고 극도로 피로할 때는 칼로리가 턱없이 부족할 것이다. 하지만 대체로 정상 범위에 속한다면 걱정할 필요는 없다. 우리가 지향하는 최종 목표는 임신한 동안 임신부의 행복을 위해, 태아에게 최고의 환경을 제공하기 위해 건강한 적정 체중을 유지하는 것이다.

물론 최종 목표는 임신하기 전의 체중에 따라 다르다. 의사들은 대부분의 환경에서는 체중에 집착하지 않는 경향이 있지만,* 임신 기간에는 매주 체중계에 올라 자신의 몸 상태를 파악하는 것이 좋다. 칼로리를 일일이 계산하고 추적하기보다 체중의 변화에 주의를 기울이면 '조금 더 먹는 게 좋겠다' '이 이상은 양을 늘리지 말아야지' 하는 식으로 결정할 수 있다. 목표를 세울 때는 다음에 나오는 표를 참고한다 89쪽 참고.

대개 임신 초기에는 체중 증가량이 가장 적고, 임신 중기와 후기에 체중이 많이 증가한다. 임신 초기에는 태아가 아닌 임신부의 체중이 늘어난다. 모체가 태아에게 영양분을 공급하기 위해 혈액을 더욱 많이 만들어내기 때문에 임신 중기가 될 때까지는 체중이 1.8~2.3kg가량 증가한

---

* 일반적으로 건강상 위험을 잘 나타내는 것은 체중보다 허리 굵기이다. 하지만 임신부용 바지를 사야 할 시기가 되면 이 또한 그다지 확실한 기준은 아니다.

다. 하지만 임신 후기가 가까워지면 주로 태아의 체중이 일주일에 약 0.2kg씩 늘어난다. 임신부의 체중은 불규칙하게 증가하므로 매주 같은 비율로 늘어나지는 않지만, 어쨌거나 꾸준히 증가해야 한다. 만약 체중 증가량이나 감소량이 크면 어떤 문제가 일어나고 있다는 신호일 수 있다.

임신 기간은 체중 감량을 고려할 시기는 분명히 아니다. 하지만 초과 지방이 어느 부위에 축적되는지는 여전히 중요하다. 다른 부위보다 허벅지에 지방이 저장되는 편이 훨씬 바람직하기 때문이다. 허벅지 지방에는 태아에게 필요한 오메가-3 지방산이 풍부한 반면, 복부 지방은 인슐린 저항성을 유발할 수 있다. 태아가 모체에서 가능한 한 에너지를 많이 받으려면 엄마가 인슐린 민감성 상태에 있어야 한다. 하지만 지방을 어느 신체 부위에 저장할지는 우리가 결정할 수 없는 문제이므로 임신부는 행동이나 자세를 조금이라도 개선하도록 노력해야 한다. 임신하기 전에 허벅지보다는 허리에 체중이 쏠리는 사과 형태였다면 복부 지방을 줄이도록 노력해야 한다. 복부 지방은 인슐린 저항성을 유발하기 때문에 임신

출산 후 스키니 입기

출산한 지 몇 주 만에 임신 전에 입던 옷을 다시 입을 수 있는 축복받은 유전자의 소유자가 있는 반면, 대부분의 여성은 임신으로 불어난 체중을 빼는 데 오랜 시간이 필요하다. 기본적으로 체중이 느는 데 9개월이 걸렸으므로 빼는 데도 그만큼의 시간을 들여야 한다. 모유수유는 임신으로 쌓인 지방을 제거하는 아주 좋은 방법으로, 모유수유를 하는 동안에는 다이어트를 하면 안 된다.

임신부의 몸	3개월 동안의 체중 증가 (단위:kg)	총 체중 증가량 (단위:kg)
임신 전 저체중 (체질량지수는 18.5kg/m² 미만)	초기: 1.8 ~ 2.7 중기: 6.3 ~ 9.0 후기: 4.5 ~ 6.3	12.6 ~ 18
임신 전 정상 체중 (체질량지수는 18.5~24.9)	초기: 1.8 ~ 2.7 중기: 4.5 ~ 6.3 후기: 4.5 ~ 6.8	10.8 ~ 15.8
임신 전 과체중 (체질량지수는 25~29.9)	초기: 0.9 ~ 1.8 중기: 3.6 ~ 5.9 후기: 2.6 ~ 3.6	6.8 ~ 11.3
임신 전 비만 (체질량지수는 30kg/m² 이상)	초기: 0.9 ~ 1.8 중기: 1.8 ~ 3.6 후기: 2.3 ~ 3.6	5.0 ~ 9.0
쌍둥이 임신	초기: 2.3 ~ 3.2 중기: 8.1 ~ 9.9 후기: 5.4 ~ 6.8	15.8 ~ 19.9

체질량지수BMI를 구하려면 체중을 미터로 환산한 신장의 제곱으로 나눈다.

한 동안에는 체질량지수가 낮은 범위에 속하도록 체중 증가량을 조절해서 인슐린 저항성이 커지거나 임신성 당뇨에 걸릴 위험성을 줄여야 한다. 더욱이 임신 초기에 체중이 많이 증가하면 태아의 대사 환경에 혼란을 준다. 태아는 굶주림이 다가오고 있어 엄마가 체중을 늘리는 거라고 생각하기 때문에 근본적으로 조산할 위험성이 높아진다.

물론 궁극적 목적은 태반, 자궁, 유방 등 태아를 받쳐주는 기본 조직을 든든하게 유지할 만큼 체중을 확보하는 것이다. 하지만 임신 5개월밖에 되지 않았는데 만삭이냐는 질문을 받을 정도로 체중을 늘어나서는 안 된다. 물론 말처럼 쉽지는 않겠지만 체중 조절에 신경 써야 하는 이유는 또 있다.

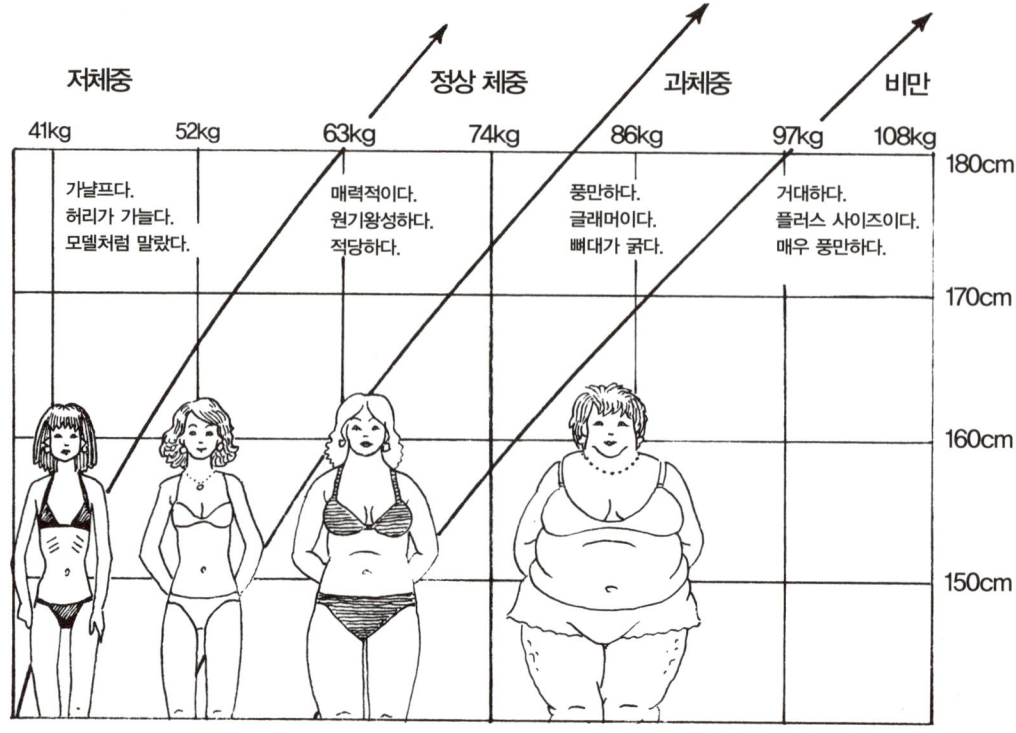

임신한 동안에는 하다못해 아기 침대 모양이나 이름 때문에 남편과 다투기도 한다. 하지만 그보다 훨씬 중요한, 아기에게 평생 동안 영향을 미칠 싸움이 있다. 이 싸움은 뇌 깊숙이에서 일어난다. 모체는 렙틴leptin과 그렐린ghrelin이라는 두 종류의 식욕 조절 호르몬의 상호작용으로 음식 섭취 방식을 조절한다. 복부 관리에 대해 쓴 글을 읽은 적이 있다면 잘 알겠지만, 그렇지 못한 독자를 위해 그 내용을 여기서 간단히 정리해보자. 식욕을 어떻게 통제하고 어떻게 관리할 수 있는지 파악할 수 있을 것이다.

사랑스러운 렙틴은 지방에서 분비되는 단백질로 지방은 저장 세포 이상의 존재로 살아 숨 쉬며 렙틴 같은 물질을 분비한다 식욕을 억제한다. 최근 연구 결과에 따르면 렙틴은 임신성 고혈압의 원인이 될 수 있다. 호르몬계의 괴물인 그렐린은 허기를 채워달라며 배를 꾸르륵거리게 만들어서 식욕을 유발한다. 헤비급 레슬링 선수 두 명이 시합에서 이기려고 서로 밀고, 당기고, 쥐어뜯으며 계속 신경학적 싸움을 벌이는 것이다[그림 3.1] 참고. 임신부의 뇌가 받아들이는 주요 메시지를 살펴보자. 그러면 배고픔을 느끼며 초코슈크림빵을 먹고 싶어 안달하거나, 만족하게 부른 배를 내밀고 이리저리 걸어다니거나, 바닥에 떨어진 케첩을 닦아내려고 애쓰는 임신부의 생활을 상상할 수 있을 것이다.

대부분의 사람이 생각하는 것과 반대로 배고픔을 느끼게 만드는 가장 큰 요인은 자제력보다 호르몬이 뇌에 보내는 메시지이다. 그렐린은 짧은 기간 동안 작용해서 한 시간에 신호를 두 번 보내 냉장고 문을 자주 열게 만든다. 하지만 렙틴은 길게 작용한다. 따라서 렙틴의 신호를 촉진할 수 있으면 그렐린의 변덕을 무시할 수 있어서 허기를 면하는 걸 넘어 위험할 정도로 체중이 증가하는 사태도 막을 수 있다.

새끼손가락을 귀에 넣어 대뇌 스위치를 탁 올리면 렙틴은 켜지고, 그렐린으로 가는 동력은 끊어지게 할 수 있다면 정말 좋겠지만, 인간이 갖춘 능력이라고는 자신이 섭취하는 음식을 통해 스위치를 올리는 것뿐이다. 그리고 음식이 혈류에 들어가 일으키는 화학반응이 렙틴과 그렐린의 영향을 늘리거나 줄일 수 있다. 예를 들어 높은 과당의 콘 시럽, 탄산음료와 저지방 샐러드드레싱 저지방이라고 해도 맛을 위한 다량의 액상과 당을 함유하고 있는 제품이 많다 같은 좋지 않은 제품에 함유된 과당은 렙틴의 메시지를 받지 못하도록 임신부의 센서를 방해하기도 한다. 오늘날 주변에서 흔히 볼 수 있는 가공식품은 일종의 사

토막상식

✻✻✻ 임신한 동안 침샘이 지나치게 발달해서 과도한 타액이 분비되는 여성이 있다. 실제로 이런 사람은 컵을 항상 가지고 다녀야 할 정도로 타액을 자주 뱉어야 한다. 그렇다고 삼킬 수도 없다. 타액이 너무 많이 만들어지는 데다 삼키면 입덧이 더 심해진다. 침에서 중탄산염이 사라져 산과 염기의 균형을 방해하기 때문이다. 껌을 씹거나 박하사탕 또는 단단한 사탕을 먹거나, 경피적 스포콜라민 부착제 멀미를 예방하기 위해 양쪽 귀 옆에 붙이는 제품이 여기에 속한다_옮긴이 주를 붙이면 도움이 된다.

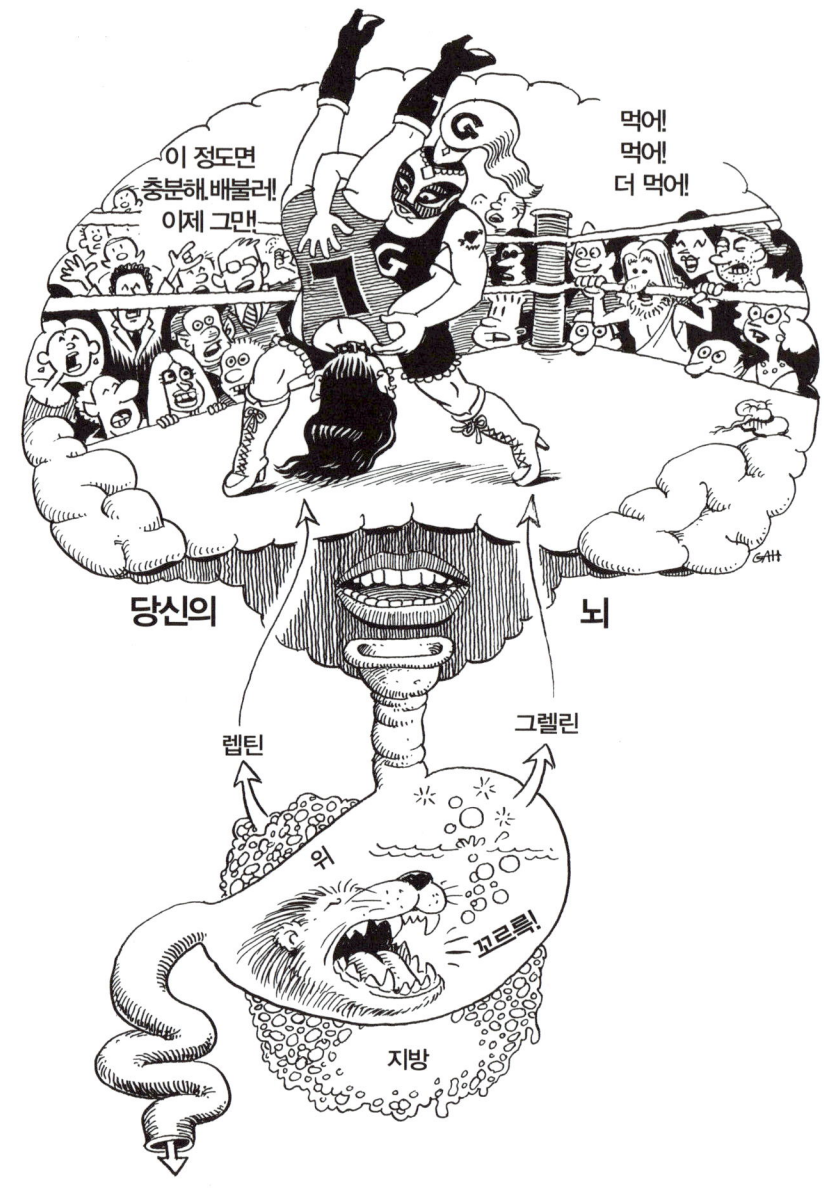

[**그림 3.1**] 식욕 대결

식욕을 둘러싼 싸움에 가장 크게 개입하는 두 호르몬은 렙틴슈퍼 영웅과 그렐린생크림케이크를 좋아하는 악당이다. 유해한 음식은 그렐린을 잠재우지 못하고 쾌락적 식습관의 악순환에 빠뜨린다. 건강에 좋은 음식을 먹어서 렙틴을 증가시켜야 배와 혀 사이에서 벌어지는 전투에서 승리한다.

✽ 임신부 배에는 대체 뭐가 들어 있을까? ✽

임신 체중을 이루는 요소를 추측해보라고 하면 많은 사람이 태아의 체중이거나, 임신부가 엄청나게 먹어서 지방이 축적된 결과라고 할 것이다. 하지만 절대 그렇지 않다. 13kg의 체중 증가량을 나눠보면 이렇다.

아기: 3.4kg
태반: 0.6kg
자궁: 0.9kg
양수: 0.9kg
유방: 0.5kg
혈액량: 1.8~2.3kg
지방: 2.3kg
조직액: 2.7kg
합계: 약 13kg

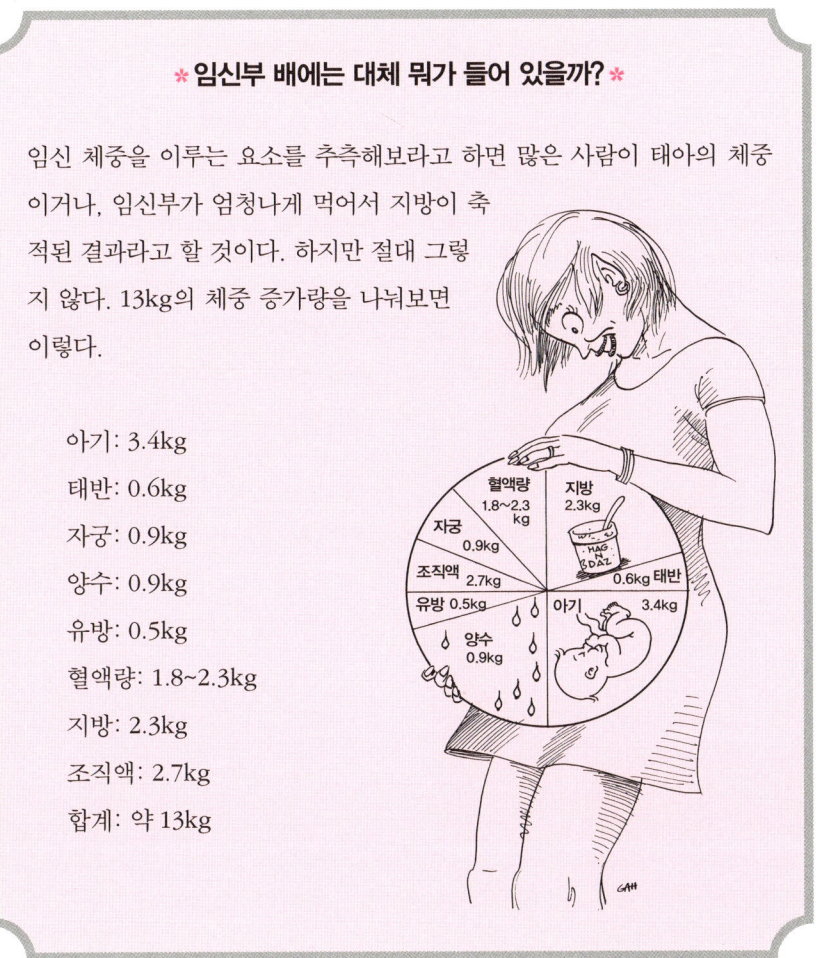

기관이므로 뇌는 이것들은 진짜 음식으로 인정하지 않는다. 따라서 그렐린 수치가 올라가거나 렙틴 수치가 내려가면 자꾸만 소시지 같은 간식에 손이 간다. 하지만 견과류, 채소, 잡곡, 지방을 제거한 동물성 단백질 같은 진짜 음식을 먹으면 뇌는 몸에 '짐을 가득 채웠으므로 이제 그만 배의 문을 닫아라'라는 똑똑한 명령을 내린다.

임신하지 않은 정상적인 환경에서는 영양가 높고 많이 가공하지 않은 식품을 적당히 섭취하며, 식욕 조절 호르몬의 균형을 맞추고 체중을 통제하는 일이 어렵지 않다. 하지만 임신하면 일부 호르몬이 혼란 상태에 빠져서 이따금 예측할 수 없는 방식으로 식욕에 영향을 미친다.

임신부의 75%가 경험하는 식탐을 예로 들어보자. 임신하기 전에는 건강에 좋은 음식을 찾아 먹었지만, 임신한 후에는 마요네즈를 듬뿍 찍은 양파튀김이 먹고 싶을지 모른다. 임신하기 전에는 채식주의자였는데 지금은 치즈버거가 눈앞에 어른거릴 수 있다. 월경하기 직전의 여성, 피임하는 여성, 갱년기 증상을 완화하려고 프로게스테론을 섭취하는 여성이 호르몬 때문에 초콜릿과 탄수화물에 끌리듯이, 임신한 동안 나타나는 식탐의 주요 원인은 호르몬의 작용으로 추정한다.

임신 때문에 초콜릿 바에 중독되었다며 여성호르몬을 원망하지 말고, 그냥 식탐은 임신부를 위한 자연스러운 현상이라 생각하자. 과학적으로 설명하면, 여성은 비타민 C나 칼륨처럼 자신에게 영양분이 필요하거나 단지 칼로리가 필요해서 음식을 탐한다. 두 경우 모두 태아의 발달에 필요하다. 모체가 태아를 보호하거나 자신을 돌보기 위해 영양부족에 대해 경고하는 것이다. 그러니 이렇게 생각을 바꿔보자.

토막상식

❖❖❖ 정크 푸드가 말 그대로 쓰레기라는 증거가 더 필요할까? 정크 푸드는 중독될까? 한쪽 쥐에게는 좋은 음식만 먹이고, 다른 한쪽 쥐에게는 좋은 음식을 먹인 뒤 추가로 정크 푸드를 먹인 실험이 있었다. 정크 푸드를 먹은 쥐는 그렇지 않은 쥐보다 음식은 40%, 칼로리는 56% 더 섭취한 것으로 나타났다. 여기에 그치지 않고 정크 푸드를 좋아하는 성향이 새끼 쥐에게 발달해서 음식 섭취량이 늘고 정상적인 새끼보다 평생에 걸쳐 체중이 더욱 많이 불었다. 자녀가 뚱뚱하기를 바란다면 임신한 동안 정크 푸드를 먹어라!

- 임신부는 임신한 동안 여분의 체액에 포함된 염분의 균형을 맞추려고 짭짤한 맛을 찾는다.
- 임신부는 임신 초기에 입덧을 줄이기 위해 녹말 성분으로 만든 건조한 음식을 찾는다.

- 식탐은 입덧을 억제하는 하나의 자연스러운 방식이다. 위장이 비었을 때 더 많이 입덧을 느끼는 경향이 있기 때문이다.

식탐의 진화론적 장점을 이해한다고 해서 감자 칩 봉지에 코를 박고 있는 임신부의 기분이 나아지지는 않는다. 식품 회사는 포화지방산, 설탕, 소금을 많이 섭취하라고 소비자를 유혹한다. 따라서 스스로 더 이상은 안 되겠다는 생각이 든다면 태도를 바꿔야 한다. 문제가 되는 것은 처음 집어 든 과자가 아니라 뒤이어 먹는 과자이다. 이 장을 끝까지 읽으면 식탐을 억제하고 체중을 조절할 수 있다.

> **도막상식**
>
> ❉❉❉ 임신부가 계속 약간의 시장기를 느끼는 이유는 임신한 동안 식욕 조절 호르몬인 렙틴의 수치가 약간 떨어지기 때문이기도 하다. 뇌는 임신부가 음식을 넉넉하게 섭취해서 태아에게 영양분을 좀 더 많이 공급하게 한다. 따라서 임신부의 허기를 누르는 화학물질을 억제해 결과적으로는 더욱 허기지게 만드는 것이다.

메스꺼움: 입덧과 영양 섭취

임신했을 때 음식을 둘러싸고 생기는 큰 딜레마는 배 속에 아기가 있으니까 원하는 음식은 다 먹어도 된다고 합리화하는 태도이다. 임신부는 계속 속이 메스꺼운 느낌이 든다. 그리고 실제로도 메스껍다. 게다가 그런 메스꺼움에 대해 죄책감까지 느끼기도 한다. 자신이 칼로리와 영양분을 충분히 섭취하지 못해서 태아의 성장에 지장을 줄까 봐 겁이 나기 때문이다.

이제부터는 입덧에 대한 진실을 알아보자.* 임신부의 약 80%가 입덧을 느끼고 20%는 입덧이 심해서 일도 할 수 없다. 대부분의 입덧은 임신

---

* 입덧을 모닝 시크니스morning sickness 라고 부르는 것은 잘못이다. 입덧은 아침 말고 아무 때나 일어나기 때문이다.

✱ 맹렬한 식탐 ✱

누군가 흰 살 생선에 초콜릿 시럽을 끼얹은 아이스크림 선데가 먹고 싶다고 한다면 정말 식성도 이상하다고 고개를 갸웃거릴 것이다. 하지만 일부 여성이 느끼는 식탐에 비교한다면 이 정도는 아무것도 아니다. 이식증異食症에 걸린 사람은 먼지, 진흙, 냉동실 얼음, 종이, 페인트 조각, 분필, 모래, 비누, 담뱃재 등의 비식품을 찾기까지 한다. 그렇다고 그들이 정신이상은 아니다. 다만 철분이나 아연 결핍증을 앓고 있는 것이다. 이식증을 앓는 임신부가 70%에 이르는 나라도 있다. 식품이 아닌 것을 먹는 것이 위험하기도 하지만, 가장 큰 문제는 태아에게 적절한 영양을 공급할 수 없다는 사실이다. 일반적으로 철분과 아연 보충제를 적절히 섭취하면 이러한 식탐은 없어진다. 또 위안이 될 만한 이야기가 있다. 이식증이 아기의 출생체중에는 영향을 미치지 않는다는 사실이다.

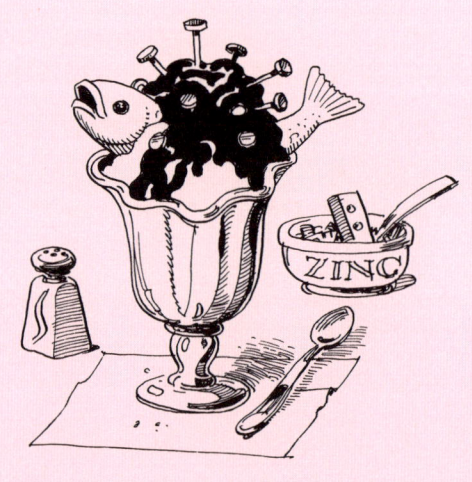

14주면 가벼워지고 시간이 지나면서 점차 나아진다. 그리고 입덧에는 유전적 요소가 있어서 엄마가 입덧이 심했다면 딸도 그런 경향이 있다.

인체에 나타나는 대부분의 질환이 그렇듯이 입덧이 생기는 데에도 충분한 이유가 있다. 박테리아가 든 날 음식을 많이 먹은 후 나타나는 입덧은 태아가 가장 약할 때인 임신 초기에 주로 일어나는데, 한창 자라는 태아가 잠재적 독소에 노출되는 상황을 막는 데 도움이 된다. 임신부는 독소에 내성이 있겠지만 태아는 그렇지 않기 때문이다. 입덧을 하면 임신부가 너무 메스꺼워 음식을 먹지 못하거나, 자극적이지 않은 음식만 먹게 되므로 태아가 음식으로 인한 질병에 노출될 가능성이 줄어든다. 기본적으로 태아가 위험해지는 것보다는 임신부가 입덧을 느끼는 편이 낫다. 실제로 입덧을 경험하는 여성은 그렇지 않은 여성보다 유산할 가능성이 낮다. 냉혹한 현실이기는 하지만 인체가 일종의 생물학적 예산 관리를 하는 셈이다. 다시 말해 엄마를 불편하게 만든 대가로 태아의 생명을 보호하는 것이다.

임신한 여성이 입덧을 느끼는 진짜 생물학적 이유는 명확하게 밝혀져 있지 않다. 뇌의 구토 센터에 자리한 무엇이 임신한 동안 자극을 받아서 입덧을 일으킨다고 추측할 뿐이다[그림 3.2] 참고. 임신 초기에 일어나는 에스트로겐이나 인간융모성생식선자극호르몬의 증가가 입덧과 연관되어 있을 수 있다. 또 임신한 동안 소화관이 느슨해져서 위장에서 식도로 역류하는 현상을 억제하는 근육의 효율성이 떨어져 결과적으로 위에서 식도로 흘러가는 산의 양이 증가한다. 여기에 덧붙여서 임신한 동안 민감해진 후각 탓에 위장에 폭풍이 일어 그야말로 음식 이름만 들어도 메스꺼워진다. 입덧이 심리적 이유때문이라는 주장이 있지만, 이는 매우 극소수의 여성을 제외하고는 사실이 아니다.

일부 과학자의 주장에 따르면, 입덧과 특정 음식을 싫어하는 경향은 태아를 보호하기 위한 반응이라고 한다. 예를 들어 고기나 날 채소를 싫어하는 것은 박테리아로부터 몸을 보호하려는 것일 수 있다. 고기나 카페인을 섭취하지 않는 임신부는 입덧을 덜 느낀다는 이야기도 있다. 그러나 애석하게도 이러한 말은, 자신은 먹고 싶지 않은데 태아를 위해 먹어야 하는 임신부에게 그다지 위안이 되지 못한다. 하지만 태아를 위한 영양분은 물론 임신부 자신의 탈수 위험성도 고려해야 한다. 임신부의 1~3%는 탈수 증상을 치료하기 위해 병원에 입원해서 정맥주사를 맞기도 한다.

 사실 입덧을 없애는 것은 불가능한 일이므로 오히려 입덧을 조절하는 방법을 익히는 것이 현명하다. 임신한 동안 입덧이 끔찍했다고 기억하는 여성이 많지만 모두들 나름대로 조절 방법을 찾는다. 그러니 당신도 자신에게 맞는 조절 방법을 찾아보자. 이 장의 끝 부분에는 입덧을 다스리는 안전한 방법을 소개했다.

포상기태

롤러코스터를 타거나 음식이 가득한 뷔페 식당에서만 입덧이 심해지는 것은 아니다. 입덧이 포상기태라 불리는 질병의 증상으로 나타나는 것일 수도 있다. 이는 융모막 융모가 붓고, 생존할 수 있는 태아가 없는데도 계속해서 마치 태아가 있는 것처럼 기능하는 질병이다. 포상기태는 자궁 너머로 마치 암처럼 뻗어나가면서 심한 출혈을 동반할 수 있다. 초음파로 진단할 수 있으며 경관확장자궁소파술로 자궁의 과잉 조직을 제거해야 한다.

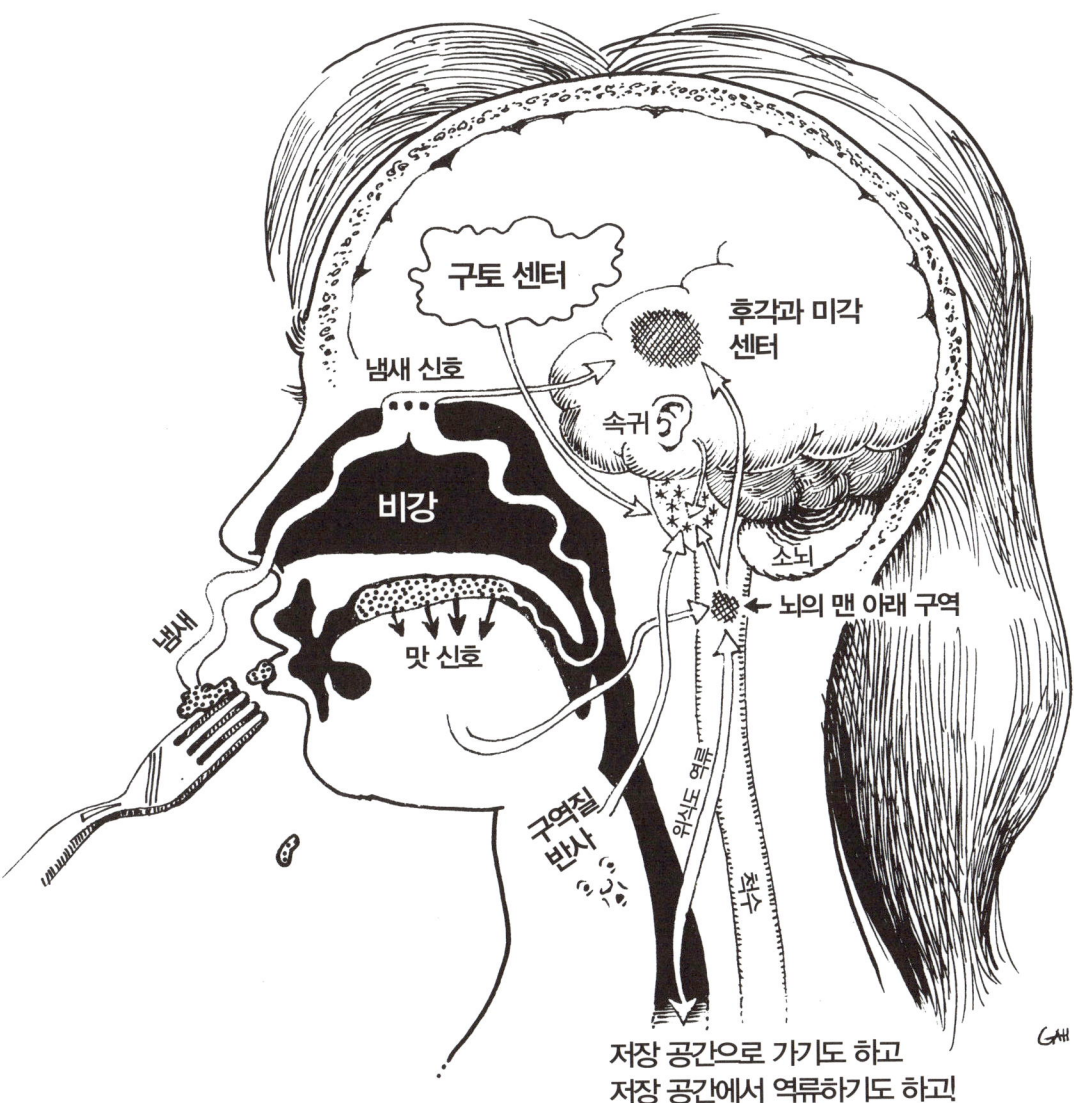

[그림 3.2] 눈으로 보는 입덧

임신과 관련한 입덧을 겪을 때에는 두 가지 현상이 일어난다. 뇌에 있는 구토 센터는 더욱 예민해지고, 소화관은 평소보다 이완되어 있어서 음식물이 아래쪽뿐 아니라 위쪽으로도 쉽게 이동한다. 입덧을 억제하면서 태아에게 필요한 영양분을 공급할 수 있는 음식은 많다. 더운 음식은 후각을 자극할 수 있으므로 차가운 음식을 먹는다. 그리고 조금만 참아라. 입덧은 임신 초기가 지나면 대부분 사라진다.

✱ 심각한 입덧 ✱

24시간 이상 액체가 역류하면 오조(惡阻, 많이 토한다는 뜻)에 걸렸을 가능성이 높다. 오조는 매우 드물게 나타나는 증상으로 임신부의 약 1~3%에서 발생한다. 탈수를 예방하기 위해 병원에 입원해야 하는 경우도 있다. 오조의 원인은 밝혀지지 않았지만 위험 요소로는 다태임신, 당뇨병, 갑상샘기능항진증, 멀미 등이 있다. 모든 입덧을 그냥 '견뎌낸다고' 능사는 아니다. 입덧이 비정상적으로 심각하다면 검사를 받아야 한다.

필수 영양 성분: 임신부와 태아

지금까지 음식을 지나치게 많이 섭취하는 경우와 충분하게 섭취하지 못하는 극단적 사례 두 가지를 다뤘다. 하지만 영양 삼각대의 세 번째 다리 또한 영양분의 균형 유지에 중요하다. 이상적으로 음식을 섭취하기 위해서는 그 양만큼이나 질이 중요하기 때문이다. 예를 들어 하루에 필요한 칼로리의 양은 합리적으로 유지했지만, 주요 칼로리를 패스트푸드 햄버거와 감자튀김으로 섭취한다면 태아에게는 전혀 이상적인 영양 환경이 아니다.

아직 건강한 식생활을 하지 못했다면

토막상식

✱✱✱ 새로운 연구 결과에 따르면 임신부가 섭취하는 영양은 태아의 현재 건강뿐 아니라 장기적 건강에도 중요한 영향을 미친다. 실제로 분만하기 전의 영양 결핍은 아기가 성인기에 이르렀을 때 정신 분열증으로 발전할 가능성이 있다. 이러한 연관성이 이상해 보이지만 자궁 건강이 태아의 뇌 발달에 근본적으로 영향을 미친다는 사실을 생각하면 전혀 이상할 것이 없다.

지금부터라도 음식을 약이라고 생각해보자. 임신부가 섭취하는 모든 음식은 좀 더 작은 분자로 쪼개져 혈액 호수와 태반을 거쳐 모체의 혈액에서 태아의 혈액으로 이동한다. 그렇다면 태아의 혈액을 무엇으로 만들어주고 싶은가? 건강에 좋은 자연식품을 구성하는 영양분, 비타민, 무기질인가? 아니면 음식으로 가장해서 세계 최악의 범죄를 저지르는 인공 정크 푸드와 독소 그리고 지방인가?

기본은 매우 간단하다. 임신으로부터 최상의 결과를 얻으려면 다음에 소개하는 유용한 영양 교통신호를 지키면 된다.

> **도막상식**
>
> ❋❋❋ 첫 임신을 했을 때 비만이 되었다가 다이어트나 배리아트릭 수술bariatric surgery, 고도 비만을 치료하기 위해 위를 절제하거나 소장을 짧게 줄이는 수술법을 말한다_역자 주로 체중을 감량한 후 다시 임신한 경우, 체중이 감소하기 전에 태어난 자녀는 감소한 후에 태어난 자녀보다 체중이 무겁다. 왜 그럴까? 후생유전 때문이다. 체중이 많이 나가는 엄마가 제공하는 환경이 아기의 신진대사를 낮추고, 살아남으려면 지방을 축적해야 한다고 아기 몸에 가르쳤기 때문이다.

파란불	빨간불
과일, 채소, 저수은 함유 생선연어와 송어에는 건강에 좋은 지방이 함유되었다, 살코기, 튀기지 않은 가금류, 콩, 견과류, 동결 건조 콩, 곡물, 저지방 유제품, 잡곡빵	포화지방일부 동물 지방, 야자수와 코코넛 기름, 트랜스 지방, 단당류, 시럽, 강화 밀가루, 표백 밀가루, 튀긴 음식, 가당 음료수, 고과당 콘 시럽, 미국 식품의약국FDA이 고수은 함유물 위험군으로 지정한 생선

영양을 주제로 말할 때는 비타민과 무기질에 대해 살펴보고, 비타민과 무기질이 태아 발달에 미치는 중요한 역할을 알아야 한다.

비타민 A: 비타민 A는 세포 발달과 뇌 성장에 이롭지만 단점도 있다. 비타민 A를 너무 많이 섭취하면 선천성 결함, 특히 신경관 결손에 걸릴 위험성이 커지기 때문이다. 따라서 식사 대용 과자를 너무 많이 먹지 말자. 과자 하나에 비타민 A 하루 권장량이 100% 들어 있을 수 있다. 그리고 식품 포장에 표기된 FDA 영양표를 항상 점검하는 습관을 들이자. 임신하지 않았을 때는 보충제와 포장 식품에서 비타민 A의 하루 섭취량을 약 3,500IU로 제한하며, 임신한 동안이나 임신 직전에는 1만 5,000IU를 초과하면 안 된다.

비타민 B6: 비타민 B6가 부족하면 태아의 신경계 발달이 늦을 수 있고, 임신부에게는 입덧, 임신중독증, 분만 합병증이 생길 수 있다.

비타민 B9: 엽산으로 불리는 비타민 B9은 매우 중요한 산전 영양소이다. 적당량을 섭취하면 척추이분증 같은 특정 선천성 결함이 발생할 위험이 줄어든다. 임신한 동안에는 산전 엽산 비타민 같은 보충제로 400㎍ 이상, 음식에서 섭취하는 양을 포함해서 모두 800㎍ 이상 섭취한다. 그러면 아기가 태어나고 첫 6년 동안 암에 걸릴 위험성이 줄어든다.

칼슘: 만삭아는 뼈에 30g의 칼슘을 축적한다. 따라서 임신부는 자기 뼈의 강도를 유지하는 동시에 태아에게 필요한 뼈를 형성하기 위해 칼슘이 풍부한 음식을 하루 서너 차례 섭취해야 한다. 우리는 칼슘 시트레이트 calcium citrate 보충제 600mg을 하루 세 번, 마그네슘 200mg을 하루 두 번 섭취하라고 권장한다. 칼슘과 함께 3분의 1 분량의 마그네슘을 복용하지 않으면 변비가 생기므로 복용량에 주의한다.

철분: 임신부는 성장하는 태아에게 철분 1,000mg을 전달하고, 자신의 적혈구 수를 20~30% 증가시키므로 임신한 동안 적당량의 철분을 섭취해야 한다.

DHA: 오메가-3 지방산인 DHA docosahexaenoic acid 는 태아의 뇌가 급속하게 성장하는 시기에 뇌를 구성하는 주요 성분이다. 생선과 강화 식품, 보충제를 통해 하루 200~300mg 이상 섭취하면 임신을 건강하게 유지하고 태아가 튼튼하게 자랄 수 있다. 최근 연구에서는 하루 600~900mg이 바람직한 섭취량이라고 주장하며, 우리는 600mg을 섭취하라고 권장한다.

아연: 아연의 섭취량이 적으면 선천성 결함, 저체중아 분만, 유산, 임신 중 행동에 문제가 일어날 수 있다.

그렇다고 자신이 먹는 음식의 영양 성분을 모조리 밀리그램 단위까지 계산할 필요는 없다. DHA가 함유된 양질의 산전 비타민을 매일 복용한다면 임신부에게 기본적으로 필요한 영양소는 섭취하는 셈이다. 하지만 그렇다고 해서 40주 내내 무엇이든 먹을 수 있는 자유를 부여받은 것은 아니다. 건강에 좋은 음식을 먹으려고 최선을 다해야 하지만, 약간씩은 정도에서 벗어나도 된다는 뜻이다. 완벽한 사람은 없는 법이므로. 초콜릿 칩 쿠키를 먹고 싶어 스트레스를 받기보다는 이따금씩 옆길로 새는 편이 차라리 낫다.

엄마와 아기를 위한 팁

임신하고 몇 달 동안 임신부는 평소와 다르게 행동하기도 한다. 호르몬 수치가 변하면서 전에는 생각지 못한 행동을 할 수 있기 때문이다. 그래도 괜찮다. 자라는 태아에게 영양이 풍부한 환경을 제공하는 것이 임신부의 임무이므로 이따금씩 궤도를 벗어나더라도 걱정할 필요는 없다. 대체로 잘 먹는 것이 가장 중요하다. 그리고 몸이 편안하고 만족스럽다면 마음도 따라가기 마련이다.

균형을 잡아라

임신부의 식습관은 처음 당선된 국회의원처럼 갈팡질팡할 수 있다. 앞에서 설명했듯이 임신부는 배가 터지도록 먹고 싶을 때도 있고, 현기증 날 정도로 아무것도 먹고 싶지 않을 때도 있다. 현명한 임신부라면 매일 영양 섭취 가이드를 지키지 못한다고 죄책감을 느끼지는 않겠지만, 자신이 왜 영양분을 섭취하는지 근본 목적을 알면 균형 있는 식생활을 하는 데 도움이 된다.

* 임신부는 과일과 채소를 하루 9회 이상 먹는다.
* 곡물과 기타 곡물 제품을 하루 3회 이상 먹는다.
* 살코기, 껍질 없는 가금류, 저수은 함량 생선, 달걀, 견과류, 콩, 두부 형태의 단백질 식품을 하루 3회 이상 먹는다.

'자연에서 나올 때 모습을 그대로 간직한 음식을 먹자' 임신부의 전반적인 식생활 철학은 이래야 한다. 자연 그대로의 감자는 지방층 없이 자란다. 태반은 생산할 때 그대로의 가공하지 않은 음식을 진짜 음식으로 받아들이고 진짜 음식이야말로 건강한 임신에 도움이 되기 때문이다.

유턴YOU-turn 주문을 외워라

먹다 보면 방향을 잘못 잡을 때가 있다. 가끔씩은 그래도 괜찮지만, 습관이 되면 안 된다. 자신이 방향을 잘못 잡았고 장애물을 만날 거라는 사실을 인정하자. 이렇게 옳지 않은 선택을 했다면, 아예 건강한 식습관을 포기해버리고 회피하는 패배주의자가 되지 말고 내비게이터처럼 자신에게 "저 앞에서 신호를 기다렸다가 유턴을 하면 돼"라고 말해주자. 하루 종일 식탐에 시달린 날이 있다면 하루 정도는 괜찮다는 생각으로 제 길로 돌아오면 된다. 건강한 식습관을 망가뜨리는 것은 가끔 먹는 디저트도 아니고 피자도 아니다. 처음 생긴 식탐을 멈추지 못하고 계속 식탐을 충족하려고 하는 것이다.

자주 먹어라

체중 변화가 심하지 않도록 식사량을 조절하라는 조언과는 상반되는 말이다. 하지만 일반적으로 하루 세끼를 정식으로 먹기보다는 하루에 대여섯 차례 나눠 먹는 것이 현명하다. 그러면 혈당이 떨어져도 식탐이 생길 가능성이 줄어든다. 혈당을 일정하게 유지하면 입덧을 줄이는 데도 도움이 된다. 하지만 무엇보다도 포만감을 느낄 수 있어서 크림을 듬뿍 올린 초콜릿 머핀에 코를 박고 싶은 충동을 느끼지 않는다. 그런 충동을 느낀다면 몸에 해롭지 않으면서 식탐을 해소해줄 음식을 찾자. 다음 도표를 참고하자.

먹지 말아야 할 음식	대신 먹어도 되는 음식
감자튀김	구운 고구마
아이스크림	발포성 발효유나 유산균이 살아 있는 요구르트

먹지 말아야 할 음식	대신 먹어도 되는 음식
감자 칩	미니 당근이나 셀러리, 열로 조리한 팝콘
튀긴 음식	구운 음식
초콜릿 칩 과자	14g의 고품질 다크 초콜릿
M&M 초콜릿	완두콩
토피 사탕, 캐러멜	견과류나 자른 과일
치즈 과자	저지방 스트링 치즈, 호두
콘 칩	100% 잡곡 과자, 셀러리, 자른 사과
가공한 샐러드드레싱	엑스트라 버진 올리브 오일, 식초, 레몬주스

가까이하지 마라

머리에서는 자꾸 먹으라고 하는데 음식을 멀리하기는 것은 정말 어렵다. 물론 가끔씩은 식탐을 충족시켜도 괜찮다. 문제는 식탐에 계속 빠지는 경우이다. 또 1장에서 설명한 알코올 말고도 임신 기간 동안 몇 가지 음식을 멀리해야 한다. 다음 식품을 주의하자.

* 카페인: 특히 유산율이 가장 높은 임신 초기에는 카페인, 탄산수, 탄산음료를 제한하라. 그 후에는 하루 카페인 200mg, 즉 커피 한 잔이나 홍차 두 잔까지는 괜찮다.
* 위험한 생선: FDA 같은 전문 단체는 임신부와 모유수유를 하는 여성에게 특정 종류의 생선 섭취를 제한하라고 조언한다. 이러한 생선에는 수은 같은 독소 함유량이 높은 경우가 많아서 아기의 신경계 발달을 해칠 수 있기 때문이다. 수은은 모든 생선에 조금씩은 있지만 특히 상어, 황새치, 삼치, 참치, 옥돔처럼 크기가 크면서 바닥에 서식하는 지방질 생선은 수은을 많이 함유한다. 자기보다 작은 생선을 먹

고 더 오래 살아남아서 결과적으로 오랜 시간에 걸쳐 독소를 더욱 많이 축적하기 때문이다. 또 화력발전소 근처에서 잡은 생선은 아주 좋지 않다. 임신부는 수은 함량이 높은 생선 섭취를 피하고, 다양한 생선_{오메가-3 지방산을 얻으려면 연어와 송어가 가장 좋다}을 일주일에 300g까지 먹고, 수은 함량이 적은 갑각류를 가끔 섭취해야 한다. 어장에서 양식한 생선도 오염되어 있으므로 가능하다면 '야생'에서 잡은 생선을 선택하는 것이 좋다.

달콤한 맛에 숨은 진실을 알라

인공감미료를 섭취해도 괜찮은지 묻는 임신부가 많다. 칼로리가 없으면서 연한 푸른색과 예쁜 핑크색이 알록달록한 겉모습에 현혹되기 쉽다. 인공감미료에 대해서는 좋다고도 나쁘다고도 말할 수 없다. 태아 성장에 해롭다는 증거는 없지만, 거의 모든 물질이 태반을 통과할 수 있으므로 화학물질 덩어리로 태아의 혈액을 더럽힐 필요는 없지 않을까?* 신경 써서 칼로리를 섭취하고 설탕을 피하는 것이 바람직하다. 요리할 때는 창의성을 발휘해보면 어떨까? 과일 주스는 화학물질이나 지방으로 몸을 더럽히지 않으면서도 단 음식에 대한 갈증을 해소할 수 있어서 좋다.

유기농 제품을 가까이하라

살아가면서 좀 더 비싼 유기농 식품으로 호사를 누려볼 기회가 있다면 지금이 바로 그때이다. 유기농 식품을 섭취하면 비유기농 식품에 들어 있을 수 있는 독소와 살충제를 피할 수 있다. 유기농 과일과 채소라 해도 세 번 이상 씻어서 먹어야 한다. 그리고 임신을 했든 하지 않았든 왁스를

---

* 인공감미료 아스파탐Aspartame은 36시간 동안 체내에 남는다.

바른 식품은 피해야 한다. 줄기의 냄새를 맡아보면 왁스칠 여부를 알 수 있는데, 식품 고유의 냄새가 나지 않으면 왁스를 칠했을 가능성이 크다. 식품에 왁스칠을 하면 사과, 배, 복숭아 같은 과일에서 빠져나와야 하는 살충제를 과일 안에 가두는 셈이 된다. 살충제를 많이 포함한 식품으로는 딸기류, 감자, 고추, 복숭아, 시금치, 양상추, 셀러리 등이 있다.

임신한 동안에는 유기농으로 재배한 식품을 사 먹는 것이 가장 좋다. 그리고 신선한 재료를 먼 지역에서 생산해 운반해와야 하는 겨울에는 차라리 냉동 과일과 야채를 고르자. 냉동 농산물은 제철에 수확해서 즉시 냉동시키므로, 제철이 아니면서 장거리를 운반해오는 농산물보다 영양분이 훨씬 많다. 영양분 보존 면에서도 통조림보다는 냉동이 낫다. 과일과 채소는 통조림으로 만드는 과정에서 전체 영양분의 20%를 잃기 때문이다. 유기농 식품을 선택하지 않을 거라면 살충제가 많거나 적은 과일과 채소의 목록을 참고한다.

살충제가 많은 과일과 채소	살충제가 적은 과일과 채소
복숭아, 딸기, 사과, 체리, 피망, 케일, 셀러리, 양상추, 수입 포도	양파, 아스파라거스, 아보카도, 완두콩, 옥수수, 키위, 파인애플, 양배추, 망고, 가지

입덧을 다스려라

어떤 증세에 대한 처방 목록이 길다는 말은 효과가 확실한 한 가지 약은 없다는 뜻이다. 입덧과 구역질이 특히 그렇다. 기분이 나아지는 데 유용한 방법은 많지만, 반드시 효과가 있다고 단정할 수는 없다. 따라서 유감스럽게도 실험에 실험을 거듭해서 자기 몸에 가장 잘 듣는 처방을 찾아야 한다. 괴로움을 완화해줄 몇 가지 처방을 살펴보자.

* 침대 머리맡에 100% 곡물 크래커를 준비해놓는다. 그리고 잠에서 깨 활동을 시작하기 전에 몇 개 먹어서 빈속을 달랜다.
* 단백질과 복합 탄수화물통밀빵, 현미, 옥수수빵 등 곡류_역자 주이 풍부하게 들어 있는 음식을 섭취한다.
* 닭고기 육수를 섭취해서 수분과 함께 칼로리를 얻는다.
* 찬 음식을 먹는다. 뜨거운 음식은 냄새가 강해서 입덧을 일으킬 수 있다.
* 비타민 B_6 10mg
* 비타민 K가 풍부하게 들어 있는 푸른 잎 채소
* 현미
* 이틀 동안 침을 팔뚝에 맞는 침술
* 지압 밴드를 손목에 껴서 압력을 느끼는 감각점을 자극한다.
* 신선한 생강차 한 컵 또는 300mg 생강 캡슐
* 가벼운 운동

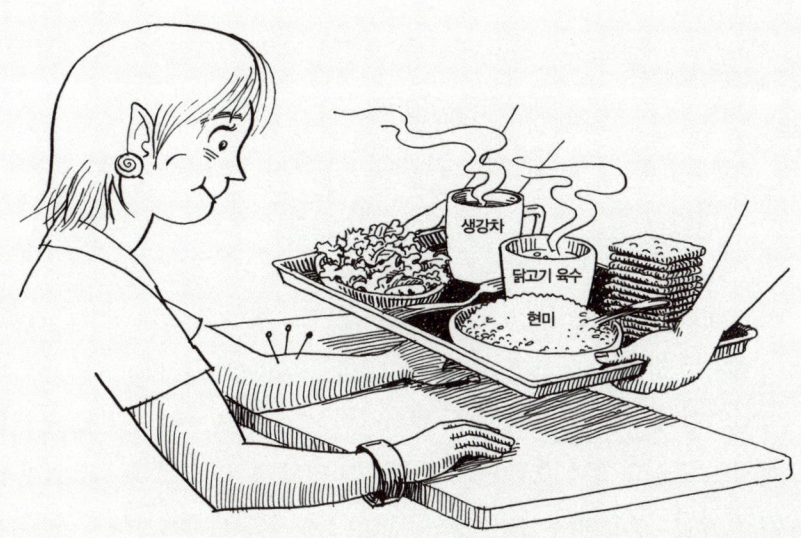

* 구토하거나 식사한 후 양치 용액으로 입안을 헹궈서 입을 상큼하게 유지하고, 위산과 치아 법랑질의 상호작용으로 생길 수 있는 충치를 예방한다.
* 명상으로 스트레스를 조절한다. 입덧은 스트레스를 많이 받는 여성에게 더욱 흔하게 나타난다.
* 동종요법同種療法, 인체에 질병과 비슷한 증상을 유발해 치료하는 대체 의학의 일종이다은 의료계의 뜨거운 논란거리이지만 인체에 해를 입힐 가능성은 크지 않다. 입덧과 과민성을 완화하는 데는 마전자馬錢子, 혈열血熱을 내리고 부기를 가라앉히며 통증을 멎게 하는 효능이 있는 약재이다_역자 주가 효과가 있다.

약물 복용을 고려하라

입덧이 너무 심각하다면 스코폴라민scopolamine, 프로메타진promethazine, 프로클로페라진prochlorperazine 같은 약물의 도움을 받을지 의사와 상의하라. 모두 주사 제제로 되어 있어 병원에서 처방받은 후 근육주사 또는 정맥주사로 투여한다.

땅콩 알레르기가 있는지 알아보라

호두, 땅콩, 어떤 경우에는 콩까지도 포함한다. 임신한 동안 땅콩을 먹으면 자녀가 어릴 때 땅콩 알레르기나 천식을 앓을 가능성이 크다는 말이 있다. 연구 결과에 따르면, 극단적인 알레르기 가족력이 있는 경우를 제외하고는 임신한 동안 땅콩을 섭취한다고 해서 견과류 알레르기를 일으키지는 않는다.

하지만 임신한 동안 땅콩을 섭취하면 천식 발병률이 증가할 수 있다. 특별히 조심하고 싶으면 땅콩과 땅콩버터의 섭취를 피하지만 일반적으로는 괜찮다. 오히려 사과, 생선, 연어나 송어 같은 DHA 등의 오메가-3

지방산이 많은 음식이나 보충제를 섭취하는 것이 중요하다. 이들 식품은 천식을 예방하고 가족에 전해 내려올 수 있는 알레르기를 피하는 데 효과적이라고 밝혀져 있다. 임신한 동안 이러한 식품을 섭취하면 환경이 영향을 미치기 전에 태아의 예민한 면역 체계를 강화할 수 있다.

Growing to Extremes

How to Make Sure Your Baby Isn't Too Plump or Too Puny

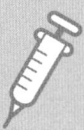

Chapter 4

위험한 성장

태아가 너무 크거나 너무 작지 않게 하려면

지금쯤이면 점점 불러오는 배, 불룩해지는 유방, 임신부용 수영복을 입었을 때 드러나는 몸매에 신경 쓰느라 여념이 없을 것이다. 하지만 이제는 다른 종류의 변화에 눈을 돌려야 한다. 이때 눈여겨봐야 할 것이 바로 종형 곡선 bell curve이다. 전형적인 종형 곡선은 이 책의 마지막 장에서 다룰 아기의 자궁 속 체중이 평생에 걸친 건강에 어떻게 영향을 미치는지 파악하는 데 유용하다.

  종형 곡선이 어떻게 생겼고 어떻게 만들어지는지에 대해서는 다들 알고 있으리라 생각한다. 주어진 기준이 무엇이든 곡선의 양 끝에는 적은 수가 오고 중간 부분에는 많은 수가 와서 종 모양을 이루는 것이다.114쪽 그림 참고. 전형적인 예를 들어보자. 학교 교육과정의 종형 곡선 모델에서는 한 학급에 A학점을 받는 학생과 F를 받아 낙제하는 학생은 소수이고, 대부분은 B나 C·D학점을 받는다. 이 결과를 그림으로 표현하면 종형 곡선이 된다. 임신의 종형 곡선을 보면 한창 성장하는 태아에게 어떤 일이 벌어지는지 알 수 있다.

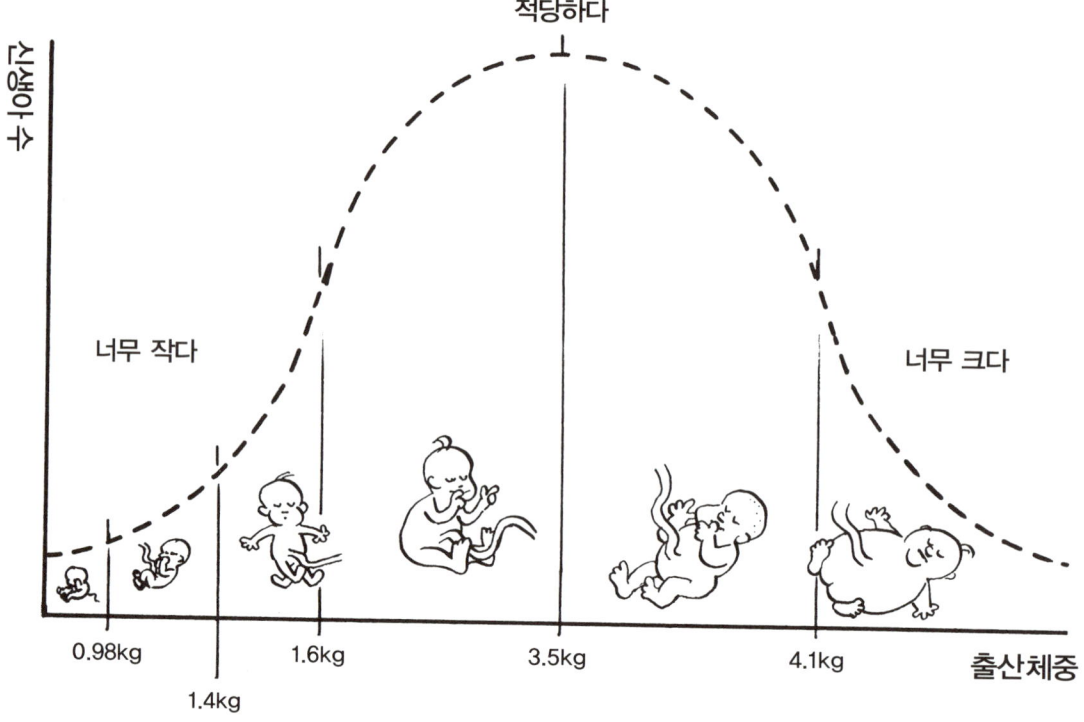

그렇다면 임신과 교육과정 곡선의 차이는 무엇일까? 임신 곡선에서 태아가 속할 수 있는 최적의 상태는 종형 곡선의 중앙 지점이다. 왜 그럴까? 문학 교사들이 이 책을 읽으면 은유를 남발한다고 화를 낼지 모르지만, 여하튼 아기 크기는 골디락스《골디락스와 곰 세 마리》라는 영국 전래 동화의 주인공 이름으로, 골디락스라는 아이가 곰 세 마리가 사는 집에 들어가 이것저것 자신에게 맞는 것을 찾는데 아빠 곰의 수프는 너무 뜨겁고, 엄마 곰의 수프는 너무 식어버렸고, 아기 곰의 수프는 적당히 따뜻해서 그걸 먹어버렸다는 이야기에서 나온 용어로 적절한 것의 중요성을 일컫는 말이다_감수자 주가 적당하다. 엄마라면 누구나 자기 아기가 너무 크거나 작은 것을 원하지 않으니까 말이다.

임신부가 음식을 잘 섭취하고, 임신을 안전하게 유지하기 위한 규칙을 따르더라도 태아가 섭취하는 음식량이 적당하지 않으면 영양부족이나 영양 과잉 상태가 나타날 수 있는데, 두 경우 모두 태아가 위험하다.

그렇다면 어떤 위험에 부딪칠까? 발육이 느린 태아의 주요 장기와 조직은 바깥세상에서 살기에 충분할 정도로 발달하지 못한다. 몸집이 큰 태아는 어떨까? 태아에게 지방이 너무 많으면 임신 합병증이 생길 가능성이 높아 임신부와 태아가 모두 위험해진다. 태아가 크면 출산이 늦어지고 제왕절개를 해야 할 확률도 커진다. 또 1장에서 설명했듯이 태아는 엄마 배 속에 있는 동안 자기가 태어날 미래 환경을 예측한다. 그런데 이 시기에 영양분을 충분히 공급받지 못하면 태아는 결핍 환경에 대비해서 칼로리를 저장해놓아야 한다는 메시지를 받고, 앞으로 닥칠 기근에 대비해 잉여 칼로리를 지방으로 저장한다. 반대로 칼로리를 지나치게 많이 섭취한 태아는 지방 덩어리 삶에 빠져든다.

대부분의 태아는 정상 범위인 종형 곡선의 가운데에 속한다. 하지만 태아의 체중이 양쪽 끝 부분에 해당할 경우 어떤 현상이 일어나는지도 알고 있어야 한다. 이때가 바로 의사가 개입해야 할 시점이기 때문이다.

이 책에서는 종형 곡선의 양 끝에 놓인 태아 상태를 조사하기 위해 태아가 어떻게 영양분을 얻는지, 신진대사가 영양분 섭취 과정에 어떤 영향을 미치는지 살펴볼 것이다. 그런 다음 태아가 지나치게 크거나 충분히 자라지 못하는 이유를 파악하고, 아기를 정상 범위에 오게 하려면 어떻게 해야 하는지도 알려줄 것이다.

마법 같은 신진대사: 임신부의 영양이 태아에게 미치는 영향

서문에서 설명했듯이 임신은 무도회에서 춤을 추는 것과 같아서 임신부와 배우자는 서로 다른 방향으로 상대방을 살짝 밀어낸다. 신진대사를

✽ 검사, 검사 또 검사 ✽

임신성 당뇨병 유무는 겉으로는 알기 어렵다. 따라서 갈증이 나고 소변을 자주 보거나 시야가 흐리고 피로하거나 방광·질·피부가 감염되는 등의 증상이 나타나거나, 위험도가 높은 임신부는 특별히 조심해야 한다. 임신성 당뇨병의 25%가 본격적인 당뇨병으로 진행하고, 특히 과체중 임신부는 출산한 후 5년 안에 당뇨병에 걸릴 위험성이 크다.

요즘은 위험도가 낮은 임신부25세 이하로 비만이 아니고, 당뇨병 가족력이 없는 임신부도 당뇨병 검사를 받는다. 여덟 시간 동안 금식한 후 혈당 검사를 해서 혈당이 95mg/dL 이하여야 한다.✽ 또 당 50g을 섭취하고 나서 포도당 농도 검사를 받는다. 당을 섭취한 후 한 시간이 지나 혈당이 140mg/dL 이상이면 임신부가 포도당을 신속하게 처리하지 못한다는 신호이므로 당 100g을 섭취하고 재검사를 받는다.

재검사할 때는 당을 섭취한 후 세 시간에 걸쳐 혈당 변화를 지켜본다. 이때 혈당의 정상 범위는 처음 한 시간이 지나면 190mg/dL 미만, 두 시간이 지나면 165mg/dL미만, 세 시간이 지나면 145mg/dL 미만이다. 정상 범위보다 높으면 의사는 1차 치료로 식이요법과 운동을 통한 혈당 조절을 처방하고, 그렇게 해도 혈당이 잡히지 않으면 당뇨병 약을 처방한다.

✽ 보통은 100 이하여야 하지만, 임신한 여성은 혈당이 더 낮기 때문에 95이하부터 정상으로 본다.

설명할 때도 이만큼 좋은 비유가 없다. 임신한 동안 호르몬 분비량이 늘어나면서 모체 또한 변한다. 에너지를 처리하고 지방을 저장하는 방식이 바뀌며 궁극적으로는 영양분을 태아에게 전달하는 방식이 달라진다.

살아가면서 자기 몸을 혹사시키던 때*를 생각해보면 인간의 대사 과정이 얼마나 민감하게 반응하는지 이미 잘 알고 있을 것이다. 예를 들어 인체는 높은 고도, 극한의 기후에 적응하면서 온갖 종류의 생물학적 폭풍우를 견뎌낼 수 있다. 임신부의 신진대사도 임신이라는 새로운 종류의 생물학적 폭풍우를 만나 훌륭하게 적응한다.

임신하지 않은 여성의 신진대사는 일반적으로 다음과 같다[그림 4.1] 참고. 인체는 섭취한 음식을 당 형태의 에너지인 포도당으로 바꾼다. 포도당은 간을 통과하면서 지방, 단백질, 탄수화물 등으로 처리되고 몸을 따라 이동하면서 근육과 조직이 잘 움직이도록 돕는다.

비행기에 탑승한 어린이 승객과 마찬가지로 포도당은 혼자 여행하지 못하고 도움의 손길을 필요로 한다. 말하자면 혈류에서 세포로 이동해 호흡에 필요한 에너지를 공급하고 심장을 뛰게 만드는 데 도움이 필요한 것이다.

췌장에서 만들어내는 호르몬인 인슐린은 몸 전체를 돌아다니는 포도당을 따라다니면서 포도당이 세포에 들어가도록 돕는다. 이러한 시스템은 사람이 음식을 섭취해서 모든 신체 부위가 기능하는 데 필요한 에너지를 만들어내는 멋지고 효율적인 체계이다. 이 완벽한 시스템 안에 적당량의 포도당과 인슐린만 갖추고 있다면 삶은 정말

> **도막상식**
>
> ❖❖❖ 태아는 얼마나 자주 움직일까? 일부러 세지 않으면 제대로 알기는 어렵다. 20주 된 태아는 평균 하루 200회가량, 32주에는 575회가량 움직인다. 40주가 되면 움직이는 횟수가 300회 정도로 줄어든다. 왜 그럴까? 몸집이 커지면서 움직일 수 있는 공간이 작아지기 때문이다.

---

* 하루 종일 자전거를 타거나, 밤새워 공부하거나, 다이어트를 한다고 일주일 내내 채소만 먹는 등의 경우.

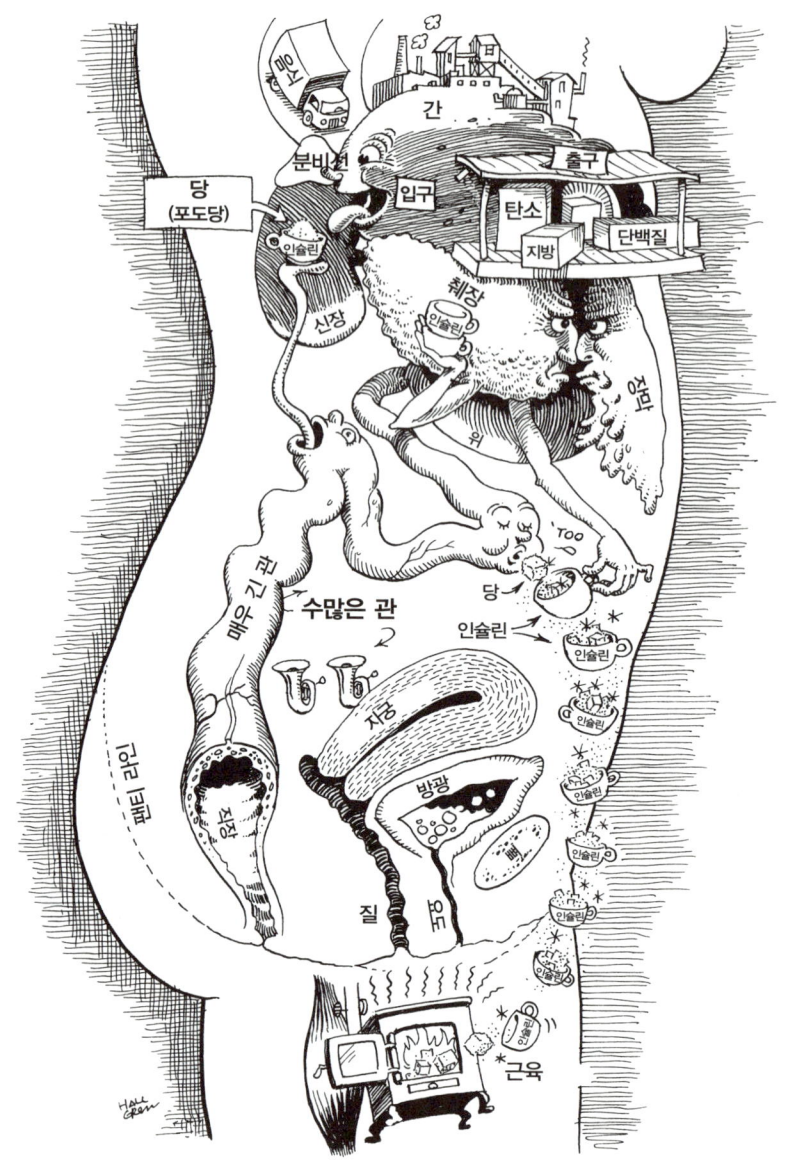

[그림 4.1] 효율적인 에너지 사용

음식을 먹으면 인체는 칼로리를 섭취해서 에너지원인 포도당으로 바꾼다. 포도당은 인슐린과 함께 몸 전체를 돌면서 근육과 장기가 잘 움직이도록 돕는다. 임신을 하면 모체는 태아에게 포도당을 확실하게 공급하기 위해 이러한 체계를 더욱 강화한다.

멎질 수 있다.

태아의 신진대사에 폭풍우가 몰아친다면 어떤 현상이 벌어질까? 양수로 둘러싸인 태아는 아직 우리가 먹는 음식을 먹을 준비가 되어 있지 않다. 따라서 자궁에서 계속 성장하려면 모체에서 만드는 화학적 음료가 필요하다. 에너지를 제공하고 태아를 성장시키는 음료가 바로 포도당이다.

태아의 뇌는 포도당에 의존하므로 포도당 저장소가 절대 비지 않게 하는 것이 태반이 맡은 임무이다. 사실 혈당이 단 몇 분이라도 마법의 숫자, 90mg/dL 이하로 떨어지면 태아는 영구적으로 뇌 손상을 입을 수 있다. 따라서 태반은 태반유선자극호르몬$_{hPL}$을 생산함으로써 인슐린이 세포 안으로 포도당을 이동하지 못하게 막아 태아에게 적절하도록 모체의 혈당치를 증가시킨다. 태반유선자극호르몬은 모든 여성에게 있는 성장호르몬과 구조가 같지만, 임신부의 경우에는 정상 농도의 1,000배에 이르기도 한다. 이유는 간단하다. 태아는 포도당 없이 성장할 수 없으며, 성장하지 못하면 태어날 수 없다. 태반유선자극호르몬은 모체 성장호르몬처럼 작용해서 모체의 모든 구조가 적절하게 발달하도록 돕는다.

태반유선자극호르몬은 인슐린이 포도당을 세포로 이동시키는 것을 막아서 태아의 성장에 필요한 포도당을 확보해준다. 이토록 섬세하고 민감한 호르몬 작용은 임신 기간 동안 태아가 목표 체중에 도달하는 데 중대한 영향을 미친다. 엄마가 잘못한 것이 전혀 없더라도 이러한 호르몬의 작용이 조화를 이루지 못하면 태아의 발달과 출생 후 아기 건강에 영향을 미치는 경우가 많다.

너무 큰 태아: 임신성 당뇨병의 위험

일부에서는 몸집이 큰 아기를 출산하는 것을 일종의 명예 훈장으로 생각해서 산모에게 축하와 찬사를 보낸다. 하지만 아기가 출생할 때 지나치게 크면 안 되는 여러 가지 이유가 있다. 일단 아이가 자라면서 비만이 될 수 있는 위험을 임신 중 태아에게 각인시킨다. 또 산모도 분만하면서 합병증이 생기거나 나중에 당뇨병이 발병할 위험성이 커진다.

너무 큰 아기의 출산을 걱정하는 이유에는 임신성 당뇨병이라는 신진대사 문제도 작용한다. 하루에 네 번씩이나 치즈 케이크를 먹어치우는 무서운 습관을 가진 사람만이 당뇨병에 걸린다고 생각하는 사람이 많지만, 임신성 당뇨병은 조금 다르다 122쪽의 '대체 음식이 무슨 상관일까?' 참고.

우선 포도당 대사 작용을 자세히 살펴보자. 태반유선자극호르몬이 모체의 혈당을 증가시키면 임신부의 혈류에는 더욱 많은 포도당이 돌아다녀서 포도당을 기다리는 태아를 만족시킨다. 태아가 성장하려면 포도당이 필요하므로 이는 좋은 현상이지만, 뭐든지 과하면 대가가 따르기 마련이다.

임신의 진행과 더불어 증가하는 혈당을 상쇄하기 위해 모체는 인슐린을 더욱 많이 분비한다. 그러면 태반은 훨씬 많은 태반유선자극호르몬을 내보내서 추가로 분비된 인슐린의 영향을 제한한다. 그러므로 임신부의 근육과 간이 당을 적절하게 사용하지 않으면 지나치게 많은 포도당이 혈액 속에 돌아다닐 가능성이 높아진다. 이러한 현상을 인슐린 저항성이라 한다. 일부 임신부에게는 이러한 태반유선자극호르몬과 인슐린의 악순환이 본격적인 임신성 당뇨병산전 및 산후 우울증의 위험 요소이다으로 악화된다.

임신성 당뇨병은 모체의 과도한 당이 태반을 통해 태아에게 자유롭게 흘러들어 가기 때문에 문제가 된다. 태아는 혈액에 있는 과도한 당에 반응해서 인슐린 생산량을 늘리고, 이렇게 증가한 인슐린은 성장호르몬처

갑상샘 퀴즈

갑상샘호르몬 문제에 대해 이미 알고 있는 여성이 많다. 갑상샘호르몬이 너무 많거나 적게 분비되면 신진대사 속도가 늦어지거나 빨라져서 전반적으로 몸이 쉽게 피로해지는 증상이 나타난다. 여기에 임신까지 겹치면 갑상샘 문제는 훨씬 복잡해진다.

일반적으로 임신부의 갑상샘호르몬 수치는 주로 에스트로겐이 늘어나기 때문에 10~30% 증가한다. 임신한 동안 추가로 분비되는 에스트로겐이 세포를 자극해서 갑상샘호르몬과의 결합 부위에 단백질을 더욱 많이 만들어낸다. 임신부는 이러한 결합 부위를 채우기 위해 갑상샘호르몬을 많이 생산하지만, 세포를 자극하면서 혈류에 자유롭게 떠다니는 양은 정상 수치를 유지해야 한다. 갑상샘호르몬의 생산 증가와 결합 부위에서의 증가가 균형을 이뤄야 하기 때문이다. 하지만 때때로 조절이 불완전해서 갑상샘호르몬이 지나치게 많거나_{갑상샘기능항진증} 지나치게 적게_{갑상샘기능저하증} 순환함으로써 신진대사를 혼란시킬 수 있다. 하지만 갑상샘 이상은 진단하기가 어렵다. 증상이 에너지의 증가나 감소, 과도한 체중 증가나 감소, 감정 변화 등 임신 기간에 일어나는 호르몬 변화에 따른 전형적인 증상과 부분적으로 겹치기 때문이다. 더욱이 태반이 생산하는 두 가지 호르몬인 인간융모성생식선자극호르몬과 태반유선자극호르몬이 갑상샘자극호르몬_{thyroid-stimulating hormone, TSH}과 비슷하기 때문에 임신한 동안 갑상샘기능항진증이 생길 수 있다. 갑상샘자극호르몬은 이름 그대로 갑상샘을 자극해서 갑상샘호르몬을 만들어낸다.

약물을 사용해서 이러한 증상을 다스릴 수 있으면 좋겠지만, 문제는 그렇게 간단하지 않다. 혈중 갑상샘자극호르몬 수치를 파악하기 위해 실시하는 검사로는 갑상샘자극호르몬, 인간융모성생식선자극호르몬, 태반유선자극호르몬을 구별할 수 없는 경우가 많아서 갑상샘이 증상을 일으켰다고 단정하기 어렵고, 설사 그렇더라도 약물의 최적 복용량을 결정하기가 쉽지 않다.

갑상샘기능저하증을 앓는 임신부는 일반적으로 갑상샘호르몬 복용량을 50% 늘려야 한다. 에스트로겐의 증가로 갑상샘호르몬과 결합하는 단백질이 많아져 갑상샘호르몬이 훨씬 줄어들기 때문이다. 흥미 있는 사실은 또 있다. 임신한 동안 갑상샘기능저하증과 아기의 IQ 감소는 밀접하게 관련이 있는 것으로 보인다. 따라서 모든 임신부를 대상으로 갑상샘 검사를 실시해야 한다는 주장이 나오고 있다.

✽ 대체 음식이 무슨 상관일까? ✽

당뇨병은 보통 칼로리를 지나치게 많이 섭취해서 걸리는 질병으로 알고 있으므로, 임신한 동안 많이 먹지도 않았는데 왜 당뇨병에 걸리는지 궁금해할 수 있다. 일반적으로 인슐린 저항 상태에서는 포도당이 세포, 특히 간세포와 뇌의 포만중추로 들어갈 수 없을 때 식욕이 증가한다. 이때 임신부는 식탐을 느끼고 초콜릿 같은 단당류를 섭취한다. 그러면 포도당이 급증하고 똑같은 과정이 되풀이될 뿐이다. 임신성 당뇨병에서 인슐린 저항은 혈당치를 높이는 태반유선자극호르몬이 증가함으로써 생기기 때문에 과식이 원인은 아니다. 하지만 여전히 단당류에 대한 식탐 때문에 상황이 악화되고, 임신부가 쉽게 영향을 받으면 임신성 당뇨병으로 발전할 가능성이 있다. 그러므로 영양부족 자체가 임신성 당뇨병의 원인은 아니더라도 올바른 식생활을 유지하면 임신성 당뇨병으로 발전할 가능성을 줄일 수 있다. 이 책에서 소개하는 권장 사항을 참고해 올바른 식생활을 하자.

럼 작용한다. 결과적으로 태아의 체중이 지나치게 빨리 늘어나면서 결국 정상 범위를 벗어나는 결과를 가져온다.

태아의 체중이 좀 늘었다고 해서 분만할 때 무슨 큰일이 있겠냐고 생각할지 모르지만, 비대한 태아는 자궁에 더 많은 지방세포를 만든다. 따라서 태아는 과체중 아이로 자라고 나이가 들면서 지방을 축적하기 쉬운 체질로 바뀐다. 더욱이 임신성 당뇨병을 앓은 임신부의 아기는 언어 발달 지체를 보이기 쉽다. 또 출생 직후에 위험할 정도로 혈당치가 낮아질 수 있다. 태아의 몸이 당뇨병에 걸린 엄마의 당을 처리하느라 인슐린을 지나치게 많이 생산해왔기 때문이다. 이런 경우라면 분만한 후 며칠 동안 신생아가 밖의 환경에 적응할 때까지 주의 깊게 지켜봐야 한다.

임신성 당뇨병에는 또 다른 위험도 따른다. 태아가 지나치게 커지고 있다고 의사가 판단하면 분만예정일보다 약간 빨리 분만을 유도할 수 있다. 하지만 분만을 앞당기면 태아의 폐가 아직 완성되지 않았을 가능성이 높으므로 태어난 후 신생아가 호흡 문제를 겪을 위험이 도사리고 있다.

임신성 당뇨병은 임신부에게도 문제를 일으킨다. 앞에서 설명한 인슐린 저항성 때문에 인슐린이 당을 세포로 전달할 수 없을 경우 임신부의 혈류에 있는 과도한 당이 마치 유리 파편처럼 동맥벽에 상처를 내서 태반으로 가는 혈관을 감염시킬 가능성이 있다. 그러면 태아에게 가는 산소와 중요한 영양분을 빼앗는 결과를 낳는다. 임신하기 전에 당뇨병에 걸리면 자궁 내 성장 제한이 일어나 종형 곡선의 반대편 끝에 놓일 수 있다. 이에 대해서는 뒤에서 설명할 것이다. 이와 동시에 코르티솔cortisol, 스트레스 호르몬, 렙틴leptin, 고혈압 호르몬, 아디포넥틴adiponectin, 감염 저하 호르몬 등 자궁과 모체가 생산하는 여러 호르몬이 임신부의 혈

토막상식

❖❖❖ 좋은 주변 환경과 적절한 서포트는 임신부는 물론 태아에게도 좋은 영향을 미친다. 연구에 따르면 친구든 가족이든 주위 사람들과 유대 관계를 잘 맺고 있는 임신부의 아기는 출생체중이 적을 위험성이 낮다는 결과가 나왔다.

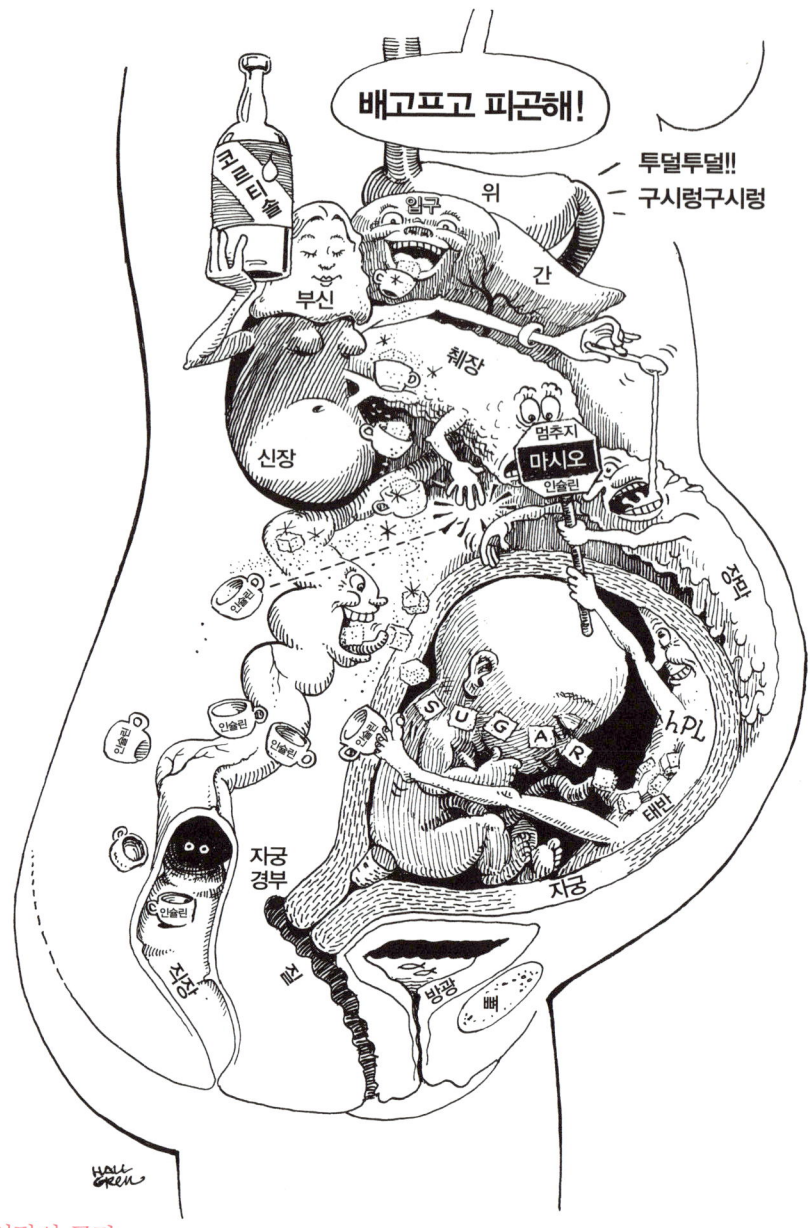

[그림 4.2] 설탕의 공격

임신한 동안 일어나는 일련의 화학반응을 거치면서 태아는 주위를 떠돌아다니는 과잉 포도당에 협박 당할 수 있다. 태아가 여기에 대응해서 인슐린을 더욱 많이 생산해내면 성장은 자극하지만 엄마는 임신성 당뇨병을 앓을 수 있다.

류에 가득 차서 계속 표류하며 혈당치를 높인다. 따라서 포도당 과잉과 인슐린 저항의 악순환이 계속된다.

전체 임신부의 10%가 임신성 당뇨로 고생한다. 그렇다면 대체 누가 위험군에 속할까? 태반유선자극호르몬이 급격하게 분비되면서 임신부는 인슐린 저항이라는 대사 과다 상태에 놓인다. 하지만 대부분의 모체는 그러한 폭풍우를 적절하게 조절하고 다스릴 수 있다. 문제는 당뇨병 가족력이 있거나, 임신한 동안 체중이 지나치게 많이 늘어나는 등 추가적 위험 요소가 있을 때이다. 임신한 동안 체중이 18kg 이상 불어난 여성이 거대아를 낳을 확률은 거의 30%에 이르는 반면, 체중 증가가 그보다 작은 여성은 15% 미만이다. 임신부가 이미 과체중이거나, 과거에 거대아를 출산한 경험이 있거나, 당뇨병의 가족력이 강하거나, 나이가 25세 이상이라면 태반유선자극호르몬에 제대로 반응하지 못하고 임신성 당뇨병에 걸리기 쉽다. 검사 방법은 116쪽 참고. 임신성 당뇨병 진단을 받은 임신부는 의사의 지시에 따라 특별한 식이요법을 하는 동시에 운동을 꾸준히 하고, 혈당 측정 방법을 배워서 하루에도 몇 번씩 혈당을 측정해야 한다.

태아의 영양 섭취 : 아기는 잘 자라고 있을까?

포도당이 풍부한 아기가 전체 체중 분포 범위의 한쪽 끝자리를 차지한다면, 반대편 끝자리는 어떤 아기가 차지할지 쉽게 추측할 수 있다. 영양분이 도달하지 못하거나, 성장하기 위한 에너지를 적절하게 사용할 수 없어 잘 자라지 못한 태아이다.

태아가 충분한 양의 칼로리를 섭취하고 있는지는 확실히 짚고 넘어가야 한다. 그래야 하는 이유는 많다. 태아가 자궁에서 제대로 자라지 못하면 키가 작고 뇌 발달이 저하되거나 면역 결핍이 생길 수 있다. 또 필요한 장기에 충분한 영양분을 공급하지 못하면 제대로 자라지 못해 각 장기의 기능이 떨어질 수 있다. 이 태아가 태어나 나중에 어른이 되면 갑상샘, 비만 등 신진대사, 심지어 심장병과 고혈압 같은 심혈관을 비롯해 광범위하게 문제가 발생할 수 있다.

태아 체중이 충분히 늘지 않아 가장 가벼운 아기 5%에 해당하는 경우를 '자궁 내 성장 제한'이라고 말한다. 다른 질환과 마찬가지로 자궁 안에서 아이가 잘 자라지 못하는 이유는 다양하다. 먼저, 엄마의 영양 섭취에 문제가 있는 경우이다. 영양분을 충분히 섭취하지 못하거나, 입덧이 너무 심해서 체중이 감소하는 동시에 태아에게 영양분을 공급하지 못하는 것이다. 또는 임신 간격이 너무 좁아서 앞선 분만으로 모체가 아직 회복 단계에 있어 태아에게 필요한 영양을 제대로 공급하지 못하고 있기 때문이다.

다른 한편으로, 균형 잡히고 영양분도 풍부한 음식을 섭취하며 입덧을 하지 않는데도 태아의 성장이 더딘 경우가 있다. 이때는 임신부와 태아 사이의 영양 전달에 문제가 있을 수 있다. 감염, 독소, 유전 문제 등이 태아의 자궁 내 성장을 억제할 가능성이 높다. 예를 들어 흡연, 조절되지 않는 고혈압, 기타 심각한 모체 질병이 동맥 수축을 일으켜 자궁으로 가는 혈류를 방해하는 것이다. 또 동맥을 확장시키는 산화질소가 부족해서 혈류가 제한되기도 한다.

동맥이 지나치게 수축해서 태아에게 적당한 영양분을 전달하지 못하면 산소 공급이 제한된다. 따라서 자궁 내 성장 제한을 진단하는 많은 검사는 실제로 태아에게 공급되는 산소량을 측정한다. 의사는 태아의 크기를 측정하고 태아가 충분한 산소를 공급받지 못하는 징후를 추적해서 성장 상태를 파악한다. 대부분의 경우 문제를 바로잡으면 태아는 다시 정상적으로 잘 자란다.

임신부가 체중계에 올라가 숫자를 확인하는 것만으로는 태아가 적당하게 자라고 있는지 판단할 수 없다. 일반적으로 의사는 태아 성장 문제의 원인을 정확히 밝히기 위해 여러 단계의 검사를 진행한다. 그래야 상황을 개선하기 위한 최적의 조치를 취할 수 있기 때문이다. 여기에서는 태아가 정상 속도로 성장하지 않는다고 의심될 때 실시하는 검사 몇 가지를 살펴본다. 초음파 검사를 하면 태아 성장에 대한 많은 자료를 얻을 수 있지만, 한 가지만으로 문제를 확실하게 판단할 수 있는 최고의 검사는 없다. 따라서 의사는 다양한 방법을 동원해서 태아의 크기, 성장, 건강 상태 등을 측정한다.

몇 가지 검사: 태아의 성장 정도를 어떻게 알 수 있을까?

태아의 체중을 판단하기 어려운 이유는 자궁 안에 자를 들이댈 수 없기 때문이다. 따라서 의사는 태아가 정상 범위에서 벗어나는지 판단하려고 여러 가지 방법을 사용한다.

임신 중기에 이르면 태아의 크기를 재기 시작한다. 임신 20주에 치골부터 배의 가장 윗부분까지 측정한 자궁의 길이는 약 20cm가 된다. 그다음 14~15주 동안은 매주 1cm씩 커져야 한다. 의사는 치골*부터 자궁 윗부분까지의 길이를 측정해서 태아 크기를 판단한다. 이러한 검사는 임신부 혼자 할 수도 있으므로, 의사에게 자궁 윗부분의 정확한 위치를 물어본다.

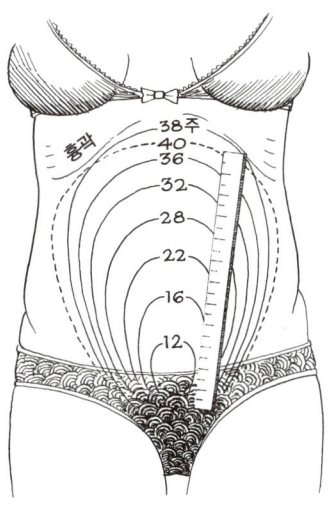

---

* 치골결합이라 불리는 섬유연골이 있는 곳이다.

20주에 하는 초음파 검사

아기는 살아가면서 이런저런 기념비적 순간을 맞이할 것이다. 그중에서도 첫 초음파는 최고의 순간이다. 과거에는 태아의 성별을 알기 위한 검사로 여겨왔지만, 지금은 그렇지 않다. 태아는 다리를 자주 오므리고 있어서 확인하기 어려울 때가 많으므로 결과를 크게 기대하지 말자. 그보다 임신 20주에 실시하는 초음파 검사의 목적은 태아 머리가 올바른 방향을 향하고 있는지 알아보는 것이다. 의사가 임신부의 복부를 진찰한 후 양수의 양, 뇌와 심장 구조, 얼굴, 신장, 손발, 뼈, 탯줄의 혈관 등을 눈여겨보면서 태아가 건강하게 자라는지 확인한다. 또 태아의 전반적 상태도 살펴보는데, 예를 들어 개구리 같은 자세로 누워 있으면 다운증후군이 의심된다. 의사는 초음파 검사를 하면서 성장 지연이나 염색체 결함을 확인하기 위해 정밀한 검사가 필요한지 판단한다. 또 초음파 검사로 자궁경부무력증을 찾아내기도 한다. 주로 임신 중기에 나타나는데, 자궁 경부가 약해서 닫혀 있지 못해 조산과 유산의 위험이 크다.

방광이 차고 복부에 지방이 많으면 길이가 달라지므로 정확한 측정 방법이라고 말할 수는 없지만, 태아가 제대로 자라고 있는지 판단하는 좋은 단서가 된다. 태아가 잘 자라지 못하고 있다고 판단하면 의사는 자궁 안의 상황을 파악하기 위해 몇 가지 다른 검사를 시행한다.

양수의 놀라운 역할

당신이 좋아하는 음료는 무엇인가? 물, 홍차 또는 달콤한 라테. 좋아하는 음료가 무엇이든 이제는 다른 형태의 액체를 사랑해야 할 차례이다. 임신부가 알아야 할 가장 중요한 액체는 태아에게 에어백 역할을 해주는 양수이다. 태아의 신진대사로 만들어지는 부산물인 양수에는 여러 가지 기능이 있다. 양수는 모체와 태아 사이의 물질 교환을 돕는다. 양수는 태아를 보호하는 물리적 장벽으로 작용하는데, 자동차 사고 같은 외상에서 쿠션 역할을 한다. 또 바이러스 또는 박테리아와 싸우는 면역 물질을 포함하므로 태아의 면역 체계 역할을 한다. 게다가 태아 귀의 고막을 덮어서 소리를 외이에서 내이로 통과시키기도 한다.

태아의 폐 발달에도 양수가 필요하다. 태아의 폐는 쭈글쭈글한 포장용 비닐랩처럼 생겼는데, 태아가 흡입한 양수가 폐 조직을 자극해 계면활성 물질을 생산함으로써 기도氣道를 매끄럽게 만들고 폐의 성숙을 돕는다. 하지만 임신성 당뇨병의 경우처럼 태아에게 인슐린이 지나치게 많으면 계면활성 물질의 생산이 억제되어 폐의 발달이 늦어지고 신생아에게 스트레스를 준다.

양수는 태아의 성장을 판단할 수 있는 단서도 제공한다. 태아는 양수에 몸을 담근 채 마치 체조 선수처럼 균형 잡는 법을 배우기도 하고, 끊임없이 양수를 삼키기도 한다. 이때 흡입하는 양수의 양은 하루 약 340ml이다. 태아는 삼킨 양수의 절반을 다시 게워내고 나머지는 소변 형태로 배출한다. 양수는 임신한 동안 3일마다 완전히 교체된다. 양수량이 변하는 데 몇 가지 이유가 있다. 따라서 의사는 문제를 가려내기 위해 양수량을 측정한다. 예를 들어 초음파 검사에서 양수량이 지나치게 많다고 판단하면 태아가 삼키고 소화하는 데 문제가 있다는 신호이고, 반대로 양수량이 지나치게 적으면 태아의 신장이 제대로 기능하지 않는다는 뜻일 수 있다.

비수축 검사 nonstress test

임신 후기에 실시하는 비수축 검사는 태아의 심장박동 수를 측정해 태아의 건강을 확인하는 방법이다. 태아 심장박동을 감지하는 장치를 임신부의 복부에 올려놓고 20분 동안 검사한다. 이때 정상적인 태아 심장박동 수보다 상승하는 현상이 15회 이상, 15초 이상 지속되는 경우가 있는지 살펴보고, 이런 현상이 2회 이상 있는지 관찰한다.

수축 자극 검사 contraction stress test

이 검사로 태아가 스트레스가 많은 환경에 노출돼 있는지 파악할 수 있다. 자궁 수축 호르몬인 옥시토신 oxytocin을 정맥으로 투여하거나 유방을 자극해서 수축을 유도한 후, 수축의 50% 이상에서 발생하는 태아의 심장박동 수 감소를 관찰한다. 수축이 일어나는 동안에는 양수의 압력이 증가하고, 혈액이 자궁으로 들어오지 않기 때문에 태반과 자궁 사이의 공간으로 흐르는 혈액이 줄어든다. 따라서 이때 태아의 산소 수치를 유지하는 능력은 태반 표면적의 양에 따라 다르다. 만약 태반에 문제가 있다면 전달되는 산소량이 태아의 심장에 위험할 정도로 적어지기 때문에 태아의 심장박동 수가 정상보다 느려진다. 이 검사는 초음파 검사를 받을 수 없는 경우에 사용한다.

생물리학적 계수 검사 biophysical profile

비수축 검사 결과가 비정상으로 나오거나, 기타 위험 요소가 크면 의사는 생물리학적 계수 검사를 실시한다. 이 검사는 태아 성장의 몇 가지 요소를 측정해서 태아에게 닥친 위험을 완전하게 파악하기 위한 것이다. 다음 각 항목에 대해 0이나 2로 점수를 매기고, 각 점수를 합해 전반적인 위험도를 알아본다.

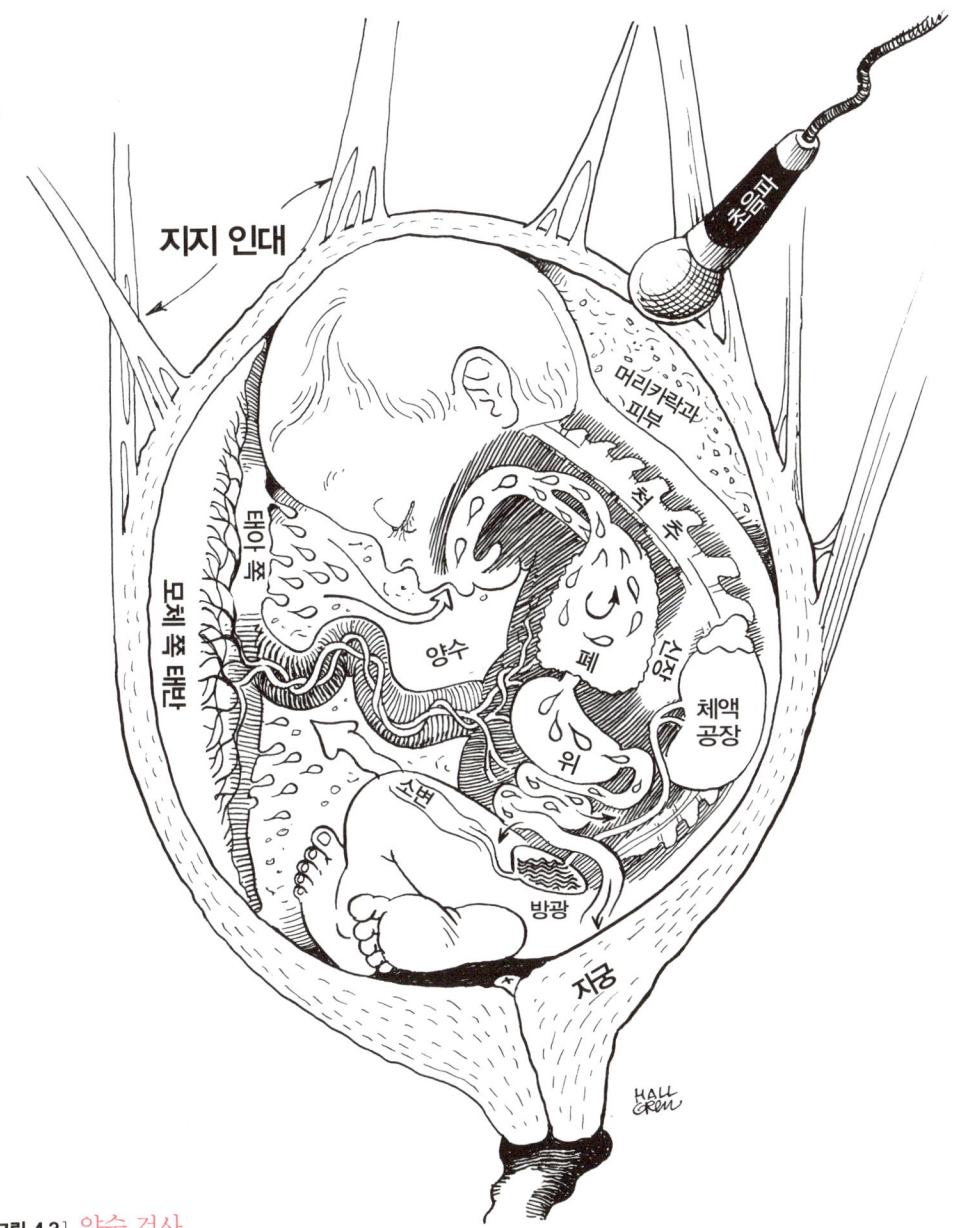

[그림 4.3] 양수 검사

양수는 태아의 면역 체계를 발달시키고 폐를 성숙시킨다. 또 에어백 역할을 하며 태아에게 훌륭한 충격 흡수 환경을 제공한다.

위험한 성장

검사	2점	0점
비수축 검사	20분 동안 검사, 15초 이상 계속되는 심장박동 수 상승이 1분에 15회 이상 2회	상승이 0~1회
태아 호흡(의사가 태아의 흉벽 운동을 관찰한다)	30분 동안 검사, 30초 동안 계속되는 규칙적 호흡 1회	30초 미만
태동(활발한 태동을 관찰한다. 하지만 분만이 가까울수록 움직일 공간이 줄어들기 때문에 태동은 줄어든다)	30분 동안 몸이나 팔다리를 3회 움직인다.	3회 미만
태아 근긴장도(태아가 팔다리를 뻗는지 구부리는지)	30분 동안 팔다리를 1회 구부린다.	움직이지 않거나 팔다리를 뻗고 구부리지 않는다.
양수량(초음파 측정)	자궁에서 직각으로 초음파 기구를 대서 측정한 양수의 깊이가 2cm 이상	2cm

당신의 점수: 8점 이상이면 일반적으로 태아는 평범한 상태이다. 6점 이하면 태아가 약간의 스트레스를 받고 있으므로 의사와 해결 방법을 상의한다.

위험관리

그렇다면 의사는 태아의 성장이 정상 범위에서 멀어지고 있다고 판단했을 때 어떻게 대처해야 하는가? 답은 분만하기까지 남은 시간에 달려 있고, 해결 방법은 위험과 안전을 저울질해서 결정해야 한다. 예를 들어 임신 36주여서 분만이 얼마 남지 않았는데 태아가 스트레스 증상을 보이면 의사는 분만을 제안한다. 임신 30~32주로 태아의 폐가 아직 완전히 발달하지 않았다면 몇 시간 또는 며칠 후에 검사를 다시 하거나, 임신부가 누워서 충분한 안정을 취하도록 한다. 누워서 휴식을 취하면 모체가 안정될 수 있을 뿐 아니라, 이론적으로는 모체에 필요한 혈액량을 최소화함으로써 태아에게 에너지를 전달하기 위한 혈액량을 최대화할 수 있다.

하지만 이러한 임신부의 안정이 태아의 실질적인 체중 증가에는 큰 영향을 미치진 않는다.

　태아에게 자궁 내 성장 제한 위험성이 있다는 진단을 받으면 임신 마지막 몇 주 동안 진찰 횟수를 늘리고 자가 검사를 실시해야 한다. 예를 들어 식사하고 두 시간 동안 약 10회의 태동이 있는지 확인하고, 태동이 10회 미만이면 의사의 진찰을 받아야 한다. 유전적 문제가 있거나, 자궁으로 들어가는 혈류가 부적절하거나, 태아 영양이 부적절한 경우가 아니라면 결과는 좋을 것이다. 다음 '엄마와 아기를 위한 팁'에서 소개하는 것은 임신 중 태아에게 영양을 최적으로 공급할 수 있는 효과적인 방법이다.

토막상식

❋❋❋ 분만하는 동안 태반이 배출되자마자 인슐린 저항 현상은 줄어들기 시작한다. 따라서 당 공급량이 급격하게 줄어들어 신생아도 혈당 저하를 경험할 수 있다. 산모에게 인슐린 저항이 줄어들면서 신생아에게 전달된 당은 없어지지만, 신생아는 여전히 인슐린을 많이 생산한다. 따라서 모든 당은 신생아의 세포로 이끌려가서 혈액에는 당이 부족하게 된다. 그러면 신생아는 생존하기 위해 에너지를 공급하는 갈색 지방을 사용한다. 출생 이후 초기에 자주 먹어서 자신에게 필요한 칼로리를 얻는 것은 바로 이 때문이다. 갈색 지방은 동면 동물뿐 아니라 신생아의 등과 척추 상부에 있는 지방의 일종으로 체열을 내는 역할을 한다. 대부분의 갈색 지방은 아주 추운 지방에 살지 않는다면 성장하면서 사라진다.

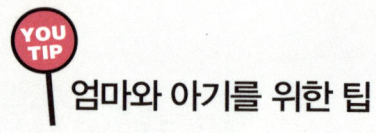
엄마와 아기를 위한 팁

앞에서도 말했고 다시 강조하지만, 임신부가 자기 몸에서 일어나는 현상을 걱정하며 어깨를 축 늘어뜨리고 있는 것은 자신에게도 태아에게도 전혀 도움이 되지 않는다. 임신이 순조롭게 진행되도록 직접 할 수 있는 일은 하고, 나머지는 생물학적 기적에 맡겨두자. '임신부가 할 수 있는 일' 중에서 태아가 정상 범위에 속하는 건강한 아기로 자랄 가능성을 높이는 몇 가지 방법을 제안한다.

단당류를 피하라

식생활에서 단당류_{예를 들어 정제 설탕, 파스타, 흰쌀, 흰 빵 같은 하얀 음식}를 피하라. 단당류 식품은 혈당 수치를 높이기 때문에 몸에서 인슐린을 더 많이 만들어내야 한다. 인슐린 생산량이 한계에 이르면 이미 임신 때문에 발생한 인슐린 저항이 악화되어 임신성 당뇨병으로 치닫는다. 따라서 고섬유질 식품, 100% 통밀, 현미 등을 비롯한 다당류를 섭취한다. 그리고 동물성 지방, 팜유나 코코넛 기름, 경화유, 튀긴 식품이나 가공식품 등 포화지방과 트랜스 지방은 피해야 한다. 이러한 지방은 염증을 일으켜 어느 한 순간, 태아에게 적절한 영양분을 전달하는 신진대사의 균형을 망가뜨리기 때문이다. 태아에게는 칼로리보다 영양분이 필요하므로 임신부는 가능하면 자연에서 얻은 식품을 먹으려고 노력해야 한다.

허리둘레가 너무 늘지 않도록 조심하라

태아가 자라고 있다는 걸 강조하더라도 임신 전후에 배꼽을 기준으로 허리둘레가 신장의 절반을 넘지 않아야 한다. 따라서 임신부의 신장이

163cm이든 190cm이든 건강 문제가 발생하지 않도록 허리둘레는 81.3cm32인치 이하로 유지해야 한다. 허리둘레가 신장의 절반보다 크면 복부 지방이 지나치게 많다는 뜻이다. 복부 지방은 근육에 작용하는 인슐린의 능력을 차단해서 당이 세포로 들어가 대사 작용하는 것을 방해한다. 음식 섭취량을 줄이고, 신체 활동량을 늘리며, 스트레스를 관리해서 허리둘레를 줄이는 것이 당뇨병을 예방하거나 치료하는 최고의 방법이다.

치아 씨앗chia seeds을 먹어라

섬유질뿐 아니라 오메가-3를 포함한 전곡, 치아씨를 식단에 첨가한다. 아마씨와 달리 치아씨는 건강에 좋은 지방을 흡수하기 위해 굳이 가루로 만들 필요가 없다. 치아씨는 수분을 유지해주어 음식을 더욱 맛있게 만들며, 위장에 젤리 비슷한 물질을 형성하여 당의 흡수 속도를 지연시켜 당뇨병 치료에도 효과적이다. 치아씨를 요구르트에 섞거나 시리얼에 뿌려 먹거나 샐러드에 곁들인다.

약물 복용에 대해 상의하라

임신성 당뇨병에 맞서는 가장 좋은 방법은 현명한 음식 섭취와 운동이다. 절반 이상에 가까운 임신부가 식단 조절과 운동 요법으로 임신성 당뇨병을 통제하고 있다. 하지만 이러한 방법으로도 효과가 없다면 혈당 수치를 낮출 수 있는 약물의 복용에 대해 의사와 상의하라. 의사들이 우선적으로 꼽는 약물은 간을 자극해서 인슐린에 좀 더 주의를 기울이게 만드는 메트포민metformin(글루코파지Glucophage)이고, 두 번째는 췌장의 인슐린 분비를 증가시키는 글리브라이드glyburide(미크로나아제Micronase, 다이아베타Diabeta)이다. 일반적으로 약물이 효과가 없을 때는 인슐린 자체를 투여한다. 또 임신성 당뇨병에 걸릴 위험성이 높으면 모체-태아 전문의와 상의하는 것이 가장 좋다. 그들은 임신성 당뇨병을 치료한 경험이 많기 때문에 임신부의 주치의에게 조언해줄 수 있다. 요즈음 유럽과 미국 등지에서는 산과 obstetrics는 문제가 없는 일반 산모를 다루는 진료과로 분류하고, 합병증이 있는 경우나 고위험 임신을 다루는 경우는 모체태아의학maternal-fetal medicine으로 구분한다. 우리나라는 아직 정확한 구분은 없으나, 대학병원의 산과 교수들은 합병증을 비롯한 고위험 임신을 많이 다루므로 최근에는 모체-태아의학으로 명명하고 있다. 참고로 우리나라에서 산과 분야를 대표하는 세부 전문 학회로 '대한모체태아의학회' 가 있다 _감수자 주.

웨이트 트레이닝을 하라

대부분의 임신부는 체중이 늘고, 배가 불러오고, 스트레스가 증가하는데 익숙해져서 뭔가 몸에 더 늘어나야 하는 게 있다면 끔찍이도 싫어한다. 하지만 더 생겨야 할 것이 하나 있다. 바로 근육이다. 물론 임신 기간은 몸짱이 되기에 적합한 시기는 아니지만, 가벼운 아령으로 근력 강화 운동을 하고 작고 가느다란 근육을 만들기에 좋은 때이다 368쪽 참고. 왜 그럴까? 근육이 임신부의 신진대사를 촉진해서 과잉 지방이 쌓이고 당뇨병에 걸릴 위험성을 낮춰주기 때문이다. 근육 덩어리는 일종의 저장소로 쓰이며 음식을 먹을 때마다 과잉 칼로리를 태운다. 게다가 잉여 혈당을 부수어서, 혈당 조각이 주위를 떠돌아다니며 혈액을 끈적거리지 못하게 한다.

임신한 동안 운동량을 줄이면 근육 덩어리가 없어지므로, 근육을 키우고 유지하기 위해서는 특별한 노력을 기울여야 한다. 임신부가 웨이트 트레이닝을 해야 하는 또 한 가지 이유는, 아기를 안고 옮기고 들어 올리는 신체적 요구에 몸을 준비시키기 위해서이다. 이러한 이유로 우리는 쌍둥이를 임신한 경우가 아니라면 368쪽에서 소개한 운동을 하라고 권한다. 임신부용 요가와 수중 에어로빅은 칼로리를 연소하고 출산에 대비해 몸을 준비시키는 좋은 운동이다.

걷고 스트레칭하라

매일 30분 동안 걸으면 기본 체력을 기를 수 있다. 이 밖에도 임신부는 유연성을 키우는 운동을 매일 해야 한다. 운동할 때 부상을 예방하는 비결은 368쪽 참고. 가벼운 운동은 생각보다 훨씬 안전하다. 과거 여성들은 임신한 동안에도 상당히 일을 많이 했으므로 임신한 몸이라도 육체적 스트레스를 어느 정도 감당할 수 있었다. 또 임신하기 전에 달리기를 하거나, 자전거를 타거나, 수영을 해왔다면 임신한 후에도 평상시처럼 안전 수칙을 지키면서 계속해도 괜찮다. 하지만 격렬한 운동을 새로 시작하거나 운동의 강도를 늘리는 것은 좋지 않다.

가족력을 조사하라

임신부의 건강 이력은 임신성 당뇨병을 나타내는 주요 단서이므로 자신의 과거 임신 내력은 물론, 부모의 병력을 의사와 함께 철저하게 조사해야 한다. 당뇨병을 앓는 사람의 형제자매나 자녀가 당뇨병에 걸릴 위험성은 당뇨병 가족력이 전혀 없는 사람보다 5~10배나 높다. 예전에 임신성 당뇨병을 앓은 여성의 50%는 다음 임신에서 임신성 당뇨병이 재발할 위험이 있다. 고위험군에 속하는 임신부는 임신 초기에 검사하고 치료를 시작해야 한다.

Makes a Lot of Sense

**The Fascinating World of Senses Teaches Us
About the Amazing Development of the Brain**

Chapter
5

감각의 발달

매력적인 감각의 세계, 경이로운 뇌의 발달

초콜릿 맛을 음미하고, 유행하는 음악에 빠지고, 머리 위에 펼쳐지는 불꽃놀이에 함성을 지르는 등 우리는 주변 세계를 느끼며 하루하루 살아간다. 그렇다면 엄마 몸 안에서 자라는 아기가 사는 세상은 어떨까? 엄마의 세상과는 다르게 홀로 고립되어 창문도 없고 빛도 없고 텔레비전도 없는 곳, 축축하고 따뜻하면서 조용하고 어두운 공간일 뿐일까?

아기가 음향도, 무선 인터넷도 없고 멋진 바다 풍경도 보이지 않는 자궁에서 사는 것은 사실이다. 그렇다고 출생하기 전까지 아기의 감각도 잠자고 있다고 생각하면 큰 오산이다. 실제로 아기는 자궁 속에서 당장의 자극에 반응할 뿐 아니라, 외부 세상으로 나온 후의 생활에 적응하기 위해 감각을 발달시킨다.

임신 기간에 태아의 감각 발달을 보면 정말 놀랍다. 아직 태어나지 않은 아기의 감각을 보면 전반적인 뇌 발달 상태를 알 수 있다. 감각은 입, 귀, 눈, 코, 손가락 등으로 자신을 드러내지만 진짜 감각의 마술은 두개골 속에서 일어난다. 자, 우리와 함께 글로 하는 초음파 검사를 수행해보자.

그리고 태아 뇌에서 어떤 현상이 벌어지고 있는지 살펴보고, 임신 기간과 출산 후 얼마간 아기의 뇌를 자극할 수 있는 훌륭한 방법을 알아보자.

도막상식

❋❋❋ 태아가 처음 세상에 나와 만난 환경과 감각 사이에는 어떤 상호작용이 있을까? 아기가 태어난 뒤 한 시간 안에 손을 입으로 가져가서 자신을 안정시키는 행동을 시작할 수 있는지 실험한 적이 있다. 실험 결과, 태어나서 목욕을 시키지 않은 아기의 성공률이 목욕을 시킨 아기보다 높았다.

뇌의 발달: 결정적 시기

태아의 발달에 대한 부모의 관심은 온통 열 손가락 열 발가락에 쏠려 있다.* 하지만 우리 모두 알고 있듯이 개수에 대한 강박증은 더 큰 문제가 있을까 봐 두려워하고 있는 마음, 그 빙산의 일각에 불과하다. 부모는 임신한 40주 동안 모든 과정이 순조롭게 진행되는지 확인하고 싶은 것이다. 태아의 뇌에 대해서는 두말할 나위도 없다.

아기의 뇌 발달을 이해하려면 '결정적 시기critical period'를 알아야 한다. 단어가 암시하듯 민감한 발달 단계에서 이루어지는 학습은 아기의 미래 행동에 오랫동안 영향을 미치고, 현재로서는 번복할 수도 없다. 동물의 세계에서 좋은 예를 찾아보자. 아기 오리는 태어나자마자 맨 처음 본 과학자의 노란 부츠를 제 어미인 줄 알고 따라다닌다. 이렇게 학습된 반응을 무차별 유대감indiscriminate bonding이라 부른다.**

이제 '결정적 시기'를 알아보기 위해 인간 세계에서 두 가지 예를 들어보자. 아기가 언어를 유창하게 구사할 수 있으려면 언어에 일찍 노출되어야 한다. 원만한 대인 관계를 형성하고 스트레스를 제대로 다루려면

---

* 발달소아과 전문의인 마이크의 아내는 자녀들이 세상에 태어났을 때 남편에게 아기의 손가락, 발가락의 개수를 세게 했다.
** 사람들이 때때로 사랑하지도 않는 사람과 데이트를 하는 이유에 대한 설명일 수 있다.

주요 양육자와 일찍부터 긍정적 관계를 맺어야 한다. 물론 아기에게도 특정 재능, 특징, 감정에 치우치는 유전적 성향이 있지만 다양한 자극에 일찍 노출되면 타고난 성향이 강화되고, 다양한 자극이 부족하면 타고난 성향이 약화되는 결과를 낳기도 한다.

감각이 발달하는 결정적 시기가 언제인지 궁금해하는 사람도 있을 것이다. 하지만 '첼로를 연주하는 신경 단위는 목요일 9~10시에만 얻을 수

✽ 왜 하필 엽산일까? ✽

임신을 했거나 임신하려고 마음먹었다면 엽산을 섭취하라는 조언을 들었을 것이다. 이는 엽산이 태아 발달에 반드시 필요하기 때문이다. 특히 엽산은 척수를 둘러싸고 있는 구조의 신경관이 완전히 닫히지 않았을 때 발생하는 척추이분증을 예방한다. 신경관의 불완전한 폐쇄가 목이나 엉덩이 주위에 일어나면 걷는 동작에 지장을 줄 수도 있다. 척수는 매우 초기에 형성되므로, 임신했는지조차 알 수 없는 임신 6주 안에 엽산을 섭취해야 한다. 이상적으로는 임신할 가능성이 있거나 이미 임신했을 가능성이 있을 때부터 엽산 보충제를 복용하거나, 음식을 통해 충분한 양을 섭취해야 한다. 따라서 늦어도 임신하기 3개월 전이나 안전하게는 임신 가능한 시기에 DHA가 함유된 산전 비타민을 복용하는 것이 좋다. 캐나다에서는 자신이 임신했는지 모르는 여성의 엽산 섭취량을 늘릴 목적으로 밀가루와 빵에 엽산을 첨가하자 아기의 선천성 결함이 65% 이상 줄어들었다. 임신부는 하루 800㎍ 산전 비타민으로 400㎍의 엽산을 섭취해야 한다. DNA 생산에 필요한 형태로 엽산을 바꿀 수 없는 일부 여성에게는 별도로 보충제가 필요하기 때문에 의사가 4mg까지 처방할 가능성도 있다.

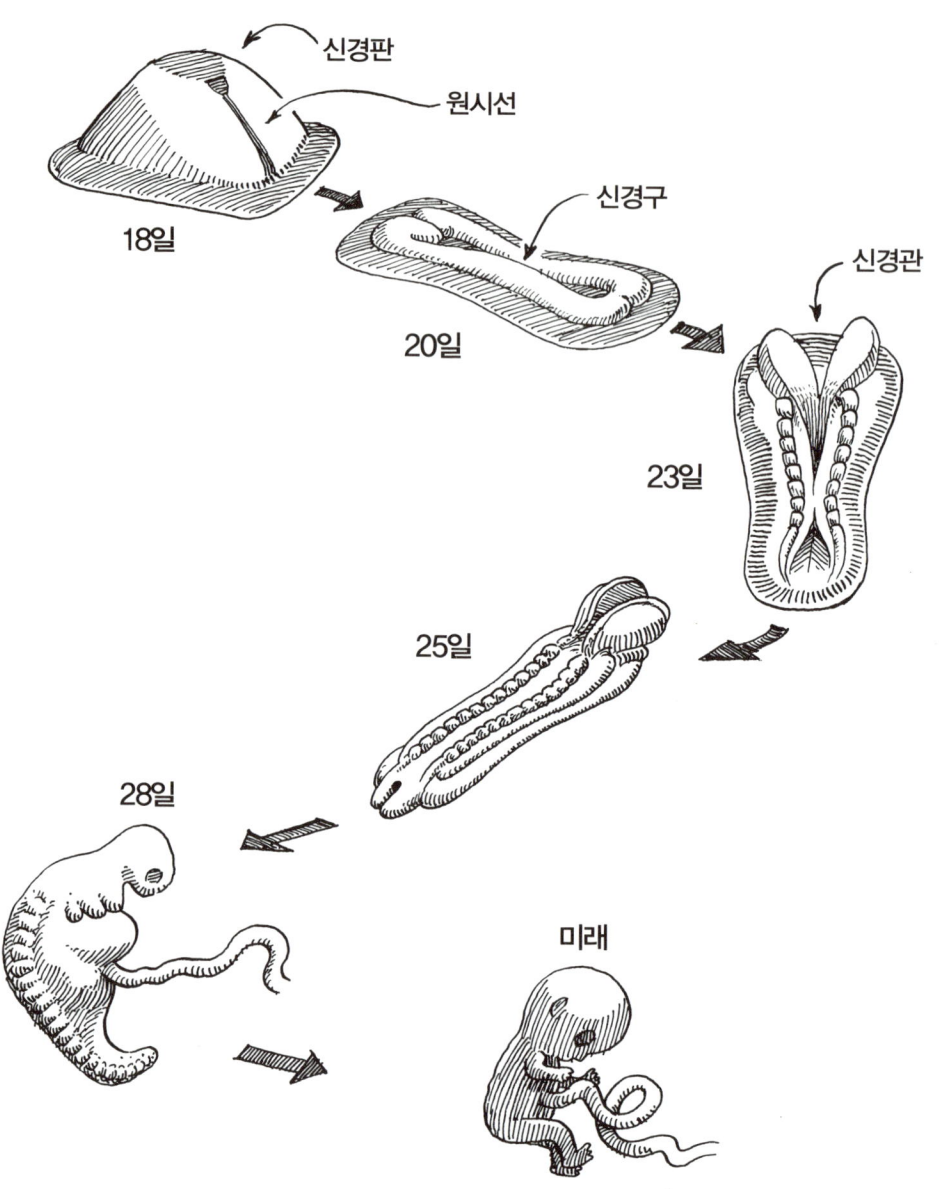

[그림 5.1] 척수 버팀목

신경판은 태아에게 발달하는 첫 조직으로 뇌와 척수의 구조를 형성한다. 파충류처럼 보이는 모습이 머지않아 사람의 모습으로 변해간다.

있습니다!' 이렇게 백화점 세일처럼 결정적 시기를 정해놓을 수도 없고 결정적 시기가 얼마나 지속될지도 확실히 알 수 없다. 하지만 결정적 시기는 자궁에서 시작해서 생후 첫 몇 개월 동안일 가능성이 크다. 그렇다고 아기에게 딸랑이 대신 바이올린 활을 들려주거나, 아들 방에 스포츠 중계 장면을 계속 틀어놓아 야구팬이 되도록 세뇌하라는 뜻은 아니다. 겉보기에는 갓 태어난 아기가 기껏해야 잠자고, 눈을 깜빡거리고, 우유나 모유를 먹어 몸으로 흡수하고 배설물을 기저귀에 쏟아내는 일만 하는 듯 보이지만, 아기에게는 이보다 훨씬 많은 일이 일어나고 있다.

따라서 임신하면 일찍부터 목소리로 태아와 유대 관계를 형성하고, 자궁에 있을 때는 물론 태어난 후에도 아기를 온갖 종류의 자극에 노출시켜야 한다. 아기는 이러한 경험을 의식적으로는 기억하지 못할 수도 있으나 아기의 신경 회로는 기억할 것이다.

이제 기본 구조, 뉴런neuron, 미엘린myelin 수초 형성이라는 세 가지 중요한 영역에서 뇌 발달을 살펴보고 신경 회로의 일부가 어떻게 형성되는지 알아보도록 하자.

기본 구조

임신 첫 30일 동안 신경판중추신경계가 되는 납작한 구조은 신경구를 형성하고 관 모양으로 오므라든다[그림 5.1] 참고. 한쪽 끝이 부풀기 시작해서 나중에 뇌가 형성되고 나머지 부분은 척수가 된다. 8주경에 신경관의 척수 부위가 만들어지면 뇌의 세 부위인 전뇌, 중뇌, 후뇌가 뚜렷하게 드러난다. 이렇게 신경관이 부풀면서 연수, 대뇌핵, 시상, 대뇌피질 같은 신경 구조

도막상식

※※※ 임신 첫 달에 임신부의 체온이 39℃ 이상으로 올라가면 안 된다. 체온 증가가 신경관 결함과 관계 있기 때문이다. 임신한 동안에는 사우나와 장기 온수 목욕을 피하고, 운동하기 전이나 운동하는 동안 수분을 충분히 섭취해야 한다. 열이 나면 아세트아미노펜acetaminophen(타이레놀Tylenol)을 복용한다.

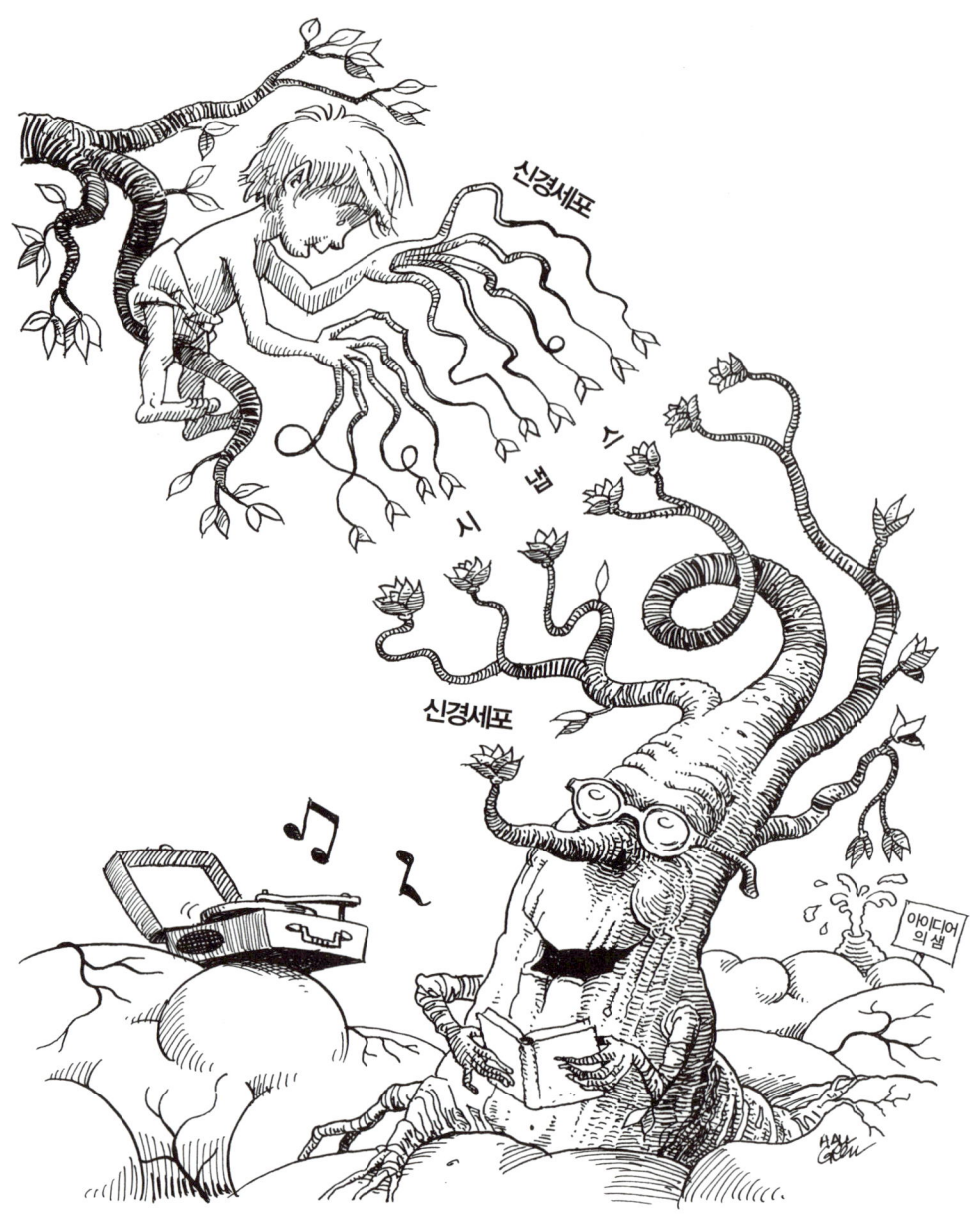

[그림 5.2] 신경을 연결하라

우리가 학습을 하는 방식은 한 세트의 신경세포를 다른 세트와 연결하는 것이다. 이러한 신경 구조의 모양은 나무와 뿌리의 관계와 같다. 태아의 뇌는 매우 유연해서 나무끼리의 새 연결을 만들어내고 여기에 끊임없이 적응한다. 태아에게 동화책을 읽어줘야 하는 이유가 바로 이것이다.

의 일부를 형성하기 시작한다.

흥미로운 사실은, 임신한 동안에는 뇌보다 척수가 훨씬 더 발달해 뇌가 아닌 척수가 태동과 발길질로 느끼는 임신부의 반사작용을 책임진다는 것이다. 마지막 몇 개월 동안 뇌의 반구가 성장하고 두꺼워지면서 태아 몸을 더 많이 통제하기 시작한다.

> **토막상식**
>
> ❃❃❃ 자궁 안에서 아기가 한쪽 엄지손가락을 즐겨 빠는 성향은 태아가 오른손잡이인지 왼손잡이인지와 관계가 있다. 이러한 선호도는 임신 14주부터 눈에 띈다.

뉴런 신경세포

뉴런 없는 뇌 구조는 수프 없는 빈 그릇과 같다. 뉴런은 행동하고 생각하고 배우고 느끼게 하는 정보를 전달한다. 가지는 물론 튼튼한 뿌리까지 내린 나무를 뉴런이라고 생각하라. 뿌리_{수상돌기}는 다른 뉴런으로부터 정보를 받아서 세포 줄기를 통해 가지로 보낸다. 그러면 가지는 마치 전화 게임처럼 다른 뉴런의 뿌리로 메시지를 보낸다. 한 뉴런의 가지와 다음 뉴런의 뿌리 사이에는 시냅스라고 부르는 공간이 있다. 정보를 한 뉴런에서 다음 뉴런으로 전달할 때 신경전달물질이라 부르는 화학적 메신저도 함께 건너간다. 따라서 뉴런을 연결하고 연결을 강화하는 것이 학습과 뇌 발달의 열쇠이다.

뉴런은 아교세포_{glial cell}라 부르는 지지 세포를 기본으로 구조적 뼈대를 갖추고, 빠른 속도로 생성된다. 아기 한 명에게 분당 50만 개가 만들어져 약 1,000억 개에 이른다._{지구 인구를 통틀어도 60억 명에 불과한데 말이다.} 우아!

하지만 중요한 것은 뉴런의 수가 아니라 기능이다. 뇌는 놀라울 정도로 새로운 자극에 유연한 장기여서,* 능동적으로 적응하고 변화하고 학습한다. 예를 들어 시각장애인으로 태어난 아기의 뇌는 충분히 활용하지

---

* 뇌는 매우 탐욕스러운 장기이기도 하다. 체질량의 2%만 차지하지만 신체 에너지의 25%까지 사용한다.

감각의 발달 **145**

않는 시각 부위에서 뉴런을 끌어 모아 청각을 강화한다. 아기가 태어난 후 뉴런이 형성되는 경우는 매우 드물지만, 수상돌기는 아기가 노출된 자극에 반응하면서 출생한 후에도 계속 두꺼워져 짙은 연결 숲을 이룬다.

그렇다면 아기의 뇌에서는 대체 무슨 일이 일어날까? 유아기에 한글과 외국어에 노출되었거나, 양육자와 끊임없이 상호작용했던 초기 경험이 실질적으로 개개인의 신경 회로를 결정한다. 따라서 신생아는 앞으로 바이올린 신동이나 역사 분야의 대가로 성장할 신경 능력을 소유하고 있을지는 모르지만, 신경 회로는 아직 연결되어 있지 않다.

뉴런은 뇌에서 특정 정보를 처리할 수 있는 신호를 기다린다. 경험이 자주 반복될수록 신경 회로는 더욱 강력하게 자라나며, 반대로 경험이 자주 일어나지 않으면 신경 회로는 약해져서 결국 사라지고 만다. "늙은 개에게 새로운 재주를 가르칠 수 없다"라는 옛말이 사실인 것은 아기의 뇌가 어른의 뇌보다 그만큼 유연하기 때문이다. 신경 회로는 도시 한복판을 가로지르는 고속도로와 같아서 한번 만들어지면 방향을 바꾸거나 차로를 확장하기가 어렵다.

초기에 태아의 뇌 발달은 신경 회로의 연결이 많이 이루어지지 않은 상태에서 뉴런 생성에 집중한다. 하지만 출생한 이후에는 뉴런 생성 비율이 낮아지고 연결 비율은 급속히 증가한다. 각 뉴런에는 대개 1,000개의 연결부가 있다. 하지만 시간이 지나면 뉴런 형성이 중단되고 신경세포가 점차 죽으면서 역전된다. 뇌는 황혼기에 접어들어서도 내부 구조를 섬세하게 조종할 수 있다. 평균적으로 뉴런에 전달되는 메시지 가운데 10%만 기타 신체 부위나 뇌 작동 서열이 낮은 부

도막상식

✤✤✤ 남편은 거실에 아로마 향초 100개를 켜놓아도 눈치채지 못하지만, 아내는 세 블록 떨어져서 걸어가는 여자의 향수 냄새를 구별할 정도로 냄새에 민감하다. 여성의 후각은 남성보다 훨씬 예민하다. 에스트로겐은 후각의 민감성을 증가시키고 테스토스테론은 감소시키기 때문이다. 여성은 배란과 임신 기간에 에스트로겐의 분비량이 증가하면서 특히 후각이 민감해지지만, 살면서 후각이 가장 예민한 시기는 출생할 때이고 8세부터는 무뎌진다. 나이가 들면서 후각이 무뎌지는 이유는 무엇일까? 호흡기관 위쪽의 감염과 오염 때문에 냄새 맡는 구조가 손상을 입기 때문이다.

> ✱ **정신에 관하여** ✱
>
> 엄마가 스트레스를 경험하면 주의력결핍과잉행동장애ADHD 같은 주의력 장애가 있는 아이가 태어날 확률이 크다는 이론이 있다. 하지만 가장 흔한 원인은 유전이다. 부모 가운데 한 명이 ADHD를 앓았다면 자녀가 ADHD에 걸릴 확률은 25%이다. ADHD는 무언가가 신경망을 잘라내지 못하게 해서, 마치 손질하지 않은 정원처럼 나뭇가지 연결이 지나치게 자라 뒤엉키는 것이다. ADHD는 X염색체의 유전자에 문제가 있는 사람에게 나타나므로 남자아이에게 더욱 흔하게 발생한다고 알려져 있다. 여성은 X염색체를 두 개 가지고 있어서 기능 장애에 대비한 체계를 갖추고 있지만, 남성은 X염색체와 Y염색체를 가지고 있어서 대비 체계가 없기 때문이다.

위 호흡과 심장박동 등을 통제하는 뇌의 '무의식적' 부분에서 나오고, 나머지는 뇌의 '의식적' 부분에서 동료 뉴런과 얽힌 거대한 망을 형성하면서 서로에게 끊임없이 피드백을 제공한다. 뇌가 밤낮없이 스스로 대화하고 있는 셈이다.

아기의 신경 회로가 여전히 형성 과정에 있더라도 아기를 다양한 자극에 일찍부터 노출시키는 것이 중요하다. 아기의 발달을 돕는 신경 연결은 필요성을 느낄 때 이루어지기 때문이다. 반대의 경우도 마찬가지이다. 예를 들어 중국어를 구사하기 위한 신경 연결을 해야 할 이유가 없다면 뇌는 신경 연결을 만들지 않고 결국 가지를 잘라낼 것이다.* 아이의 뉴런은 어른보다 훨씬 적극적이며 쉽게 새로운 연결을 만들어낸다. 따라

---

* 물론 나이 들어서도 중국어나 피아노 연주법을 배울 수는 있지만, 배우기가 훨씬 어려운 것은 바로 이러한 이유 때문이다.

서 아이는 어른보다 훨씬 쉽게 테니스를 치고, 비디오 게임을 즐기고, 컴퓨터를 만진다. 그러므로 아이를 다양한 활동에 일찍 노출시키고 그러한 행동을 반복시켜 신경 연결을 만들어내는 것이 바람직하다.

미엘린 수초 형성

다시 나무를 예로 들어보자. 정보는 나무줄기_{축색돌기}를 따라 이동하는데, 다른 뉴런을 낚아채서 메시지를 전달하기 위해서이다. 정보는 전기적 자극을 통해 축색줄기를 따라 이동하는데, 이때 줄기가 다른 축색돌기와 섞이거나 뒤엉키지 않아야 한다. 미엘린 수초는 메시지가 더욱 빨리 움직이면서 잘못 연결되지 않도록 축색돌기를 보호하는 역할을 한다. 또 나무 껍질이나 전선의 피복처럼 안에 들어 있는 약한 물질을 보호한다.

이러한 보호 피복인 미엘린 수초는 임신 5개월경 척수부터 장기와 팔다리까지 뻗어나가는 신경에서 형성되고, 뇌에서는 훨씬 늦게 형성되기 시작한다. 미엘린 수초는 지방 80%, 단백질 20%로 이루어져 있으므로 미엘린 수초 형성_{myelination}을 도우려면 건강에 좋은 지방_{뇌에서 오메가-3 지방의 97% 이상을 구성하는 DHA처럼}을 반드시 섭취해야 한다. DHA는 뇌 기능과 IQ 발달을 촉진하므로 출생하기 전부터 출생 후 8세까지 중요한 역할을 한다. 이러한 이유로 DHA가 함유된 유아용 조제분유가 출시되고 있다.

감각 : 숨겨진 이야기

우리는 좋아하는 음식의 맛, 좋아하는 꽃의 향기, 좋아하는 사람의 감촉 등 자신의 감각을 즐거움과 연결하는 경향이 있다. 하지만 자궁에서 태아의 감각이 어떻게 발달하는지 살펴볼 때는 기본을 생각하자. 잘 알

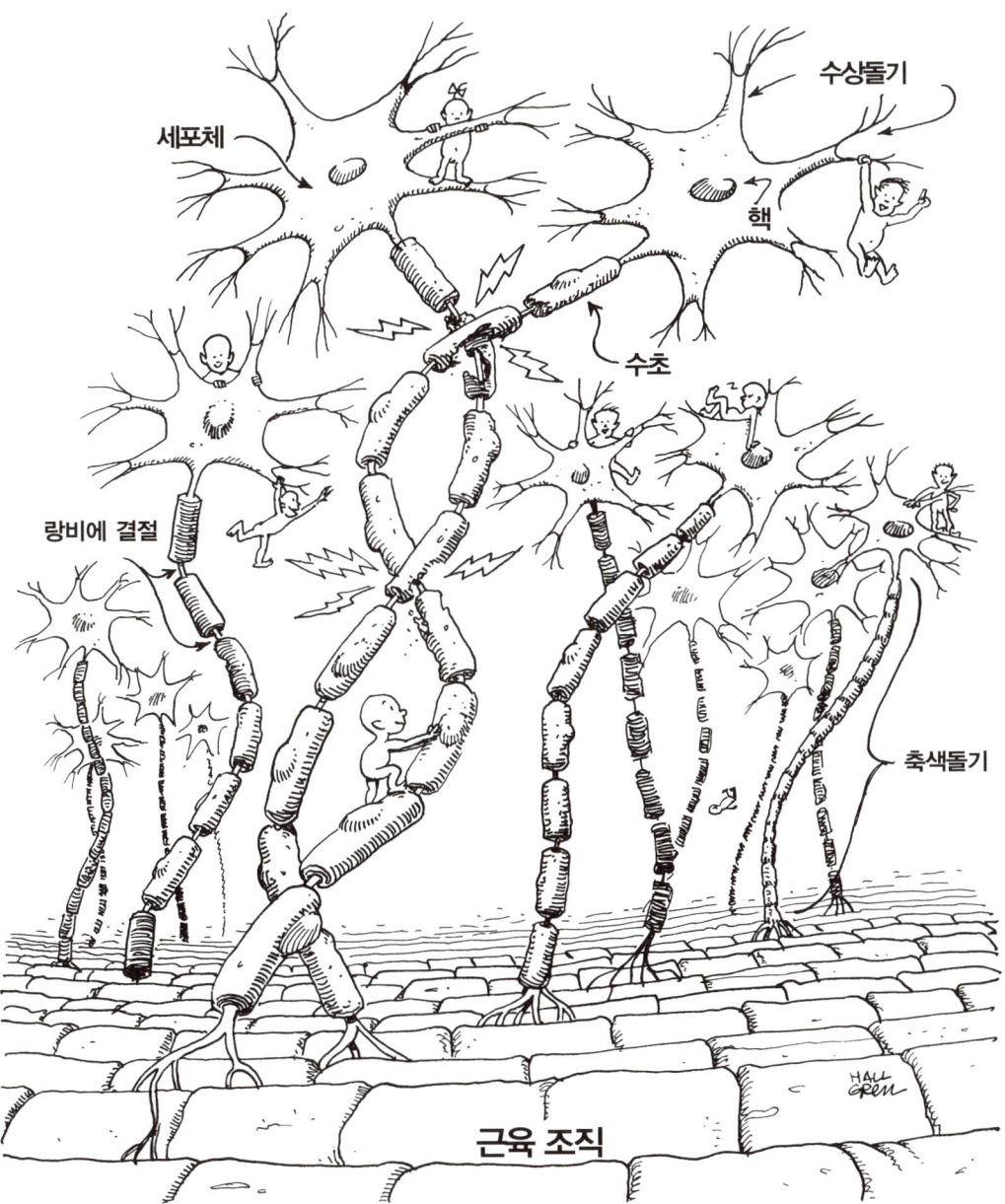

[그림 5.3] 뇌 증폭기

메시지를 신속하게 주고받으려면 수초_{신경섬유 주위를 초상으로 둘러싸는 통 모양의 피막이다_역자 주}가 신경 연결을 보호해야 한다. 수초는 메시지가 빨리 이동하고 신경 구조가 뒤엉키지 않도록 돕는다. 그렇다면 수초를 건강하게 유지하려면 어떻게 해야 할까? 하루에 DHA 600mg을 섭취한다.

감각의 발달 149

✻ 남성의 뇌와 여성의 뇌 ✻

남자 태아는 여자 태아보다 테스토스테론이 많기 때문에 출생 시 신경학적 성장이 3주가량 늦다. 남성은 이러한 초기 테스토스테론 중독 현상의 덕을 나중에 톡톡히 본다. 테스토스테론이 뉴런의 협동 기능을 도와서 사냥감과 야구공처럼 움직이는 대상을 더욱 잘 잡게 만들기 때문이다. 따라서 여자아기는 정신학적으로 남자아기보다 잘 버텨서 생존 가능성이 더 높다. 여기에 담긴 진화론적 의미는 무엇일까? 여성은 출산 잠재력 때문에 사회에 훨씬 소중하지만, 남성은 한 명이 여성 여러 명을 수정시킬 수 있으므로 희생해도 된다는 뜻이다. 그러므로 여자아이의 뇌는 더욱 신중하고 섬세하게 발달해서 앞으로 변화를 겪는 폭이 작다. 하지만 남자아이의 뇌는 형성될 때 자연이 그다지 정교하게 개입하지 않으므로 형성 과정에서 많은 굴곡을 겪는다. 따라서 남자아이가 여자아이에 비해 자폐증이 많고, 지적 수준의 폭 또한 다양하다. 본질적으로 남자아이의 뇌가 발달하는 동안 자연이 주사위를 더욱 많이 굴리기 때문에 결과는 더 좋아지기도 하고 더 나빠지기도 한다.

고 있듯 아기에게 감각이 발달하는 이유는 일몰을 감상하고 음악을 즐기고 와인을 음미하기 위해서가 아니라, 새로 태어날 세상에 적응하고 그곳에서 살아갈 준비를 더욱 완벽하게 하기 위해서이다. 이제 감각이 발달하는 방식을 살펴보자.

촉각

촉각은 가장 먼저 생기는 감각으로 임신 7.5주에 발달하기 시작한다. 태아가 자기 입과 코를 만지고 자궁벽과 얼굴, 나머지 신체 부위를 차례차례 만지면서 촉각은 입술과 코에서 발달하기 시작해 곧 나머지 신체 부위로 퍼져나간다. 촉각은 생존에 매우 중요한 감각이다. 태아는 촉각 덕분에 태어나면서 빨고, 삼키고, 기침을 할 수 있으며, 자궁에서 양수를 흡입할 수도 있다.

촉각에 대한 태아의 반응은 뇌간과 척수에서 일어난다. 중요한 것은 파충류가 감각을 처리하는 과정처럼 가장 원시적이고 하등한 단계에서 촉각을 처리한다는 사실이다. 이게 대체 무슨 뜻일까? 태아는 대뇌피질로 알려진 뇌의 지적인 부위에서 촉감을 처리하지 않고 통증도 느끼지 않는다. 이는 어른이 느끼는 방식처럼 고통을 경험하지 않는다는 뜻이다. 이러한 사실을 알면 태아가 고달픈 출생 과정을 거칠 때 임신부에게 마음의 위안이 될지 모르겠다.* 조금 다르게 표현해보자. 몸 전체에서 느끼는 감각을 탐색하는 말초신경이 통증 발생에 대한 메시지를 보내지만 태아의 뇌는 그 메시지를 이해하지 못한다. 물론 구체적이지는 않더라도 뉴런이 고통스러운 자극을 감지하고 척수와 의사소통을 하기 때문에 태아가 스트레스를 경험할 수는 있다. 뇌에 고통으로 등록되지는 않지만 태아를 괴롭힐 수는 있는 것이다.

> **도막상식**
>
> ✳✳✳ 지문은 어떻게 만들어질까? 특정 순간에 자궁 속 태아의 자세, 태아가 주변을 만질 때 손가락 주위를 빙빙 도는 양수의 농도와 정확한 구성 상태를 포함해서 수많은 환경적 요인이 개인의 지문 모양을 결정한다. 지문의 발달 과정 자체가 매우 무질서하므로 정확하게 같은 무늬가 생길 가능성은 거의 없다.

---

* 실제로 출산 시 아기의 뇌파 검사 결과를 보면 최소한의 활동만 나타난다. 이는 출생하는 동안 아기가 느끼는 통증이 크지 않다는 뜻이다.

토막상식

❋❋❋ 신생아를 가장 이상적으로 안는 방법은 엄마 앞쪽으로 캥거루처럼 안는 것이다. 둘이 신체적으로 가까우면 엄마와 아기의 자연 상태, 특히 신생아에게 자궁 환경을 기억나게 해서 신경과 정서 발달에 좋다. 이러한 자세를 취하면 신생아는 엄마의 냄새를 맡고, 엄마의 심장과 폐에서 나는 소리를 듣고, 엄마의 몸에서 발산하는 온기를 고스란히 느낄 수 있다.

토막상식

❋❋❋ 냉면이나 떡볶이 등 아주 매운 음식이 당길 때 기억해야 할 사실이 있다. 산부인과 의사들에게 널리 알려진 이야기로, 분만 직전에 매운 음식을 먹은 산모의 양수에서는 매운 냄새가 난다고 한다. 세상에 이럴 수가!

후각

과학자들은 태아의 후각이 공기와 호흡 같은 요소에 기초를 두고 발달한다고 믿었다. 하지만 최근에는 대략 임신 30주를 시작으로 양수가 비강과 구강을 통해 쏟아져 나와 태아가 냄새를 맡을 수 있게 한다고 알려졌다. 그 이전까지는 조직이 비강을 막고 있다.

그렇다면 후각은 어떻게 발달할까? 후각 상피세포*는 콧구멍과 함께 임신 9주에 생기며, 한쪽은 후각 신경세포와 결합하는 분자에 연결되고 다른 쪽 끝은 뇌에 닿는다.

태아에게 후각이 발달하면 실제로 엄마가 먹거나 흡입하는 모든 것의 냄새를 맡을 수 있다. 아주 중요한 사실은 엄마의 모유와 땀, 침 등에 양수 냄새가 아기의 기억에 남아 있어서 태어난 후 엄마 냄새를 알아차릴 수 있고, 모유수유도 수월해진다는 것이다. 따라서 엄마는 좋은 냄새가 나는 음식을 먹도록 해야 한다.

시각

대부분의 사람은 어둡고 신비하다는 이유로 자궁을 할머니의 비밀 옷장쯤으로 생각한다. 하지만 자궁에는 태아가 시각적으로 자극받을 정도

---

* 후각 상피세포 olfactory epithelial cells 는 일생에 걸쳐 계속 재생된다고 알려진 유일한 뉴런으로, 6일에 한 번 정도 교체된다.

의 빛이 들어간다. 일반적으로 이런 현상은 임신부가 밝은 곳에 갔을 때 나타난다.

임신 17주에 이르면 눈의 특정 부위, 즉 뇌에 연결된 망막과 수정체를 고정하는 컵 모양의 구조가 발달한다. 4개월경에는 시각을 느끼는 뇌 부위에 시냅스가 생기기 시작한다. 시냅스는 하루에 10억 개씩 증가하고 이 증가세는 1년 동안 계속된다. 단순히 보기만 하는 데에도 뇌에 있는 뉴런의 절반이 필요하다.

토막상식

❋❋❋ 분유를 먹는 아기는 생후 2주가 지나면 엄마의 겨드랑이 냄새를 구분하지 못한다. 모유수유를 하지 않는다면 맨가슴이나 셔츠 안으로 아기를 안고 수유하는 자세가 바람직하다. 모유수유를 하는 경우 아기는 엄마의 씻지 않은 유방을 더 좋아한다. 그러므로 비누를 사용하지 말고 물로만 젖꼭지를 닦는다.

청각

엄마 입장에서야 태아가 엄마의 일거수일투족을 알고 있다면 달갑지 않겠지만, 여하튼 태아는 모든 소리를 들을 수 있다. 태아는 모체의 혈관으로 혈액이 흐르고 위와 장이 움직이면서 내는 빙빙 돌거나 휘젓는 듯한 소리를 분명하게 들을 수 있다. 실제로 이러한 소리의 크기는 약 90데시벨로 고가 철도 옆에 있는 아파트에서 듣는 배경 소음 수준이다.* 태아의 청각은 어떻게 작용할까? 귀 내부에는 자그마한 조개껍데기 모양의 달팽이관이 있는데, 달팽이관의 신경세포에 달린 자그마한 털을 음파가 자극해서 뇌에 충격을 보낸다. 커다란 소음 등으로 이 털이 손상되면 내이의 기능에 영향을 미칠 수 있다. 특히 공장이나 지하철, 공항에서 일하는 임신부는 자신과 태아를 소음으로부터 보호해야 한다. 그리고 당분간 라이브 공연장에는 가지 않는 것이 좋다.

토막상식

❋❋❋ 임신 10주까지 태아의 뇌는 여성적이다. 그 후에는 남자 태아에게 테스토스테론이 엄청나게 많이 분비되면서 뇌에 닿아 의사소통 센터에 있는 세포를 죽이고 성과 공격성 센터의 세포를 키운다.

---

* 자궁에 수중 청음기를 삽입해서 측정한 결과이다.

태아는 마치 우리가 옆집에서 울려오는 스테레오 음을 들을 때처럼 주파수가 낮은 소리 소프라노보다는 베이스를 잘 들을 수 있고, 조직·뼈·체액을 투과해 들려오는 목소리를 듣는다. 임신 24주에 이르면 엄마의 목소리를 알아듣고, 안정을 찾는다. 물론 단어를 구별할 수는 없지만 이때 들리는 목소리의 리듬과 억양이 태아 언어 발달의 토대가 된다.

균형

균형을 잡는 능력은 체조 선수만이 아니라 태아에게도 중요하다. 사람의 균형 감각을 담당하는 전정계의 핵심은 내이의 구조로, 특히 뇌에 전기 자극을 전달하는 섬모로 덮인 이석 耳石, otolith과 세반고리관이다. 태아가 자궁 속에서 서 있는 것도, 그렇다고 걷는 것도 아니므로 태아에게는 균형 감각이 필요 없다고 생각할지 모른다. 하지만 태아는 전정계 덕택에 출생하기 직전 재주를 넘어서 머리를 아래로 향할 수 있다.*

그리고 이러한 균형 감각이 태아에게 나타나는 문제들과 관계가 있다는 흥미로운 사실이 있다. 전정계의 기능 장애로 생기는 균형 문제 때문에 아이에게 정서 문제·주의력 결핍·학습 장애·언어 장애 등이 나타날 수 있다는 것이다. 자폐증과의 관계를 입증하는 자료는 아직 없다. 균형 문제를 일으키는 원인으로 생각해볼 수 있는 것은 스트렙토마이신과 젠타마이신 같은 항생제로, 자궁 안팎에서 내이의 모세포에 손상을 입혀 균형과 청력 문제를 일으킬 수 있다.

미각

아기가 자라서 과일 통조림을 달라고 할 정도가 되려면 앞으로 몇 년

---

* 전정계에 문제가 있는 아기는 머리를 위로 향한 자세를 취해 다리부터 나올 가능성이 크다.

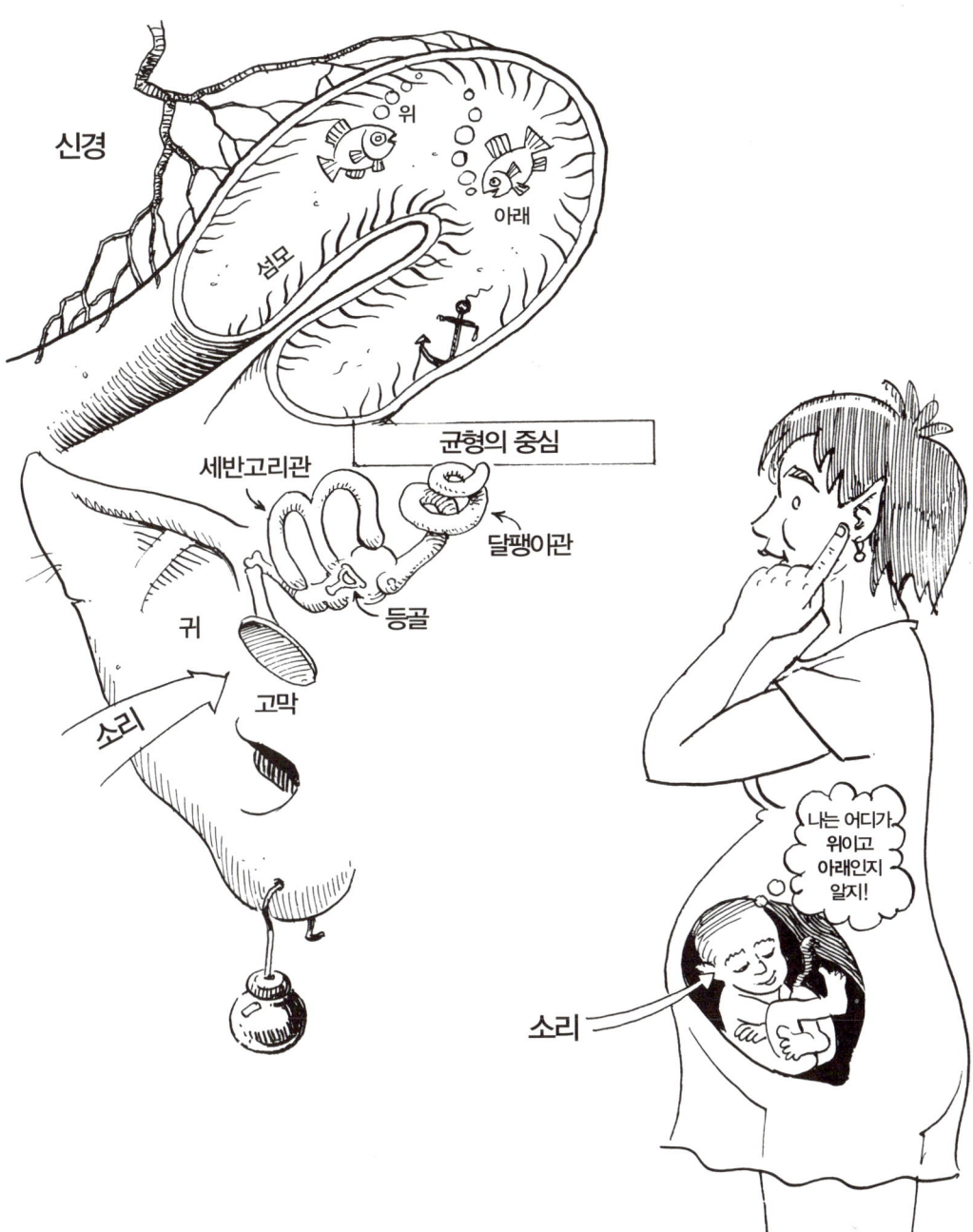

[그림 5.4] 균형 잡기

태아가 배 속에서 구르기를 그토록 많이 하니까 나중에 기계체조 선수가 되지 않을까 기대할지도 모르겠다. 실제로 태아는 전정계가 잘 발달해서 공간 감각이 있다. 그리고 대부분의 시간을 물구나무선 채로 보낸다.

✽ 뒤집기 ✽

분만하기 직전까지 태아의 머리가 위를 향해 있는 경우가 있다. 이런 자세에 대한 원인은 많다. 자궁에 구조적 문제가 있거나, 쌍둥이를 임신해서 태아가 몸을 뒤집을 공간이 거의 없을 수 있다. 또 내이가 더디게 발달하거나 뇌로 가는 혈액 공급량이 부족해서 균형을 방해할 수 있다. 태아가 자세를 바로잡을 수 있도록 임신부가 집에서 할 수 있는 몇 가지 운동을 살펴보자.

- 골반 움직이기: 똑바로 누워 두 손바닥을 바닥에 댄 상태로 무릎을 모으고 엉덩이를 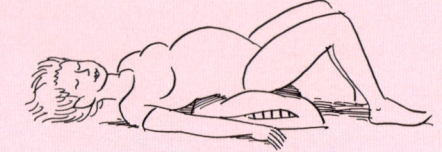 들면서 등을 아치형으로 구부렸다가 다시 원래 위치로 돌아온다. 같은 동작을 30회씩 하루 몇 차례 반복한다.

- 쪼그리기: 양 팔꿈치를 바닥에 대고 무릎을 꿇는다. 필요하다면 남편의 도움을 받아서 안전한 자세를 취한다. 중력이 이동해서 태아의 위치를 바꾸는 데 도움이 된다.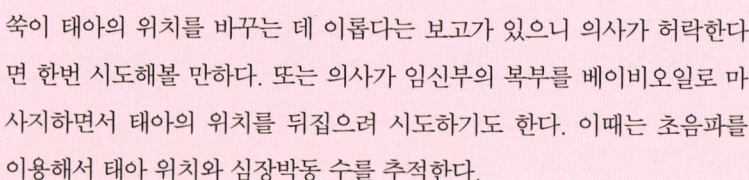

쑥이 태아의 위치를 바꾸는 데 이롭다는 보고가 있으니 의사가 허락한다면 한번 시도해볼 만하다. 또는 의사가 임신부의 복부를 베이비오일로 마사지하면서 태아의 위치를 뒤집으려 시도하기도 한다. 이때는 초음파를 이용해서 태아 위치와 심장박동 수를 추적한다.

은 기다려야겠지만, 임신 8주면 이미 자궁에서 미뢰를 확인할 수 있고, 그 후 5주가량 지나면 미뢰와 뇌가 상호작용하기 시작한다. 태아의 미뢰는 주로 혀의 변두리에 분포해 있으며, 모두 4,500여 개로* 미뢰마다 40여 개의 수용기 세포가 있다. 수용기 세포는 음식 정보를 뇌에 전달하고, 음식 섭취·타액 분비·삼키기 같은 반사작용을 활성화한다.

임신 2개월경이 되면 태아는 몇 가지 맛을 느낀다. 임신 15~17주에는 카레·미나리·마늘·양파처럼 엄마가 섭취한 강한 맛이 양수에 밸 수 있다. 양수의 맛은 임신부가 먹는 음식에 따라 계속 바뀌고, 출생 후 아기의 식성에 큰 영향을 미친다. 하지만 태아의 미각이 일찍 발달하는 데에는 매우 중요한 이유가 있다. 엄마의 땀과 모유가 배어 있는 양수 냄새로 태어난 후 엄마를 구별하기 위해서이다.

기타 반사작용

잘 알고 있듯이 반사작용은 본능적인 움직임이다. 난로가 뜨거울 때 손을 움츠리거나 눈을 깜빡이는 행동 등이다. 중추신경계가 좌우하는 태아의 주요 반사작용을 살펴보자.

움직임: 태아는 자궁에서 다리를 구부리고 펴고, 엄지손가락을 빠는 능력을 발달시킨다. 하지만 이러한 반사작용은 대부분 출생 후 8개월이면 운동 기술로 대체되면서 사라진다. 이때 엄지손가락을 빠는 행동은 반사작용이라기보다 자발적인 동작에 가깝다. 임신한 동안 알코올을 약간만 섭취해도 태아의 빠는 반사작용이 손상되어 음식 섭취에 문제가 생길 수 있다.

----
* 태아의 미뢰 수는 신생아나 어른보다 많다.

토막상식

❊❊❊ 모유와 함께 먹이거나 모유 대신 분유를 먹인다면 DHA가 많이 함유된 제품을 선택한다. 주요 제품은 대부분 우유병 하나에 32mg의 DHA를 함유한다. 반드시 영양 성분표를 확인해야 한다.

걷기: 기는 방법을 배우기도 전에 걷는 것처럼 보일지도 모른다. 신생아는 마치 발로 차는 것처럼 움직이기 때문이다. 태아는 자궁에서 이런 움직임을 반복하고, 출생한 후 처음 3개월 동안 같은 동작을 계속한다. 이러한 반사작용은 아기가 의식적으로 걷는 능력을 획득하기 전에 사라져야 한다. 이를 보행 반사라고 하는데, 아기의 허리 부분을 잡고 똑바로 들면 마치 걷는 것처럼 연달아 움직인다.

모로 반사: 침대에 안전하게 누워 있는데도 침대에서 떨어질 것처럼 느낄 때가 있다. 임신부가 갑자기 몸을 움직이면 자궁에 있는 아기도 똑같이 느껴서 반사적으로 팔다리를 움직인다. 이러한 놀람 반사는 임신 후기에 시작해서 출생한 후에도 계속 나타난다. 이때의 흔들리는 느낌은 포대기로 아기를 감싸주면 누그러뜨릴 수 있다. 몸을 떠는 행동이 함께 나타날 때가 많기 때문에 부모는 발작과 혼동하기도 한다.

임신부는 임신의 부작용에 대응하고 날마다 부딪치는 새로운 문제를 극복하려 애쓰고 있다. 하지만 아기의 감각 발달에 대해서도 곰곰이 생각하고 행동하기를 바란다. 엄마가 노래를 들려주고 대화하는 것은 태아와 부모에게 모두 감동을 안겨주는 특별한 경험이다.

엄마와 아기를 위한 팁

임신을 하면 당연히 태아의 감각도 저절로 발달하리라 생각한다. 아기가 세상에 태어나서 정상적으로 성장한다면 눈과 귀, 코, 입, 손가락이 발달해 온갖 감각을 경험할 테니까 말이다. 그렇다면 나중에 과일의 산뜻한 맛을 음미하고, 베토벤 음악을 감상할 수 있을 정도로 태아의 감각이 발달하는 데 엄마가 할 수 있는 일은 전혀 없을까? 태아의 감각 발달을 향상시키면 태아의 뇌도 발달시킬 수 있다. 엄마의 할 일을 알아보자.

뇌 발달을 강화하라

태아의 뇌를 발달시키기 위해 엄마가 할 수 있는 최선의 일은 배 속에 있는 아기에게 물리학 책을 읽어주는 것이 아니다. 뇌 발달을 강화하는 비결은 DHA 보충제를 섭취해서 뉴런의 연결을 가속화하는 수초를 만들어주는 것이다. DHA 보충제의 하루 권장량은 600mg이다. 생선 기름에서 추출하는 DHA 보충제도 일반적으로 정제 과정을 거쳐 생산하기는 한다. 메틸수은 오염이 걱정된다면 채식주의자가 먹는 제품을 선택한다.

자극하고 또 자극하라

자궁이 잡음을 들을 수 없는 진공 공간이 아니라는 것은 이미 잘 알려진 사실이다. 그래서 엄마들이 아기가 세상에 태어나 자기 침대에서 잠들기도 전부터 책을 크게 읽어주는 것이다. 우리 또한 그렇게 하라고 적극 권한다. 이러한 활동은 아기의 뇌 발달을 도울 뿐 아니라, 아기가 엄마 목소리를 들으면서 일찍부터 청각적 유대 관계를 형성하기 때문이다. 또 음악은 아기의 감각을 자극하고 뇌 발달을 향상시키므로 태아에게 다양한 종류의 음악을 많이 들려주면 좋다. 임신한 동안과 출산한 후에는 아기를 다양하고 쾌적한 장소에서 가능한 한 많은 자극에 노출시켜야 한다. 다양한 소리와 장면에 아기가 노출되면 신경 연결이 그만큼 촉진되어 뇌 발달을 이룰 수 있기 때문이다.

마음의 여유를 가져라

뇌 발달에는 자극이 매우 중요하므로 출산한 후 몇 주 동안은 신생아와 가능한 한 많은 시간을 보내야 한다. 물론 경제 형편과 가정 환경 탓으로 어려울 수도 있겠지만, 법정 출산휴가에 여름휴가와 병가까지 총동원하더라도 엄마가 주는 자극을 아기가 맘껏 누릴 수 있게 만들어주어야 한다. 직장으로 복귀하더라도, 집에 돌아와서는 밀린 집안일을 하려 애쓰지 말자. 집에 있는 동안만이라도 아기와 유대 관계를 형성하는 데 시간을 보내고, 집안일은 아기가 잠자는 동안 하거나 다른 사람과 분담하는 것이 좋다.

다양하게 먹어라

이는 수십 가지 잡다한 음식을 한꺼번에 식도로 밀어 넣으라는 뜻이 아니다. 다양한 음식을 골고루 섭취하는 것이 중요하다는 것이다. 물론 건강에 좋은 음식을 선택하되 임신부의 입덧 정도를 고려해 결정한다. 다양한 음식을 섭취하면 태아의 미뢰를 자극하기 좋다. 몇 년 후에 "엄마, 당근 주세요"라고 말하는 모험심 강한 미식가가 태어날 것이다.

아기 돌보는 사람을 감시하라

아기가 태어나면 엄마가 돌보는 게 가장 좋지만 사정이 안 된다면 아기 돌볼 사람을 골라야 한다. 이 문제를 놓고 엄마는 엄청난 스트레스를 받을 것이다. 이제 그 중요한 역할을 누구에게 맡겨야 할지 선택 범위를 좁혀야 할 때이다. 우선 고려해야 할 요소가 많지만 가장 중요한 것은 아기를 돌볼 사람이 아기에게 얼마나 다양하고 많은 자극을 줄 수 있느냐 하는 것이다. 아기를 돌보면서 전화 통화를 하거나 텔레비전을 보거나 한눈을 파는 사람은 아기를 돌볼 자격이 없다. 따라서 주저하지 말고 감시해야 한다. 이때 웹 카메라를 붙여놓는 방법도 좋다. 아기를 돌보는 사람은 아기를 먹이고 기저귀를 갈아주고 긴급 상황에 대처할 뿐 아니라, 아기의 신경 발달을 도와야 한다. 또 언어와 억양도 고려한다. 아기에게 제2 언어를 가르치려면 외국어를 구사하는 사람을 선택해도 괜찮지만 어쨌거나 아기의 뇌는 유연하기 때문에 일찍 접하면 더 쉽게 외국어를 받아들일 수 있다, 모국어 발달이 늦어질 수 있다는 점도 고려해야 한다.

포대기로 감싸라

출산한 후 아기를 포대기로 감싸는 것이 보온을 위해서라고 말하는 사람도 있고, 아기를 편안하게 해주기 위해서라고 말하는 사람도 있다. 또 마치 아기를 꼼짝 못하게 구속하는 것 같다고 생각하는 사람도 있다. 하지만 아기를 포대기로 감싸는 것은 아주 중요하다. 놀람 반사를 억제해서 아기가 스스로 깜짝 놀라 잠에서 깨는 것을 막기 위해서이다.

아기가 잠들거나 쉬고 있는 동안에는 포대기로 감싸주고, 생후 3개월 경부터 깨어 있는 시간이 길어지거나 주변 사물에 호기심을 보이기 시작하면 약간 느슨하게 풀어준다. 에스키모인과 안데스 인디언처럼 아기를 1년 이상 포대기에 싸서 키우는 문화에서는 아기의 운동 발달이 한 달 정도 늦어지는 경향을 보이지만, 아기는 적응력이 상당히 뛰어나므로 뒤처진 발달 단계를 금세 따라잡는다. 특히 보채는 아기에게는 포대기로 감싸는 방법이 상당히 효과적이다. 아기는 실제로 잠을 자고 싶지만 안정을 취할 수 없을 때 보챈다. 다음 그림을 보면서 순서대로 아기를 편안하게 감싸보자.

* 담요의 위쪽 모서리를 접어 내리고 아기를 그 중앙에 눕힌 후 발은 삼각형의 한가운데를 향하게 한다.
* 담요의 한쪽 모서리를 집어 아기의 반대편 어깨 위로 감싼 후 등 밑으로 밀어 넣는다.
* 담요의 남은 한쪽 모서리를 집어 아기의 배나 가슴 쪽으로 접어 올린다.
* 접어 올린 모서리로 아기의 어깨 위를 감싼 후 등 밑으로 밀어 넣는다.

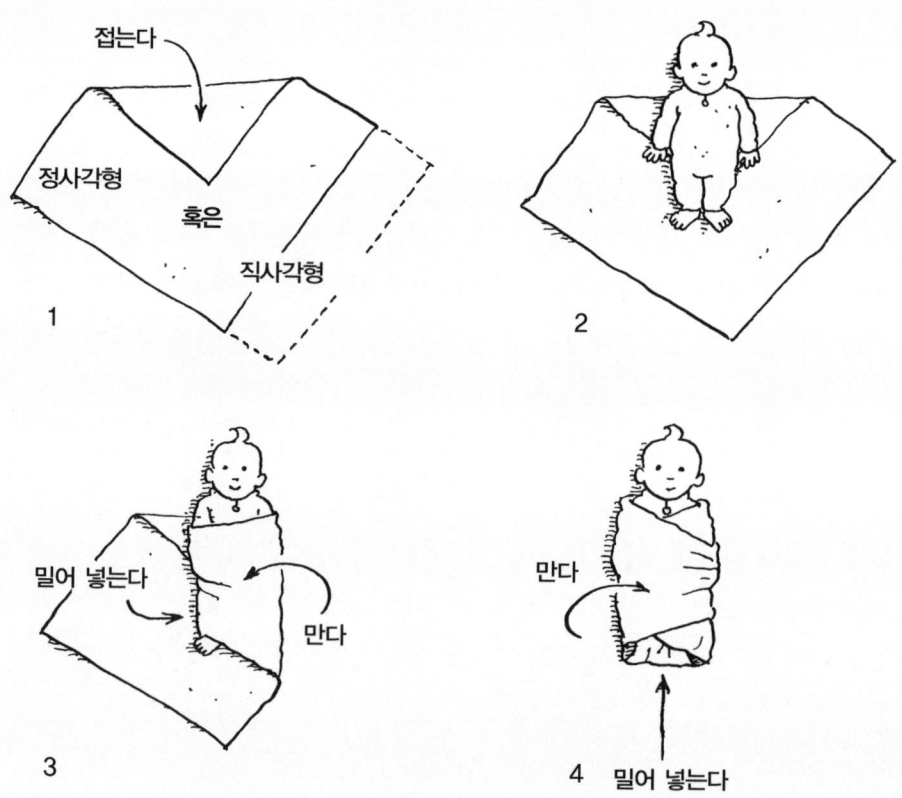

장난감 고르기

흑백 장난감 몇 가지를 장만하자. 신생아의 시력은 형편없다. 신생아는 컬러를 볼 수 없지만 색의 대비는 볼 수 있다. 세부 사항과 컬러를 인식하는 망막세포가 아직 두껍기 때문이다. 그렇다고 당장 집 안을 무채색 물건으로 가득 채울 생각은 하지 마라. 생후 10주가 되면 큰 물체와 밝은 색깔 특히 빨강, 주황, 녹색을 볼 수 있기 때문이다. 물론 처음 몇 주 동안 판다나 얼룩말 몇 마리로 아기 침대를 장식한다고 해서 해가 되지는 않는다. 그리고 임신한 동안 엄마 유두 주위의 둥근 흑갈색 부분이 더욱 커지고 색이 짙어져서 아기의 주의를 더 잘 끌게 된다 218쪽 참고.

마사지를 하라

출생 후에는 신생아를 규칙적으로 마사지해주면 여러모로 좋다. 아기의 신체 부위를 지그시 눌러주고 리듬을 타면서 마사지한다 자세한 사항은 164쪽 '신생아 마사지' 참고. 살갗을 서로 맞대는 것은 유대 관계를 형성하는 아주 이상적인 방법이다. 특히 모유수유하는 엄마와 비교해 소외감을 느끼는 아빠가 시도하면 좋다. 또 아기의 스트레스를 해소해주거나, 보채는 아기를 달래거나, 음식을 잘 흡수할 수 있도록 뇌세포를 자극하거나, 면역 기능을 향상시키거나, 아기가 쉽게 잠잘 수 있게 해주는 등 장점이 아주 많다. 일부 연구 결과를 보면 신경 발달에는 촉각이 매우 중요한 요소로 작용하므로 아기 돌보기 일과에 마사지를 꼭 포함시킨다.

신생아 마사지

출생 직후 아기와 유대 관계를 형성하는 가장 좋은 방법 중 하나는 매일 마사지로 아기의 긴장을 풀어주는 것이다. 아기가 조용하지만 아직 잠잘 기미를 보이지 않을 때 마사지를 해주자. 매번 마사지할 때마다 부드러운 선율의 같은 음악을 들려준다. 그러면 아기가 그 음악 소리와 마사지의 긴장 이완을 연결하게 된다. 바닥에 편히 앉아 무릎을 벌려 다리를 다이아몬드 모양으로 만든다. 다리 사이에 담요를 깔고 그 위에 아기를 눕힌다. 이 자세가 편하지 않으면 아기를 무릎 위에 눕힌다. 엄마 손을 비벼 따뜻하게 한 후, 천연 성분의 가벼운 오일로 아기의 몸을 부드럽게 마사지한다. 미국 마사지요법협회 American Massage Therapy Association가 권장하는 몇 가지 방법을 소개한다.

다리: 한 손으로 아기 발을 잡고 반대쪽 손으로 아기 다리를 두드린다. 아기의 발가락에서 시작해 엉덩이와 등을 따라 올라가며 두드린다. 그리고 나서 발바닥을 마사지하고 발가락 하나하나를 잡아당긴다. 엄지손가락으로 발꿈치부터 발가락까지 눌러주고 자그마한 원을 그리며 발목 주위를 부드럽게 마사지한다.

배: 손가락 끝으로 자그마한 원을 그리며 부드럽게 마사지한다.

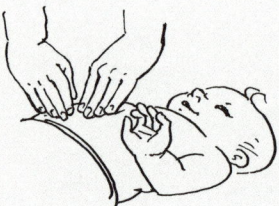

스트레칭: 아기를 똑바로 눕히고 아기의 발과 무릎을 모아 잡은 후 무릎을 구부려 가슴까지 쭉 잡아 올린다. 이렇게 움직이면 장운동이 활발해져서 가스가 나오기도 한다. 무릎을 구부린 상태로 다리를 모아 잡고 엉덩이에 힘이 들어가지 않은 상태에서 부드럽게 원을 그리며 왼쪽으로, 오른쪽으로 돌려준다. 이런 동작은 복통을 완화하는 데 도움이 된다.

팔: 한 손으로 아기의 손목을 잡고 반대쪽 손으로 아기의 팔을 따라가며 가볍게 두드린다. 팔의 아래쪽부터 위쪽까지 위아래로 두드린 후, 손바닥을 마사지하고 손가락을 하나하나 쥐었다 편다. 반대쪽 팔도 똑같은 동작을 되풀이한다.

등: 아기를 바닥에 엎드려놓고 손으로 아기 등의 위쪽부터 엉덩이까지 내려오며 조물조물 만져준다. 그런 다음 아기의 척추를 따라가며 위아래로 작은 원을 그리며 마사지한다. 엄마의 손가락을 갈퀴 모양으로 만들어 아기 등을 골고루 두드려준다.

머리와 얼굴: 손으로 아기의 머리 뒷부분을 잡고 손가락으로 두피를 두드린다. 그러고 나서 귓불을 문지르고 눈썹, 눈을 감긴 상태에서 눈꺼풀, 콧등을 두드린다. 작은 원을 그리며 턱을 부드럽게 마사지한다.

Part 3

아기가 엄마를 바꾸다

엄마가 되기 위한 마음의 준비

섹스에 대해 이야기하자

몸의 변화

The Mind of Mom

Manage Your Stress, Sleep Better, and Find the "Om" in Mom

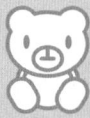

Chapter 6

엄마가 되기 위한 마음의 준비

스트레스에 대처하라! 엄마의 행복을 발견하라!

지금까지는 아기의 뇌 발달에 대해 다루었다. 이제부터는 스트레스, 불안, 수면 부족, 우울증 등 임신으로 바뀐 모체의 뇌가 임신부에게 미치는 영향을 설명하려고 한다. 이 모든 현상을 하나로 묶은 이유는 마치 도미노 현상, 악순환, 자동차 연쇄 충돌처럼 원인과 결과로 뒤엉켜 있기 때문이다. 잠을 충분히 자지 못하면 스트레스를 받고, 스트레스를 받으면 잠을 충분히 자지 못한다. 이제 여기에 우울증을 섞어보자. 우울하면 잠을 자지 못하고, 잠을 충분히 자지 못하면 스트레스를 받아 우울하다. 게다가 몸이 천근만근이고 잠을 못 이뤄 어찌할 바를 모르는데, 남편은 밤마다 코를 골며 깊이 잠들어 있으면 스트레스를 받고 우울해서 벽이라도 부수고 싶은 심정이 된다.

이렇듯 스트레스, 불안, 수면 부족, 우울증은 대부분의 임신부에게 심각한 문제이지만, 정신 건강에 얽힌 고정관념 때문에 예비 엄마들은 이같은 모든 걱정과 기분 변화, 감정 문제 등을 혼자 삭이려고 한다. 이 책을 통해 우리는 사회가 품은 편견의 벽을 깨는 동시에 임신부를 격려하여 그들이 가지는 부정적 감정을 받아들이고 스트레스를 포용하게 만들고 싶다. 이때 임신부는 "아는 것이 약이다 Just say know"라는 말을 기억해야 한다. 제대로 알고, 많이 알수록 마음은 더욱 편안해지는 법이다. 비행기의 자동 조종 장치처럼 매일 부딪치는 스트레스를 자동으로 처리할 수 있다면 삶은 더욱 윤택해질 것이다. 200쪽의 '걱정 및 불안 퀴즈'를 통해 자신의 불안 수준을 구체적으로 파악하자. 그리고 자신이 받는 스트레스를 건강하게 해소하려면 어떻게 해야 하는지 방법을 찾아내자.

정신적 문제를 "모두 마음먹기에 달렸다"라는 말로 얼버무리기는 쉽다. 하지만 임신부의 머릿속에서 일어나는 현상은 임신부 자신과 아기에게 심각한 영향을 미친다. 그렇다면 그 영향은 어느 정도일까? 몇 가지 연구 결과를 보면, 불안과 우울증을 느끼는 임신부는 조산하거나, 아기의 출생체중이 적거나, 출생한 후 아기가 특별 치료를 받아야 할 가능성도 높아진다. 엄마의 불안과 우울증을 경험한 아기는 그렇지 않은 아기에 비해 출생한 후 발달 정도가 낮고, 수면과 수유에 문제를 초래할 뿐 아니라 엄마와의 상호작용도 부족하다.

이렇듯 엄마의 불안은 아기에게 많은 부정적 영향을 미친다. 그렇다고 의사가 모든 개인의 위험을 예측할 수 있는 것은 아니다. 회복력이 뛰어나서 스트레스에 그다지 영향을 받지 않는 아기도 있기 때문이다. 어쨌거나 엄마가 받는 스트레스가 아기에게 부정적 영향을 미치는 것만은 사실이다.

긍정적 사실도 있다. 인간은 놀라울 정도로 적응력이 뛰어나다. 따라서 출생 후 아기가 건전하고 스트레스가 적으면서 우울하지 않은 환경에서 성장한다면, 임신 기간에 스트레스로부터 받은 나쁜 영향을 이겨낼 수 있다. 임신한 동안 불안하거나 우울했지만 치료를 제대로 받는다면 이미 발생한 손상도 회복할 수 있다. 임신부에게 겁을 주려는 의도가 아니다. 다만 불안과 우울증이 임신성 당뇨병과 임신중독증처럼 건강 문제라는 사실을 강조하고 싶을 뿐이다. 스트레스를 대하는 가장 현명한 방법은 부정적이고 저항하기 힘든 스트레스와 정상적이고 건전한 스트레스를 구별하고 치료 방법을 찾는 것이다.

부정적 스트레스는 긴장, 불안, 우울증을 낳기 때문에 건강에 해롭지만 건전한 스트레스는 긍정적 성장과 변화를 가져온다. 우리는 하루하루 생활하면서 스트레스를 받아 긴장과 두통을 경험하고, 신경학적으로 무기력감을 느끼기도 한다. 이때 사람들이 보이는 일반적인 반응은 무엇일까? 대개는 해야 할 목록을 죄다 태워버리고 관자놀이를 꾹꾹 누르면서 뽀송뽀송한 오리털 이불에 몸을 파묻고 푸른 해변을 거니는 꿈을 꾸고 싶어 한다.

하지만 대부분의 스트레스는 불공평하리만치 평판이 나쁘다. 그렇다고 스트레스, 긴장, 불안이 위험하지 않다는 뜻은 아니다. 다만 그러한 평가를 내리기 전에 한 발짝 뒤로 물러나 더욱 높은 차원에서 스트레스가 삶에 어떤 영향을 미치는지 생각해보아야 한다.

우리는 살아가면서 언제나 긍정적 스트레스에 부딪치고, 이를 극복하기 위해 노력한 끝에 최고의 순간을 경험한다. 그리고 사실상 도전, 흥분, 정신적 압박감을 추구한다. 스트레스가 따르기는 하지만 이러한 요인이 삶에 의미를 부여하기 때문이다. 도전이 클수록 성장하고 기쁨을 누릴 가능성도 크기 마련이다. 임신이 바로 그렇지 않을까? 임신은 자기 삶에서 열 손가락 안에 들 정도로 커다란 스트레스 유발 원인인 동시에 가장 보람 있는 경험이다.

임신과 스트레스를 열기구 탑승에 비유해보자. 열기구는 공기로 채워져 팽창하면서 스트레스를 받는다. 하지만 그 공기의 도움으로 땅을 벗어나 완전히 새로운 세상을 볼 수 있다. 하늘 높이 올라가 넓게 보면서 세상을 깊이 이해하고 새로운 세상을 경험한다. 이때 어려운 문제는 공기량을 적당하게 유지하는 것이다. 공기, 즉 스트레스가 지나치게 많으면 시야를 놓치고 구름에 가려 아무것도 볼 수 없다. 반면 공기가 지나치게 적으면 이륙조차 하지 못해 세상의 아름다움을 만끽할 수 없다. 우리는 스트레스에서 벗어나고 싶다고 해서 정반대의 상황, 즉 땅에 단단히 뿌리를 내리고 결코 드넓은 세상을 둘러보지 않거나 주위에 널린 기회조차 누리지 못하는 것을 원하지는 않는다.

임신한 동안 겪는 스트레스와 우울증은 아기와의 유대 관계 형성을 방해할 수 있다. 불안과 우울증은 빨리 치료하지 않으면 출산한 후에도 없어지지 않으므로 신생아를 돌보기도 훨씬 힘들다. 고통을 겪고 나면 웃을 일도 있으리라 생각하며 불안과 우울증을 마냥 견뎌내려고만 해서는 안 된다. 그러면 고통은 멈추지 않고 계속될 뿐이다.

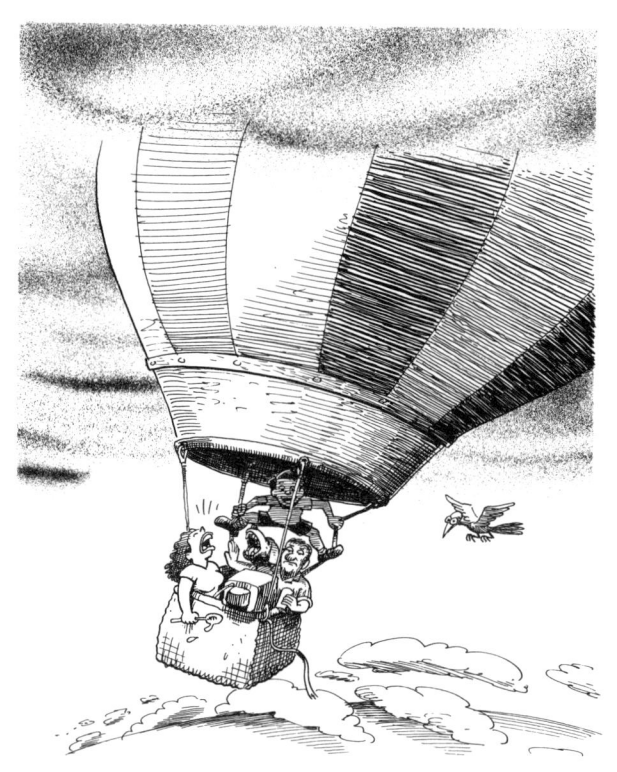

임신에 따른 스트레스를 해소하는 가장 좋은 방법은 임신부에게 불안이나 좌절을 안겨주는 원인을 찾아서 완화하는 방법을 찾는 것, 그리고 적절한 시기에 주변에 도움을 요청하는 것이다. 스트레스를 반드시 제거할 필요는 없다. 다만 스트레스에 맞서는 가장 적절한 순간과 대응책을 찾으면 된다.

엄마 되기 준비 과정 : 모성의 생물학

대부분의 사람은 자신이 느끼는 스트레스에 대해 정도에 따라 순위를 매길 수 있다. 산더미 같은 빚처럼 커다란 스트레스와 옷에 묻은 겨자 자국처럼 작은 스트레스를 구별할 줄도 안다. 작은 스트레스도 당시에는 커 보일 수 있지만, 마음 깊은 곳에서는 그 또한 어차피 지나가리라고 생각한다.

> **토막상식**
>
> ❋❋❋ 태아는 거의 하루 종일 잠을 잔다. 임신 32주까지는 하루의 95%, 분만 직전에는 약 85%를 잠으로 보낸다.

이랬던 생각이 임신한 동안에는 완전히 달라진다. 머리가 빙글빙글 돌고, 질문이 속사포처럼 터져 나오면서 모든 스트레스가 크게만 느껴진다. 아기는 건강할까? 분만은 얼마나 힘들까? 과연 내가 아기를 잘 돌볼 수 있을까? 몸매가 망가지고 성적 매력을 잃어서 남편이 다른 여자에게 눈을 돌리지나 않을까? 남편은 자기가 좋아하는 축구 선수의 이름을 아기 이름으로 지을까? 부모님은 어째서 분만실까지 쫓아 들어오려는 걸까? 큰아이가 새로 생길 동생을 잘 받아들일까? 괴롭히지는 않을까?

임신부는 이런저런 문제로 고민하며 정신적 부담감을 느낀다. 하지만 분명한 것이 있다. 임신한 동안에는, 특히 처음 임신했을 때에는 누구나 불안해한다는 사실이다. 출산 경험이 있다면 다른 자녀들을 돌보느라 걱정에 휩싸일 시간 자체가 줄어들겠지만, 첫 임신이라면 알지 못하는 세계에 대해 두려움을 느끼기 마련이다. 많은 궁금증이 떠오르면서 임신부는 긴장으로 심장이 터질 지경이 된다.

궁금증이 생기고 감정을 느끼는 과정에 대해서는 이미 알고 있겠지만, 신체적으로 일어날 현상에 대해 생각해본 적이 있는가? 특히 임신했을 때 머릿속에서는 어떤 현상이 벌어질까? 실제로 머릿속에서는 정말 많은 일이 일어난다.

임신한 동안 임신부의 뇌는 수축한다. 아이스크림에 고춧가루를 뿌리는 식의 어이없는 실수를 저지르는 미묘한 망각 증상을 가리키는 '마미 브레인mommy brain'을 실제로 경험해본 사람에게는 낯선 이야기가 아니다. 그렇다고 뇌세포가 죽어 없어지는 것은 아니다. 다만 신진대사가 바뀌면서 임신부의 뇌가 세포 사이의 연결을 재구성하고, 엄마 역할에 대비하려고 변화하는 것이다. 이는 일반적으로 임신 후기에 나타나는 현상으로, 다른 걱정거리를 차단하고 아기에게 전념하는 방향으로 발전하는 것이지만 불안하기는 마찬가지이다. 분만이 1~2주 후로 다가오면 임신부의 뇌는 다시 커지고 신경 회로를 새롭게 구축하기 시작해 예전보다 훨씬 강해지기 때문에 산모가 신생아를 더욱 잘 이해하고 다룰 수 있도록 돕는다.

또 임신한 동안에는 임신부의 뇌에 영양분을 추가로 공급해야 한다. 뇌에 매우 중요한 화학적 요소는 DHA로, 앞에서 설명했듯이 아기와 아기 뇌에 들어 있는 중요한 오메가-3 지방산을 가리킨다. 태아는 오메가-3 지방산을 매우 능동적으로 받아들인다. 뇌의 60%가 지방으로 이루어져 있으므로 음식이나 보충제를 통해 섭취하지 않으면 이토록 중요한 신경 보호 지방이 고갈되고 만다. DHA는 스트레스로 손상을 입은 뇌세포나 신경 연결을 치료하는 데 아주 유용하다. 스트레스를 많이 받는 택시 운전사가 오메가-3 지방산을 별도로 섭취하면 스트레스에 훨씬 잘 대처한다는 연구 결과도 있다. 따라서 임신한 동안에는 반드시 DHA 보충제를 섭취해야 한다. DHA는 스트레스를 예방하거나 이에 대응하고, 우울증을 다스리는 데에도 도움이 된다.

임신한 동안 임신부의 뇌는 태반을 비롯해 몸 전체에서 생산하는 신경 호르몬의 영향을 받는다. 임신하고 처음 몇 개월 동안 신경호르몬이 전달하는 화학적 메시지 때문에 임신부의 후각이 바뀌고, 태아에게 해가 될지 모르는 요인에 민감해진다. 임신부가 쉽게 메스꺼워지는 이유도 이 때문이다. 이렇게 처음 몇 개월을 지내고 나면 뇌는 이러한 호르몬 작용에 익숙해져서 임신부의 식욕이 다시 생기도록 돕는다.

특히 두 가지 호르몬, 즉 프로게스테론과 에스트로겐은 임신 기간 동안 전력 질주한다. 프로게스테론에는 진정 효과가 있어서 스트레스로부터 임신부를 보호한다. 임신한 동안 밀려드는 갖가지 불안에 잘 대처할 수 있는 것도 프로게스테론의 역할 덕분이다.

다음 장에서 다루겠지만 좀 더 성적인 부분을 연상시키는 에스트로겐의 증가 또한 뇌 기능에 영향을 미친다. 첫째, 에스트로겐은 외부 영향으로부터 손상을 입지 않도록 뉴런 신경계의 구조적·기능적 단위인 신경세포이다_감수자 주을 보호한다. 둘째, 혈관을 확장하는 산화질소의 효과를 높인다. 뇌는 다른 장기와 달리 상당량의 영양분을 초과 저장하지 않으므로 임신부는 뇌 기능에 필요한 영양분을 주로 혈관에서 공급받는다. 이때 에스트로겐의 양이 많으면 그만큼 혈류가 원활해진다.

또 분만하는 동안 다량의 옥시토신 oxytocin이 뇌를 통과하며 흐르는데, 옥시토신은 타인과 유대 관계를 잘 맺도록 도와주어 사람을 기분 좋게 만드는 호르몬이다. 분만한 후 며칠이나 몇 주 동안은 많은 여성이 가벼운 행복을 느끼고, 집 안을 꾸미거나 집안일을 열심히 하려는 행동 지나치게 열심히 청소하고 요리를 하는 등을 보인다. 이러한 변화도 기타 호르몬과 스테로이드처럼 옥시토신과 관계가 있을 수 있다. 갓 분만한 산모는 신생아를 안을 때 '아기를 향한 강한 사랑 baby lust'을 느낀다. 이는 일종의 화학반응으로 아기의 페로몬 pheromone이 옥시토신을 추가로 생산하도록 자극해서 유대감을 증가시키기 때문이다.

임신한 동안 일어나는 호르몬 변화와 신경 변화로 임신부의 뇌는 '아기가 곧 도착할 예정이니 단단히 준비하라'는 강력한 메시지를 받는다.

하지만 예상하지 못한 부작용으로 임신부의 정신이 약간 멍해질 수 있고, 얼마간 스트레스를 받을 수도 있다. 신발을 어디에 벗어놓았는지조차 잊어버리는 정신으로 대체 아기를 어떻게 돌볼 것이며, 직장에 복귀해서는 어떻게 업무를 처리할 수 있을까? 하는 등의 걱정이 앞선다. 하지만 이는 돌이킬 수 있는 것이며, 최고의 부모가 되기 위해 스스로를 준비시키는 과정이라는 사실을 기억하고 마음을 편안하게 가지면 된다.

압박감: 스트레스의 과학

임신이라는 롤러코스터를 타면 언제나 마음먹은 대로 오르내릴 수는 없다. 하지만 안전한 놀이공원에 가서 튼튼한 좌석을 골라 앉아 안전벨트를 단단히 맨다면 롤러코스터가 출발해서 순간적으로 회전하고 떨어졌다가 마음대로 뒤틀린다 해도 마음 졸이지 않고 오르막과 내리막을 즐길 수 있다. 그러려면 사람들이 보이는 스트레스 반응과 사람에게 약간의 스트레스가 유익한 이유를 알아야 한다.

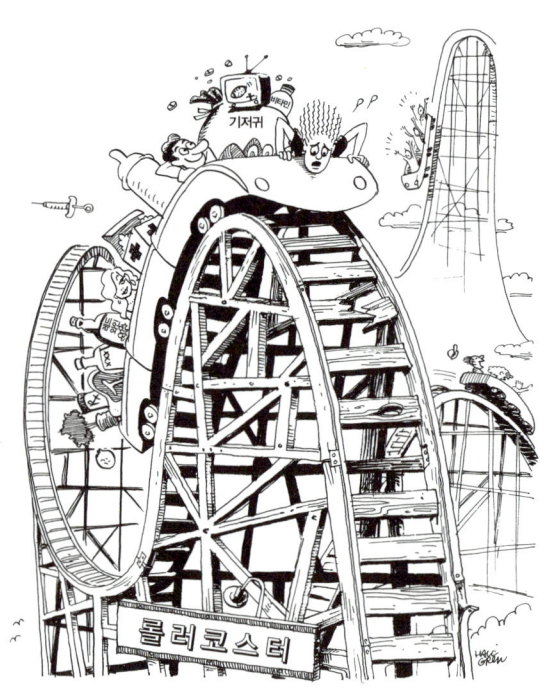

걱정은 문제를 해결하는 데 유익하고, 투쟁 도피 반응 fight-or-flight response 으로 알려진 스트레스 반응은 날카로운 이빨을 드러낸 호랑이처럼 생명을 위협하는 문제에 잘 대처하도록 돕는다. 스

트레스의 문제는 대체로 불안한 수위가 극도에 다다랐을 때 발생한다. 골디락스 원칙Goldilocks principle을 예로 들어보자. 약간의 불안은 오히려 정신을 바짝 차릴 수 있게 해주기 때문에 좋지만, 불안이 지나치면 파괴적인 영향을 미칠 수 있고, 불안을 전혀 느끼지 않으면 어떤 행동도 취하지 않아 이빨 빠진 호랑이에게도 밥이 되고 만다.*

급성 스트레스와 만성 스트레스의 진화적 차이를 파악하면 스트레스와 임신의 관계를 이해할 수 있다. 급성 스트레스에 시달릴 때 최종 기한이 눈앞에 다가와서 30분 걸리는 일을 20분 만에 완성하려 하거나, 시간 맞춰 비행기를 타려고 공항으로 달려갈 때 모체는 임신부가 위기 상황을 잘 헤쳐 나가도록 돕는다. 다음은 급성 스트레스를 받을 때 모체에 나타나는 현상이다.

- 혈당 수치를 높이는 스트레스 호르몬인 코르티솔의 분비가 늘어나서, 임신부가 상황에 대처할 힘을 갖추도록 모든 세포와 근육에 에너지를 공급한다.
- 아드레날린 분비가 일시적으로 증가해 혈류를 심장과 뇌로 재분배하고, 자궁과 태반의 혈액량을 감소시켜 엄마와 태아에게 생존해야 한다는 자극을 준다. 산모와 태아를 위해 일시적으로 꼭 필요한 일이다. 스트레스가 지속되면 임신부의 아드레날린이 태반을 통과하면서 자궁과 태반의 혈관을 수축시켜 결국 태아에게 가는 혈액의 양이 감소한다. 그로 인해 조산의 위험성이 높아진다_감수자 주.

토막상식

❖❖❖ 임신부의 불안이 아기를 양손잡이로 만든다는 연구 결과가 있다. 아이가 양손으로 야구공을 던질 수 있다면 어떨까? 미래가 촉망되는 스포츠 선수로 성장할 거라고 말하는 사람도 있을지 모르겠다. 하지만 양손잡이는 난독증, 자폐증, 주의력결핍장애 같은 신경 발달 문제와도 관계가 있다.

---

* 운동선수, 음악가, 기타 공연 예술가도 이 점을 잘 알고 있다. 약간의 스트레스는 집중력을 높여주고 궁극적으로는 경기력을 향상시키지만, 스트레스가 지나치면 모든 노력이 수포로 돌아갈 수 있다.

● 예상치 않은 급성 스트레스를 겪으면 자궁으로 가는 혈류가 감소하면서 태아를 궁지에 몰아넣어 조산을 일으킬 수 있다.

스트레스가 일시적이라면 크게 위험한 것은 없다. 하지만 스트레스가 급성에서 만성으로 바뀌면 잔소리하는 상사, 거만한 친척, 방 안을 칠할 페인트 색을 둘러싼 끊이지 않는 걱정 등 누가 봐도 바람직하지 못하다. 왜 그럴까? 만성 스트레스에 시달리면 오랫동안 에너지원이 태아에게서 모체로 옮겨가기 때문이다. 또 포도당이 고갈되고 혈류가 감소하면서 영양분과 산소 공급이 제한되어 태아의 장기 발달이 늦어지고 성장이 제한된다. 인체는 잠정적 불안을 극복하도록 진화해왔다. 따라서 우리가 우려해야 하는 것은 바로 만성 스트레스이다.

인체가 스트레스 상황에 대응하는 방식과 관계가 있는 부분은 시상하부-뇌하수체-부신 축hypothalamic-pituitary-adrenal axis, HPAA으로 불리는 화학물질의 순환이다. 스트레스 호르몬이 세 가지 분비샘 사이에서 피드백 고리feedback loop 형태로 뇌와 상호작용한다. 모체의 피드백 고리도 같은 방식으로 작용한다. 인체는 로봇처럼 정해진 대로 움직이는 것이 아니라 받아들인 정보, 즉 피드백에 근거해 반응한다. 이 축에서는 스트레스 요인 때문에 시상하부hypothalamus, H, 뇌의 일부가 특정 스트레스 호르몬을 분비하고, 뇌하수체pituitary gland, P, 두개골에 있다가 자극을 받아 호르몬을 더욱 많이 분비한다. 이처럼 폭포같이 쏟아지는 화학물질이 부신adrenal glands, A, 신장의 꼭대기에 있다에 신호를 보내 최대 스트레스 호르몬인 코르티솔과 에피네프린epinephrine, 아드레날린으로도 알려져 있다을 분비하게 만든

> **도막상식**
>
> ❊❊❊ 모체가 느끼는 스트레스가 성적 성향sexual orientation과 관계가 있다는 이론이 있다. 그 이론에 따르면 유전자가 커다란 영향을 미치기는 하지만 코르티솔 같은 스트레스 호르몬이 테스토스테론의 생산을 방해할 수 있다고 한다. 모체가 스트레스에 시달리면 스트레스 호르몬이 태반을 가로질러 테스토스테론을 방해하고 남자 태아의 뇌를 자극해 여성적 성향을 띠게 만들 수 있다는 것이다.

다. 아드레날린은 혈압과 심장박동 수를 높이고, 코르티솔은 포도당을 증가시켜 근육에 에너지를 공급함으로써 더욱 신속하고 빠르게 몸을 움직일 수 있게 해준다.

임신하면 피드백 고리가 임신부뿐 아니라 태아에게도 영향을 미친다. 임신부의 혈류에 코르티솔 양이 증가하면 뇌 발달을 포함한 태아 발달에 매우 미묘한 변화가 일어날 수 있다. 아드레날린이 모체에서 태아 쪽으로 직접 이동하지는 않지만, 연구자들은 간접적 영향을 미칠 수 있다고 본다. 모체의 혈관계 아드레날린은 혈류를 재분배하고 자궁으로 가는 혈류량을 줄인다를 변화시켜 아드레날린 생산을 늘리고 영양분이 태반에 전해지는 방식에 영향을 준다.

이제 생물학적 원리를 파악했으므로 어떤 행동 변화가 나타나는지도 살펴보자. 임신한 뒤 스트레스에 시달리는 임신부는 의사를 만나기 싫어하고, 불안감을 해소하려고 과식, 흡연, 음주, 심지어 마약 같은 위험한 것에 의존할 수도 있다. 하지만 이러한 방법은 우울한 임신부가 이미 느끼고 있는 죄책감만 더욱 무겁게 할 뿐이다. 이 장의 끝 부분에 소개한 방법을 참고하면 임신부의 마음과 몸에서 일어나는 현상을 연결해서 이해하는 데 도움이 될 것이다.

편안하고 쾌적한 수면 : 충분한 휴식

침대는 엄청난 즐거움과 끈끈한 유대 관계의 원천일 수 있지만 심각한 스트레스의 원인이 되기도 한다. 대부분의 임신부는 아기가 태어나고 몇 개월 동안 밤에 두 시간마다 일어나야 한다는 사실을 심각하게 고민한다. 하지만 대개는 임신한 동안 이미 수면 문제에 시달린다. 일부 전문가

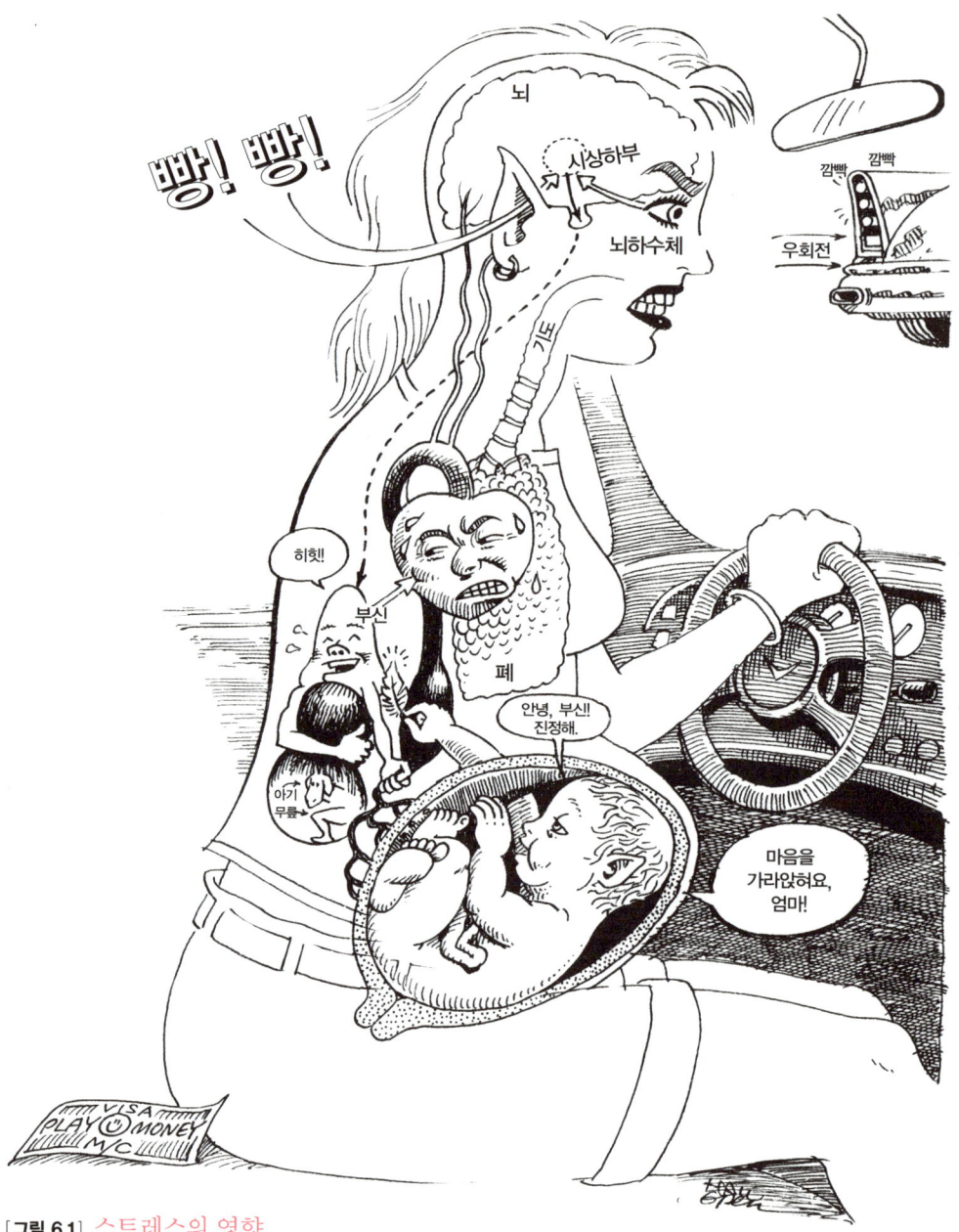

[그림 6.1] 스트레스의 영향

스트레스가 쌓이는 상황이 되면 화학물질과 호르몬이 홍수처럼 불어나 혈류를 돌아다니면서 혈압과 심장박동 수를 높인다. 스트레스를 관리하면 임신 기간을 좀 더 안정적으로 보낼 수 있다. 불안과의 싸움에서 이기는 가장 강력한 도구는 지식이다.

의 이론에 따르면, 임신한 동안 임신부가 잠에서 자주 깨는 현상은 아기가 출생한 이후에 대비해 스스로를 준비시키는 방식이라고도 한다.

모체는 여러 가지 이유로 수면이 필요하다. 수면은 임신부의 뇌 기능뿐 아니라 면역 체계, 피부, 기분까지 개선한다. 뉴런이 정상적으로 움직이려면 방해받지 않고 90분 동안 수면을 취해야 한다. 게다가 수면은 임신부가 이상적 체중과 체형을 유지하도록 도와주는 성장호르몬의 분비를 촉진한다. 성장호르몬은 몸만이 아니라 태반과 자궁의 발달에도 필요하다. 성장호르몬은 모체가 힘들어하는 시기에도 태아가 건강하게 발달할 수 있게 해주기 때문에 어떤 면에서는 임신부가 임신으로 인한 많은 스트레스에 맞설 수 있도록 도와주는 셈이다.

그렇다면 정상적인 수면 주기는 어떻게 될까?

사람의 뇌는 거의 컴퓨터와 비슷해서 사용하지 않는 오래된 파일을 치워버리면 좀 더 효율적으로 작동한다. 수면은 인체의 신경학적 데이터베이스를 청소해서 좀 더 명확하게 생각할 수 있도록 만들어준다. 인체는 초기 수면1~2단계부터 시작해서 좀 더 깊은 수면꿈을 꾸는 빠른 안구 운동 rapid eye movement, REM 단계까지 매일 밤 몇 단계의 수면을 거친다. 대부분 재생이 일어나는 단계는 가장 깊은 수면 상태3~4단계이다. REM 단계에 도달하지 못하면 잠을 잤다고 해도 뇌가 상쾌하게 움직이는 기분이 들지 않는다.

사람이 수면을 취할 때는 90분의 수면 주기가 하룻밤에도 여러 번 반복된다. 통증을 느끼거나 속이 쓰리거나 화장실에 가야 해서 잠을 깨는 일이 없다면 말이다. 90분의 주기를 마치기 전에 잠에서 깨어나 버릇하면 깊은 수면 상태로 들어갈 수 없어서 뇌가 제대로 회복되지 않는다.

문제는 밤에 잠에서 깨는 습관이 악순환으로 이어진다는 것이다. 밤에 잠을 깨면 푹 쉴 수 없고 그러면 당연히 낮에 피곤해서 낮잠을 자게 된다. 그래도 몸은 여전히 피곤해서 자신이 좋아하는 드라마도 보지 못하고 일찍 잠자리에 든다. 하지만 화장실에 가야 하는 등 이런저런 이유로 자정이 되기도 전에 또 잠을 깬다.

임신한 동안 수면 변화를 경험했다고 대답한 임신부가 95%에 이른다. 가장 큰 변화는 REM이 감소하고 선명하게 기억에 남는 꿈을 꾸는 일이 많아진다는 것이다. 많은 임신부, 특히 출산한 여성은 꿈이 매우 선명해서 악몽 같았다고 말한다. 이렇게 꿈이 선명한 이유는 임신한 동안 그리고 출산한 후 수면 패턴이 방해를 받기도 하고, 임신부가 극단적인 감정을 느끼기 때문이다. 또 옥시토신 호르몬이 자주 분비되면서 꿈을 많이 꾸게 된다는 주장도 있다. 따라서 꿈속에서 초등학교 1학년 때 담임선생님을 보거나, 고등학교 시절에 짝사랑했던 남학생을 만나거나, 유명한 가수와 저녁을 먹거나, 이웃집 아줌마가 간식을 만들 때 쓴 큼직한 칼을 낡고 조그만 자동차에 싣고 집 근처 연못가에 묻는 무서운 꿈을 꿀 수 있다. 이는 꿈을 꾸는 사람의 뇌와 무의식이 그만큼 혹사당하고 있다는 뜻이다. 또 기분 장애나 불안 장애의 증상일 수도 있어서 전문가의 도움을 받아 꿈에 시달리는 습관을 바로잡고 정상적으로 수면을 취해야 한다.

임신부에게 흔히 일어나는 수면 변화 유형이나 증상 몇 가지를 살펴보자.

임신 초기: 전체적인 수면 시간과 수면의 질이 떨어지고, 낮에 자주 졸리고 불면증이 늘어난다.

임신 중기: 어느 정도 정상으로 돌아오기는 하지만 임신부의 약 5분의 1은 여전히 수면 장애를 경험한다.

임신 후기: 하룻밤에 다섯 번 정도 잠을 깨고 하루 한 시간 이상 낮잠을 잔다. 불면증이 심해지고 낮에 자주 피로를 느낀다.

임신부가 밤에 자주 잠을 깨는 것은 당연하다. 임신이 진행되면서 자궁이 방광을 누르기 때문에 화장실에 더욱 자주 가야 하고, 아기가 더욱 많이 움직이고 기본적인 생리적 알람 시계 체중이 증가하면서 횡격막 아래의 자궁이 폐를 밀어 올려 기도가 좁아져서 호흡하기가 더욱 힘들어지고, 요통, 가슴앓이, 다리 경련 등 부작용이 더욱 많아지기 때문이다.

우리는 임신부가 취하는 수면의 양과 질이 중요하다고 생각한다. 앞에서 설명한 건강 문제뿐 아니라 좀 더 폭넓은 의미 때문이다. 수면 부족은 임신부에게 최대 스트레스 요인이기는 하지만 대부분 쉽게 치료할 수 있다.

이 책이 추구하는 목적은 임신부의 생리에 거스르지 않고 조화를 이루는 방법을 찾는 것이다. 따라서 우리는 임신부가 좀 더 편안하게 휴식을 취하고, 설사 밤에 잠을 깨더라도 다시 쾌적하게 수면을 취할 수 있도록 도우려 한다.

다 나쁜 것만은 아니다: 우울증의 긍정적 효과

앞에서 열기구와 롤러코스터를 예로 들었으므로 이번에는 즐거운 그네 타기를 예로 들어보자. 그네를 타면 뒤로 물러났다가 앞으로 치솟고, 다시 뒤로 갔다가 앞으로 가는 등 마치 우리 기분처럼 높이 날았다가 낮게 떨어지곤 한다. 여성이라면 누구나 기분의 변화가 정상적인 호르몬 작용이라는 사실을 안다. 때로 기분이 좋다가도 이따금 아주 좋지 않은 기분에 휩싸이기도 한다.

임신한 동안에는 이러한 정상적 기분 변화가 몇 배로 자주, 폭넓게 일어난다. 임신부는 대체로 행복감을 느낀다. 하지만 그렇지 않을 때도 종종 있다. 음식점 메뉴판을 읽다가 갑자기 눈물을 흘리는 일도 있고, 기분이 날아갈 듯 행복했다가 갑자기 미치도록 슬퍼지기도 한다. 기본적으로 몸에서 호르몬이 악기를 연주하듯 수시로 박자와 리듬을 바꾸고, 거기에 맞추어 계속 임신부를 조종하기 때문이다.

이렇듯 임신한 동안 기분이 변화하는 것은 정상이지만, 본격적인 우울증처럼 정상 범위를 넘어 파괴적 영향을 미치는 시기는 정확히 파악해야 한다. 그렇다면 그때를 어떻게 알 수 있을까? 우선 우울한 임신부는 주변 사람의 기분에도 영향을 미친다. 이따금 의사들이 이런 증상을 눈치채고 잡아내서 환자의 우울증을 진단하기도 한다. 의사가 진료를 마치고 우울해지면 환자가 우울하다는 증거이다. 대개 임신부는 태아와 유대감을 느끼지만, 우울증에 시달리면 태아와 분리되어 있다고 느끼는 성향을 보이며, 우울증이 더욱 심각해지면 태아를 낯선 존재로 느끼기도 한다. 임신한 동안 우울증을 앓을 위험 요소로는 우울증 전력특히 항우울제를 복용한 경험이 있을 때, 우울증의 가족력, 빈약한 사회적 지원, 관계 문제, 높은 스트레스 등이 있다.

특히 우울증의 가족력은 중요하다. 가족력이 있으면 그렇지 않은 사람보다 우울증을 앓을 확률이 세 배나 높기 때문이다. 유전적으로 우울한 성향을 지닌 사람은 당뇨병이 그렇듯 임신으로 우울증이 나타날 수 있다. 숨어 있던 문제들이 임신을 계기로 부글부글 끓어올라 오는 것이다.

자가 진단으로 자신에게 우울증이 있는지 진단할 수 있다. 자신의 상태가 다음에 해당하면 우울증을 앓고 있을 가능성이 높다.

- 2주 동안 다음 한두 가지 증상이 나타난다.
  (1) 거의 매일 하루 종일 슬프거나 우울하거나 화가 난다.
  (2) 거의 매일 모든 활동에 대한 흥미나 즐거움이 현저하게 줄어든다.
- 세상을 바라보는 시선이 급격하게 바뀌었다.

- 자신이나 태아를 해치고 싶은 충동을 느낀 적이 있다 이때는 전문가의 도움을 받아야 한다. 의료 전문가가 사용하는 공식적인 우울증 척도는 443쪽 참고.

위 항목 가운데 하나라도 자신의 상태에 해당한다면 의사를 찾아야 한다. 의사는 혈구 수치와 갑상샘 검사를 비롯해 다양한 검사를 실시한 후, 원인을 밝혀내고 치료법을 제안할 것이다.

임신부의 10%가량이 우울증을 앓고, 10% 이상이 산후우울증을 겪는다. 우울증을 유발하는 원인은 여러 가지여서 설명하기는 어렵지만, 신경 화학적 변화가 주요 원인으로 알려져 있다. 우울증을 앓는 사람은 스트레스에 대응하도록 도와주는 스테로이드호르몬, 기분을 좋게 만드는 신경전달물질인 세로토닌과 도파민의 수치가 낮다.

논리적으로 우울해야 당연한 상황, 즉 실직을 당하거나, 몸에 변화가 있거나, 일상적으로 해오던 일을 할 수 없을 때에도 우울해하지 않는 임신부가 90%에 달한다는 사실은 정말 놀라운 일이다. 우리는 이러한 현상이 에스트로겐 덕택이라 생각한다. 에스트로겐은 자신이 우울해야 한다는 부정적 메시지로부터 임신부를 보호하고, 대신 태아에게 관심을 돌린다.

하지만 임신한 동안 평소보다 에스트로겐이 많이 분비되는데도 부쩍 우울해하는 임신부가 있는 이유는 무엇일까? 일부 임신부에게는 넘치는 에스트로겐과 프로게스테론이 실제로 우울증을 유발하기 때문이다. 또 에스트로겐이 임신부를 우울증으로부터 보호하는 효과가 있지만, 일부 임신부는 시상하부-뇌하수체-부신 축에 중요한 변화를 겪을 수 있다. 이 경우는 대부분 의사를 만나거나 친정어머니와 이야기를 나누거나, 남편과 다투고 나서 찾아오는 감정적 변화나 사소한 스트레스 요인이 발단이 되어 화학 변화가 일어나면서 급격하게 기분이 바뀐다. 그 결과 호르몬의 균형이 깨지고 만다.

일반적으로 스트레스가 쌓이면 스테로이드 호르몬이 많이 분비되고, 시상하부-뇌하수체-부신 축에서 순환하면서 뇌 호르몬과 상호작용하는 에피네프린_{일명 아드레날린}의 양이 변한다. 신경호르몬의 양이 조금만 변해도 임신부의 생활 리듬이 깨지고 임신부는 심리적 혼란 상태에 빠질 수 있다.

이러한 경우, 임신부가 보이는 증상은 외출을 꺼리고 하루 종일 침대에 웅크리고 있는 정도에 그치지 않는다. 우울증은 건강 문제와 직결되므로 식욕을 상실하거나 체중이 감소하고, 때에 따라서는 과식·흡연·음주·마약 복용 등을 통해 자기 스스로 벗어나려는 시도를 하기도 한다. 우울증을 앓는 임신부는 산전 검사도 건너뛸 가능성이 많다. 하지만 여기서 확실히 짚고 넘어가야 할 사실이 있다. 건강에 영향을 미칠 정도로 우울하다면 태아의 건강에도 나쁜 영향을 미친다는 것이다. 다행스럽게도 임신부가 스스로 우울증을 앓고 있다는 사실을 일찍 깨닫고 적극적으로 치료를 받으면 대부분 태아에게 큰 영향을 미치지 않는다.

임신부는 우울해지는 그 자체에 대해 생각해봐야 한다. 몸이 자신을 우울하게 만드는 이유는 무엇일까? 이런 현상을 설명하는 이론 중 하나는 우울증이 지위 상실_{과거 우리 조상들은 권력을 잃으면 우울해지곤 했다}에 대한 반응으로서, 다른 결정을 내리는 계기가 되기도 한다는 점이다. 어떤 일이든 예전에 통하던 방법이 더 이상 효과가 없으면 전략을 바꿔야 한다. 우울증은 임신부에게 이제 변해야 한다는 사실을 경고하는 신호이다.

기분이 가라앉으면 호르몬의 영향이 확실하지만, 다른 한편으로는 인생 전략의 일부를 수정하거나 다른 결정을 내려야 한다는 신호일 수도 있다. 이때는 우울증과 이런저런 문제를 놓고 다른 사람과 대화를 나눠야 한다.

우울증 치료법의 하나는 상담과 약물 치료를 병행하는 것이다. 항우울제를 복용하는 것은 어느 정도 위험 요인이 있지만, 실제로 임신부와 태아에게 미치는 위험은 오히려 우울증 자체가 더 크다. 다음에 나오는 '엄마와 아기를 위한 팁'에서는 항우울제에 대한 우리의 견해를 소개한다. 우울증을 앓고 있는 임신부는 무엇보다 의사와 상의해서 마음의 안정을 찾고, 태아를 건강하게 키우기 위한 조치를 취해야 한다.

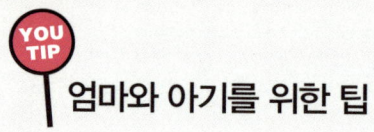
엄마와 아기를 위한 팁

사실: 임신은 상당히 안전하다. 만약 그렇지 않다면 인류가 지금까지 살아남았을 리 없다.

사실: 통증 관리가 과거보다 개선되었고, 분만도 훨씬 수월해졌다.

사실: 임신부가 해야 할 일은 임신이라는 놀라운 과정이 자연스럽게 진행되도록 그냥 놔두는 것이다.

위의 사실을 상기시키는 이유는 '아는 것이 약이다' 라는 주장을 믿기 때문이다. 모르는 게 많으면 불안은 커지기 마련이다. '모르기 때문에 불안했구나' 라고 깨닫는다면 앞으로 일어날 문제에 대해서도 훨씬 마음이 가벼워진다. 지금부터 알아가면 되니까.
그렇다면 어떻게 해야 할까?
매일 발생하는 작은 스트레스에 쉽게 대응하도록 자신을 단련시켜야 한다. 그러면 더욱 큰 스트레스와 마주쳐도 끄덕없을 정도로 몸과 뇌가 만반의 준비를 갖출 수 있다. 결국 스트레스에 대응하는 것은 자신의 에너지 수위를 관리하는 것이다. 당신이 균형 잡히고 건강한 삶을 산다면 두말할 필요도 없이 스트레스 요인에 대응할 힘과 에너지를 갖추고 있을 것이다.
내 몸을 준비시키는 방법을 스트레스, 수면, 우울증의 세 범주로 나눠 살펴보자.

스트레스

문제에 정면으로 부딪쳐라

임신부는 파산한 회사의 재무 담당 책임자보다도 많은 걱정에 휩싸여 있다. 가족과 친구들의 관심을 집중적으로 받는 것은 가슴 뿌듯한 일이지만, 임신의 예상치 못한 부작용을 만나고 가족들의 쓸데없는 참견에 시달릴 때는 스트레스가 쌓인다. 마사지와 음악은 스트레스를 완화하는 데에는 도움이 되지만, 스트레스 원인에 대응하는 방법은 정면 승부뿐이다. 40주 동안 임신부가 겪는 스트레스를 이 책에서 전부 다룰 수는 없지만, 몇 가지 커다란 스트레스 요인에 대응하는 방법을 소개한다.

* **태아의 건강을 둘러싼 스트레스**: 이 경우는 지식이 최고의 방어책이다. 모든 잘못은 용서받을 수 있으며, 인간에게는 엄청난 회복 탄력성이 있다는 사실을 기억하자. 또 태아에게 나타날 수 있는 여러 가지 건강 문제는 이미 유전적으로 결정되어 있으므로 임신부가 죄책감을 느끼거나 비난을 받을 이유가 없다. 임신부가 해야 할 일은 태아의 환경을 가능한 한 가장 쾌적하게 만들어주는 것이다. 이 책을 읽고 임신부가 정신적 부담을 조금이라도 내려놓을 수 있으면 좋겠다.

* **예비 엄마 스트레스**: 첫아이를 임신한 경우라면, 조산할 가능성도 없고 아기에게 생명을 위협하는 선천성 결함도 없을 확률이 90%가 넘는다 하더라도 어느 정도는 태아 건강에 대해 불안과 걱정이 생긴다. 그러나 막연하게 걱정하기보다는 자신이 할 수 있는 일을 찾아 해결하면 불안을 덜 수 있다.
  - 아기에 대한 기본 지식을 배울 수 있는 강좌를 신청한다.

- 다른 예비 엄마와 정기적으로 만난다.
- 아기 방을 미리 꾸미고 서랍에 기저귀를 채워 넣는다.
- 탁아 계획을 세운다.
- 분만하기 전 음식을 요리해서 냉동실에 보관해놓으면 그만큼 스트레스가 줄어든다.

* **근무와 관련한 스트레스**: 직장에 대한 걱정이 앞선다면 일찌감치 상사와 상의하는 것이 좋다. 마음의 준비가 되면 임신 사실을 상사에게 알린다. 일반적으로 임신 초기가 끝날 때까지도 가까운 친구에게만 임신 사실을 알리는 경향이 있는데, 이는 바람직하지 않다. 출산휴가 동안 발생할 업무를 처리를 위해 어떤 조치를 취해야 할지 상사와 미리 상의한다. 또 직장을 떠나 있는 동안 자신의 업무를 대신 처리하는 것이 직장 동료에게는 결코 쉬운 일이 아니므로 몇 개월 앞서 꼼꼼하게 계획을 세워 업무에 지장을 주지 않도록 한다. 이렇게 미리 계획을 세우면 동료의 걱정과 부담도 덜고, 임신부도 상황에 대응하기가 한결 수월하다. 경제적 여유가 있어서 일주일에 사흘만 일해도 된다면 서슴지 말고 상사에게 요청하라. 대부분의 상사는 문제를 회피하다가 나중에 이야기하는 것보다 미리 솔직하게 상의하는 것을 더 좋아한다. 육아휴직에 대해서도 상의해보는 것이 좋다.

* **직장에서 발생하는 스트레스**: 직장에서 발생하는 크고 작은 문제 말고도 매일매일 임신부를 괴롭히는 자질구레한 일이 많다. 임신부는 직장에서 휴식, 업무 달성, 그 밖의 많은 문제에 대해 걱정한다. 자신이 임신했다는 사실을 직장에서 아무도 모를 때 더욱 그렇다. 이때 임신부에게 유용한 전략 몇 가지가 있다.

- 점심시간을 쪼개서 15분 정도 긴장 완화를 위해 사용한다. 마음을 가라앉히고 재충전하는 이 시간은 양보다 질이 중요하다. 따라서 어깨를 두드리며 스트레칭하거나 햇볕을 쬐면서 명상 또는 산책을 하는 등 마음을 안정시킨다. 자투리 시간을 현명하게 이용하면 휴식 시간을 확보하면서도 업무 성과도 높일 수 있다. 건강에 좋은 간식거리를 책상 서랍에 넣어두었다가 수시로 에너지를 보충한다.
- 물을 항상 가까이 두고 신경이 예민해질 때마다 반사적으로 마시는 습관을 들인다.
- 직원 모두에게 임신 사실을 알리기 전이라면 가까운 동료에게라도 먼저 털어놓는다. 예를 들어 화장실에 자주 가는 이유를 이해하고 뒤를 봐줄 사람이 있다면 처음 몇 개월 동안 직장에 임신 사실을 숨길 때 느끼는 불안감을 어느 정도 덜 수 있다.

* **모녀 스트레스**: 임신부가 처음으로 엄마가 되고, 임신부의 친정어머니는 처음으로 할머니가 된다. 임신부가 새 생명을 돌보고 싶듯이 친정어머니나 시어머니도 아기를 트림시키는 방법을 가르쳐주고 아기 돌보는 일을 거들고 싶어 한다. 그래서 임신한 동안 건강한 아기를 낳기 위한 이런저런 조언을 해준다. 하지만 친정어머니나 시어머니가 해주는 조언이 의도는 좋을지 모르나, 임신부에게는 짜증을 불러일으켜서 심각한 갈등을 만들기도 한다. 이러한 긴장과 갈등이 점점 커지면 임신부는 결국 친정어머니나 시어머니를 출산이나 육아에서 제외해야겠다고 생각할지 모른다. 가뜩이나 스트레스로 괴로운 시기에 불안감을 줄이려면 가끔 양쪽 어머니들과 어느 정도 거리를 두는 것도 좋다. 해결 방법 중 하나는 문제에 대해 터놓고 이야기하는 것이다. 반대로 임신부가 양쪽 어머니들과 가깝지 않거나 어머니가 없는 것 또한

스트레스의 원인이 될 수 있다. 이런 경우에는 여자 형제, 이모, 친구 등 임신한 동안 느낄 공허함을 채워줄 사람을 찾는 것이 중요하다.

친구를 사귄다

출산하고 몇 개월 지나면 아기들의 놀이 모임에 참여하고 싶은 마음이 든다. 하지만 예비 엄마를 위한 놀이 모임부터 만들어보는 것이 어떨까? 임신부가 건강한 정신 상태를 유지하기 위한 최고의 방법은, 같은 경험으로 공감대가 형성된 임신부들의 모임에 참여하는 것이다. 실제로 한 연구 결과에 따르면, 감정적 지지가 전혀 없이 임신 기간을 보내면 감정적 고통·불안·우울증이 더욱 심해지는 반면 감정적 지지를 받은 임신부는 모든 면에서 자신을 더욱 잘 다스린다.

몸을 움직인다

몸과 마음의 관계는 엄마와 아기의 관계만큼이나 가깝다. 임신부가 머리로 느끼는 것이 몸으로 느끼는 것에 영향을 주고, 반대의 경우도 마찬가지이다. 따라서 몸이 건강하면 자신이 정신적으로 강하다고 느낀다. 가벼운 운동이나 신체 활동을 하면 임신한 동안 느끼는 통증이나 문제가 줄어들고 스트레스와 우울증이 완화된다. 특히 임신 후기에 하기 좋은 운동으로 수영이 있다. 물에 떠 있는 동안 태아는 부력을 느끼고 임신부는 관절에 무리를 주지 않으면서 편안하게 움직일 수 있기 때문이다.

마사지를 받는다

앞에서 설명했듯이 엄마가 부드럽고 온화하게 쓰다듬는 행동이 아기에겐 아주 이롭다. 따라서 사랑을 표현하는 스킨십에 인색하지 마라. 또 임신부도 신체적으로 편안해야 한다. 마사지를 받으면 엔도르핀과 옥시토신을 자극하므로 기분이 좋아지고, 혈압이 낮아지는 동시에 분만에 따르는 스트레스가 줄어든다. 따라서 남편에게 받든 전문가에게 받든 정기적으로 마사지를 받는다.

음악 감상 목록을 만든다

모차르트 음악을 좋아하든 헤비메탈 밴드를 좋아하든 음악은 임신한 동안 쌓이는 스트레스를 해소해줄 뿐 아니라, 분만할 때 느끼는 통증을 완화해주기도 한다. 하루에 30분 정도 음악을 들으면 스트레스와 우울증에서 상당히 벗어날 수 있다. 게다가 집 안을 음악으로 채우면 다양한 소리로 태아를 자극할 수 있어 일석이조이다.

수면

편안한 자세를 찾는다

잠을 푹 자거나 많이 자라는 말은 마치 자동차를 쉽게 들어 올리라고 말하는 것처럼 무의미하다. 우리는 임신부의 마음이 원하는 것을 몸이 따라가도록 임신부를 좀 더 편안하게 해줄 수 있는 몇 가지 방법을 제안하려 한다.

- ★ 체중이 불어서 숨이 찰 때에는 베개를 여러 개 사용해 태아를 횡격막에서 멀어지게 하면 폐가 위아래로 움직일 수 있는 공간이 생겨 한결 수월하다.
- ★ 저녁 6시 이후에는 물을 마시는 것을 자제해 밤중에 화장실 가는 횟수를 줄인다. 카페인도 섭취해서는 안 되며, 날씨가 더울 때는 저녁 6

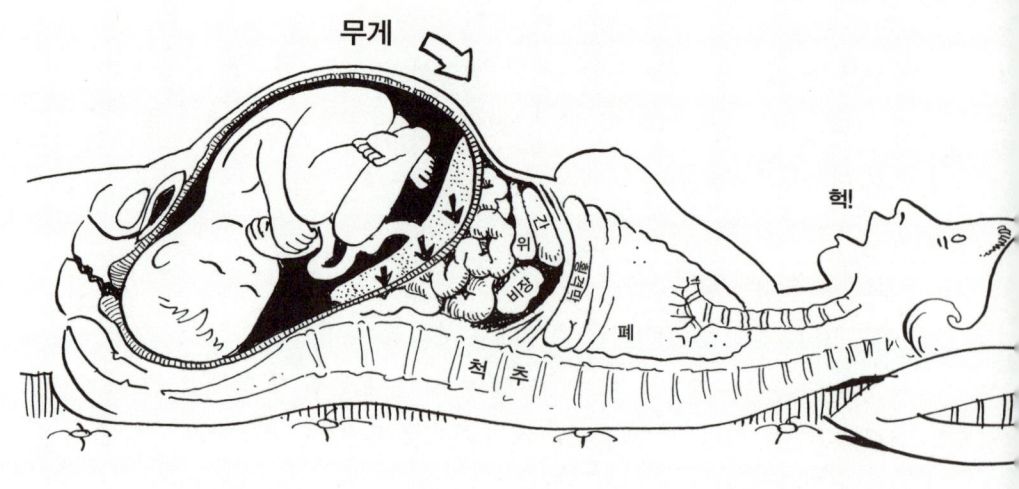

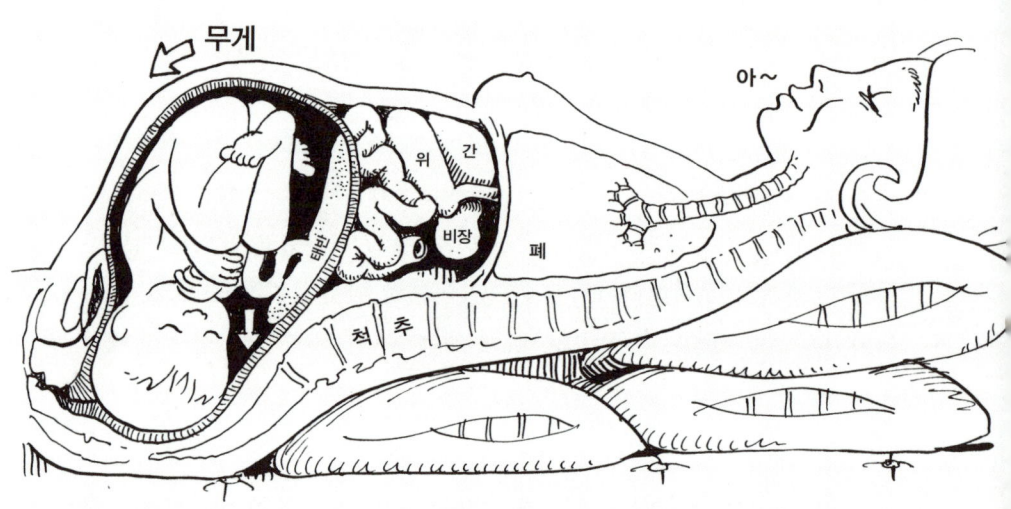

[그림 6.2] 숨가쁜 호흡

잠을 잘 때 베개를 여러 개 받쳐 횡격막을 열어주면 편안하게 호흡할 수 있다. 또 이렇게 하면 몸을 편안하게 해줄 뿐 최적의 산소량이 몸속으로 유입된다.

시가 되기 전에 물을 1리터 정도 마신다.
* 고통이나 통증을 그대로 견디려 하지 마라. 약을 먹지 않으려고 이를 악물고 통증을 참기보다는 타이레놀 같은 안전한 약을 복용해서 통증을 가라앉히고 자는 편이 낫다.
* 저녁 6시 이전에 따뜻한 탈지우유를 한 잔 마셔라. 우유에 들어 있는 락토오스 lactose는 당의 일종으로 인슐린을 자극해서, 우유에 있는 트립토판 tryptophan 같은 단백질이 뇌에 들어가 임신부가 잠들 수 있도록 돕는다. 만약 몸에서 락토오스를 분해하지 못하면 두유나 쌀 우유를 시도해봐도 좋다.
* 실내를 약간 서늘하게 하라. 주변 환경이 시원하면 잠자기가 훨씬 수월하고, 게다가 임신부는 특별히 더위를 탄다.

수면제 복용도 고려한다

약을 복용하고 싶으면 의사와 상의한다. 단자민 정, 디펙다민 연질 캡슐 원서에는 베나드릴 Benadryl을 소개했으나 현재 국내에서 사용하지 않는 약제이므로 국내에서 사용하는 비슷한 성분의 일반 약품으로 대체해 소개한다 _감수자 주 등은 잠을 자고 싶은 임신부가 복용하기에 안전한 약물로, 때로 신생아에게 사용하기도 한다. 또 임신한 동안 잠을 제대로 잘 수 있도록 독시론, 아졸 원서에서는 유니솜 Unisom을 소개했으나 임신부 신중 투여 약품이며, 현재 국내에서는 생산하지 않는다. 따라서 일반 약품으로 판매하고 있는 동일 성분의 약제를 소개한다 _감수자 주처럼 처방전 없이 살 수 있는 약품 사용을 고려해볼 수도 있다. 단 산부인과 주치의와 상의한 후 사용하는 것이 좋으며, 일주일 이상 복용해서는 안 된다.

나도 모르게 발로 차는 동작을 진정시킨다

다리 경련과 하지불안증후군 restless leg syndrome으로 고통받는 임신부가 많다. 증상은 다리를 위아래로 차듯 움직이며 경련이 일어난다. 이때 옆에서 자는 사람에게 타박상을 입히는 것도 문제이지만 움직이다가 곤한 잠에서 깰 수 있다. 또 하지불안증후군은 벌레가 기어 다니거나 다리가 꼬집히는 것 같은 감각을 느끼기도 한다. 이러한 증상은 화학물질인 도파민의 수치가 불규칙하기 때문에 생기는 것으로 보인다. 치료법으로는 임신한 동안 매일 엽산 800㎍을 알약 형태로 400㎍, 음식이나 보충제 형태로 400㎍ 섭취하고, 아울러 철분 30mg을 섭취한다. 불편한 부위를 찜질하면 진정 효과가 있다. 또 마그네슘 40mg과 칼슘 1,200mg을 섭취하면 근육이 정상적으로 긴장하므로 다리 경련에 효과가 있다.

우울증

주변에 알린다

우울증을 앓는 대부분의 여성은 그냥 참으면서 고통스러워한다. 그러면서 스스로 정신 차리고 강해져야 한다고 다짐한다. 그러나 그들이 우울하다고 말하는 시점이 되면 정말 나락에 빠져 상당한 고통을 겪고 있을 때이다. 앞에서 말했듯이 정서적인 도움을 받으면 우울증을 극복하는 데 도움이 많이 되므로 가까운 사람이나 의사 등에게 감정을 털어놓는 것이 중요하다.

DHA를 섭취한다

DHA 오메가-3 지방산은 태아에게 빼앗긴 지방산 일부를 회복하는 데 중요하다. 임신과 모유수유 기간 동안 매일 600mg을 복용하면 아기의 뇌 발달을 돕고 엄마의 우울증을 줄일 수 있다. 우리에게 DHA 형태

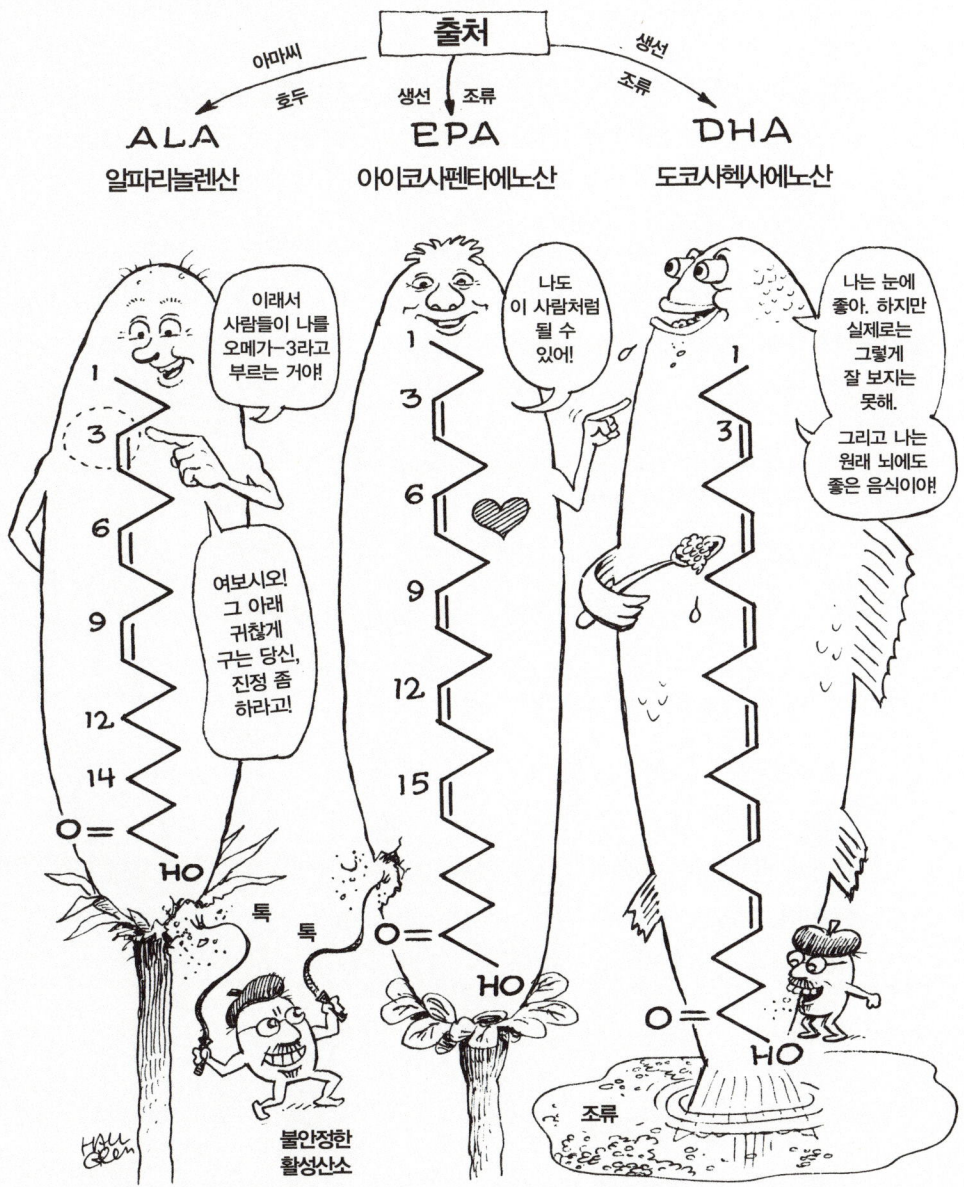

[그림 6.3] 지방의 형태

건강에 좋은 지방은 여러 형태를 띠고 각각 다른 기능을 한다. 또 태아의 뇌 발달에 매우 중요한 역할을 담당하고 예비 엄마의 우울증을 산산조각 내는 데에도 기여한다. 가장 중요한 지방은 DHA로 뇌의 60%를 구성한다.

의 오메가-3가 필요한 이유는 바로 신경을 보호해주기 때문이다. 유독물질 때문에 생선에서 추출한 DHA를 기피하는 사람들은 아마씨나 호두에서도 오메가-3를 얻을 수 있다고 주장한다. 그러나 아마씨에 들어 있는 물질은 오메가-3의 또 다른 형태인 알파리놀렌산alpha-linolenic acid, ALA이다. ALA는 아이코사펜타에노산eicosapentaenoic acid, EPA의 형태로 전환하는데 전환률이 낮다. EPA는 DHA의 선행자로 뇌 성장에 꼭 필요해서 유아용 조제분유에 들어 있다. 하지만 ALA는 DHA로 완전하게 전환하지 않으므로 필요한 양의 DHA를 생선이나 채식주의자의 DHA 출처인 조류藻類에서 일부를 얻어야 한다.

냄새 때문에 입덧이 심해지기도 하지만 가능하면 대구 간유 2g을 섭취하면 좋다. 생선 기름 2g에는 DHA가 대략 600mg 들어 있기 때문이다.

먹는 음식을 깐깐하게 체크한다

음식도 기분과 감정을 통제하는 섬세한 호르몬 균형에 영향을 미친다. 따라서 다양한 음식을 먹어보면서 기분을 조절할 필요가 있다. 하지만 경우에 따라서는 신경화학적 불균형이 깊은 흔적을 남겨 회복하기 힘들 수 있다. 그리고 불안이나 우울증때문에 과식하고 싶은 유혹을 물리쳐야 한다. 과식한 후 거울을 보면 더욱 우울해질 뿐이다. 세로토닌 수치를 높이려면 견과류, 과일, 채소를 섭취하는 것이 좋다.

약물 복용을 고려한다

예비 엄마들은 대부분 태아에게 약물의 영향력이 미칠까 봐 약물 복용을 가능하면 피하려 한다. 항우울증 약물과 부작용을 둘러싸고 상반되는 자료가 있기는 하지만, 선택적 세로토닌 재흡수 억제제selective serotonin reuptake inhibitors, SSRI로 불리는 항우울제의 부작용은 질병 자체가 유발하는 증상보다 적어 보인다. SSRI 제품에는 졸로프트Zoloft(서트랄린sertraline), 프로작Prozac(프록세틴Fluoxetine) 등이 있다. 실제로 인간을 대상으로 한 대부분의 연구 결과를 보더라도 SSRI가 선천성 결함을 증가시키지는 않는다.

호르몬과 기타 화학물질이 태반 장벽을 건너다니므로 우울한 성향의 엄마는 우울한 아기를 낳을 수 있다. 자신이 우울하다는 생각이 들면 당장 전문가의 도움을 받아야 한다. 산부인과 의사와 상담하여 문제를 해결하도록 노력하고, 약물 복용 여부를 결정할 전문가나 정신과 의사를 소개받는다. 대부분의 전문가는 전문 치료와 병행해 SSRI를 복용하는 것이 상당히 큰 효과가 있다고 생각한다. 게다가 의학적으로 약물 복용이 필요한데도 피하면 고통만 연장시킬 뿐이다. 결국 임신에 미치는 영향을 놓고 보면 약물로 우울증을 치료한 사람이나 그렇지 않은 사람이나 같아 보인다. 그렇다면 굳이 고통을 견딜 이유가 없지 않을까?

You quiz — 걱정 및 불안 퀴즈

한 발달심리학자가 첫째 아이를 낳고 아동 발달 이론에 관한 책을 썼다. 둘째 아이를 낳고 나서는 아동 개인의 차이점에 관한 책을 썼다. 하지만 셋째 아이를 낳고는 전공을 집어치우고 요가를 시작했다는 이야기가 있다. 아이마다 발달이 다르듯 임신도 매번 다르기는 마찬가지이다. 따라서 임신했을 때 얼마간 걱정하고 스트레스를 받고 약간 우울해지는 것은 당연하다.
여기에 소개하는 퀴즈 목적은 임신한 동안 느끼는 걱정과 불안 정도를 측정해서 임신 기간을 최대한 바람직하게 보낼 수 있는 방법을 찾는 것이다.

걱정

다음 항목을 읽고 1부터 5까지 해당하는 점수에 표시하시오.

나는 … 걱정한다	전혀 걱정하지 않는다 1	2	3	4	매우 걱정한다 5
1. 분만할 때 아플까 봐					
2. 아기의 출생 자체					
3. 유산할까 봐					
4. 아기가 건강하지 않을까 봐					
5. 아기에게 선천성 결함이 있을까 봐					
6. 임신으로 체중이 지나치게 늘어날까 봐					
7. 임신으로 모습이 흉해질까 봐					
8. 육아가 힘겨울까 봐					
9. 아기 때문에 남편과 관계가 나빠질까 봐					
10. 임신하기 전에 한 행동이 아기에게 해가 될까 봐					
11. 자신과 아기가 좋은 건강관리를 받을 수 없을까 봐					
12. 나쁜 부모가 될까 봐					
13. 경제적 문제로 육아에 어려움을 겪을까 봐					

걱정 점수

자신의 점수를 모두 합하시오.

점수는 13~65점이어야 한다.

쟁점

걱정은 임신에 따르는 지극히 자연스러운 현상이다. 특히 처음 임신했을 때는 알지 못하는 세계에 발을 내디디는 엄청난 두려움이 밀려온다. 사람은 누구나 자신이 잘 모르는 상황을 피하려는 성향이 있는데, 걱정은 바로 이런 회피의 감정적 표현이다. 하지만 어느 정도의 걱정은 상황에 적응하기 위해 필요하다. 걱정은 회피 행동과 관계가 있기 때문에 태아에게 위험할 수 있는 행동을 억제하는 역할을 한다. 따라서 약간의 걱정은 오히려 건강에 도움이 된다.

임신부가 걱정하는 이유는 문제의 원인을 착각하기 때문인 경우가 많다. 여성은 임신한 동안 불쾌감을 상당히 많이 경험한다. 몸 상태가 급격하게 변하므로 신체적으로 불쾌감을 느끼고, 호르몬의 균형이 바뀌므로 정신적으로도 불쾌감을 느낀다. 이렇게 불쾌감을 느끼는 데는 분명한 이유가 있는 경우도 있다. 예를 들어 태아가 자궁을 발로 차서 통증을 느끼는 것이다.

하지만 어떤 때는 불쾌감의 원인이 분명하게 드러나지 않는 경우도 있다. 이 경우 임신부는 사실 여부와 상관없이 자신을 괴롭히는 어떤 막연한 요인이 있고, 그 때문에 불쾌감이 생긴다고 생각한다. 그래서 돈 문제로 걱정하기 시작한다. 실제로 돈 때문이 아닌데도 현재 자신이 느끼는 불쾌감의 원인이 돈이라고 착각하는 것이다.

또 걱정의 정도가 큰 것도 문제이다. 걱정의 원인에 대해 끊임없이 집요하게 생각하기 때문이다. 그러한 생각에 빠지면 걱정과 스트레스 수위가 높은 상태를 유지하므로 그 리듬을 깨뜨려야 한다. 또 그런 생각에 빠지다 보면 다른 생각을 할 수 없어 주의력이 산만해지고, 만성적 스트레스로 식습관이 바뀌며, 태아에게 가는 혈류가 줄어드는 동시에 면역 체계의 기능이 떨어진다. 따라서 약간의 스트레스는 유익하지만 스트레스 수위가 만성적으로 높으면 주의해야 한다.

우울증

다음 항목을 읽고 1부터 5까지 해당하는 점수에 표시하시오.

항목	전혀 그렇지 않다 1	2	3	4	정말 그렇다 5
1. 항상 슬프다.					
2. 자신이 실망스럽다.					
3. 자주 울고 싶다.					
4. 가치 있는 사람이란 생각이 예전만큼 들지 않는다.					
5. 항상 화가 난다.					
6. 자신을 해칠 생각을 종종 한다.					
7. 끔찍한 실수를 많이 저지른다고 느낀다.					
8. 미래 희망이 없다고 느낀다.					

우울증 점수

자신의 점수를 모두 합하시오.

점수는 8~40점이어야 한다.

쟁점

우울증은 임신한 동안 그리고 출산한 후에 끊임없이 문제를 일으킬 수 있다. 임신한 동안 발생하는 급격한 호르몬 변화가 임신부의 기분에 큰 영향을 미친다. 기분이 단기적으로 바뀌는 현상은 임신한 동안 흔하게 일어나지만, 우울증이 지속되면 가능한 한 신속하게 의사에게 말해서 도움을 받아야 한다.

자기 위치를 그려본다

임신한 동안 생기는 우울증과 걱정은 모두 정상 범위 안에서만 허용된다. 우울증과 걱정이 지나치게 적으면 임신이라는 상황을 충분히 진지하게 받아들이지 않아서 자기도 모르게 임신부 자신이나 태아에게 오히려 해가 되는 행동을 할지 모른다. 한편 우울증과 걱정이 지나치게 많으면 의사가 우려하는 문제에 시달릴 수 있다. 따라서 《골디락스와 곰 세 마리》 이야기에 등장하는 아기 곰의 수프처럼 불안과 걱정도 적절한 수준을 유지해야 한다.

먼저 앞에서 걱정 검사를 해서 나온 점수를 다음 페이지의 도표에 대략적으로 표시한다. 그리고 우울증 검사를 해서 나온 점수를 왼쪽에 표시한다. 그런 다음 걱정 검사 점수에서 시작해서 수직으로 선을 긋는다. 우울증 검사 점수에서 시작해서 수평으로 선을 긋는다. 두 선이 만나는 지점에 점을 크게 찍는다. 바로 그 점이 당신이 현재 서 있는 위치이다!

도표는 전체 지면을 우울증과 걱정 지대로 분리했다. 도표의 한가운데 지점은 많은 임신부가 있고 싶어 하는 안전 구역이다.

대부분의 임신부는 이 안전 구역 안에 포함된다. 임신한 동안 적당한 강도의 걱정과 약간의 기분 변화를 겪는 것은 정상이다. 자신이 정상 범위에 속한다면 이따금씩 약간 기분이 나쁘거나, 걱정이 되어도 크게 신경

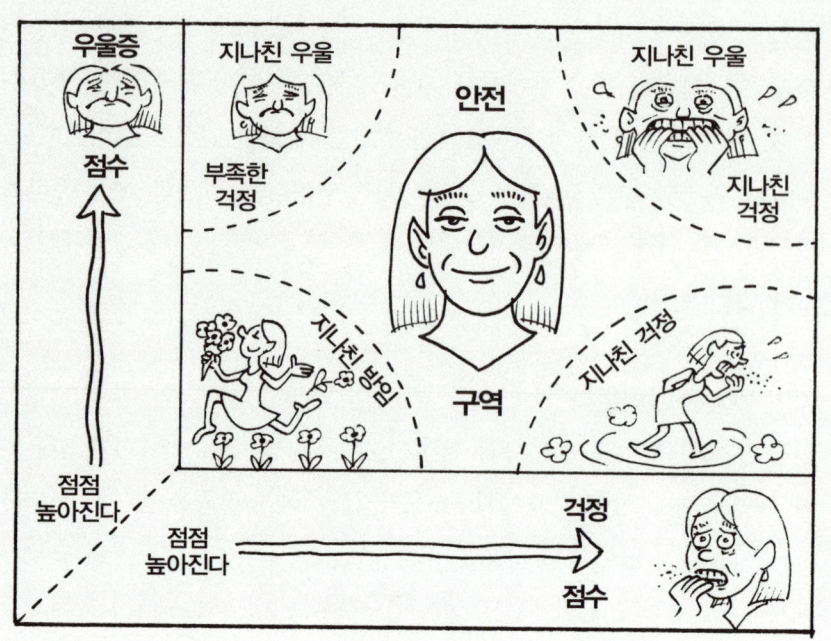

쓸 필요가 없다.
하지만 자신이 도표의 안전 구역 밖에 속해 있다면 조심해야 한다!
자신의 위치가 왼쪽 아래라면 임신에 지나치게 무관심하다. 적어도 약간은 임신에 대해 걱정을 해야 한다. 임신부 자신과 태아의 건강을 위해 자신의 행동에 대해 신경쓰고 주의해야 한다. 결코 방심해서는 안된다.
자신의 위치가 오른쪽 아래라면 그다지 우울하지는 않지만 지나치게 걱정이 많은 편이다. 임신한 동안 지나치게 걱정하고 불안에 휩싸이는 것은 바람직하지 않다.
자신의 위치가 왼쪽 위라면 그다지 걱정은 많지 않지만 우울증의 기미가 보인다. 임신한 동안에는 일시적인 우울증이 흔하게 나타나기는 하지만 심각하거나 오래 지속되는지 신중하게 생각해야 한다.
자신의 위치가 오른쪽 위라면 걱정이 지나치게 많고 심각한 우울증 징후도 보인다. 따라서 즉시 의사와 상의해야 한다.

Let's Talk About Sex

**How Hormonal Changes Can Do
Quite the Number on You and Your Body**

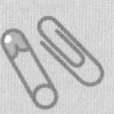

Chapter 7

섹스에 대해 이야기하자

호르몬 변화가 임신부와 태아에게 미치는 영향

임신 사실을 아는 순간부터 임신부에게 생활의 우선순위는 빠르게 변한다. 이제는 더 이상 직장이나 남편, 금요일 밤의 약속 중심으로 일상이 돌아가지 않는다. 배 속의 중심이 바로 우주의 중심으로 바뀐다. 물론 이것은 부모가 되는 과정의 하나일 뿐이다. 부모는 많은 시간과 공을 들이고, 돈과 밤잠이며 낮잠을 희생하면서 사랑하는 자녀를 키운다. 그렇다면 결과는 어떨까? 물론 그럴 만한 충분한 가치가 있다.

하지만 건전한 희생과 불건전한 희생은 구분할 줄 알아야 한다. 임신부가 건강을 해치면서까지 희생한다면 자신이나 태아 모두에게 도움이 되지 않는다. 앞서 임신부가 부딪치는 감정적이고 정신적인 문제를 다룬 6장에서 이미 그러한 상황을 살펴보았다. 이제 7장과 8장에서는 신체적 관심사 몇 가지에 대해 더욱 깊이 고찰해보려 한다.

특히 7장에서는 이른바 가벼운 건강 문제를 다룬다. 건강에 심각한 위험이 따르지는 않지만, 이를 바탕으로 자신과 주변 세상을 바라보게 되는 중요한 문제이다. 임신부에게 나타나는 모든 증상의 공통점은 임신호르몬 수치가 불규칙하게 바뀌기 때문에 생겨난다는 것이다. 8장에서는 좀 더 심각한 의학적 합병증을 포함한 무거운 건강 문제를 다룰 것이다.

앞서 태아가 엄마 배 속에서 매일 얼마나, 어떻게 성장하고 있는지 살펴보았다. 임신부는 딱히 전신 거울을 들여다보지 않아도 자기 몸이 커다란 변화를 겪고 있다는 사실을 알 수 있다. 변화는 주로 몸의 크기와 겉모습으로 나타나지만, 성적 충동이나 친밀한 관계를 맺고 있는 사람과의 상호작용에서도 나타난다. 이는 본질적으로는 건강 문제가 아니지만 임신부의 불안, 스트레스, 감정에 영향을 줄 수 있고 제대로 관리하지 못하면 신체적 건강에도 문제를 일으킬 수 있다.

이때 대부분 생물학적으로 크게 작용하는 주체가 바로 에스트로겐이다. 임신부가 임신을 한 번 했을 때 분비되는 에스트로겐의 양은 임신하지 않았을 때 분비되는 양을 3년 동안 합친 것보다 많다. 간단하게 말해서 임신한 모체는 호르몬의 폭풍을 맞아서 겉모습은 물론 감정까지 영향을 받는 것이다. 이 장에서는 임신을 받아들이고 몸에서 일어나는 변화를 자연스럽게 즐기는 방법을 배울 것이다. 결국 임신에 따른 변화에 대응하는 방식에 따라 미래의 건강과 행복이 결정되기 때문이다.

에스트로겐 효과: 반짝이는 얼굴

서문에서 설명했듯이 이 책에서는 임신을 시간 순서로 나누어 서술하지 않는다. 그 이유는 임신 기간 전체에 걸쳐 다뤄야 할 내용이 너무나 많고, 임신 과정을 좌우하는 전체적 체계와 몸의 기능을 살펴보는 것이 훨씬 더 합리적이기 때문이다. 임신부가 몸의 변화를 가장 크게 느끼는 시기는 아마 임신 중기일 것이다. 물론 많은 임신부가 가장 편안함을 느끼는 시기이기도 하다. 임신 초기에는 입덧과 피로로 힘들고, 후기에 접어들면 엄마의 방광을 사다리로 사용할 만큼 태아가 커져서 몸이 상당히 불편해진다. 이에 비해 임신 중기에는 임신부 대부분이 안정감과 행복감을 느낀다. 임신 중기에 접어들면서 기분도 좋아지고 얼굴에는 윤이 난다. 이러한 현상은 몇 가지 극단적인 임신증후군이 나타날 시기가 되었다는 신호이기도 하다.

> **토막상식**
>
> ❊❊❊ 임신 기간 동안 자궁의 무게는 60g에서 1,200g까지 늘어난다. 호두만 한 크기에서 비치볼만 한 크기로 자라는 것이다.

태반은 임신 14주를 시작으로 기능을 완벽하게 발휘하며 많은 양의 에스트로겐과 프로게스테론을 계속 분비한다. 임신부가 하루에 생산하는 에스트로겐은 임신하지 않은 폐경 전 여성이 3년 동안 생산하는 양보다 많다. 와! 그리고 에스트로겐과 마찬가지로 프로게스테론까지 급속하게 양이 증가한다. 이유가 무엇일까? 두 가지 호르몬 모두 임신을 준비하고 뒷받침하는 데 커다란 역할을 담당하기 때문이다.

- 에스트로겐은 자궁에 공급하는 혈관의 수와 크기를 늘려서 혈류를 증가시키고, 한창 성장하는 태아에게 영양분이 충분히 공급되게 한다. 실제로 임신 초기에 시작해서 후기까지 자궁으로 향하는 혈류는 10배나 증가한다.
- 에스트로겐은 자궁 내벽을 두껍게 만들어서 수정란이 수월하게 착상할 수 있도록 돕고, 세포 수와 크기를 증가시켜 계속 자라는 태아가 자유롭게 움직일 수 있도록 자궁을 늘린다.
- 에스트로겐은 혈액 속 백혈구 수를 늘려서 면역 기능을 향상시킨다. 임신하면 면역 기능이 제대로 작용하지 않지만, 모체는 여전히 태아를 감염으로부터 보호해야 하므로 상당히 유용한 기능이다. 혈액응

고 인자는 늘어난 백혈구와 함께 돌아다니면서 자궁과 태반에서 그리고 분만하는 동안 출혈이 발생할 가능성을 줄인다. 이러한 혈액응고 인자와 백혈구의 활동이 가져오는 단점은 다리와 기타 신체 부위에 혈전이 생길 수 있다는 점이다. 이 점에 대해서는 다음 장에서 자세하게 설명하기로 하자.

에스트로겐의 작용을 눈으로 확인할 수 있는 부위가 있다. 바로 임신부의 반짝이는 얼굴이다. 사람들은 임신부가 앞으로 태어날 아기에게 예쁘고 앙증맞은 신발을 신길 생각에 행복하고 너무나 뿌듯해서 얼굴이 활짝 피고, 빛이 난다고 생각한다. 하지만 실제로는 임신호르몬이 몸에 미치는 영향 때문이다. 에스트로겐이 혈관을 자극해서 산화질소 효과를 높임으로써 대동맥과 소동맥이 활짝 열린다. 그러면 태아에게 향하는 혈류가 증가하면서 얼굴이 빛나는 것이다.

앞에서 언급한 변화는 대부분 임신부에게 좋은 것으로, 에스트로겐의 생산량이 늘어나는 이유는 태아를 성장시키고 보호하기 위해서이다. 하지만 호르몬 분비량이 늘어나면서 전혀 유쾌하지 않은 변화도 경험하게 된다.

사랑의 감정 : 성적 충동

앞서 설명했듯이 임신부는 임신으로 인한 기분 변화로 한순간 웃었다가 금세 눈물을 뚝뚝 흘리기도 한다. 침대에서도 이런 변화는 계속된다. 임신부의 몸은 한순간 성적 갈망으로 끓어오르다가 순식간에 찰흙처럼 싸늘하게 식는다. 남편은 이런 아내가 변덕스럽다고 생각할지 모르지만 이러한 변덕은 호르몬 탓이다.

한편 임신부에게는 성적 충동을 자극하는 작용이 계속해서 일어난다. 에스트로겐과 프로게스테론 수치가 올라가면서 성욕을 끌어올리도록 몸에 변화가 찾아오는 것이다. 에스트로겐 덕택에 질이 촉촉해지고, 유방과 젖꼭지가 더욱 예민해지고, 골반으로 가는 혈류가 좋아진다. 그리고 엉덩이와 유방 곡선이 드러나면서 자신이 더욱 섹시해졌다고 느낀다. 따라서 낭만적인 분위기에 썩 잘 어울리는 조합이 만들어진다. 게다가 피임에 신경 쓸 필요가 없다는 해방감이 이 같은 분위기를 더욱 부채질하기도 한다.

하지만 다른 한편으로는 호르몬이 임신부의 행복한 기분을 방해하기도 한다. 특히 임신 초기에 입덧과 피로에 시달리다 보면 침대를 그냥 잠자고 쉬고 마사지하는 장소로만 생각한다. 게다가 임신 후기에는 침대가 소파보다 불편하다는 생각이 앞서서 성관계를 하고 싶은 마음이 전혀 들지 않을 수 있다.

성적 충동 방정식의 X항은 임신부의 변화하는 기분과 몸으로, 둘 다 호르몬 변화에 영향을 받는다. 결국 매끄러운 이불 속에서 남편과 춤을 출지 말지는 임신부가 자기 몸 상태를 어떻게 느끼는지, 남편이 아내의 임신한 몸을 어떻게 느낀다고 여기는지에 따라 좌우된다. 임신이 그렇듯 임신부의 성적 충동도 특별한 것이어서 시시각각 바뀐다. 분만한 직후에는 에스트로겐의 분비량이 급격하게 감소하므로 성적 충동 역시 갑자기 감소하고, 모유수유를 하는 경우에는 성적 충동이 낮은 상태가 몇 개월 동안 지속될 수 있다. 임신이 분만으로 이어지면서 모체는 희생되고 영양분이 아기에게 이동하므로 충분히 납득할 수 있는 현상이다. 또 고된 분

> **토막상식**
>
> ❖❖❖ 오르가슴과 관계가 있는 자궁 수축은 출산할 때 느끼는 수축과는 다르다. 정상적 임신 과정에서는 성관계 유무와 상관없이 오르가슴이 조산이나 조산아 출산 위험성을 높이지는 않는 것 같다. 이와 마찬가지로 분만예정일이 가깝다 하더라도 성관계 때문에 분만이 앞당겨지는 일은 없다.

만 과정을 겪으면 에너지를 소진한 몸을 회복할 시간이 일정 기간 필요하기 때문에 호르몬이 개입해서 모체를 보호하기 위해 성욕 감퇴 현상이 일어난다.

그렇다면 임신부는 어떻게 해야 할까?

원한다면 성관계를 하면 된다. 임신이 정상적으로 진행되고 있다면 원하는 만큼 성관계를 해도 괜찮다.* 그러나 흔하지는 않지만 성관계를 하면 위험한 경우도 있으므로 의사의 조언을 따라야 한다. 조산할 위험성이 있거나, 양수가 새거나, 자궁 경부가 너무 일찍 열리기 시작하거나, 전치태반 진단을 받으면 성관계를 삼가라고 조언한다.

자궁이 정상 위치에 있다면 양수가 태아를 충격으로부터 보호하기 때문에 성관계를 하는 동안 태아가 다칠 위험은 전혀 없다. 질의 각도 때문에 태아에게 직접 닿을 가능성이 줄어들기 때문이다. 게다가 임신한 동안에는 점액 마개가 자궁 경부를 차단한다. 따라서 9개월 동안 임신부의 몸속에 있는 태아와 단 몇 분 동안 임신부의 몸속에 있을 아빠의 성기가 서로 만날 확률은 사실 거의 없다. 이 장 끝의 '엄마와 아기를 위한 팁'에서 소개하는 임신부에게 편안한 성관계 체위를 참고하길 바란다.

임신부는 사실 성욕이 사라지는 것을 걱정하기보다는 성욕이 생기지 않아서 남편과의 관계가 어긋날까 봐 걱정한다. 남편이 성관계를 원하지만 자신은 원하지 않는다는 사실에 기분이 좋지 않은 것이다. 특히 출산을 한 뒤 몇 주 동안 성관계를 할 수 없으리라는 사실을 알기 때문에 더욱 그렇다. 따라서 원하지 않는데도 어쩔 수 없이 성관계를 하거나, 자기가 거절하면 남편이 성욕을 채우기 위해 다른 상대를 찾을까 봐 겁을 낸다.

....

* 임신부는 특히 임신 초기에 성관계를 하는 동안 소량의 옅은 붉은색 출혈이 있을 수 있다. 출혈은 자궁 경부의 모세혈관이 부서서 일어나는데, 성관계를 하는 동안 모세혈관이 자극을 받아 터지면서 피가 나오는 것이다. 전혀 걱정할 필요가 없는 증상이지만 의사에게는 말해야 한다.

이렇게 불안한 상황을 가장 간단하게 해결할 수 있는 방법은 남편과 대화를 나누는 것이다. 침묵은 둘 사이의 낭만을 사라지게 할 뿐이다. 허리가 아프다거나 기운이 하나도 없다고 말하기만 해도 남편을 이해시킬

✻ 산후 성관계 ✻

출산을 한 뒤 처음 부모 역할을 하다 보면 실컷 잠자기, 친구 만나기 등 하고 싶은데 할 수 없는 일이 너무나 많다. 그리고 정말 하고 싶지 않은 일도 많다. 성관계가 그런 일 가운데 하나일 것이다. 왜 그럴까? 분만한 직후에는 에스트로겐 수치가 갑자기 떨어지면서 성욕이 사라지고, 질관 벽이 얇아지면서 성관계를 하면 마치 처음 관계를 가질 때처럼 고통스럽다. 게다가 분만을 수월하게 하기 위해 산모의 질을 절개하는 외음절개술을 받았다면 통증까지 더해진다.

또 출산하고 나서 느끼는 성욕에는 좀 더 미묘한 문제가 숨어 있다. 임신부는 오랫동안 성관계를 하지 않았기 때문에 죄책감을 느낄 수 있다. 그리고 남편은 자신의 아기가 태어나는 것을 지켜봤기 때문에 자신이 아내의 그곳에 들어가야 한다는 것에 갈등을 느끼기도 한다. 대부분의 의사들은 분만하고 6주가 지날 때까지는 질에 아무것도 삽입하지 말라고 조언한다. 금지 사항에는 오럴 섹스도 포함된다. 의사들이 이렇게 조언하는 이유는 몸을 회복하고 감염을 피하며 심리적 문제를 해결할 수 있도록 시간을 갖는 것이 임신부에게 도움이 되기 때문이다. 또 성관계를 시작할 때는 전희가 많이 필요하고, 모유수유를 하는 경우에는 윤활제가 필요하며, 원하면 피임을 해야 한다는 점을 남편이 알아야 한다. 또 모유수유를 하는 동안에는 임신이 이루어지지 않는다고 잘못 알고 있는 사람이 의외로 많다.

수 있다. 대화 말고도 성관계 문제를 해결하는 다른 방법은 적응이다. 다시 말해 성관계 자체에 초점을 맞추기보다는 관능성, 성적 표현, 열정을 불어넣어 남편과의 관계를 새롭게 만들어가는 것이다. 남편과 이렇게 맺은 새로운 관계는 유대감을 오랫동안 유지하는 데 크게 도움이 된다. 이 과정에서 나온 성관계의 방법이 설사 자신의 생각과 다르더라도 자신의 행복을 위해 한 발짝 물러서준 남편의 배려에 고마움을 표현하자.

달라진 몸: 보이는 게 전부일까?

우리는 살아가면서 자신의 체형이 바뀌는 모습을 많이 보아왔다. 몸매가 젓가락처럼 밋밋했다가 모래시계처럼 동그스름해지기도 했으며, 체중이 약간 늘어나기도 하고 조금 빠지기도 했다. 머리숱이 적어졌거나, 성형수술로 콧등이 날렵해지거나 입술이 도톰해졌을 수도 있다. 어떤 변화를 겪든 임신한 동안 몸에 찾아오는 변화는 임신 자체만큼이나 극적이고 변화무쌍하다. 임신으로 인한 변화는 임신부의 감정에 엄청난 영향을 미치고, 앞서 설명했듯 스트레스 수위를 높인다. 그렇다면 모체에는 어떤 변화가 찾아오는 것일까?

체형

임신부의 복부가 커지는 것은 태아가 앞으로 40주 동안 그곳에 캠프를 치겠다고 결정했기 때문만은 아니다. 이는 복부에 여분의 지방을 축적하기 때문인데, 지방의 대부분은 일반적으로 몸의 중앙에 저장되는 경향이 있다. 지방 축적량은 태아에게 좀 더 많은 영양분이 필요한 임신 후기가 되면 줄어든다.

임신한 동안 태반은 프로락틴prolactin. 유즙분비호르몬이다_역자 주이라는 화학물질을 분비하는데, 이는 뇌세포의 도파민 수용체에 달라붙는다. 도파민은 중독을 연상시키는 쾌락 호르몬이다. 사람이 무언가에 중독되었다면, 피드백 고리가 도파민 수치를 높이는 대상을 찾은 것이다. 프로락틴은 뇌에 있는 중독 요소를 자극해서 음식을 더 많이 먹고 싶게 만드는 일을 한다. 하지만 여기에는 보호적 요소도 있어 보인다. 프로락틴은 이러한 갑작스러운 신체 변화를 묵인해서 그다지 불안하지 않게 만든다. 또 임신부의 엔도르핀 계통을 자극해서 통증을 덜 느끼고 사소한 불안을 무시하게 만드는 것이다. 아마도 임신한 동안 편안하게 지내라고 자연이 베푸는 선물이 아닐까?

> **도막상식**
>
> ❋❋❋ 배가 부른 모양으로 태아의 성별을 알 수 있다고 믿는 사람이 많다. 배가 농구공처럼 동그랗게 부르고 지방이 없으면 남자아이이고, 튜브처럼 배 둘레에 지방이 붙어서 수박 모양에 가까우면 여자아기라고 말한다 문화권에 따라서는 반대로 말하는 경우도 있다_편집자 주. 사실 배의 모양은 태아의 성별과는 관계가 없고, 오히려 임신부 체형, 건강 상태, 유전과 관계가 있다. 구체적으로는 치골두덩뼈부터 검상돌기 가슴 아래쪽에 툭 불거진 돌기를 말한다_역자 주에 이르는 길이, 복부의 탄력성 등과 관계가 있다.

임신부가 느끼는 스트레스 중 하나는 출산 후 몸매가 예전으로 돌아올지에 대한 걱정이다. 예전 몸매를 되찾을 수 있도록 이 책에서 몇 가지 방법을 제안하고 있지만 368쪽에서 소개한 운동 참고, 체형의 심리적 측면을 다루는 것은 좀 까다롭다. 임신부는 무엇보다도 임신이라는 기적을 아주 기뻐하고, 이 기적에 동반하는 성적 매력과 숭고한 품위의 진가를 깨달아야 한다.

유방

임신부가 배 모양의 변화에 신경을 온통 집중하는 반면, 남편의 관심은 주로 아내의 유방에 쏠리기 쉽다. 임신부의 유방은 남편을 황홀하게 만드는 역할도 하지만 이보다 중요한 목적이 있다. 임신한 동안 유방이 어떻게, 왜 변하는지 알면 건강한 임신을 유지하는 데 도움이 된다. 에스

단단한 손톱

손톱을 들여다보라. 어떻게 생겼는가? 임신한 동안 손톱이 더 빨리 자라는 것은 산전 비타민과 건강에 좋은 음식을 섭취하기 때문이기도 하지만 호르몬 때문이기도 하다. 임신부에 따라 손톱이 더욱 단단해지는 사람도 있고, 더 약해져서 쉽게 부러지는 사람도 있다. 따라서 손톱 보호에도 신경을 써야 한다. 설거지를 하거나 정원을 가꾸는 등 손을 많이 쓸 때는 안쪽을 천으로 처리한 고무장갑을 끼고, 아기가 태어나면 어차피 잘라야 하니까 미리 손톱을 바싹 자르면 손톱을 보호하는 데에도 좋다. 네일 숍에서 손톱을 다듬고 싶으면 강한 냄새가 나거나 직원이 마스크를 쓰고 있는 곳은 피하고, 도구를 살균하는지 확인한다. 믿을 수 없다면 자신이 쓰는 도구를 가져간다. 또 독성이 강한 MMA라는 화학물질을 사용하는 숍에도 가지 말아야 한다. 집에서 손톱을 손질할 때도 이와 똑같이 주의해야 한다. MMA나 아세토니트릴acetonitrile을 함유한 매니큐어와 리무버를 사용하지 말고 환기가 잘되는 방에서 매니큐어를 칠한다.

트로겐과 프로게스테론, 지방이 쌓이면서 유방의 크기도 커진다. 임신한 동안 모유를 생산하는 유선이 커지면서 유방 조직이 늘어나고, 컵 사이즈도 두 단계 커진다.

  임신 초기에 유방이 아픈 것은 매우 흔한 일이다. 실제로 유방에 느껴지는 통증으로 임신 사실을 처음 아는 여성도 많다. 또 유방의 피부가 늘어나면서 가렵기 시작하고, 이와 동시에 젖꼭지와 유륜이 더욱 커지면서 색이 짙어지고, 혈관과 돌기가 많이 나타나기 시작한다. 생물학적으로는

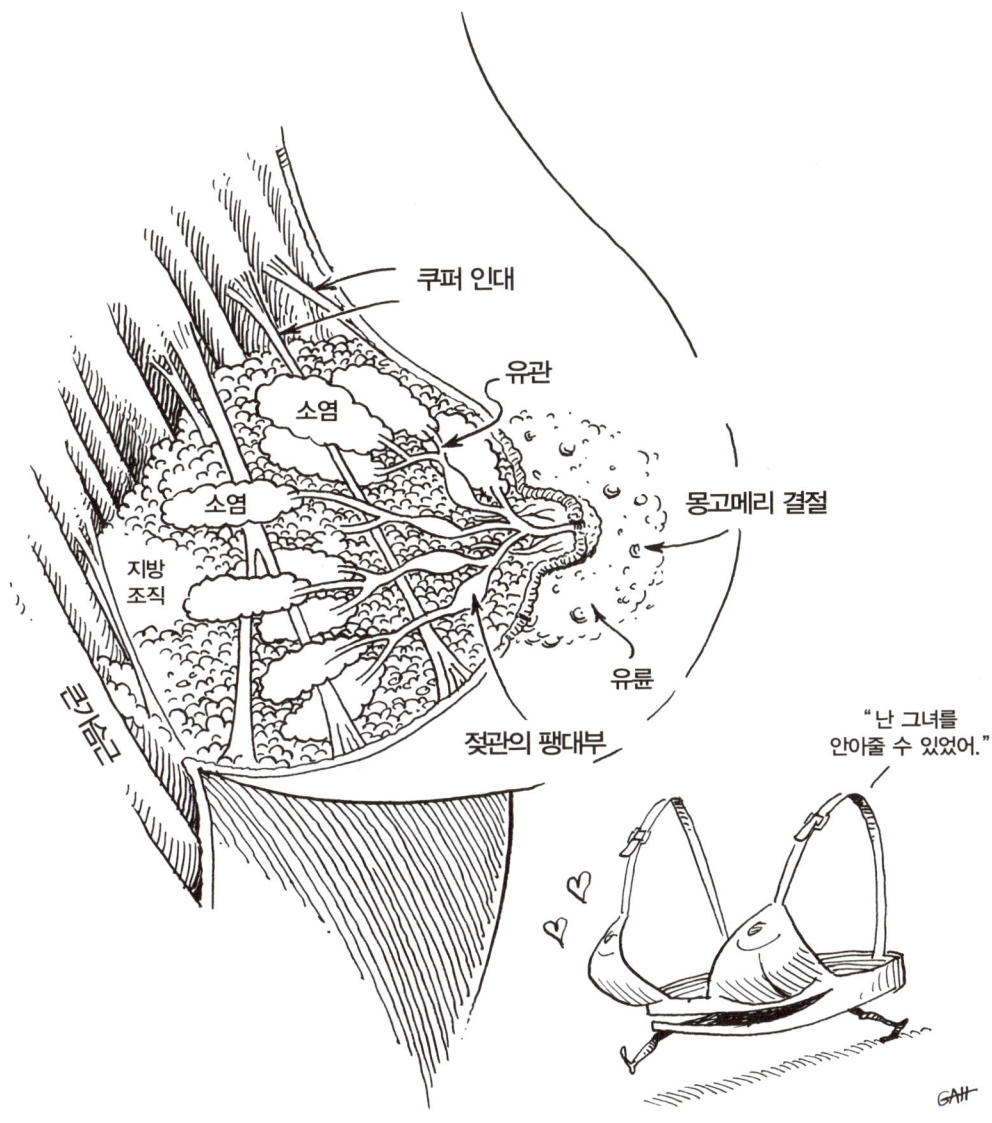

[그림 7.1] 유방의 변화

모유수유를 준비하기 위해 모유모유의 전 단계인 초유가 유선에서 만들어져 많은 관을 따라 젖꼭지로 들어간다. 그러면 마치 살수기 분사구에서 나오듯 모유가 분출된다. 오래전부터 모유수유는 아기의 건강과 면역력 향상에 아주 이롭다고 알려져 왔다.

임신한 동안 혈액량이 증가하기 때문이고, 진화론적으로는 다른 이유가 있다. 앞서 4장에서 신생아가 흑백 장난감과 색의 대비를 볼 수 있다고 설명했는데, 신생아에게 색의 강한 대조가 필요한 이유는 표적에 입을 가져가기 위해서이다. 따라서 색이 짙어진 젖꼭지는 아기에게 마치 공항 활주로에 켜져 있는 불빛처럼 생명 유지에 필요한 음식이 있는 방향을 정확하게 가르쳐준다.

유방에 찾아오는 변화는 이것 말고도 또 있다. 임신부는 유방이 마치 오래된 수도꼭지처럼 줄줄 새는 느낌을 받기도 한다. 임신 중기의 후반에 접어들면서 초유가 약간 나오기 시작할 수 있지만, 본격적으로 나오는 것은 대개 분만한 후이다. 유륜에는 작고 무해한 돌기인 몽고메리 결절Montgomery's tubercles이 생기고, 여기에서 박테리아 번식을 방해하는 윤활제가 분비된다. 앞서 언급했듯이 젖꼭지를 비누로 씻으면 안 되는 것도 이 때문이다. 몽고메리 결절에서 분비되는 윤활제는 모유수유하는 동안 젖꼭지가 갈라지는 현상을 막아주는 역할도 한다.

피부

피부가 일반적으로 건성이든, 지성이든, 중성이든 상관없이 임신부의 피부 상태는 계속 변한다. 피부는 호르몬이나 기후에 따라 변하고 어떤 화장품을 쓰느냐에 따라서도 달라진다. 하지만 임신한 동안에는 일반적으로 피부가 더욱 건강해 보인다. 이는 혈류가 좋아지고 순환이 잘되어 얼굴에 빛이 나기 때문일 가능성이 크다. 하지만 항상 그렇지만은 않다. 임신했을 때 나타나는 몇 가지 피부 변화를 알아보자.

튼 살: 튼 살은 피부 중간 층인 진피가 늘어나면서 갈라지고 찢어져서 생긴다. 붉은 기운은 분만한 지 1년 안에 사라지지만, 피부가 이미 손상

을 입은 것이므로 흔적을 완전히 제거할 수는 없다. 더욱 짙어지지 않게 하려면 마사지를 자주 하고 햇빛을 피한다.

여드름: 먼지, 화장품, 에스트로겐의 증가로 피부 성장이 촉진되면서 피부 구멍이 막힐 때가 있다. 그러면 피부에 있는 피지가 배출되지 못하고 박테리아가 번식하면서 염증과 여드름이 생긴다. 평소 여드름이 자주 나는 여성은 임신하면서 얼굴은 물론 몸 전체에 여드름이 번질 수 있다. 우리는 임신 초기가 지날 때까지 약물 사용을 권하지 않지만, 처방전 없이도 구매할 수 있는 벤조일 퍼록사이드benzoyl peroxide는 안전하다고 생각한다. 어큐테인accutane, 이소트레티노인isotretinoin을 비롯한 일부 여드름 약은 임신했을 때 사용하면 매우 해롭다고 알려져 있으므로 반드시 의사와 상의한다.

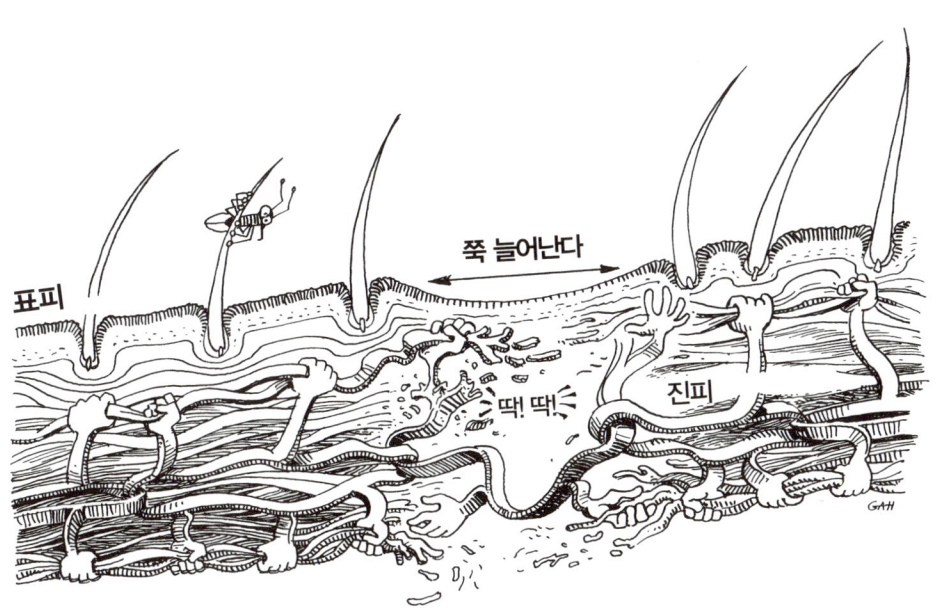

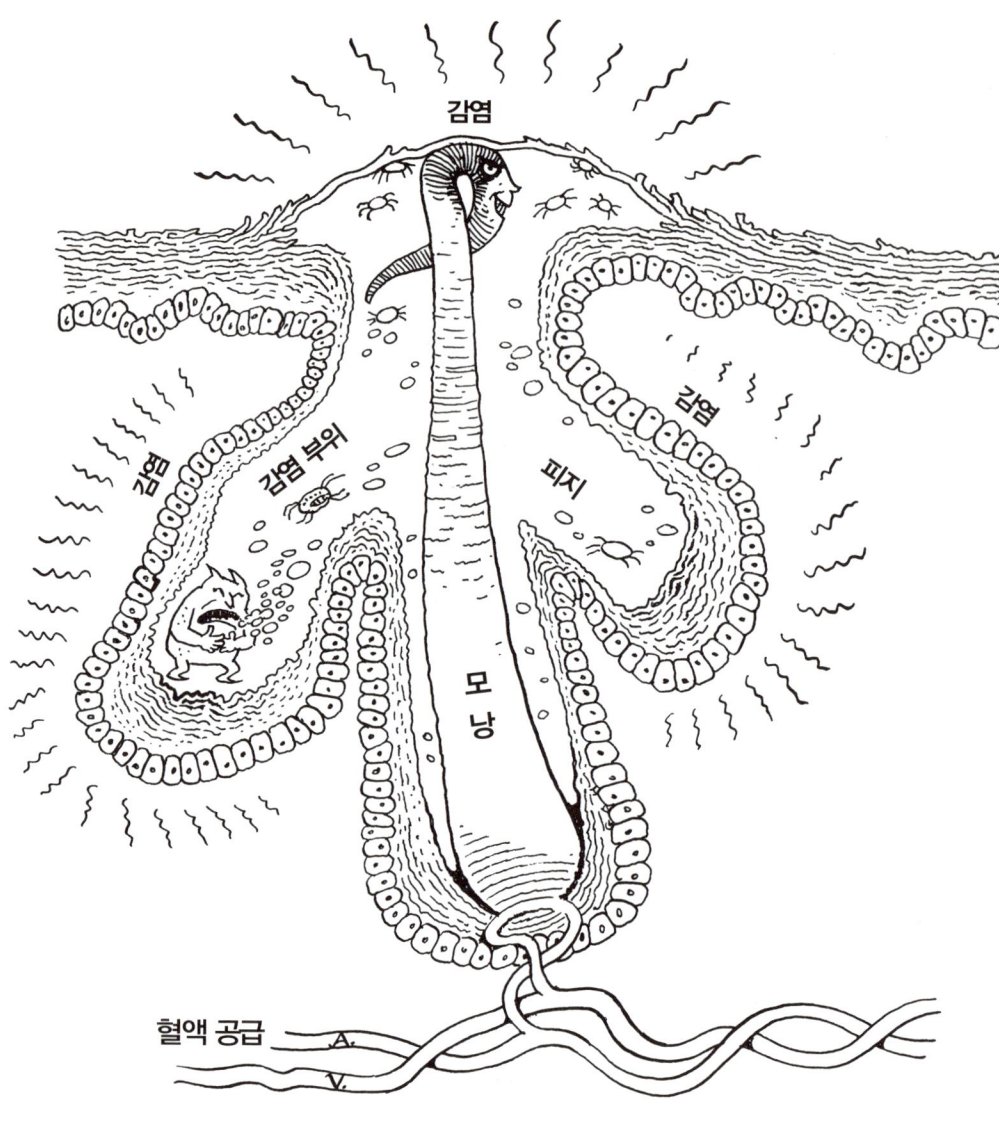

[그림 7.2] 피부 트러블 원인

여드름이 잘 나는 여성은 임신한 동안 여드름이 더욱 악화될 수 있다. 숨구멍이 막히고 박테리아가 번식하면 염증이 생겨 여드름이 돋는다.

임신선과 기미: 임신선으로 불리는 복부 중앙의 세로선이 가끔 갈색이나 검은색을 띨 수 있다. 아니면 '임신 마스크'라고 부르는 갈색 반점인 기미가 얼굴이나 목에 생기기도 한다. 임신선도 기미도 나중에는 희미해지지만, 그때까지 참을 수 없다면 스테로이드 크림_{분만과 모유수유가 끝난 후 사용한다}이 흔적을 깨끗하게 없앨 수 있다. 피부가 흰 여성은 일반적으로 짙은 선은 생기지 않고 붉은 발진이 돋는 경향이 있다.

생식기 변화: 임신한 동안 질 벽이 두꺼워지고 음핵이 커지는 동시에 혈류가 증가하면서 음순의 색깔도 변할 수 있다. 검은색이나 푸른색 심지어 보라색으로도 변할 수 있지만 모두 정상적인 현상이다.

머리카락

피부 말고도 임신호르몬 때문에 변화가 일어나는 부위가 또 있다. 임신한 동안에는 에스트로겐 덕택에 머리카락 성장 주기에서 성장 단계가 길어져 임신하기 전보다 머리카락이 적게 빠진다. 일반적으로 사람의 머리카락은 매일 100가닥가량 빠진다. 하지만 임신한 동안에는 성장 단계가 길어져서 머리카락에 윤기가 흐르고 숱이 많아지는데 모두 에스트로겐 덕택이다. 에스트로겐은 모낭에서 분비되는 천연 기름인 피지의 생산을 돕는다. 하지만 출산하고 에스트로겐이 몸에서 떠나면 머리카락이 한 움큼씩 빠져나간다.

대부분의 임신부가 궁금해하는 것이 있다. 바로 임신한 동안 머리카락을 염색해도 안전한지 여부이다. 우리는 위험하지 않다고 생각한다. 일부 연구자는 머리카락 염색이 암을 유발할 수 있다고 주장하지만 설득력은 상당히 약하다. 하지만 염색약에 들어 있는 화학물질의 일부가 두피를 거쳐 피부에 흡수될 수 있으므로 조심해야 한다. 부분 염색을 하거나

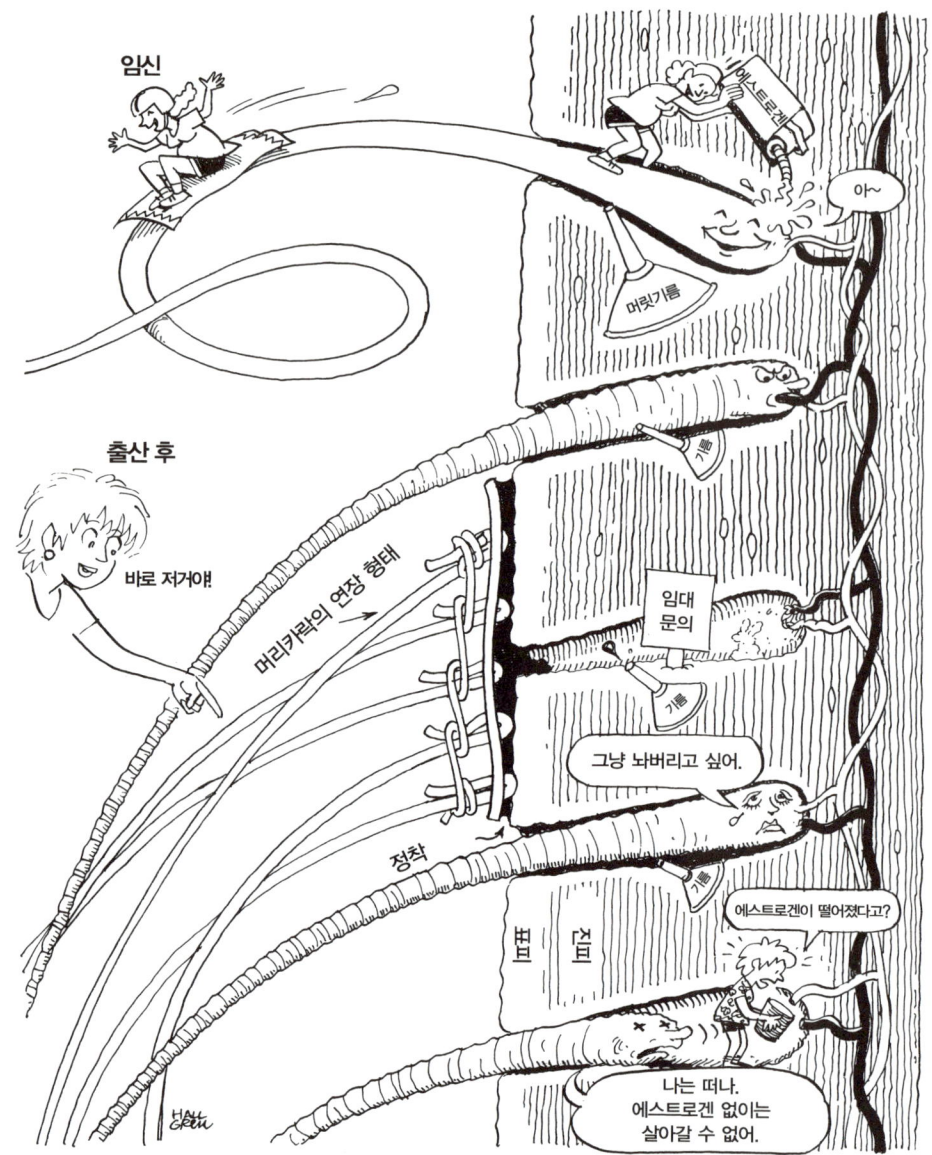

[그림 7.3] 머리카락

얼굴이 달아오르고 감정이 바뀌는 등 이런저런 임신 부작용은 대부분 에스트로겐 탓이다. 하지만 좋은 현상도 있다. 바로 얼굴과 머리카락에 윤기가 흐르고, 머리숱이 많아진다는 점이다. 하지만 애석하게도 출산한 후 에스트로겐 수치가 감소하면 머리카락도 빠진다.

브리지를 넣는 방법은 두피와 직접 접촉할 가능성이 적다. 집에서 염색할 경우 반드시 비닐장갑을 끼고 냄새를 맡지 않도록 환기가 잘되는 장소에서 한다. 또 반영구적이며 수천 년 동안 사용해온 천연 헤나를 사용하면 좋다. 염색 과정이 귀찮고 머리카락에 염색제를 묻힌 채 4~8시간 기다려야 하지만 비교적 안전하다. 다른 색깔에는 금속성 화합물이 들어 있을지 모르므로 붉은 오렌지색만 사용한다.

홍조

임신부는 더위를 많이 느낀다. 실제로 임신부 10명 가운데 7명은 홍조를 겪거나 밤에 땀을 흘린다. 주로 목과 머리에서 열이 나기 시작하고, 때로는 유방이나 좀 더 아래 부위에서 시작해 30초~5분이면 상체 전체로 퍼진다. 이때 열의 강도와 횟수는 임신부마다 다르다.

홍조는 매운 음식, 뜨거운 음료, 알코올, 스트레스 때문에 일어날 수 있다고 알려져 있지만 확실한 원인은 아직 밝혀지지 않았다. 일부 연구 결과에 따르면 에스트로겐 수치의 불규칙한 변화가 근본 원인이라고도 한다. 낮은 혈당과 갑상샘기능항진증도 원인으로 알려져 있다. 홍조가 불쾌한 정도를 넘어서면 의사와 상의해서 근본 원인을 찾아 해결해야 한다.

토막상식

❋❋❋ 임신한 동안에는 머리카락이 두꺼워지고 숱이 많아진다. 몸의 털도 마찬가지이다. 안드로겐 androgens이라 불리는 남성호르몬이 증가하기 때문이다. 임신부의 몸에서는 남성호르몬이 생산된다. 임신한 동안에는 얼굴이나 유방·복부·등에 드문드문 털이 나기도 하는데, 대부분 분만하고 3~6개월이 지나면 없어진다. 그때까지는 안전하게 족집게로 뽑거나 제모제를 사용하거나 면도를 하자. 영구 제모 방법도 안전해 보이지만 어차피 때가 되면 빠질 텐데 구태여 돈을 들일 필요는 없다.

엄마와 아기를 위한 팁

건강을 둘러싼 임신부의 걱정거리에 순위를 매기면 성욕, 몸매, 약한 피부는 몇 위를 차지할까? 임신부나 태아에게 직접 해를 미치는 요인보다 순위는 분명히 낮을 것이다. 하지만 이러한 문제를 사소하다는 이유로 가볍게 생각하며 무시하는 태도는 바람직하지 않다. 임신부가 자기 몸 상태를 가능한 한 최고로 느낄 수 있도록 돕는 몇 가지 비결이 있다.

성욕을 북돋워라

임신부가 성관계를 하고 싶지 않다고 해도 전혀 잘못된 현상은 아니다. 정말 괜찮다. 하지만 성관계가 두 사람 사이의 모든 상태를 대변하는 상징으로 여겨질 때가 많아서 문제이다. 성관계가 부족하면 그만큼 두 사람 사이에 열정이 사라지고 관계가 시들해졌다고 보는 것이다. 따라서 임신부는 자신의 성욕을 의도적으로 부추기기보다는 관능미를 돋보이게 하며, 남편과 신체적으로나 정서적으로 유대 관계를 형성하는 방법을 찾아야 한다. 여기에 성관계가 따라오면 좋겠지만 이보다 더 깊은 차원에서 관계를 형성해나가는 것도 좋다.

임신부가 자신에게 만족하고, 남편과의 관계에서도 흡족할 수 있는 몇 가지 방법을 살펴보자.

* 상대방의 발을 서로 매일 마사지한다.
* 함께 목욕한다. 이때 말린 귀리를 곱게 갈아 욕조 물에 뿌리면 피부의 가려운 증상이 잦아들고 진정 효과가 있다. 불을 희미하게 조절하고 촛불을 켜서 낭만적인 분위기를 조성한다.

* 2주마다 임신부의 사진을 찍어서 배의 크기가 어떻게 변하는지 증거를 남겨라. 이러한 활동이 상당히 즐겁고, 나중에 다시 생각해도 좋은 추억거리가 되었다는 사람이 많다.
* 함께 운동한다. 상대방의 몸에도 신경을 쓰다 보면 건강에도, 관계 유지에도 도움이 된다.
* 남편과 함께 출산·육아 교실에 참석한다 232쪽 참고.
* 연애 시절의 느낌을 살린다. 구식 연애 기법을 첨단 기술에 접목한다. 예를 들어 연애 시절처럼 불쑥 짧은 문자나 이메일을 보내서 사랑한다고 말해보자. 그 효과가 오래 지속될 것이다.
* 집 안을 부지런히 돌아다닌다. 임신부의 불안을 누그러뜨리기 위해 남편이 해줄 수 있는 가장 큰 일은 집안일을 돕는 것이다. 아기용품이나 아기 방을 정돈하거나, 장을 보거나, 식사 준비를 하거나, 쓰레기통을 비우는 등 임신부의 스트레스를 조금이나마 덜어줄 수 있는 일을 찾는다. 물론 임신부가 부탁하기 전에 알아서 도와주면 더욱 좋다.

그냥 즐겨라

발 마사지가 효과를 발휘했는지 성관계를 하고 싶은 욕구가 일어난다면? 성관계를 해도 태아에게 해를 미치지 않으므로 편안하게 생각하자. 임신부의 배는 점점 커지므로 남성이 여성 몸 위에 올라가는 정상 체위는 상당히 불편할 가능성이 크다. 대체할 만한 몇 가지 체위를 소개한다.

* 나란히 눕기 측면 체위: 같은 방향을 바라보면서 아내가 앞에, 남편이 뒤쪽에 나란히 눕는다. 이 체위에서는 얕은 삽입이 좀 더 편안할 수 있다.
* 높이 올라타기 여성 상위: 아내가 남편의 몸 위에 올라가면 아내의 배가 눌리지 않고 동작의 속도와 깊이를 조절할 수 있다.

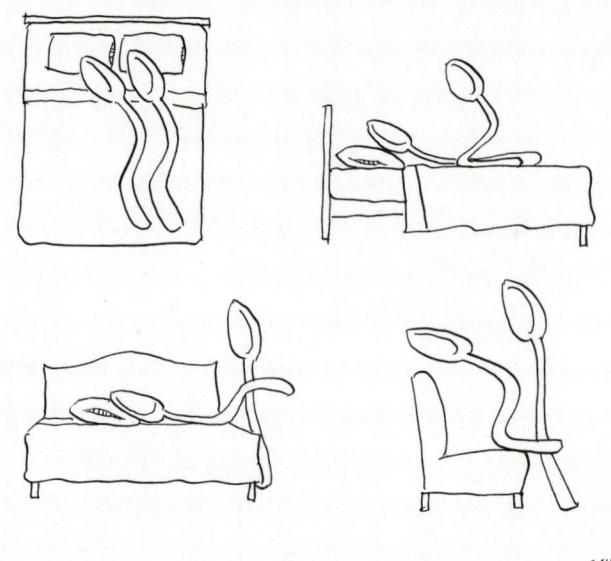

- 침대에 편안하게 눕기_{굴곡위}: 아내가 무릎을 구부려서 침대 가장자리에 눕고, 남편은 침대 가장자리에 선다.
- 소파에서 사랑하기_{후배위}: 아내는 무릎을 꿇은 채 소파의 등받이를 마주 보고 앉은 자세에서 팔을 소파의 등받이에 얹어 체중을 지탱한다. 남편은 아내 뒤에서 삽입한다.

임신부용 브래지어를 착용하라

유방이 부어서 느끼는 통증과 마찰을 완화해주는 기능이 있는 임신부용 브래지어를 선택한다. 우선 임신부용 브래지어는 컵 아랫부분에 와이어가 없고 밴드와 어깨끈이 넓은 동시에, 가려움을 최소화하기 위해 소재가 부드러운 천이면서 뒤에서 잠글 수 있어야 한다. 뒤에서 잠그는 브래지어가 둘레를 융통성 있게 조절할 수 있다. 특히 모유가 샐 때는 브래지어를 착용한 상태로 잠자리에 들 수 있으므로 편안한 제품으로 골라야 한다. 흔히 스포츠 브래지어가 편안하다고 한다.

> ### *가정 폭력 가능성*
>
> 앞서 임신부와 남편의 낭만적 관계를 설명했다. 하지만 어두운 관계로 얼룩진 임신부도 있다. 임신으로 가정 폭력_{신체적, 성적, 감정적 폭력}이 시작되거나 악화될 수 있기 때문이다. 가정 폭력은 임신부와 태아를 직접적으로 위험에 빠뜨릴 뿐 아니라 음주, 영양부족, 우울증 등 임신에 최악의 영향을 미치는 문제들을 유발한다. 출산 후에도 폭력이 이어져 앞으로 많은 문제가 일어날 수 있으므로 가정 폭력에 시달리는 여성은 반드시 도움을 요청해야 한다.

유방 자가 검사를 실시하라

남편이 당신의 풍만한 가슴을 누리는 호사에 빠져 있더라도 방심해서는 안 된다. 임신한 동안 유방 자가 검사를 계속 실시해야 하고, 의심스러운 응어리가 잡히면 의사의 진찰을 받아야 한다. 물론 임신한 동안 유방에 엄청난 변화가 찾아오므로 만지면 아플 수도 있다. 하지만 마음은 편하게 가지고 반드시 검사를 받아라.

피부를 보호하라

임신한 동안 피부가 부드러워지고 얼굴에서는 빛이 나기도 하지만, 이와는 반대로 피부에 심각한 문제가 일어날 수도 있다. 피부 트러블을 해결하려고 이런저런 방법을 시도하기 전에 알아두어야 할 사실이 있다. 15%에 해당하는 임신부가 화장품을 비롯해 다양한 제품에 알레르기 반응을 보인다는 사실이다.

> **도막상식**
>
> ✽✽✽ 이유는 알 수 없지만 악성 흑색종은 다양한 암 중에서도 임신 기간에 가장 흔히 발생한다. 따라서 임신 초기에 남편에게 부탁해서 몸 전체를 살펴보자. 예전에 못 보던 검은 점이 있는지 확인하고, 임신 6~8개월경에 한 번 더 검사한다. 의심스러운 점이 있으면 의사나 피부과 전문의와 상의한다. 악성 흑색종을 검사할 때는 ABCDE 원칙에 따른다. 비대칭asymmetry, 들쭉날쭉한 경계border irregularity, 다양한 색깔color variety, 6mm 이상의 지름diameter of more than 6milimeters, 형태의 변화evolving 여부를 관찰한다.

제품 사용을 중단하고 얼굴에 어떤 반응이 나타나는지 살펴본다. 임신과 모유수유를 마쳤고, 조만간 다시 임신할 계획이 없다면 처방 약물인 레틴 A트레티노인tretinoin 크림을 사용할 수 있다. 하지만 심각한 선천성 결함을 유발할 수 있으므로 임신 중에는 절대 사용하면 안 된다. 방부제가 들어 있지 않은 비누를 사용해서 피지를 없애는 동시에 피부를 형성하는 콜라겐을 자극한다. 치료 효과가 나타나려면 한 달 정도 걸리고, 약물에 자극을 받아서 처음에는 피부가 오히려 악화되어 보일 수 있다. 염증을 없애려면 니아신niacin 크림을 덧바른다. 임신한 동안 피부를 잘 관리할 수 있는 몇 가지 방법을 살펴보자.

* 눈에 들어가도 따갑지 않은 순한 저자극성 비누로 세안하라.
* 자신의 피부 유형에 맞는 보습제를 사용하라. 지성 피부에는 보습제가 필요 없다. 사실 50세 미만이면서 사막을 제외한 지역에 사는 사람의 피부에는 대부분 보습제가 필요하지 않다. 보습제를 계속 바르면 나중에는 사용을 중단한 지 몇 주가 지나더라도 보호 지방을 생산하는 피부의 능력이 떨어진다. 보습제를 사용하려면 젤이나 수분이 아닌 로션이나 크림 형태를 선택하고, 비타민 A·C·E 형태의 산화 방지제를 함유해 독소를 피하고 콜라겐을 많이 형성할 수 있는 제품을 고른다.
* 화학적 제품보다는 수건이나 물로 얼굴의 각질을 제거하라. 이렇게 물리적으로 각질을 제거하면 각질 제거할 때 자주 사용하는 화학물

질이 모체에 흡수되어 태아에게 전달되는 불상사를 막을 수 있다.
* 산화아연을 함유하고 자외선 차단 지수가 최소 30 이상인 자외선 차단제를 매일 사용하라. 이러한 제품은 물리적인 차단제로, 다른 화학적 자외선 차단제와 달리 피부에 흡수되지 않는다. 게다가 효과가 곧바로 나타나기 때문에 외출 직전에 발라도 된다.

성 전염성 질환 성병 선별 검사

임신부는 산전 검사의 일부로 성 전염성 질환을 밝혀내기 위한 선별 검사를 받아야 한다. 이유는 무엇일까? 잠재적 합병증이 태아에게 전해질 수 있기 때문이다. 의사가 주의를 기울이는 몇 가지 질환을 살펴보자.

- 헤르페스herpes: 흔한 질병은 아니지만 잠재적으로 태아에게 치명적일 수 있다. 분만 직전 감염이 있는 경우 제왕절개를 하면 모체에서 아기에게 전염될 위험성이 줄어든다.
- 클라미디아chlamydia: 클라미디아를 치료하지 않으면 태아가 결막염이나 폐렴을 앓을 수 있다.
- 임질gonorrhea: 임질을 치료하지 않으면 태아가 결막염에 걸려 항생제를 투여받아야 하는 상황이 일어날 수 있다.
- HIV: 분만할 때 자궁에서 아기에게, 모유수유하는 동안 모체에서 아기에게 전염될 수 있다. HIV 양성이면 같은 질병에 걸린 임신부의 출산을 도운 경험이 있는 산부인과 의사를 선택하고, 아기는 출생한 후 한 시간 이내에 치료를 받아야 한다.

튼 살을 관리하라

안타까운 일이지만 어떤 방법으로도 튼 살을 완전히 없앨 수는 없다. 튼 살은 진피가 찢어지고 염증이 생기면서 피부에 많은 손상을 가져온다. 하지만 매일 꾸준히 마사지를 하면 튼 살 예방에 효과적이라는 증거가 있다. 따라서 복부, 허벅지, 유방을 비롯해 살이 가장 많이 트는 부위를 꾸준히 마사지하라. 일부 연구 결과에 따르면 이때 사용하는 마사지 크림이 효과가 있다고 하니 코코아 버터나 비타민 E 함유 제품을 사용해서 마사지해보자.

한 가닥의 머리카락이라도 포기하지 마라

임신한 동안에는 머리카락이 그다지 많이 빠지지 않는다. 하지만 더 이상 생명력이 없는 머리카락이 그만큼 많다는 뜻이므로 마치 젖은 실크 블라우스처럼 조심스럽게 다뤄야 한다. 과도하게 열을 가하거나 빗질하지 말고, 불결하지 않다면 샴푸 사용도 자제하는 것이 좋다. 두피에는 화학물질이 닿지 않을수록 좋기 때문이다. 하지만 꼭 사용해야 한다면 유기농 모발 제품을 선택하는 것이 현명하다.

홍조를 치료하라

홍조가 생길 때 몸은 폭풍이 몰아치는 것 같은 기분이 들기도 하고, 전혀 내 몸을 조절할 수 없는 것처럼 느껴지기도 한다. 홍조의 원인은 다양하기 때문에 모든 사람에게 효과가 있는 한 가지 치료법을 제시하기는 어렵다. 홍조로 고생하는 임신부는 다음 몇 가지 방법을 시도해보자.

* 통기성이 좋은 옷을 겹쳐 입는다.
* 더운 시간에는 운동하지 마라. 운동은 아침과 저녁에 하는 것이 좋

으며, 운동할 수 있는 시간이 한낮뿐이라면 수영이 적당하다.
* 갑상샘 관련 질병 등 홍조를 유발할 수 있는 의학적 원인에 대해 의사와 상의하라. 홍조를 다스리기 위해 약물 치료가 필요할 수 있다.
* 허브를 섭취하지 마라. 허브는 몸에 여러 가지 작용을 일으킬 수 있으므로 호르몬 체계의 균형이 깨질 수 있다.
* 물을 매일 2리터 이상 마셔서 소변을 맑게 하고, 단백질·섬유질·과일·채소·곡식을 포함한 식단을 짜라.
* 홍조가 나타나는 때를 기록해서 단서를 찾아내라.

출산 교실의 선택

낭만적인 분위기를 연출하려면 은은한 촛불, 보드라운 이불, 감미로운 노래가 최고이다. 그러나 남편과 끈끈한 유대 관계를 형성하기 위해서는 어떻게 하면 좋을까? 임신과 출산 그리고 출산 후의 생활에 대비하기 위해 남편과 함께 출산 교실에 등록하라. 출산 교실에서는 분만할 때 유용하게 사용할 수 있는 호흡 기술을 가르쳐준다. 온라인 수업도 있지만 두 가지 이유로 오프라인 수업을 권한다. 우선 분만 과정의 경이로움을 남편과 함께 경험하고, 임신 기간과 출산한 후 서로 도움을 주고받을 수 있는 예비 엄마들을 만날 수 있기 때문이다.

* 자신의 철학에 맞는 출산 교실을 선택하라. 미국에서 가장 인기를 끌고 있는 라마즈Lamaze 분만 방식은 긴장 완화를 강조하고, 약물 없이 또는 약물의 도움을 받아 통증에 대응하는 방법을 배우도록 격려한다. 브래들리Bradley 분만 방식은 남편을 분만 코치로 참여시키고 약물 사용을 자제하는 자연스러운 방법을 강조한다. 각 방식에 대해 알고 싶으면 www.lamaze.org와 www.bradleybirth.com을 참고한다.
* 수업 시간에 어떤 주제를 다루는지 문의하라. 대부분의 출산 교실은 해부학, 분만 단계, 분만 고통 줄이기, 약물, 합병증, 신생아와 산후 관리, 모유수유를 포함한 전 영역을 다룬다.
* 교육기관이 인가를 받았는지, 강사는 자격증을 갖추었는지 확인하라. 인가받은 최대 출산 교실 기관으로는 라마즈 인터내셔널Lamaze International, 브래들리 메서드Bradley method, 국제출산교육협회International Childbirth Education Association 등이 있다 우리나라에는 각 병원, 보건소, 문화센터 및 분유제조업체에서 주관하는 다양한 출산 교실이 있다 _감수자 주.

* 주말에 집중적으로 진행하기보다는 몇 주에 걸쳐 진행하는 수업을 선택하라. 수업이 몇 주에 걸쳐 분산되더라도 수업 시간이 짧으면 그만큼 많은 내용을 기억할 수 있다. 또 다른 참석자에게도 배울 수 있으므로 5~10쌍이 수업하는 기관을 선택한다.
* 통증, 불편한 점, 부작용을 추적할 수 있도록 임신 일기를 써라.
* 출산 교실 수강 비용을 지급해줄 수 있는지 보험회사에 문의하라. 어쨌거나 출산 수업에는 투자할 만하다.
* 수업에서 배운 호흡법이나 기술을 연습하라. 하지만 잊어버리더라도 걱정할 필요가 없다. 간호사, 의사 등이 분만을 도와주기 때문이다.

Body in Motion

**Tackle the Unpleasant, Uncomfortable,
and Sometimes Risky Side Effects of Pregnancy**

Chapter 8

몸의 변화

불쾌하고 불편한, 때로는 위험한 임신 부작용

인간을 복제할 수 있는 세상이 오기 전까지는 절대 부정할 수 없는 사실이 있다. 임신은 하나의 몸에서 두 개 이상의 몸을 만들어내는 것이므로, 인간에게 일어날 수 있는 가장 놀라운 생물학적 사건이라는 사실이다.

이렇듯 급격한 변화를 직접 몸으로 겪으면서 임신부에게는 많은 문제가 생긴다. 장기적이고 심각한 건강 문제일 수 있고, 열대 폭풍우 속의 작은 우산처럼 임신부를 무기력하게 만드는 문제일 수도 있다. 8장에서는 임신부의 건강을 지키고 부모 역할을 씩씩하게 감당하는 훈련을 할 것이다. 우선 마음의 준비를 하기 위해 가벼운 임신 부작용부터 언급한 후, 좀 더 심각한 부작용을 설명하기로 한다.

그리고 이번 장에서는 마치 장보기 목록을 적어 내려가듯 임신 부작용을 나열할 텐데, 이에 대해 우선 양해를 구하고 싶다. 다른 뜻이 있어서가 아니라 앞으로 어떤 문제에 부딪쳤을 때 필요한 정보를 쉽게 찾을 수 있도록 하기 위해서이다. 임신한 동안 경험할 수 있는 모든 물리적 부작용에는 다양한 원인이 있지만, 공통적으로 릴랙신relaxin이라는 호르몬이 도사리고 있다. 이러한 부작용이 일어나는 이유는 무엇인지, 부작용을 최소화하려면 어떻게 해야 하는지 지금부터 알아보자.

호르몬의 변화: 착한 호르몬의 장난

앞에서 우리는 임신부에게 "긴장을 풀라"고 거듭 주문했다. 긴장을 풀면 기분이 좋아지므로 긴장을 풀고 임신 과정에 자연스럽게 몸을 맡겨 보자. 긴장을 풀고 똑똑 떨어지는 빗방울 소리에 귀 기울이며 마음을 토닥여라. 생각만 해도 평화로운 모습 아닌가?

자, 평소에 이렇게 지내온 임신부들도 지금만큼은 긴장해야 한다. 임신의 생물학적 측면에 정신을 집중하고, 고통과 통증의 근원이며 임신부를 결코 마음 놓지 못하게 만드는 중요한 임신호르몬인 '릴랙신relaxin'에 대해 배워보자.

릴랙신의 부작용을 이야기하기 전에 우선 임신호르몬의 목적을 알아야 한다. 일반적으로 알려져 있듯 릴랙신은 긴장을 풀어주며, 무엇보다 자궁의 인대를 이완시킨다. 왜 그럴까? 앞으로 40주 동안 태아가 살아갈 공간을 유연하게 만들어놓지 않으면 자궁에서 태아를 키우는 일이 마치 호랑이를 책상 서랍에 구겨 넣는 것과 같기 때문이다. 모체에는 유연성이 필요하다. 그래야 세포 두 개에서 시작해 작은 수박 크기로 성장하는 태아를 자궁과 골반에 품을 수 있기 때문이다.

충분히 상상할 수 있듯이 이완되는 곳은 자궁만이 아니다. 릴랙신은 모체의 다른 부위도 이완시킨다. 예를 들어 동맥을 이완시켜 혈압이 치솟는 사태를 예방하고 혈액량의 증가에도 대비한다. 임신부에게는 좋은 작용이라고 볼 수 있다. 게다가 동맥을 원활하게 흐르게 해 자궁으로 가

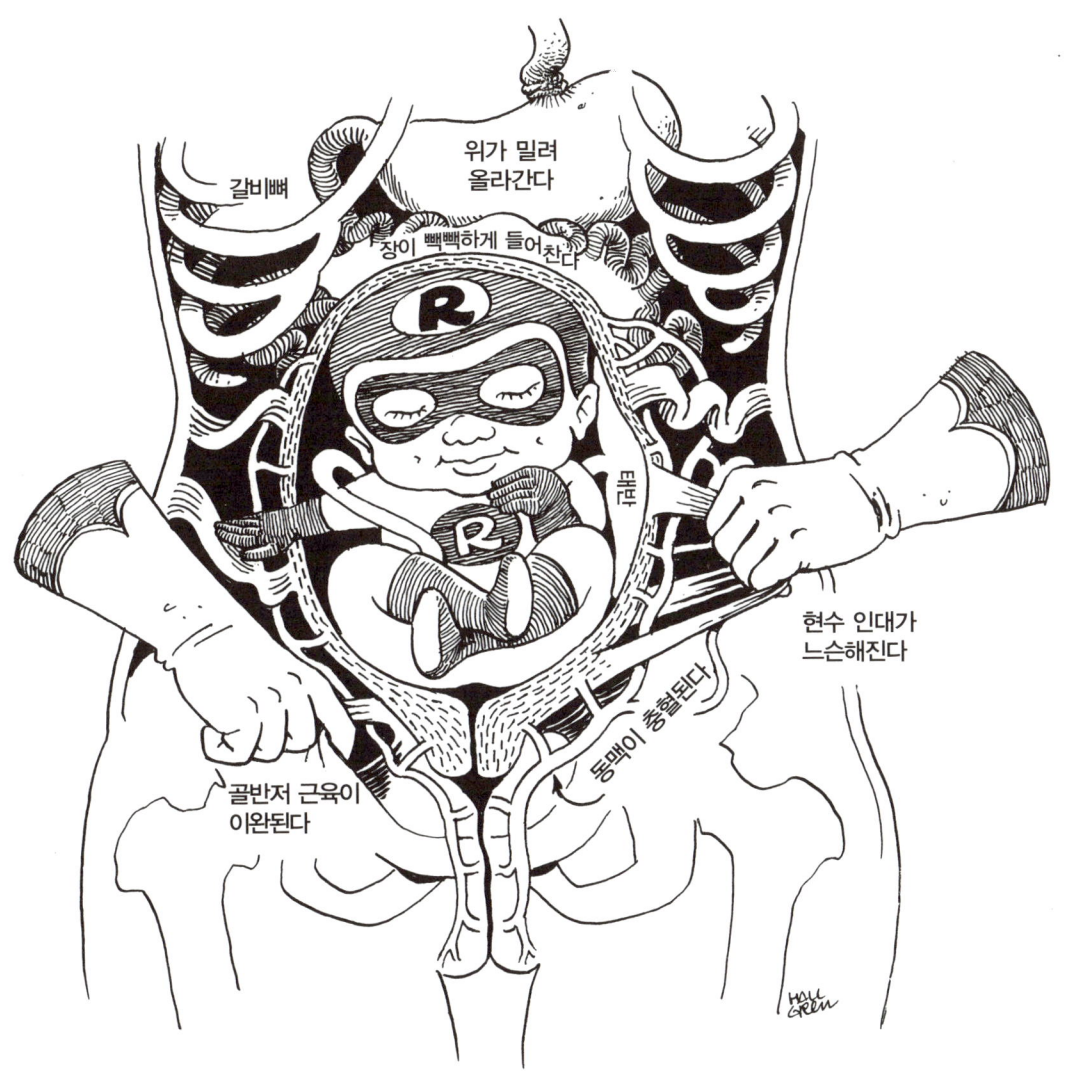

[그림 8.1] 긴장을 풀어요

몸이 임신에 잘 적응하도록 릴랙신이라는 호르몬이 분비되어 몸 안의 모든 부위를 느슨하게 만든다. 이는 좋은 현상이지만 긴장 이완 효과 때문에 일부 조직이 지나치게 이완되어 임신한 동안 위산 역류와 관절 문제가 나타나기도 한다.

도막상식

❊❊❊ 임신한 동안 일어나는 모든 신체 변화와 함께 임신부의 가슴둘레도 늘어난다. 유방이 커지면서 컵 사이즈뿐 아니라 밴드 길이가 늘어나고, 계속 성장하는 태아를 품기 위해 등과 엉덩이가 이완된다. 이는 분만으로 태아가 빠져나간 뒤에도 예전 체형으로 돌아오지 않을 수 있다는 뜻이다.

는 혈류를 증가시키고 태아에게 도달하는 영양분을 늘린다.

여기까지는 릴랙신이 바람직한 방향으로 작용한다. 신체 부위가 이완하고 유연성이 높아진다면 좋지 않을까? 하지만 한 발짝 더 나아가 생각해보자. 모든 신체 부위가 느슨해지면 정말 좋기만 할까? 팽팽하게 경직되어야 할 부위도 있는 법이다. 예를 들어 위산이 식도로 거슬러 올라가지 못하도록 막는 근육이 느슨해지면 어떤 사태가 벌어질까? 그렇다. 위산이 길을 잘못 들어서서 마치 건전지를 삼킨 느낌이 들 것이다.

더욱이 성욕에 영향을 미치는 호르몬인 에스트로겐과 프로게스테론에는 릴랙신과 비슷한 부작용이 따른다. 예를 들어 에스트로겐은 식도 괄약근 esophageal sphincter을 이완시켜 산을 역류시키고, 프로게스테론은 몸 전체의 인대와 관절을 이완시킨다. 그러면 임신과 분만에는 이로울지 모르나 넘어졌을 때 무릎의 앞십자인대 anterior cruciate ligament가 쉽게 찢어진다. 월경 중인 여성의 인대 파열 위험성이 남성보다 여덟 배나 높은 이유도 이 때문이다.

몸속에서 이런 호르몬 변화와 화학적 변화가 일어나는 이유는 임신하고 분만하는 동안 임신부와 아기를 가장 잘 보호하기 위해서이다. 하지만 보호를 받으려면 대가를 치러야 한다. 이 장에서는 이러한 신체 변화에 대응하고 대가를 최소화하도록 도울 것이다.

위장의 고통: 소화 문제

위장 질환 전문의가 아니더라도 임신부의 몸속에서는 많은 일이 벌어지고 있다는 사실은 충분히 짐작할 수 있다. 자궁이 커지고, 이상한 느낌이 들면서 음식에 대해서는 유명 연예인의 연애만큼이나 변덕을 부린다. 프로게스테론은 소화 과정을 지연시켜 변비 같은 문제를 일으킨다. 소화계 전체를 따라가면서 임신부가 경험하고 있을지 모르는 불쾌한 증상 몇 가지를 살펴보자.

입·치아

임신부는 임신한 동안 복부, 유방, 발을 비롯해 눈에 확연하게 드러나는 신체 변화에 신경을 곤두세운다. 하지만 피부 밑에서도 많은 변화가 일어나고 있다. 예를 들어 임신을 하면 혈액순환이 증가하면서 릴랙신이 동맥을 이완시키기 때문에 점막 전체에 흐르는 혈액량이 증가한다. 이는 성생활에서는 일급 정보이다. 혈류가 증가하면 그만큼 성관계에 대한 만족감과 민감성이 증가하기 때문이다. 하지만 기도氣道에는 그렇지 못하다. 혈액량이 증가하고 순환이 왕성해지면서 코와 기도의 내층이 붓는다. 얼굴은 매우 제한된 공간이므로 코와 기도의 내층이 부으면 공기의 흐름을 제한해서 축농증, 코막힘, 코골이가 생길 가능성이 크다. 또 혈관이 약해져서 코피를 흘리기 쉽다.

그리고 상당히 걱정되는 점은, 혈액순환의 증가로 잇몸이 약해져서 칫솔질할 때 출혈이 일어나기 쉽다는 사실이다. 임신한 동안에는 특히 치주 질환에 걸리지 않도록 조심해야 한다. 치주 질환을 앓는 임신부는 임신성 당뇨병에 걸릴 위험성이 높고, 조산하거나 저체중 아기를 출산할 확률이 그렇지 않은 임신부보다 무려 일곱 배나 높기 때문이다. 절대 오타가 아니다. 확실히 일곱 배나 높다. 잇몸이 감염되어 치주 질환으로 발전할 수 있는 치은염을 앓는 임신부가 전체의 절반에 해당한다. 부종과 지나친 출혈은 원인이 아니라 증상이다. 치은염은 박테리아가 치아와 잇

✽ 신선한 공기를 마시자 ✽

임신부의 천식이 태아에게 문제를 일으킬 가능성이 있다. 임신부가 제대로 호흡하지 않아 산소를 적절하게 공급하지 못하면 태아의 산소 호흡 능력이 방해를 받기 때문이다. 하지만 천식 자체가 문제가 되지는 않는다. 실제로 임신한 동안 천식은 매우 흔하게 나타나지만, 태아에게 거의 영향을 주지 않으면서 치료하는 방법이 얼마든지 있다. 만약 치료하지 않을 경우 고혈압과 태반 문제로 발전할 위험이 커진다. 임신한 동안 복용해도 안전하다고 판단하는 천식용 약물이 있다. 숨을 쉴 때 자주 쌕쌕거리거나 기침을 하는 등 천식 증상을 보이면 의사와 상의해서 자신에게 맞는 약물 종류를 결정한다. 천식을 피하기 위한 주의 사항을 몇 가지 살펴보자.

- 금연하고 간접흡연도 피하라.
- 역류가 나타나기 쉽거나, 설사 그렇지 않은 임신부라도 과식을 피하라.
- 위생에 신경 써라. 특히 주위에 감기나 독감에 걸린 사람이 있을 때에는 더욱 그렇게 해야 한다.
- 자신에게 알레르기를 일으키는 대상이 무엇인지 파악하고 피하라. 기타 오염 물질, 자극물, 특정한 운동처럼 천식 증상을 일으키는 대상도 마찬가지이다.

몸 사이에서 번식하면서 발병한다. 치아 사이에 낀 음식물이 박테리아를 끌어들이고 영양을 제공해서 잇몸에 염증을 일으키는 것이다. 게다가 에스트로겐 때문에 임신부는 박테리아에 쉽게 영향을 받을 뿐 아니라, 박테리아가 염증을 퍼뜨리는 탓에 동맥 내층이 자극을 받아 좁아질 수 있다. 부지런히 칫솔질하고 정기적으로 스케일링을 받으면 잇몸 문제와 관련한 위험을 상당히 줄일 수 있다. 하지만 구강 세정제는 사용하면 안 된다. 대부분의 구강 세정제에는 임신부가 섭취하면 안 되는 화학물질인 트리클로산 triclosan이 들어 있기 때문이다.

임신했을 때에도 치과 검진을 정기적으로 받아야 한다. 임신 기간과 임신 전후로 6개월마다 규칙적으로 치과에 가야 한다. 이상적으로는 임신하기 전에 치아와 잇몸 치료를 모두 받아야 하지만, 임신한 동안 문제가 발생하더라도 주저하지 말고 치료를 받는다. 임신 중이라도 납으로 만든 보호 기구로 턱 아랫부분을 보호하면 치과용 X선을 찍어도 괜찮다. 태아에게는 X선에서 나오는 방사선보다 엄마의 잇몸 질환이 더 위험할 수 있기 때문이다.

속 쓰림

임신부는 음식을 너무 많이 먹거나, 충분히 먹지 못하거나, 겨우 먹은 음식도 토하는 등 음식으로 고통을 받는다. 하지만 임신을 관장하는 신은 이것만으로는 성에 차지 않는지 한 가지 고통을 더 안겨줘도 재미있겠다고 생각한 것 같다. 음식을 잘게 부수는 기능을 하는 위산이 식도로 올라오는 역류 현상때문에 임신 기간에 속 쓰림 heartburn이 매우 흔하게 나타난다. 앞에서 설명했듯이 릴랙신과 기타 호르몬이 위장 입구의 괄약근을 이완시켜 위와 식도의 연결 부위가 철제 방화문처럼 위산을 원래 자리에 가두지 못하고 회전문처럼 움직여 위산을 역류시킨다. 그리고 태아가 자라면서 위와 식도의 연결 부위를 위로 밀어 올려 각도를 바꾸기도 한다. 예전에 직각이던 각도가 곧게 펴지면서 위산이 훨씬 수월하게 올라오는 것이다.

방귀

이따금씩 방귀가 나오더라도 당황하지 말자. 신경전달물질인 세로토닌 serotonin의 영향을 받은 소화관은 임신부가 섭취하는 음식과 창자에 서식하는 박테리아에 각각 다르게 반응한다. 임신한 동안 세로토닌 수치가 수시로 변하면서 장을 움직여 예측할 수 없는 간격으로 가스를 배출하게 만든다. 가스를 배출하는 현상이 원칙적으로는 전혀 해롭지 않지만 불편할 수는 있다. 사람들에게 들려주고 싶은 소리는 더더욱 아니기 때문이다. 방귀를 줄이는 방법에 대해서는 '엄마와 아기를 위한 팁'을 참고한다.

변비 · 치질

소화계 여행의 마지막 정류장에 이르면 잠시 멈춰서 인체의 신비를 곱씹어볼 만하다. 항문 구조는 입술 구조와 같다. 생일 케이크에 꽂힌 촛불을 불어서 끌 때 오므린 입술은, 대변을 볼 때 압력으로 가득 찬 항문의 정맥처럼 보인다. 장이 노폐물을 아래로 밀어내는 속도를 프로게스테론이 지연시키기 때문에 임신한 동안에는 변비가 흔하게 일어난다.

치질 또한 임신 기간에 자주 발생한다. 해당 부위의 혈류가 증가하는 동시에 임신호르몬이 혈관 벽을 이완시키므로 항문 근처의 정맥이 부풀어 오른다. 여기에 자궁이 늘어나면서 골반 압력이 증가해 배변이 더욱 힘들어진다. 힘을 계속 줄 경우 혈관이 팽창하면서 항문을 닫고 있는 괄약근을 뚫고 튀어나오는데, 그것이 바로 치질이다.

또 대변이 결장을 따라 매우 천천히 움직이기 때문에 아주 딱딱해지는데, 그것을 밖으로 밀어내려 할 때 부풀어 오른 치질 동맥에 상처가 나면서 출혈이 일어나고 통증과 가려움증이 생긴다. 치질은 대개 출산하면 사라지지만 '엄마와 아기를 위한 팁'에서 통증 완화에 유용한 치료법을 참고하면 도움이 된다.

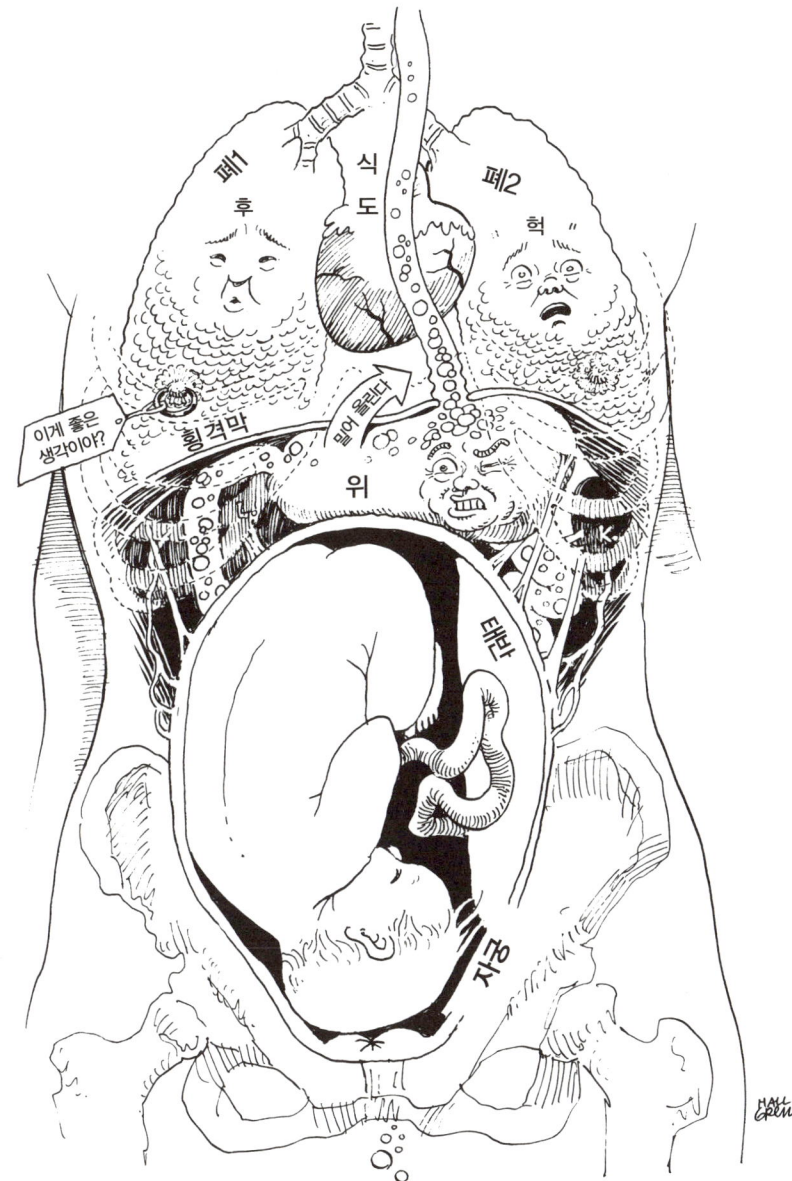

[그림 8.2] 산의 여행

릴랙신이 위와 식도의 연결 부위를 약하게 만들면 식도 아래에서 입 쪽으로 산이 거슬러 올라와 역류 현상이 일어난다.

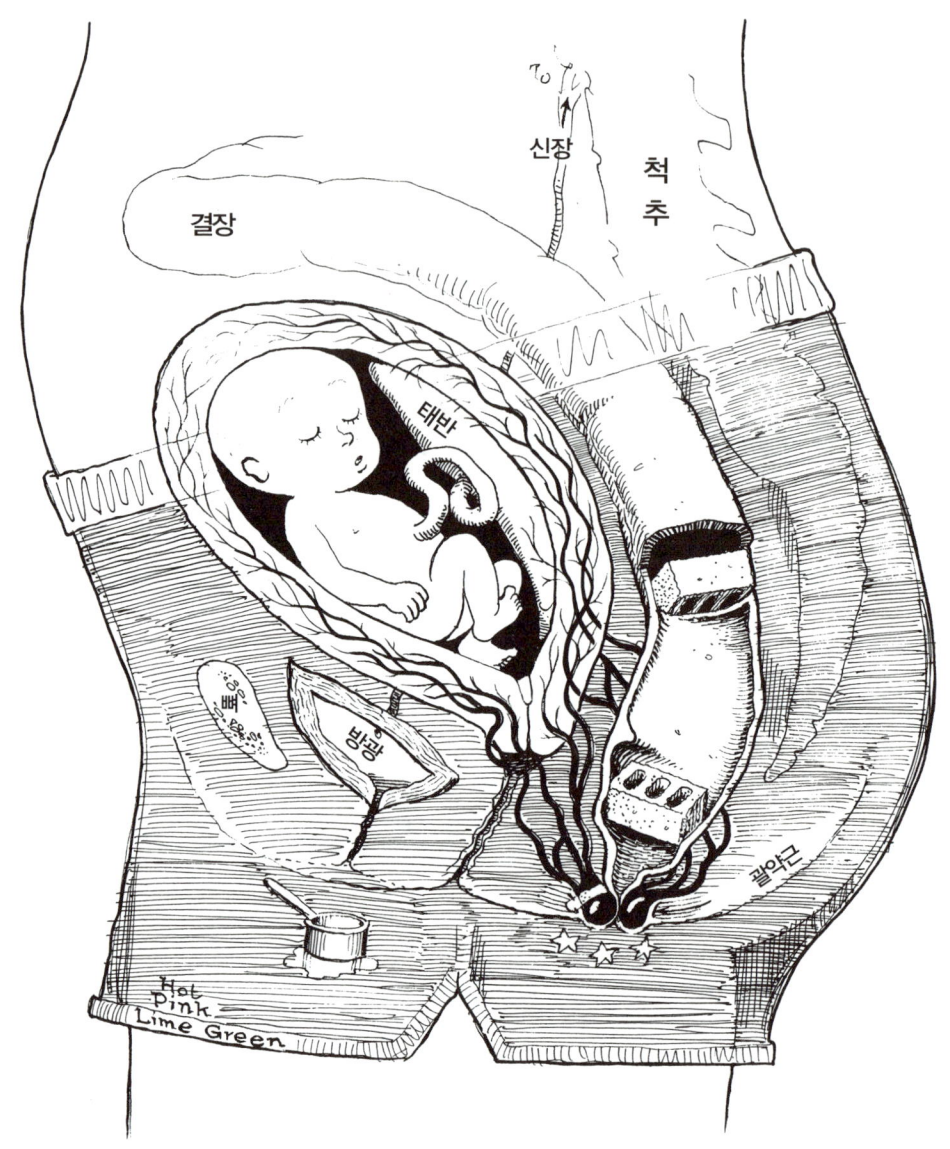

[그림 8.3] 엄청난 통증

임신한 동안에는 하체 부위로 향하는 혈류가 증가하고 변비가 심해져서 치질이 생길 가능성이 크다. 물을 자주 마시고, 섬유질 섭취량을 늘리며, 좌욕을 하는 등 소화를 촉진하는 방법으로 불편한 증상을 누그러뜨리자.

하체 감염 : 질과 비뇨기관 문제

임신하고 분만하는 데 중요한 역할을 담당하는 신체 부위라면 당연히 질과 그 관련 기관일 것이다. 성관계와 관련한 문제는 이미 다루었지만, 그리 유쾌하지 않을 수 있는 질 관련 문제를 꼼꼼히 더 살펴볼 필요가 있다.

방광·요로 감염

일반적으로 골반 아래쪽은 북처럼 탄탄한 근육으로 이루어져 있는데, 이 근육은 골반에 있는 모든 부위를 붙들고 주위 조직을 제자리에 잡아두는 역할을 한다. 하지만 아기가 그 공간에 들어가도록 릴랙신이 작용해 모든 부위를 이완시키면 골반 아래쪽은 느슨해진다. 따라서 기침이나 재채기를 하거나 방귀를 뀔 때 소변이 새어 나오고 박테리아가 들어올 가능성이 커진다. 게다가 방광과 요도가 이루는 각이 바뀌면서 박테리아가 침입하기 한결 쉬운 구조가 된다.

흥미롭게도 임신한 동안에는 소변의 화학적 농도도 약간 바뀐다. 몸에 액체가 많기 때문에 소변 농도가 묽어져 박테리아에 대한 저항력이 떨어진다. 진한 소변은 마치 박테리아의 성장을 막는 바리케이드 같기 때문이다. 둘째, 아기에게 공급해야 하는 혈액 속 당이 때때로 소변으로 새어 나간다. 축구 선수가 뷔페를 좋아하는 만큼이나 박테리아는 당을 좋아하기 때문에 임신부의 소변은 박테리아가 자라기에 아주 좋은 장소가 된다. 임신부의 약 15%가 겪는 요로감염증은 치료제 항생제 니트로푸란토인 nitrofurantoin를 복용하고, 100% 크랜베리 주스를 마시면 안전하게 치료할 수 있다.

이스트 감염

지금 이 순간에도 임신부의 피부와 질에는 이스트yeast라는 작은 생물이 서식한다. 여성의 질은 산성이어서 일반적으로 곰팡이가 왕성하게 자라지 못하기 때문에 평소에는 자그마한 골칫덩어리가 있다는 사실조차 모른다. 하지만 산성 환경이 바뀌면 상황은 변할 수 있다. 임신하지 않은 상태에서 항생제를 복용할 경우 보호용 유산균 박테리아의 개체 수가 줄어들어서 질의 산과 염기 균형이 바뀌기 때문에 이스트 감염에 걸리기 쉽다. 살아가면서 한 번쯤 이스트 감염으로 고생하는 여성은 전체의 4분의 3에 이른다. 그리고 임신한 동안에는 질 분비물에 당이 늘어나 산성이 약해지면서 이스트가 번식하기 쉬운 환경이 조성된다.

이스트 감염의 증상은 화끈거림, 분비물주로 희고 코티지치즈 색깔, 가려움, 염증 등이다. 감염 자체가 불편하기는 하지만 심각하게 건강을 위협하지는 않는다. 항진균제가 치료에 효과가 있고, 국부 약물 치료는 효과가 없을 수 있으므로 임신 초기가 지난 후 경구 치료 방법을 의사와 상의한다.

세균성 질염

질에서 암모니아 냄새가 나면 세균성 질염에 걸린 것이 거의 확실하다. 이 질병은 임신부의 15~20%에게 영향을 미치고, 질에 무산소성 세균이 지나치게 늘어나면서 발병한다. 증상으로는 악취와 함께 우유 같은 액체가 분비되고 염증이 생긴다. 태아에게 영향을 미치지 않는 이스트 감염과 달리, 세균성 질염은 임신 초기에 흔하게 나타나 양수와 태반 문제, 신생아 감염뿐 아니라 조산에도 영향을 미친다. 임신 초기 치료법은 국부 치료법만 시도할 수 있지만, 그다지 효과가 없고 심각한 부작용까지 낳을 우려가 있으므로 의사들은 대개 임신 중기나 후기까지 기다렸다가 경구용 약물을 처방한다. 또 장과 질의 건강을 유지하도록 활성균인

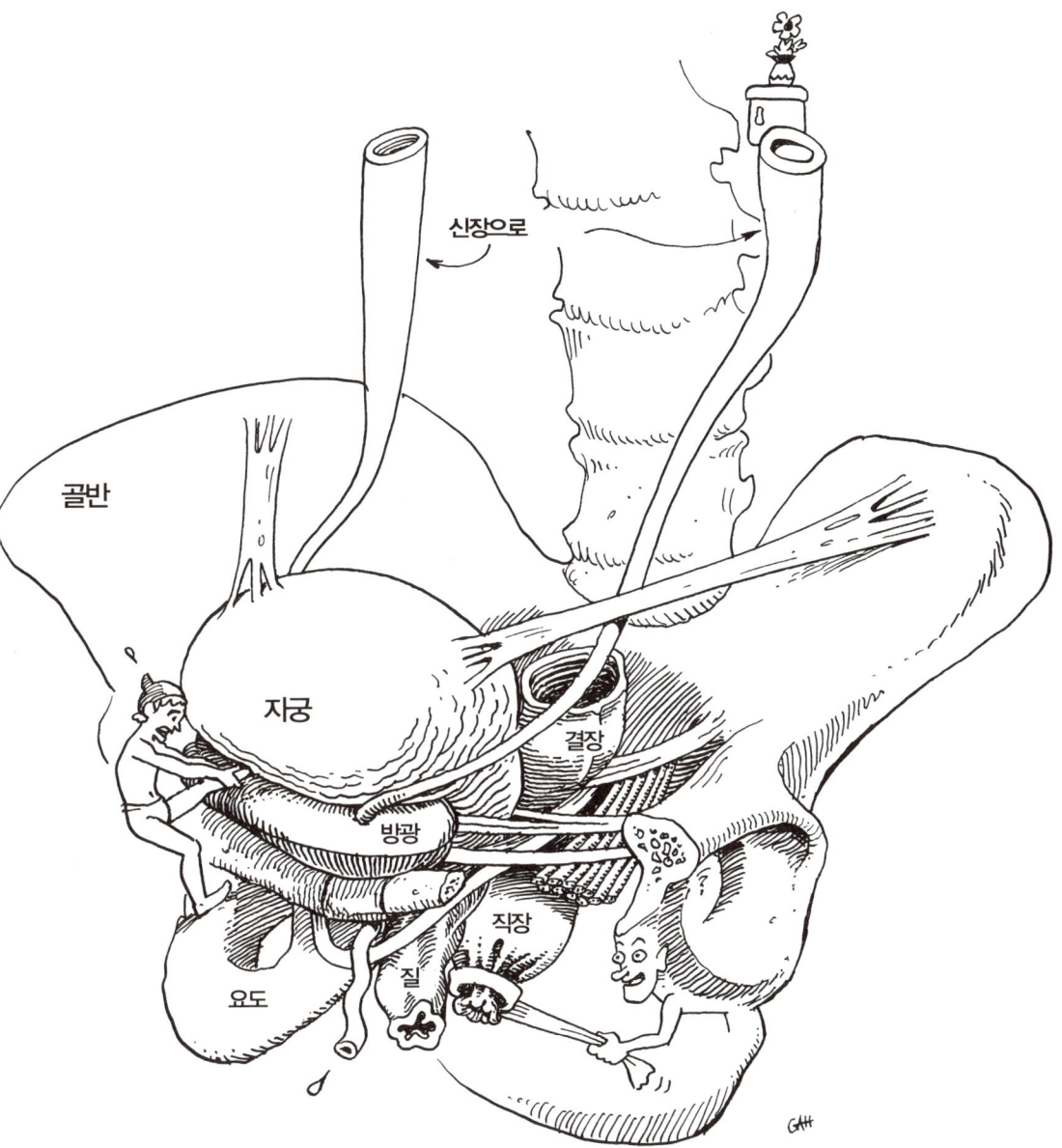

[그림 8.4] 방광의 감염

다시 한 번 말하지만 방광의 감염은 릴랙신이 범인이다. 태아를 품기 위해 몸의 모든 장기가 이완되면서 소변의 흐름에 영향을 주는 모든 관과 연결 부위도 느슨해진다. 따라서 박테리아가 흐름을 거슬러 올라가기가 더욱 쉬워지면서 방광에 감염을 일으키기는 것이다.

프로바이오틱스probiotics, 활성균를 매일 식단에 첨가하면 좋다. 이때는 요구르트에 살아 있는 배양균 형태보다는 알약이나 포자형, 캡슐형 등을 추천한다. 살아 있는 배양균은 일반적으로 위산에서 생존할 확률이 높지 않아서 20억 마리 가운데 60만~100만 마리만 살아남지만, 포자형이나 캡슐형은 20억 마리 가운데 6억 마리가 살아남는다.

✽ 허브 치료법 ✽

임신부가 겪는 일부 통증과 고통을 누그러뜨리기 위해 가끔은 색다른 방법을 시도해볼 만하다. 일반적으로 안전하다고 여기고 많은 전문가가 효과가 있다고 주장하는 대체 치료법이 있다. 하지만 먼저 의사와 상의한 후 시도하자 다음의 치료법은 민간요법으로, 과학적 근거는 부족하다. 담당 의사와 상의한 뒤 활용하는 것이 안전하다 _감수자 주.

문제	치료법
잇몸 출혈	금잔화나 몰약을 600ml에 15방울을 떨어뜨리고 입안에서 움직인다
변비	클로렐라매일 1,500mg, 세포벽이 갈라진 형태의 클로렐라가 흡수율이 좋다.
방귀	파파야, 생강
치질	위치 하젤 크림Witch hazel cream
부종	민들레 잎천연 이뇨제, 케르세틴quercetin, 식물 색소의 총칭인 플라보노이드의 일종으로 양파의 겉껍질에 다량 함유되었다, 마늘
하지 정맥류	월귤나무Bilberry
코피	비타민 E나 A, 비타민 D 연고를 콧구멍 안에 바르고 밤에 가습기를 튼다.
축농증	2주 동안 코 세척 도구neti pot와 N-아세틸시스테인N-acetylcysteine 500mg을 사용한다.
침 과다 분비	박하, 껌, 크래커, 레몬무안해하지 말고 침을 뱉을 수 있는 컵을 가지고 다니자

근육 통증: 근골계 문제

임신은 40주에 걸친 운동 프로그램과 같다. 온갖 종류의 환경에 노출되며 점점 무거워지는 짐을 지고 이런저런 장애물을 건너야 한다. 마지막에는 큰 보상을 받겠지만 근육과 인대에 무리가 가는 것도 사실이다. 임신부가 겪을 가능성이 높은 근골 관련 문제들을 알아보자.

허리

아기를 택배 회사의 택배 상자에 비교하고 싶지는 않지만, 어쨌거나 임신했을 때는 택배 회사에서 24시간 일하는 것처럼 피곤을 느낀다. 임신부가 나르는 무거운 짐을 정면으로 받치는 부위가 바로 허리이다. 특히 임신부의 유방과 자궁이 커지고 태아의 체중이 늘어나면서 상체가 앞으로 쏠려 척추에 가해지는 압력은 훨씬 커진다. 게다가 임신을 하면 운동을 그만두는 임신부가 많은데, 이는 내부 근육계 강화에 유익한 복부 운동도 멈춘다는 말이다.

하지만 릴랙신이 힘줄과 연부 조직을 더욱 이완시킨다는 사실을 기억하라. 임신한 동안 임신부의 배는 평평했다가 점점 불룩해진다. 이렇게 되면 등의 굴곡이 커지고 무게중심이 이동해 균형 감각이 바뀐다. 이러한 점을 고려해보면 허리 통증이라는 무서운 공격이 곧 시작될 것이 분명해진다. 사람은 원래 기어 다니도록 설계되었으므로 허리 또한 지금처럼 사용하는 것이 아니다. 따라서 허리는 몸을 강력하게 지지하지 못하는데, 임신까지 하면 근골계는 추가로 많은 압박을 받는다.

상황이 척추에 불리하므로 허리를 지탱하는 복부와 허리 근육을 강화하는 저항성 운동을 해야 한다. 이러한 운동은 일찍 시작할수록 좋다. 또 항상 자세에 신경 쓰는 습관을 들여서 고양이처럼 몸을 웅크리더라도 중

도막상식

❋❋❋ 태아가 성장하는 동안 임신부가 일으키는 후생유전적 변화는 단지 아기의 유전자 발현 방식만 바꾸는 것이 아니라, 자손 대대로 영향을 미칠 수 있다. 따라서 당신이 오늘 일으키는 작은 변화가 당신이 세상을 떠난 후에 미래 세대에까지도 영향을 미칠 수 있다. 임신부가 자손을 위해 건강한 환경을 만들어야 하는 책임은 생각보다 훨씬 크다.

심 근육을 강화하도록 노력해야 한다.

임신한 동안에는 허리 통증인 좌골신경통도 흔히 나타난다. 좌골신경통은 모체의 척추에서 다리 아래까지 뻗은 좌골신경을 태아가 누르면서 발생한다. 좌골에 느끼는 통증은 근육 긴장을 동반하고, 욱신거리기보다는 날카롭게 느껴진다. 좌골신경통을 완벽하게 치료하는 방법은 없지만, 여기서 제안하는 몇 가지 방법이 통증 완화에 도움이 된다.

관절 문제

릴랙신은 몸의 연결 조직을 느슨하게 만들어 골반 관절을 이완시키고, 자궁 경부를 성숙시켜 모체를 분만하는 데 최적의 상태로 만든다. 이렇듯 몸의 중요한 변화에 뒤따르는 결정적 부작용은, 인대가 느슨해지기 때문에 부상당할 위험이 커 운동하기가 훨씬 조심스러워진다는 점이다. 관절운동을 도우려면 인대가 유연해야 하고 이와 동시에 어느 정도 안전한 운동을 해야 관절을 제자리에 유지할 수 있다. 한다.

임신부가 조심하지 않으면 관절에 통증을 느끼거나, 운동하다가 관절을 다쳐서 운동을 중단하게 된다. 그러면 몸을 지지하는 중심 근육이 힘을 잃으면서 몸은 솜뭉치처럼 약해진 것처럼 느껴진다. 따라서 부상을 당하고 통증을 느껴서 운동량을 줄이다가 결국 운동을 중단하는 악순환에 빠지게 된다. 그러므로 임신 기간에는 안전하고 효과적으로 계속 운동하는 습관을 들이는 것이 무엇보다 중요하다 368쪽의 운동 방법 참고.

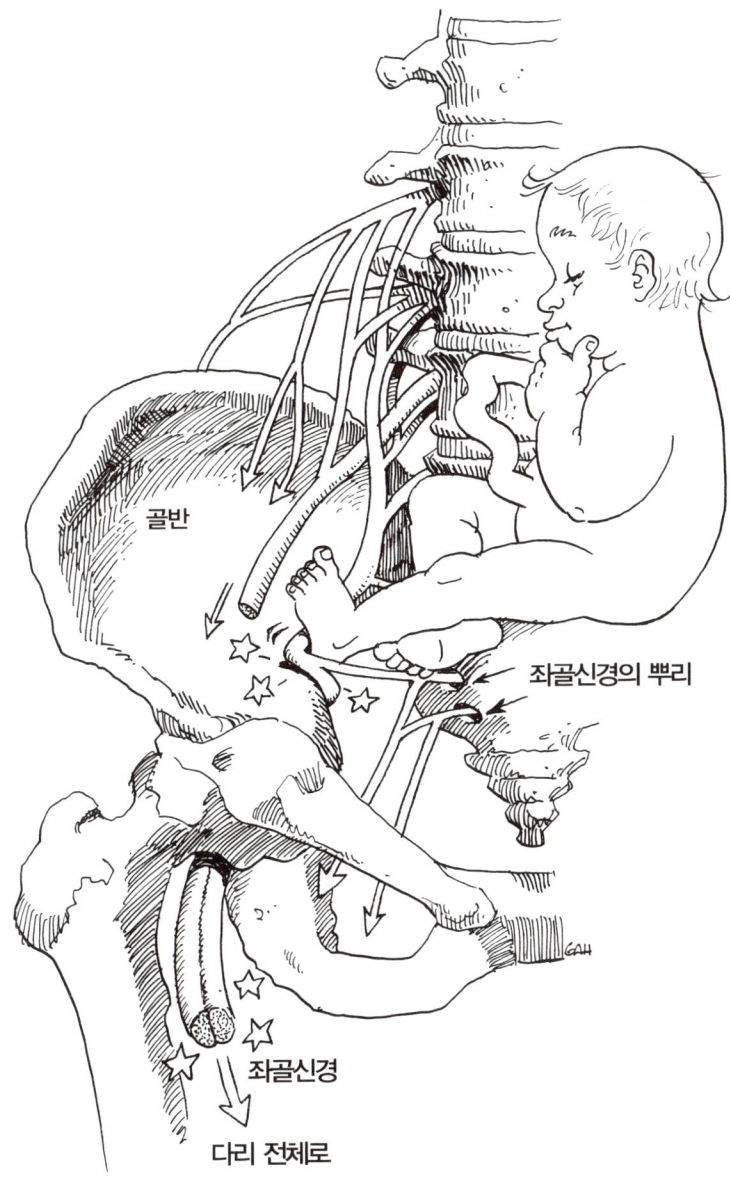

[그림 8.5] 태아의 발길질
임신 기간 동안 허리 통증을 유발하는 원인은 많다. 그중 가장 흔한 원인은 태아가 좌골신경을 누르기 때문인데, 이로 인해 같은 쪽 다리 아래까지 통증이나 마비 증상이 나타나거나 허리 아랫부분 또는 엉덩이가 얼얼하고 저리기도 한다.

손목터널증후군

대부분의 임신을 다룬 책에서는 손목터널증후군carpal tunnel syndrome을 다루지 않는다. 하지만 임신한 동안 일어나는 주요 생물학적 변화를 생각하면 그다지 의외의 증상도 아니다. 모체는 성장호르몬과 비슷한 화학물질을 포함해서 자궁의 성장을 돕는 호르몬으로 넘쳐나지만, 어떤 신체 부위가 호르몬에 반응할지 선택하는 스위치는 갖고 있지 않다.

자궁이 커지면서 다른 조직도 커진다. 대부분의 신체 부위에는 이것이 큰 문제는 아니지만 손목과 팔을 생각해보자. 면적이 좁은 부위에서 조직이 팽창하면서 신경을 누르면 심한 통증과 마비 증상이 나타난다. 임신과 관련한 손목터널증후군은 대부분 수술이 필요하지 않고, 얼마간 블로그에 임신 일기를 올리지는 못하겠지만, 팔뚝에 부목을 대면 어느 정도 통증이 누그러질 수 있다. 임신부의 3분의 2는 임신한 지 몇 주 안에 증상이 사라지는 것을 경험한다.

잘못된 흐름: 순환계 문제

순환계에 얽힌 놀라운 사실이 있다. 이 사실만 알면 퀴즈 프로그램에 출연해서 거액을 거머쥘 수 있을지도 모른다. 임신하면 자궁 정맥은 임신 전보다 자그마치 60배까지 확장된다. 이 책을 집중해서 읽었다면 이러한 현상이 왜 일어나는지 정확하게 이해할 것이다. 릴랙신이 동맥을 이완하고, 에스트로겐은 동맥 내피세포로 하여금 산화질소를 분비하게 해서 혈관을 확장한다. 혈관이 확장되면 혈액이 자궁으로 자유롭게 흘러 들어 가고, 영양분이 잘 공급되고, 노폐물이 배출되면서 조금 있으면 플라스틱 통까지 먹을 기세로 달려들 완벽하고 자그마한 아기가 만들어진다. 동맥혈은 확장된 혈관을 흐르다가 심장으로 돌아간다. 정맥 혈압은 동맥 혈압보다 낮고 정맥벽은 이미 느슨한 상태이므로, 에스트로겐 수치가 올라가면서 혈액이 정체되어 혈전이 생길 위험이 있다. 따라서 왼쪽으로 누워서 자면 혈액순환이 순조로워진다.

또 에스트로겐때문에 늘어나는 피브리노겐 fibrinogen, 혈액응고에 관계하는 혈장 단백질의 하나이다은 벽돌과 벽돌을 붙이는 시멘트처럼 작용해서 혈액을 응고시키는 동시에 혈류를 지연하거나 차단한다. 큰 틀에서 보면 임신 기간과 분만하는 동안 출혈을 방지하기 위해 혈류를 지연시킬 필요가 있다. 그러나 쉽게 추측할 수 있듯이 그럴 경우 임신 기간에 혈액이 응고되는 현상이 자주 나타난다. 순환계 문제 몇 가지를 구체적으로 살펴보자.

도막상식

❀❀❀ 좋은 음악을 감상하면 심장을 보호하는 데 도움이 된다. 연구자들에 따르면 불안과 긴박함을 조성하는 분위기의 음악을 들을 때보다 자신이 좋아하는 음악을 듣거나, 재미있는 비디오를 보거나, 긴장을 풀어주는 노래를 들을 때 혈류가 한층 좋아진다고 한다.

심부정맥혈전증

임신 합병증 가운데 가장 우려해야 할 질환의 하나는 다리와 골반의 대정맥에 혈전이 만들어지는 것, 즉 심부정맥혈전증deep vein thrombosis, DVT이다. DVT는 선진국 임신부 사망의 주요 원인이기도 하다.

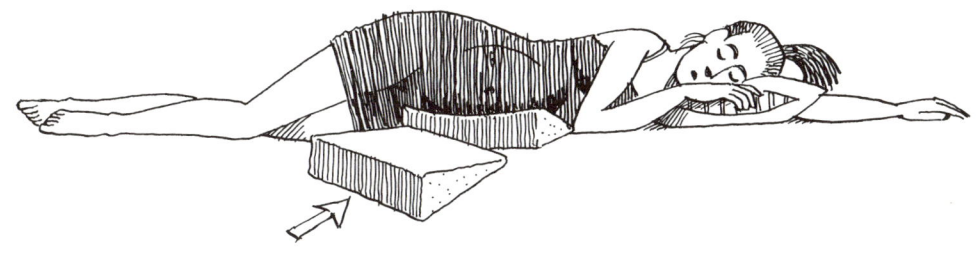

그렇다면 DVT는 어떻게 발병할까? 임신한 동안에는 정맥에 혈액이 많고 릴랙신은 정맥을 이완시킨다. 자궁의 압력으로 다리에서 심장으로 돌아가는 혈류가 감소하면 혈액이 고이면서 순환하지 않게 된다. 게다가 피브리노겐과 기타 응혈 인자가 늘어나면서 혈액이 응고할 가능성이 커진다. 압박 스타킹을 신어서 혈액을 올려 보내거나 다리를 심장 위로 들어 올리면 다리 아랫부분에 혈전이 생길 위험성을 줄일 수 있다.

또 자동차나 비행기로 장거리 여행을 할 때에는 한 시간마다 일어나서 스트레칭을 하거나 천천히 걸어 다녀서 다리에 있는 혈액을 순환시켜야 한다. DVT에 걸릴 위험성이 있으면 과거 DVT에 걸렸거나 혈전이 생긴 병력이 있거나, 두 번 이상 유산 또는 사산을 했거나, 가족력이 있는 경우 혈전이 생기는 유전적 성향인 혈전 성향증thrombophilia 여부를 판단하는 검사를 받을 수 있다. 검사 결과가 양성이면 의사는 혈전 형성 위험성을 줄이기 위해 혈액응고 방지제인 헤파린을 주사한다.

부종

임신한 동안 체중이 불어나면 옷장에 걸린 옷만 바뀌는 게 아니라, 체액이 몸을 이동하는 방식도 바뀐다. 체중과 중력이 증가하면서 혈액과 기타 체액의 순환 속도가 느려진다. 따라서 다리, 손, 얼굴에까지 체액이 남으면서 마치 〈찰리와 초콜릿 공장〉에 출연한 블루베리 소녀처럼 몸이 불어난 것처럼 느껴진다. 이러한 부종edema 증상에 대응하는 치료법은 다음과 같다. 앉아 있거나 누워 있을 때 다리를 올리고 소금 섭취량을 제한한다. 욕조에 앉아 있거나 수영을 하면 부기를 빼는 데 좋다. 그리고 사람들의 경험에서 나온 조언에 따르면, 언뜻 생각하기에는 오히려 악화될 것 같지만 물을 마시면 부종을 줄이는 데 도움이 된다고 한다.

✱ 기타 문제와 해결 방법 ✱

발	서글픈 일이기는 하지만 임신하면 신발 사는 취미를 버려야 할지 모른다. 연부 조직이 이완되고 체중이 늘면서 발이 반 사이즈 또는 한 사이즈 정도 커지기 때문이다. 또 족저근막염 plantar fasciitis을 앓기 쉬운데, 발바닥 조직에 염증이 생겨서 특히 아침에 잠에서 깨 일어나거나 오랫동안 앉아 있다가 일어설 때 통증이 심하다. 맨발로 걸어 다니지 말고, 굽이 낮고 쿠션이 있는 신발을 신고, 염증이 더 이상 악화되지 않도록 조심하면서 발을 마사지하고 부드럽게 뻗어준다. 발을 뻗을 때는 이렇게 해보자. 의자에 앉아 발을 하나씩 무릎 위에 얹은 후 발뒤꿈치를 고정하고 발가락을 몸 쪽으로 당긴다. 아침에 일어나자마자 이 동작을 실시하고 하루에 3~4회 반복한다.
눈	에스트로겐이 눈의 생리와 혈관을 변화시켜 눈이 건조해지고 시력이 바뀔 수 있다. 눈물은 보통 눈의 바깥쪽 윗부분에서 분비되어 안구를 가로질러 코로 흘러들어 가는데, 눈물이 눈을 가로지르기 때문에 눈 전체가 촉촉해진다. 임신한 동안 에스트로겐 수치가 급등하면서 부종이 생기면 안구가 밖으로 돌출하고 눈물 경로가 바뀐다. 그러면 눈물은 저항이 적은 경로를 따라 눈의 바깥쪽 윗부분에서 바깥쪽 아래 끝으로 똑바로 흘러내린다. 따라서 손수건이 필요하고 눈은 건조해진다. 눈에 찾아온 변화, 특히 시력 변화는 출산하고 나면 사라진다. 콘택트렌즈를 착용하는 임신부는 안경으로 바꾸는 것이 좋다. 임신 기간에는 이전에 끼던 콘택트렌즈가 맞지 않을 수 있고 눈을 건조하게 만든다. 잠재적으로는 각막에 상처를 입힐 수 있기 때문이다.
머리	호르몬 수치와 편두통은 서로 관계가 있으므로 임신한 동안 심각한 두통을 경험할 가능성이 높다 아니면 정반대로 임신 기간, 특히 임신 중기와 후기에 편두통이 진정되었다고 좋아하는 여성도 많다. 편두통이 있는 경우에는 카페인이나 초콜릿처럼 편두통을 일으키는 원인을 찾아 없앤다. 두통이 지속되면 전문가의 도움을 받아 두통의 강도와 빈도를 줄이도록 노력한다. 심각하면 임신한 동안 안전하게 사용할 수 있는 약물을 사용한다.

✻ 조기 자궁 수축과 아랫배 통증에 대해 알아야 할 10가지 ✻

1. 모체가 임신에 적응하면서 임신 초기에도 수축을 경험할 수 있다. 여기에는 몇 가지 원인이 있다. 자궁 주위의 인대가 늘어나면서 변비로 고통받고 배에 가스가 차면서 아랫배에 통증이 일어날 수 있다. 출혈이나 복통이 뒤따르면 검진을 통해 자궁외임신이 아닌지 확인해야 한다.
2. 임신 중기와 후기에 아랫배 통증과 함께 설사와 요통이 일어나면 조산의 징후일 수 있다.
3. 브랙스턴 힉스 수축Braxton Hicks contractions은 임신 중기와 후기에 정상적으로 일어나는 것으로, 그 정도가 매우 약하며 불규칙하게 일어난다. 조기 수축과는 다르다.
4. 탈수증이 자궁 수축을 일으킬 수 있으므로 물을 충분히 마셔야 한다.
5. 양수 검사를 한 후 아랫배 통증을 일으키는 임신부가 있다. 양수 검사로 인한 아랫배 통증이 심한 경우, 의사에 따라서는 진정시키기 위해 와인 한 잔을 권하기도 하지만 좋은 방법은 아니다. 그보다는 6번의 방법을 권하고 싶다.
6. 수축과 통증을 잠재우는 좋은 방법으로 따뜻한 물에 목욕하고, 방광을 비우고 리듬을 타면서 호흡한다.
7. 자궁 수축의 또 다른 요인으로는 성관계와 오르가슴이 있다. 따라서 전혀 걱정할 필요가 없다.
8. 자신이 겪는 자궁 수축을 자가 진단 하는 방법이 있다. 누워서 손을 자궁 위에 얹는다. 아랫배 통증이 나타나는 동안 자궁 전체가 단단하면 수축일 가능성이 크다. 단단한 곳도 있고 부드러운 곳도 있다면 단지 태아가 움직이기 때문이다.
9. 수축이 간헐적으로 오지 않고 10분마다 오면 조산할 가능성이 높다.
10. 의사에게 전화해서 아랫배 통증이나 수축이 있다고 말하는 게 현명하

다. 의사는 현재 일어나고 있는 증상을 함께 짚어가면서 자궁 내의 상황을 판단한다. 임신 초기부터 자궁 수축이 간헐적으로 오는 것은 정상적 현상이다. 다만 수축이 좀 더 강하고, 자주 오면 가진통false labor을 거쳐 진진통true labor으로 되며, 이것이 분만 진통이 된다 _김수자 주.

고혈압과 임신중독증

임신부의 10%가 고혈압과 소변에 단백질이 배출되는 증상을 보이는 임신중독증을 경험한다. 임신중독증은 대개 임신 중기에 시작하는데 부종, 갑작스러운 체중 증가, 두통, 시력 변화, 상복부 통증 등을 호소한다. 아무 증상도 나타나지 않아서 의사가 일상적인 산전 검사를 하다가 발견하는 경우도 있다. 임신중독증에 걸릴 위험성이 높은 경우는 20세 이하 또는 40세 이상일 때, 비타민 D가 부족할 때, 혈압이 높을 때, 당뇨병을 앓을 때, 편두통이 있을 때, 비만일 때, 임신중독증의 가족력이 있을 때, 임신했을 때, 요로감염증을 앓거나 치주 질환을 앓을 때 등이다.

원인은 무엇일까? 아직 정확한 원인은 알려져 있지 않지만 관찰을 통해 흥미로운 사실이 밝혀졌다. 남편과 성관계를 해온 기간이 길고 둘 사이에 낳은 자녀의 수가 많을수록 임신중독증에 걸릴 가능성은 낮아진다는 사실이다. 이를 근거로 이론을 세워보면, 임신중독증은 남편의 낯선 단백질에 대한 모체의 면역반응으로, 모체의 혈관 벽이 감염되면서 발생한다. 그 결과 혈압이 상승하고, 신장과 간이 손상되고, 태반조기박리나 자궁 내 태아 성장 제한이 일어날 수 있다. 또 임신부가 나중에 심장병에 걸릴 위험성이 있다.

도막상식

❋❋❋ 임신 기간에 숨이 차다고 해서 크게 걱정할 필요는 없다. 임신부의 폐는 임신하지 않았을 때보다 40% 더 많은 공기를 처리해야 하고, 태아가 점점 자라 모체의 공간을 차지하면 폐의 크기는 줄어든다. 따라서 그냥 집 안에서 걸어 다녔을 뿐인데도 숨을 헐떡일 수 있다. 그러나 쉬고 있을 때에도 숨찬 증상이 계속되면 의사의 진찰을 받아야 한다.

임신중독증을 제대로 치료하는 유일한 방법은 분만이다. 그러나 임신중독증 진단을 받았지만 아직 분만할 수 있을 만큼 태아의 폐가 아직 성숙하지 않았으면 침대에 누워 안정을 취해야 한다. 이렇게 하면 혈액을 자궁으로 보내는 데 도움이 되어 분만하기 전에 태아에게 필요한 영양분을 전달하고 장기를 발달시킬 시간을 벌 수 있다. 조기 분만 가능성을 염두에 두고 코르티코스테로이드corticosteroids를 사용해서 태아의 폐를 빠르게 성숙시키는 방법도 있다. 이럴 경우 혈압을 안정시키기 위해 약물을 복용해야 할 가능성이 크다.

엄마와 아기를 위한 팁

"무언가를 얻으려면 대가를 치러야 한다"라는 말은 헬스클럽 회원권을 팔 때에는 유용할지 모르나, 임신한 동안에는 전혀 해당하지 않는 말이다. 상당한 고생이 따르는 자연적인 생물학적 과정을 겪고 있다고 해서 고생을 고스란히 받아들일 필요는 없기 때문이다. 모체가 사나운 기후를 견뎌내고 갖가지 폭풍우에 버티고 있는 것만은 확실하다. 열심히 부대끼며 감수해야 할 고생도 있지만 피하는 것이 상책인 고생도 있기 마련이다. 다음에 소개하는 것들은 임신부가 느끼는 불쾌감을 어느 정도 완화하는 데 필요한 생활 습관이다.

속 쓰림을 다스려라

위산이 식도로 역류하는 증상을 예방하기 위해 머리를 약간 높게 받치고 잠을 청한다. 높은 베개를 사용할 수도 있고, 흔들의자에서 잠을 잘 수도 있으며, 침대 다리에 벽돌을 괴어 침대 머리를 높일 수도 있다. 또 산이 역류할 수 있으므로 몸에 달라붙는 옷은 입지 말고 잠자기 두 시간 전부터는 음식을 먹지 않는다.

변비에 대비하라

프룬 주스나 물 같은 수분과 섬유질의 섭취량을 늘리고, 글리세린 좌약을 사용해서 시멘트처럼 단단한 변비를 완화한다. 신장 기능이 정상이라는 전제 아래 마그네슘 200mg을 정제나 캡슐 형태로 하루 2회 복용하면 효과적이다.

좌욕을 하라

치질에서 오는 통증을 완화하려면 따뜻한 물에 엡섬솔트Epsom salts, 해독 작용이 뛰어난 천연 미네랄 소금이다_역자 주나 마그네슘을 희석해 좌욕한다. 좌욕은 엉덩이만 물에 담그는 방법이다. 물에 담그면 치질로 인한 화끈거림과 따가운 증상이 얼마간 누그러진다. 또 국부용 아르니카 젤armica gel이나 코르티손 크림을 바를 수 있지만 먼저 의사와 상의해야 한다. 출산하면 대부분 사라지지만 출산한 뒤에도 계속 치질로 고생하면 간단하게 제거하는 수술을 해야 한다. 수술은 대개 마취 없이 이루어진다.

배속의 폭풍우를 잠재워라

임신한 동안 자신이 트럼펫 악단을 이끄는 지휘자라고 생각하자. 그리고 배속에서 일어날 폭풍우를 잠재울 수 있는 방법을 알아본다.

* 음식을 급히 먹지 말자. 공기를 삼켜서 가스가 생길 수 있기 때문이다. 소르비톨sorbitol이 함유된 껌을 씹거나 무설탕 캔디를 빨아 먹으면 좋다. 하지만 껌을 지나치게 많이 씹고 사탕을 많이 먹으면 설사를 유발하므로 조심해야 한다.
* 시메시콘simethicone 같은 가스 제거제는 안전하므로 사용할 만하다. 가스 제거제는 가스 풍선을 한데 모으는 역할을 한다.
* '공적인 행사'에 가기 전에 가스를 유발하는 음식을 먹지 않는다. 그러한 음식으로는 콩, 양배추, 콜리플라워, 브로콜리, 아스파라거스, 양파, 새싹과 우유, 유제품 등이 있고 왕겨 같은 고섬유질 곡물과 사과, 배, 복숭아 같은 과일이 있다. 이들 식품은 몸에 이롭지만 중요한 모임이 있거나, 외출할 때에는 4~8시간 전부터 피한다. 탄산음료와 과일 음료수도 마찬가지이다.

자신과 아기를 위해 치아를 관리하라

임신 기간에 해야 할 목록을 적다 보면 치아 관리 순위는 저 멀리 아래로 밀려나거나 잊혀진다. 하지만 그래서는 안 된다. 아기에게 충치균이 전염되지 않도록 하루에 최소 몇 분만이라도 치아 건강에 신경을 써야 한다.

* 감염 위험성을 줄이기 위해 임신한 동안 한 번 이상 치과에 가서 관리를 받는다. 사실 임신하기 전, 일년에 두 번 정도 치과에 가서 검진을 받는 것이 훨씬 바람직하다. 임신의 50%는 계획하지 않은 임신이므로 정기적으로 치과에 가야 한다는 뜻이다.
* 양치질은 하루에 적어도 2회 이상, 치실은 1회 이상 사용한다.
* 단 음식을 피하라. 단 음식을 먹으면 박테리아가 번식하고 치석이 쌓인다. 칼슘, 비타민 B12, 비타민 C가 풍부한 음식을 포함해 잇몸과 치아에 유익한 음식을 먹는다.
* 자주 물로 입안을 헹궈서, 구토나 입덧으로 남아 있는 불쾌감을 씻어낸다.

골반 운동을 하라

케겔 운동Kegel exercises을 해서 골반저가 처지는 현상을 예방한다. 우선 소변의 흐름을 막는 근육을 찾아, 해당 근육을 5초 동안 조였다가 5초 동안 긴장을 푼다. 하루 3회에 걸쳐 이 동작을 10회씩 반복한다. 케겔 운동의 장점은 자신이 운동하는 모습을 아무도 보지 못한다는 것이다. 임신과 관계 있는 요실금을 치료하고, 일생 동안 골반의 건강을 유지하는 데 도움이 된다.

질의 건강을 관리하라

이스트 감염은 가려운 만큼이나 곤혹스럽기도 하다. 따라서 이스트 감염이 아무리 흔하게 일어난다고 해도 처음부터 생기지 않도록 주의를 기울이는 것이 중요하다. 다음 비결을 기억하면 도움이 된다.

* 몸에 달라붙거나 합성섬유로 만든 옷은 피하고 면바지를 입는다. 스타킹도 신지 않는다. 옷이 달라붙은 질 부위에는 박테리아가 번식하기 쉽다.
* 샤워를 하거나 땀을 흘린 즉시 옷을 갈아입고 헤어드라이어의 찬바람으로 약하게 질 부위를 건조한다. 박테리아는 습기를 좋아하므로 사막 같은 환경을 조성해서 박테리아를 물리쳐야 한다.
* 용변을 본 후 휴지로 뒤에서 앞으로 닦으면 직장으로부터 박테리아에 감염될 수 있으므로 반드시 앞에서 뒤로 닦는다.

허리를 보호하라

평생 겪는 갖가지 통증 가운데 가장 설명하기 어려운 것이 바로 요통이다. 요통의 원인은 밝혀내기도 어렵고 치료 방법을 알기는 더 어렵다. 요통을 예방하고 치료하기 위한 몇 가지 방법을 소개한다.

* 컴퓨터 앞에 구부정하게 앉아 있거나 흔들의자에 아무렇게나 몸을 던지더라도 당장은 별문제가 나타나지 않을지 모른다. 하지만 자세가 나쁘면 삶을 괴롭히는 요통을 불러들인다. 어디에 있든 천장에 매달린 끈이 정수리를 끌어 올리는 것처럼 머리와 허리를 꼿꼿하게 세운다. 몸을 세우면 척추에 가해지는 압력이 훨씬 완화된다.
* 항상 활발하게 생활하고 운동을 게을리하지 않는다. 규칙적으로 운

동하는 여성에게는 임신했을 때 허리를 지탱해서 요통을 이겨낼 수 있는 힘이 있다. 그리고 내부 근육계를 발달시키는 중심 운동에 집중하라 368쪽에서 제안하는 운동 참고.

* 좀 더 편하게 안정을 얻고 싶다면 마사지를 받아라. 초과 체중을 끌고 다니느라 스트레스를 받아 뭉친 근육을 풀 수 있다.
* 다리 사이에 베개를 끼고 옆으로 누워 잔다.
* 임신하지 않았을 때에도 항상 바른 자세를 유지하라. 물건을 집을 때에는 허리를 구부리지 말고 앉았다가 들어 올린다. 그리고 등받이가 있는 의자를 사용한다. 오랫동안 서 있는 경우에는 한 발을 교대로 발판에 올려놓아 허리 아래에 가해지는 압력의 일부를 분산시킨다.
* 거들 같은 기능성 복대를 착용하면 자궁을 끌어 올려 바른 자세를 취하기 좋다.
* 처방전 없이 약국에서 살 수 있는 타이거 밤 Tiger Balm, 일반적으로 부르는 '호랑이 연고'를 말한다 _감수자 주 연고를 바르고 마사지하면 근육 통증을 어느 정도 완화할 수 있다.

섬유질 섭취를 늘려라

물을 많이 마시면서 섬유질 섭취를 늘리면 변비와 임신중독증에 걸릴 위험을 줄일 수 있다. 일부 연구 결과에 따르면, 100% 전곡을 포함해 하루 25g의 섬유질을 섭취하면 임신중독증에 걸릴 위험을 70%까지 줄일 수 있다. 하지만 이러한 연구 결과의 정당성을 입증하려면 여전히 좀 더 많은 연구가 이루어져야 한다.

토막상식

❋❋❋ 불편하더라도 차를 탈 때는 안전벨트를 꼭 착용한다. 충격을 받았을 때 안전벨트에 눌리는 압력은 핸들보다 10배나 작다. 안전벨트의 가로끈은 복부 밑 골반 뼈에 걸치고, 어깨끈은 유방 사이를 지나 복부의 측면을 가로지른다.

Part

4

아기가 세상에 오다

특별한 출산

새로운 시작

임신 계획

건강과 임신과 출산 준비

Special Delivery

**Find Your Way Through the Adventure
That Is Labor and Birth**

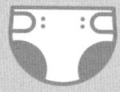

Chapter 9

특별한 출산

진통과 탄생을 대하는 자세

아니, 벌써? 얼마 전까지만 해도 성관계를 할 때 편안한 체위는 어떤 자세인지, 스트레스로 지끈거리는 두통을 멈추는 방법은 어떤 것이 있는지 살펴보았다. 이제 당신은 진정한 변화를 맞이할 모든 준비를 갖추었다. 태아가 푹신푹신한 양수로 가득 찬 따뜻하고 안락한 방을 떠나 바깥세상으로 나올 때가 된 것이다. 탄생이라는 커다란 망치를 한 방 맞을 때가 된 것이다.

태아는 어떻게 엄마의 몸을 뚫고 세상으로 나올까?

이제 분만이라는 믿을 수 없을 만큼 엄청난 모험을 시작하려 한다. 당연히 임신부의 머리는 온갖 의문으로 소용돌이칠 것이다. 진통은 몇 시간이나 할까? 내가 통증을 견딜 수 있을까? 남편이 카메라 배터리를 잊지 않고 충전해올까 사진을 멋지게 찍는 비결에 대해서는 281쪽 참고 등등.

이제 우리는 분만이라는 미지의 세계로 뛰어들기 직전의 당신에게 힘차게 첫발을 내디딜 수 있도록 격려의 말을 건네고 싶다.

- 분만실에 들어가는 산모가 도움이 되는 조언을 딱 두 가지만 말해달라고 요청한다면? 첫째, 진통과 분만이라는 과정은 누구도 예측할 수 없다는 점을 기억하고 융통성을 발휘하라. 둘째, 분만의 궁극적 목적은 산모와 아기의 건강이다. 따라서 미리 생각해놓은 계획이 있더라도 좀 더 나은 방법이 떠오르면 그것을 따르는 것이 좋다.
- 진통과 분만을 겪는 임신부는 스스로 결정할 일이 많다. 병원에는 누구와 같이 갈까, 나의 상태는 어떻게 관찰할까, 병원 주변을 돌아다녀도 될까, 어떻게 통증을 이겨낼 것인가까지. 나머지 결정은 의사에게 맡겨야 한다. 따라서 신념과 목적, 전략이 자신과 비슷한 의사를 찾는 것이 무엇보다 중요하다. 애초부터 분만에 대해 우선순위, 신념, 목적이 같다고 생각했다면 이제는 임무를 충실히 수행하도록 의사를 믿어야 한다.

임신부는 가능한 한 분만이 순조롭고 안전하게 진행되도록 의료진에 적극적으로 협조해야 한다. 이성적인 태도로 침착하게 행동하고 기본만 지킨다면 자신에게 유리한 방향으로 분만을 진행할 수 있다.

분만 과정에는 불확실성과 예외가 워낙 많기 때문에 이 장은 다른 장과는 다른 방식으로 서술하려 한다. 최종적으로 아기를 품에 안을 때까지 임신부가 선택할 수 있는 다양한 길을 마음에 그려보도록 도울 것이다.

그러니 분만을 10년 넘게 아기와 함께 즐길 보드게임^{판 위에서 말이나 카드를 놓고 일정한 규칙에 따라 진행하는 게임이다 _역자 주}의 시작이라 생각하면서 새로운 세상에 첫발을 디뎌보자. 세상에서 가장 오래된 보드게임의 규칙을 따라 다양한 상황에 맞춰 앞으로 갔다가 뒤로 물러서보자. 이 장에서는 화살표를 따라가고 질문에 대답하면서 '부모를 위한 약속의 땅'이라는 종착역을 향해 나아갈 것이다.

당신이 하려는 게임은 결코 쉽지 않은 것이라 아마 시작부터 마음이 위축될 것이다. 어떤 과정을 거치는지 짐작조차 하지 못한다면 더욱 그렇다. 하지만 당신만 그런 건 아니다. 모든 임신부가 게임을 시작하며 앞으로 부닥칠지 모르는 위험과 난관을 걱정한다.

그러니 이제 마음을 굳게 먹고 함께 시작해보자.

자, 준비되었는가? 그럼, 출발!

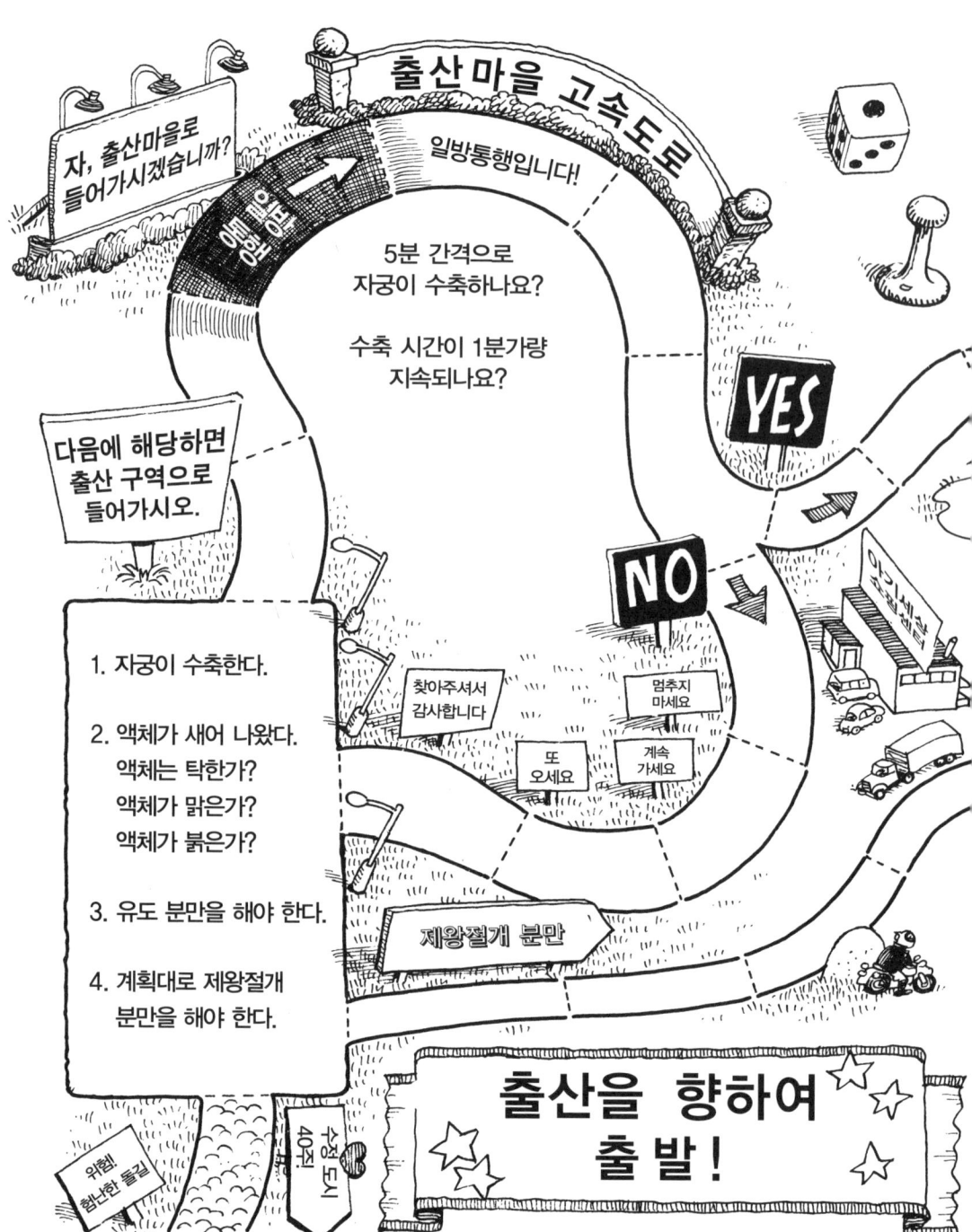

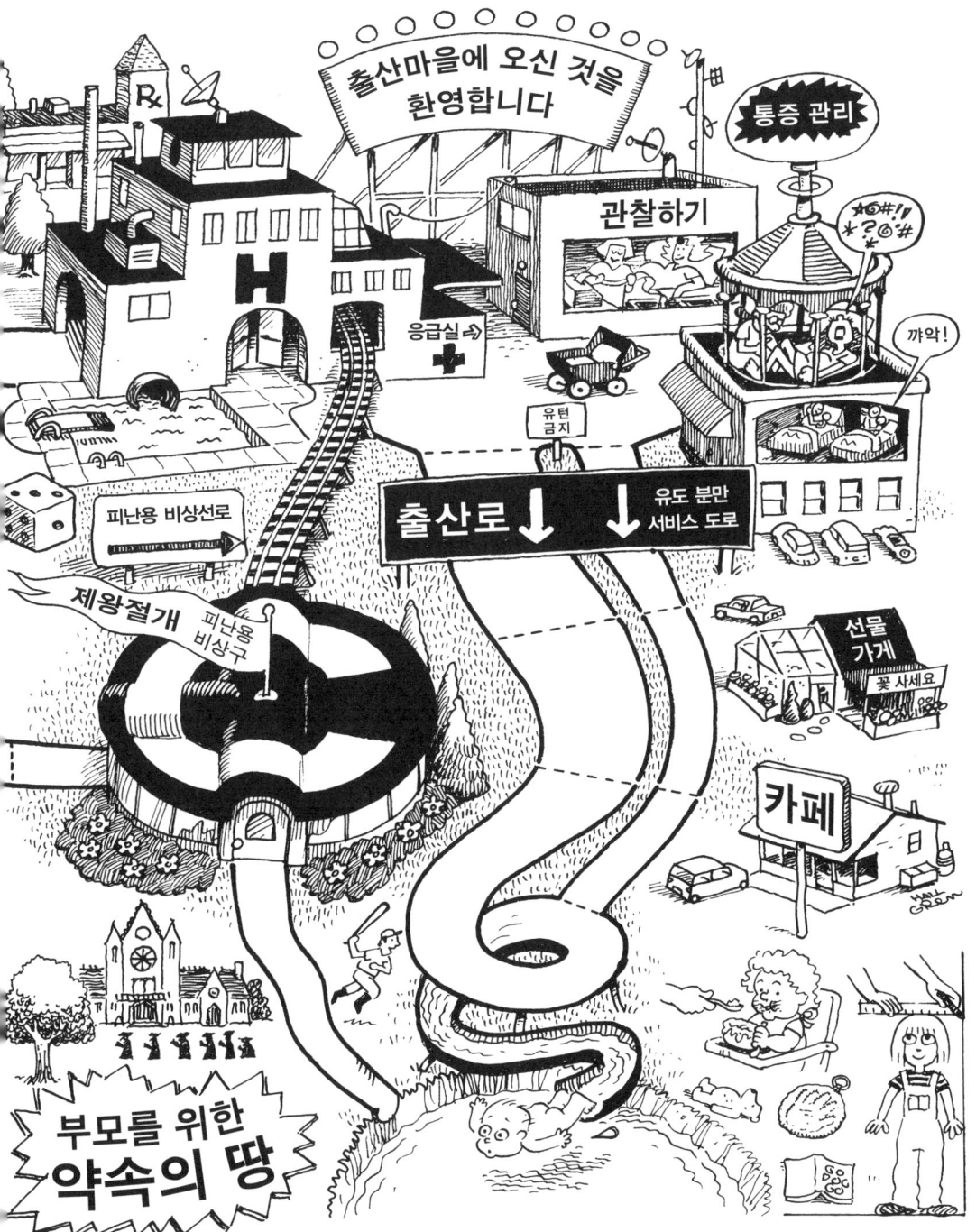

출산을 향하여 출발

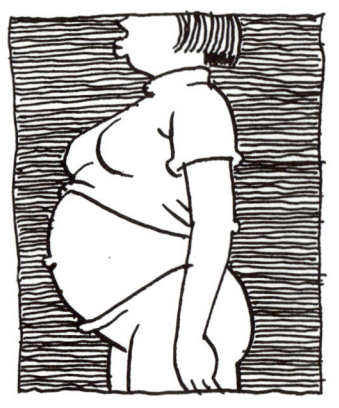

우선 임신의 막바지에 온 것을 환영한다. 이제 며칠, 아니 몇 시간 후이면 아기가 나올지도 모른다. 병원에 가져갈 짐도 싸놓았고, 분만을 위한 마음의 준비도 끝냈다. 태아의 상태는 어떨까? 다음 질문을 읽고 어느 쪽으로 갈지 결정한다.

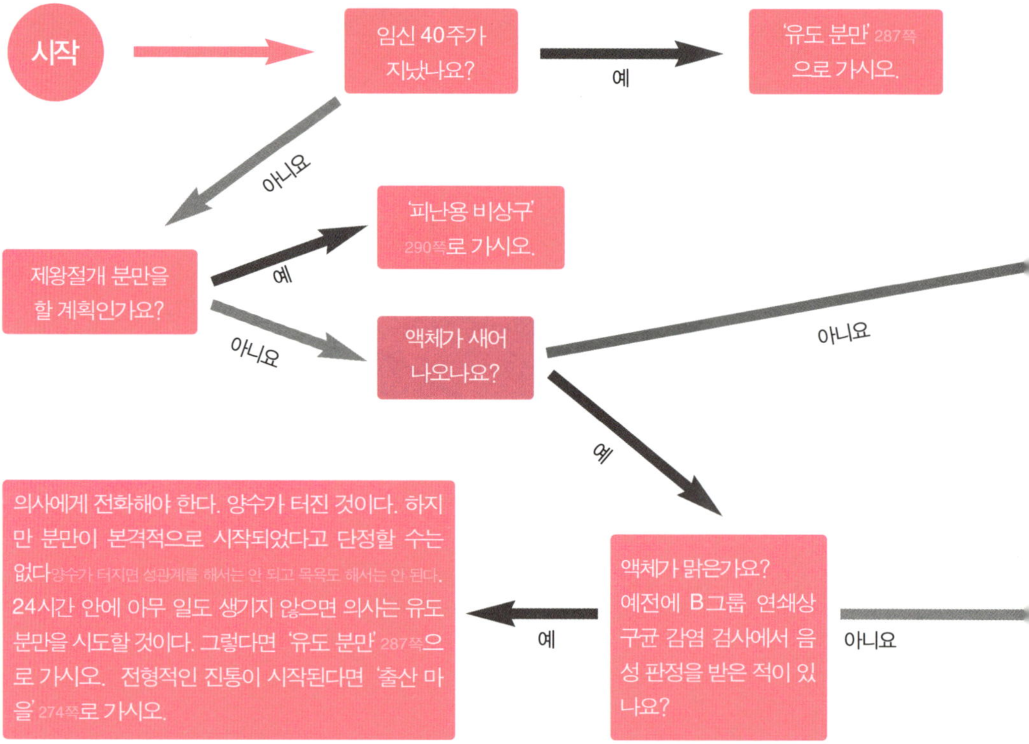

시작 → 임신 40주가 지났나요? — 예 → '유도 분만' 287쪽으로 가시오.

아니요 ↓

제왕절개 분만을 할 계획인가요? — 예 → '피난용 비상구' 290쪽로 가시오.

아니요 ↓

액체가 새어 나오나요?

아니요 →

예 ↓

액체가 맑은가요? 예전에 B그룹 연쇄상구균 감염 검사에서 음성 판정을 받은 적이 있나요?

아니요 →

예 ←

의사에게 전화해야 한다. 양수가 터진 것이다. 하지만 분만이 본격적으로 시작되었다고 단정할 수는 없다. 양수가 터지면 성관계를 해서는 안 되고 목욕도 해서는 안 된다. 24시간 안에 아무 일도 생기지 않으면 의사는 유도 분만을 시도할 것이다. 그렇다면 '유도 분만' 287쪽으로 가시오. 전형적인 진통이 시작된다면 '출산 마을' 274쪽로 가시오.

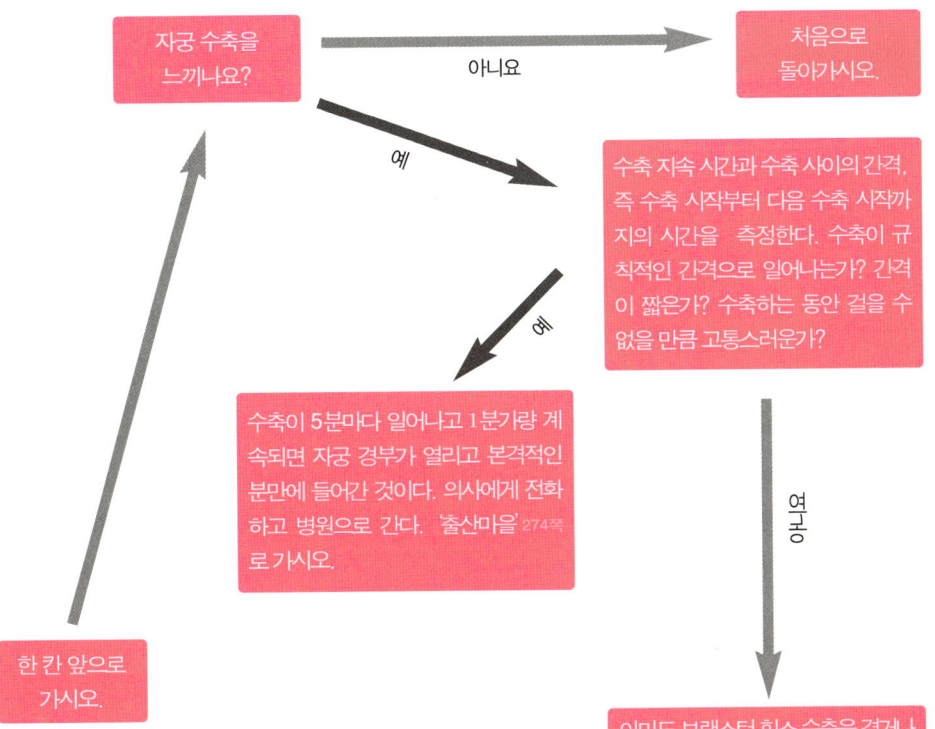

액체가 노란색이거나 녹색, 액체에 혈액이 섞여 나오면 병원에 가야 한다. 양수에 태변이 섞여 나올 가능성이 있고, 그렇다면 태아가 위험할 수 있기 때문이다. 이때는 274쪽의 '출산마을'로 가시오. 하지만 진통이 시작되기 전 어느 시점에서 혈액이 섞인 진한 점액이 분비될 수 있다. 가래처럼 생긴 이 점액을 의사들은 '이슬 bloody show'이라 부른다. 하지만 진통을 본격적으로 시작했다고 말할 수는 없다. '이슬'은 분만을 시작하기 일주일 전에도 나타날 수 있기 때문이다. 일반적으로 이슬은 자궁 경부가 열리고 있다는 긍정적인 신호이므로 반드시 의사에게 알릴 필요는 없다. 임신부가 B그룹 연쇄상구균 감염 검사에서 양성 판정을 받았다면 박테리아가 자궁으로 들어가 자궁을 감염시킬 위험성이 크다. 양수가 터져서 무균 주머니가 위험에 노출되었기 때문이다. '출산 마을' 274쪽로 가시오.

특별한 출산 273

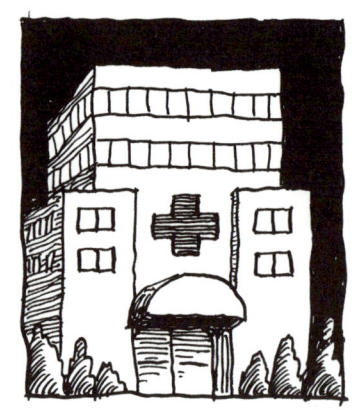

출산 마을

지금쯤이면 결승선이 눈에 들어온다. 하지만 임신이라는 마라톤은 아직 끝나지 않았다. 임신부가 병원 분만실에 가면 의료진이 신속하게 입원 여부를 판단한다.대부분의 임신부가 병원에서 분만한다. 여기에 해당하지 않는 임신부는 옆의 '가정 분만' 참고.

분만실 간호사는 임신부의 혈압과 체온을 측정하고, 혈액과 소변 검사를 실시하며, 의료진이 태아의 심장박동 수와 수축 빈도를 관찰하도록 복부에 모니터를 부착한다. 그러고 나면 간호사나 당직 의사가 자궁 경부를 점검해서 입원 여부를 결정한다. 아직 자궁 경부가 충분히 열리지 않았다고 판단하면 임신부를 집으로 돌려보낼 수도 있다. 이런 경우에는 '출산을 향하여 출발' 272쪽로 돌아간다.

임신부가 수축으로 곤란을 겪고 있지만 자궁 경부가 아직 열리지 않았거나, 병원에서 집까지 거리가 멀면 의료진은 임신부에게 병원 복도를 걸어 다니라고 지시하고 분만이 본격적으로 시작되었는지 두 시간마다 확인한다.

입원한 후에는 정맥주사를 맞고 모니터 두 개를 부착한다. 하나는 자궁 수축 시간과 강도를 측정하고, 다른 하나는 태아의 심장박동 수를 측정한다. 심장박동에 이상이 발견되면 의사는 임신부와 태아를 면밀히 관찰한 뒤 임신부를 '피난용 비상구' 290쪽로 보낸다. 의사 입장에서 가장 편리하게 진료를 하려면 임신부가 침대에 있어야 하기 때문에 침대에 누워 있기를 권한다. 하지만 이리저리 걸어 다니거나 움직이고 싶다면, 가족을 시키거나 직접 요구해 간헐적으로 검사를 받겠다고 요청한다. 물론 상태가 좋지 않아 임신부의 욕구나 계획과는 상관없이 침대에 누워 있어

✽ 가정 분만 ✽

아기를 분만하기에 가장 편안한 장소가 환자로 붐비는 병원이 아니라, 자기 집이라고 생각하는 여성이 점차 늘고 있다. 가정 분만에서 임신부를 주로 돌보는 사람은 조산사이다. 조산사는 분만 과정을 주시하고, 통증을 완화하도록 돕고, 분만 자세에 대해 임신부에게 조언해주고, 최종적인 분만과 산후 관리를 돕는다. 합병증이 발생하면 임신부를 병원으로 옮길지의 여부도 결정한다. 가정 분만은 매우 드물지만, 저위험군 임신부라면 고려해볼 수 있다. 가정 분만을 고려하는 임신부의 조건은 다음과 같다.

- 35세 미만이고 건강해야 한다. 고혈압, 임신중독증, 임신성 당뇨, 조산, 선천성 심장병, 감염 등이 없어야 한다.
- 분만하기 전에 건전한 식습관을 유지해야 한다.
- 비흡연자여야 한다.
- 분만에 스스로 적극적인 역할을 수행할 수 있어야 한다.
- 통증과 분만이라는 힘든 과정에 의연하게 대처할 수 있어야 한다.
- 병원에 30분 내로 도착할 수 있는 곳에서 분만해야 한다 교통이 가장 혼잡한 시간대를 기준으로 한다. 태아가 바쁜 시간에 세상에 나오고 싶을 수도 있기 때문이다.
- 보험이 병원 분만으로 제한되어 있다면 비용을 감당할 수 있어야 한다.
- 미국의 많은 지방 정부는 가정 분만을 하는 경우 대안이 될 수 있는 산부인과 의사를 정하라고 요구한다 우리나라에서는 이러한 시스템이 갖춰져 있지 않고 응급 상황일 때 이동할 수 있는 병원을 산모 스스로가 정해야 한다 _감수자 주. 저위험군 임신부라도 갑자기 합병증을 일으켜서 태아가 위험에 빠질 가능성도 있기 때문이다. 아기에게 관을 삽입하거나 인공호흡을 해야 한다면 한시바삐 의사, 마취 전문의, 간호사의 지원을 받아야 한다.

야 하는 경우도 있다.

　의사는 태아의 심장박동 수와 수축 빈도를 평가하고 초음파로 태아의 크기와 위치를 파악한다. 이러한 과정을 통해 분만이 진행되면서 벌어질 상황에 대한 단서를 얻는 것이다. 이 시점에 이르면 수축이 자주 찾아오고, 도와주겠다고 다가서는 사람에게 벽돌이라도 집어 던지고 싶을 만큼 통증이 심해진다.

　이때쯤이면 버티기가 상당히 힘들겠지만 기억하려 애써야 할 것이 있다. 통증은 분만을 정상적으로 진행하기 위해 필요한 호르몬인 옥시토신이 몸에서 계속 만들어지고 있다는 신호라는 사실을 말이다.

　'통증의 집' 277쪽으로 가시오.

통증의 집

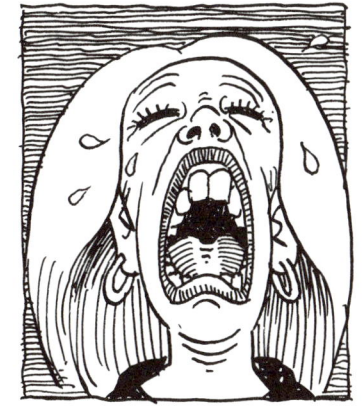

분만하는 동안 진통제를 맞을 거라고 진작부터 생각하는 임신부도 있고, 자연분만을 계획하는 임신부도 있다. 자연분만을 시도할 생각이라도 분만에 어느 정도 통증이 따를지, 자기 몸이 통증에 어떻게 반응할지는 실제로 통증을 겪을 때까지는 알 수 없다. 따라서 통증을 완화할 의학적·비의학적 방법을 미리 알아놓는 것이 도움이 된다.

통증 완화 방법을 살펴보기 전에 모체는 분만하기 가장 적합한 기능을 갖추고 있고, 그렇기 때문에 본능적으로 분만을 잘하게 되어 있다는 사실을 말해주면 마음이 조금은 편안해질지 모르겠다. 하지만 태아가 강아지와 달라서 통증 없이 쉽게 모체를 빠져나오지는 못한다. 왜냐하면 뇌가 더 큰 데다 두 발로 걷기 때문이다. 따라서 진통은 인간이 진화하면서 치르는 대가인 셈이다.

임신부는 분만하기 전에 통증 관리 방법을 미리 생각하고, 병원에서는 어떤 방법을 사용하는지, 마취 전문의와는 어떤 내용의 대화를 나눠야 하는지 알아야 한다.

오랫동안 사람들의 지지를 받아온 통증 관리 방법으로는 호흡법이 있다. 가장 효과적인 방법이라는 증거 자료는 없지만, 많은 임신부에게는 효과가 있었던 것으로 잘 알려져 있다. 우리는 임신부가 어떤 방법을 선택하든 찬성한다.

수중 분만water therapy는 최근에 소개된 통증 완화 기법이다. 따뜻한 물이 담긴 욕조에 몸을 담그면 자궁 근육 이완과 통증 완화에 좋다. 병원에 따라서는 욕조 시설을 갖춘 곳도 있다 좀 더 많은 정보가 필요하면 281쪽 참고.

통증을 완화하기 위해 가장 흔하게 사용하는 방법은 자세를 바꾸는 것이다. 예를 들어 커다란 고무공 위에 앉으면 몸이 곧게 펴지면서 압박감이 어느 정도 줄어든다. 걷거나, 무릎을 꿇고 팔을 편 상태로 엎드려서 몸을 앞뒤로 흔들거나, 웅크리고 앉거나, 침대 위로 기대거나, 남편에게 기대본다.

대체 요법은 임신부가 흔히 사용하는 합리적 방법으로 아로마 테라피 향내 나는 오일을 몸에 바르고 마사지하는 것가 있다. 최면 요법도 효과가 있어 보이지만 적절한 훈련을 받아야 하므로 준비 기간이 필요하다.

멸균수를 주입하면 통증이 줄어든다고 말하는 임신부도 있다. 엉덩이의 접힌 부위 위쪽 네 군데에 멸균수를 주입한다. 주입할 때 아플 수도 있지만 분만에 관여하는 신경의 통증을 분산시켜 전반적으로 통증이 줄어드는 효과가 있다.

경막외마취제처럼 의학적으로 통증을 줄이는 방법에 대해서는 279쪽을 참고한다.

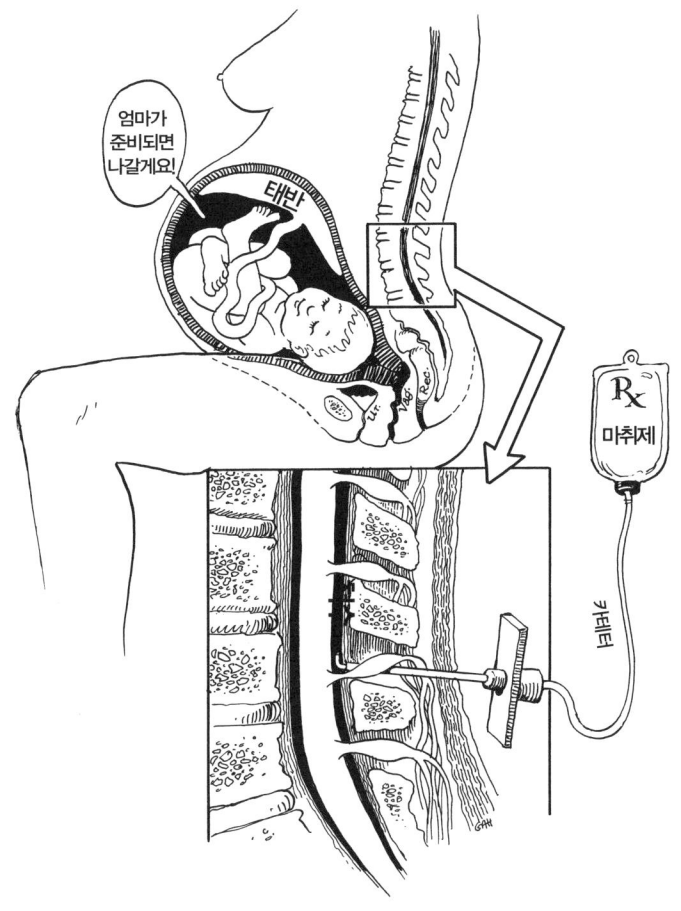

의학적으로 통증을 완화하는 방법은 어떤 것이 있을까?

자가 통증 조절법은 오늘날 보편적으로 사용하는 방법이다. 임신부가 기구의 버튼을 눌러 적절한 양의 약물을 주입한다. 스스로 결정할 수 있는 사항이 그다지 많지 않은 상황에서도 얼마간 통제권을 행사할 수 있으므로 의학적으로나 심리적으로 분만을 능동적으로 경험하게 한다. 위의 그림에서 볼 수 있듯이 매우 소량의 경막외마취제를 척수 공간에 주입한다. 경막외마취가 항상 완벽하게 효과를 발휘하는 것은 아니어서, 가려움증·두통·요통·고혈압 등의 부작용이 일어날 수 있다.

일산화이질소 웃음 가스로도 알려져 있다는 미국의 분만실에서는 거의 사용하지 않지만 캐나다와 영국에서는 보편적으로 사용한다. 문화의 차이가 의학적 결정에 영향을 미칠 수 있다는 점을 입증하는 예이다. 일산화이질소는 사실상 위험성이 없고 힘든 수축을 견디도록 돕기 때문에 다른 통증 치료법과 병행하기가 좋다. 하지만 일산화이질소에 대해 편견을 가진 병원이 많으므로 요청해도 구하지 못할 가능성도 있다. 편견은 대부분 일산화이질소가 환자를 과도하게 진정시켜 신생아의 DNA 복제를 곤란하게 만든다는 가설을 바탕으로 하지만, 요즘은 근거 없는 이론이라고 받아들이고 있다. 일산화이질소가 환경을 오염시킨다는 우려 또한 가스 폐기 처리 기술이 발달하면서 사라지고 있다.

보행성 경막외마취는 소량의 마취제를 투여해서 임신부가 통증 없이 움직이고 때로는 걸을 수 있게 하는 것이다. 마취제가 제대로 작용하면 운동신경이 차단되지 않고, 균형을 잡아주는 신경이 마비되지 않는다는 장점이 있다. 하지만 통증신경이 완전히 차단되지 않을 가능성도 있다. 경막이나 척수 공간에 바늘 하나로 마취제를 주입하는 척추마취는 자궁 경부가 9cm 이상 열리는 등 분만이 상당히 진행된 임신부에게 투여한다. 두 번 정도 호흡하고 나면 통증이 줄어든다.

마약성 진통제도 통증 완화용으로 사용할 수 있지만 신생아에게 호흡곤란이 올 수도 있으므로 병원에서 남편이 결정해야 하는 문제이다. 따라서 가정 분만에서는 마약성 진통제를 권하지 않는다. 머리가 아플 위험이 있으므로 좋은 방법은 아니지만 통증에 무디게 만드는 장점이 있다. 일반적으로 경막외마취제 투여가 늦었을 때만 사용한다. 경막외마취는 마취과 전문의의 처치가 필요하지만 마약성 진통제는 의사의 처방만으로 투여할 수 있다.

'출구 전략' 282쪽으로 가시오.

✻ 남편의 역할 ✻

분만하는 동안 남편은 마치 이빨 빠진 호랑이처럼 무기력감을 느낄 수 있다. 하지만 남편이 아내의 분만 통증을 없앨 수는 없어도 도움을 줄 수 있는 방법은 많다. 스스로 무기력하다는 생각에서 벗어나 유용한 존재가 되는 몇 가지 방법을 기억해두자.

- 아내를 마사지한다.
- 대기실에서 아내와 대화를 나누고, 노트북과 사진기를 충전해놓는다.
- 병원에 가져갈 짐을 싸고, 빠진 물품은 없는지 확인한다.
- 조용히 있거나, 노래를 부르거나, 춤을 추거나, 뺨을 한 대 맞아주는 등 아내가 원하는 일은 무엇이든 하겠다고 약속한다.
- 분만실에서 멋지게 사진을 찍는다. 추억을 남기기 위해 출생 시각을 가리키는 분만실의 커다란 시계, 아기 체중을 가리키는 체중계, 아기가 태어난 방 번호, 의사와 간호사, 태반 등을 찍는다.

토막상식

❋❋❋ 최근 수중 분만을 원하는 임신부가 점차 늘어나고 있다. 수중 분만용 욕조는 60~90cm 깊이의 물에 두세 명이 들어갈 크기여야 한다. 아기가 태어난 후 아직 물속에 있을 때 의사가 탯줄을 자른다. 아기는 물속에서 나오면서 첫 호흡을 한다. 따뜻한 물에 몸을 담그면 자궁의 긴장이 풀리고 통증이 줄어든다. 수중 분만을 시도하고 싶으면 미리 계획을 세워야 한다. 욕조를 비치한 병원이 많지 않기 때문이다.

토막상식

❋❋❋ 허리에 새긴 불 뿜는 용 문신 때문에 경막외 마취를 할 수 없을까 걱정할 필요가 없다. 문신 때문에 다른 종류의 바늘을 피부에 꽂아도 괜찮은지 걱정하는 임신부가 많지만 위험을 경고하는 연구 결과는 없다.

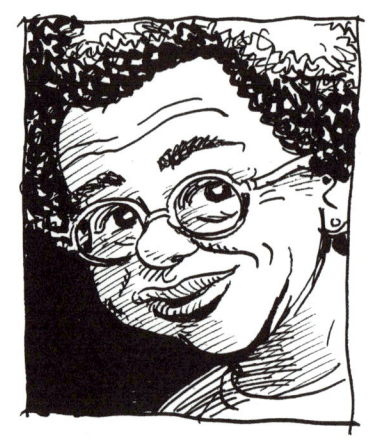

출구 전략

의사나 조산사는 임신부가 마지막으로 아기를 힘껏 밀어낼 준비가 되었는지 확인하기 위해 자궁 경부의 확장과 소실을 검사한다. 아기가 통과하려면 자궁 경부가 10cm 정도는 열려야 한다. 자궁 경부의 모양도 원래는 코처럼 생겼지만 분만하는 동안 얇게 늘어나면서 부푼 풍선 모양으로 변한다. 자궁 경부가 완전히 얇아지면 100% 소실되어 분만할 준비를 갖춘다.

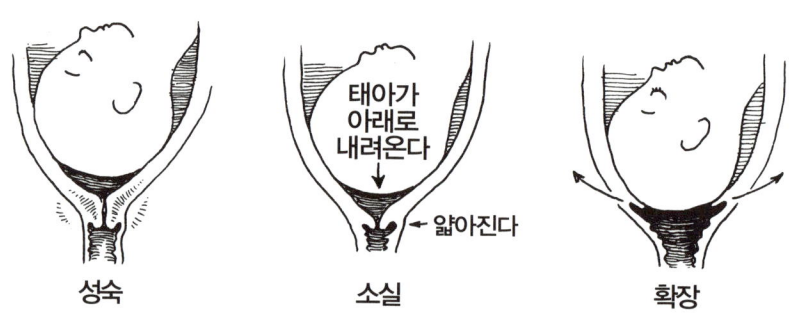

성숙   소실   확장

힘을 주는 과정은 몇 분에서 몇 시간이 걸릴 수 있다. 이 때 다양한 자세를 시험해보면 분만하는 데 도움이 된다. 똑바로 눕는 것은 분만하기에 그리 좋은 자세가 아니다. 골반의 지름이 1~2.5cm 줄어들어 마치 아기를 언덕 위로 밀어 올리는 것처럼 느끼기 십상이기 때문이다. 가정과 병원 분만에서 자주 사용하는 자세가 몇 가지 있다. 이러한 자세를 취하면 골반의 지름을 넓히고 무릎보다 엉덩이를 높여서 아기가 수월하게 나올 수 있다. 또 아기 머리가 누르는 압력이 균등하게 분산되어 골반이 열리도록 돕는다. 커다란 고무공을 이용해 국내 병원 중에는 고무공 없는 경우가 많다_김수자 주 아래의 자세들을 취하면 통증을 분산할 수 있다.

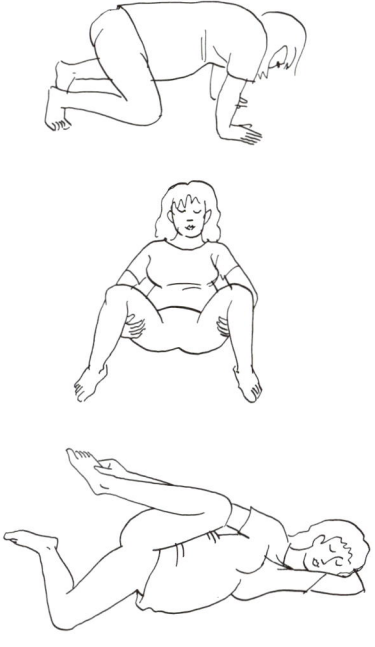

- 무릎을 꿇거나 앉아서 중력의 도움을 받는다.
- 무릎을 꿇은 다음 바닥에 손을 대고 엎드린다. 몸통을 움직이며 엉덩이를 앞뒤로 흔들어서 수축이 일어나는 동안 통증을 줄인다.
- 웅크리고 앉는다. 분만하기 전에 이 자세를 매일 연습하면 좋다. 인디언 여성들은 천장에 매달아놓은 줄을 잡고 웅크리고 앉아서 다리로 가는 압력을 줄인다. 천장이 특별하게 건축되었거나 분만하기 전에 줄에 매달린 적이 없었다면 가정 분만에서 이 방법은 사용하지 않는다 384쪽 참고. 이 자세에서 엉덩이는 무릎보다 높다.
- 서 있는 자세를 취한다. 수축이 가장 심할 때 몸의 균형을 잡기 위해 무언가를 붙잡고 양쪽 다리를 넓게 벌린다.
- 왼쪽 옆으로 누운 다음에 한쪽 다리를 위로 들어 올려 대정맥으로 알려진 주요 정맥에 가해지는 압박을 줄인다.

모든 과정이 그렇듯 임신 기간에도 예상하지 못한 상황이 벌어질 수 있다. 그렇다면 '목적지 우회로' 288쪽로 가라. 분만하기 전이나 분만하는 동안 임

* 골반위 분만 *

분만하는 동안 태아가 거꾸로 들어서 있으면 의사는 몇 가지 요소를 고려해서 질 분만을 시도할지 제왕절개 분만을 할지 결정한다. 이때 고려하는 요소로는 과거 임신부가 질을 통해 정상 분만한 경험이 있는지와 골반과 태아의 크기 비교, 태아 위치가 있다. 골반위 분만에는 한 다리는 올라가고 한 다리는 내려가 있거나, 태아 앞에 탯줄이 놓이는 등 여러 경우가 있다. 모든 상황이 좋고 공간이 충분하다고 판단하면 의사는 질 분만을 시도해도 좋다는 결론을 내린다. 하지만 둔위 분만에는 회음절개술과 수술도구 겸자를 사용할 가능성이 커진다. 또 상황이 여의치 않거나 태아가 고통을 겪으면 제왕절개 분만을 권할 것이다.

신부와 의사가 상의하여 제왕절개 분만을 하기로 결정했다면 '피난용 비상구' 290쪽로 가라. 이런 상황은 대부분 태아의 머리가 아래로 향하지 않고 있거나 다태아일 경우이다.

   전형적인 질 분만에서 태아는 반쯤 몸을 틀어 뒤로 공중 돌기를 하듯이 진입engagement, 하강descent, 굴곡flexion, 내회전rotation internally, 펴기extension의 단계를 거친다. 그리고 머리가 일단 골반저를 통과하면 바깥에서 다시 한 번 회전한다. 하지만 태아는 본능적으로 자궁에서 세상 밖으로 통하는 경로를 잘 통과한다. 그렇다면 분만 과정은 태아에게 얼마나 힘이 들까? 태아 크기와 골반 크기, 골반 모양을 비롯해서 여러 요인에 따라 다르다. 일반적인 분만 과정은 다음과 같다.

- 태아가 충분히 통과할 만큼 골반이 벌어지면 태아는 엄마의 음모선陰

毛線 쪽으로 얼굴을 향하면서 골반으로 진입한다. 골반을 통과하는 동안 몸을 틀어 엄마의 엉덩이를 향해 얼굴을 움직인다.

- 골반의 모양에 맞추기 위해 머리를 구부리면서 가슴 위로 밀며 움직인다. 이 과정을 굴곡이라고 부른다.

- 치골 관절 주위로 머리를 회전한다 내회선. 이렇게 하면 태아의 몸에서 가장 넓은 부분이 엄마 골반의 가장 넓은 부분으로 들어간다. 이때를 태아가 진입했다고 말한다.

- 마지막으로 태아가 몸을 늘이면서 머리를 회전하고 외회선 치골 관절 주위로 나머지 부위를 움직이며 머리를 내민다. 이 때 임신부가 마지막으로 힘을 주고 의사가 도움을 준다.

분만이 다가오면 임신부는 강렬하고 다급하게 변의를 느낀다. 하지만 대변을 보듯이 온 힘을 주어 태아를 당장 밖으로 밀어내고 싶은 충동은 억제해야 한다. 지나치게 힘을 주면 파열이 일어나 고통스럽기 때문이다. 따라서 짧게 자주 숨을 쉬면서 힘을 주고 싶은 충동을 억제하고 의료진의 구체적인 지시에 따라 천천히 힘을 준다. 힘을 주는 과정에 집중하기 위해 임신부에게 거울이 유용할 수 있다.

이 시점에서 수축이 잠잠해지는 경우가 있는데, 이 때 의료진은 임신

* 아기의 첫 호흡 *

모든 상황이 숨 가쁘게 돌아가기 때문에 임신부는 분만 과정에서 가장 멋진 순간을 그냥 지나칠 수 있다. 바로 양수 속에서 살던 아기가 처음으로 공기로 숨을 쉬는 순간이다. 엄마 배 속에서 보낸 9개월의 여정은 탯줄을 자르면서 끝난다. 아기가 처음으로 호흡하려면, 그때까지 아무것도 통과한 적이 없었던 딱딱한 스펀지 같은 폐로 심장에서 나온 혈액이 흘러들어가야 한다. 폐가 접히지 않도록 표면활성 물질이 작용하면서 공기주머니에 공기가 가득 찬다.

탯줄을 자르고 나서 일반적으로 40초 안에 아기가 숨을 쉬기 시작한다. 하지만 때로는 아기의 몸을 문지르거나 흔들어서 시간을 앞당겨야 하는 경우도 있다. 조산아라면 태어난 후 폐가 열릴 수 있도록 출생을 전후로 스테로이드를 투여해서 표면활성 물질의 분비를 촉진할 수 있다. 이 과정이 폐의 성숙을 가속화하는 것으로 알려져 있다.

부에게 다른 자세를 취하라고 제안하거나 옥시토신을 정맥으로 투여해서 수축을 좀 더 규칙적으로 일으킨다.

분만 직전에 태아를 밀어내려 할 때는 모체의 체온이 올라가면서 토할 수 있으며, 태아의 머리가 나올 때는 질 입구가 화끈거릴 수 있다. 이러한 감각을 '불의 고리 ring of fire'라 부르는데 회음의 조직과 신경이 최대로 팽창하면서 일어난다. 의사는 이 부위가 쉽게 팽창하도록 마사지하거나 분만을 돕기 위해 국소마취제를 투여하고 회음을 절개한다. 그리고 아기가 세상으로 나온다. 10점 만점입니다! 짝, 짝, 짝! 박수! 감격!

'부모를 위한 약속의 땅' 294쪽으로 가시오.

유도 분만

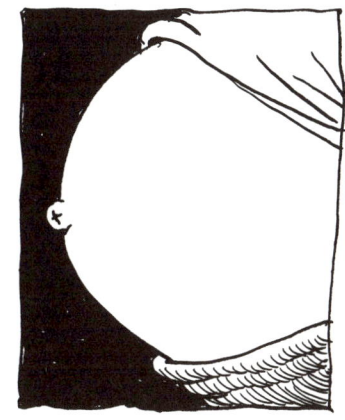

의사는 다음 몇 가지 이유가 있을 때 유도 분만을 시도한다. 양수가 터지고 양수에 태아 노폐물인 태변이 섞여 있거나, 분만을 더 빨리 서둘러야 할 징후가 나타날 때, 임신부가 임신중독증이나 만성적 고혈압, 당뇨병을 앓고 있는 경우, 태아의 몸집이 지나치게 크거나 분만예정일이 일주일 이상 지났을 때 등이 해당한다. 임신 40주가 지나면 태반이 태아에게 산소를 전달하는 능력을 잃기 때문이다.
의사가 유도 분만 여부를 고민하려면 최소한 분만예정일이 매우 가까워야 한다. 유도 분만을 하면 제왕절개를 해야 할 가능성이 커지므로 의사는 임신부와 태아의 건강을 주의 깊게 관찰해야 한다.

유도 분만을 하기 위해서는 우선 자궁 경부의 확장과 소실 여부를 검사한다. 이때는 자궁 경부를 부드럽게 하고 성숙시키기 위해 프로스타글란딘 질정을 질 내에 삽입할 수 있다. 자궁 경부가 분만 준비를 갖추려면 하루 정도가 걸린다. 의사는 수축을 촉진하기 위해 정맥으로 옥시토신을 투여한다. 옥시토신을 투여하면 분만 속도가 빨라져 매우 격렬한 수축을 느낀다. 따라서 유도 분만을 하는 대부분의 임신부는 초기에 통증 감소 치료를 받는다. 또 다른 방법으로는 의사가 양막 파열을 시도할 수 있다. 자궁 경부가 열릴 때 의사가 손가락으로 태아의 머리 표면을 스치면 태아를 둘러싸고 있는 양막이 파열되어 프로스타글란딘을 자극하면서 분만을 촉진한다.

'출구 전략' 282쪽으로 돌아가거나 '피난용 비상구' 290쪽로 전진하시오.

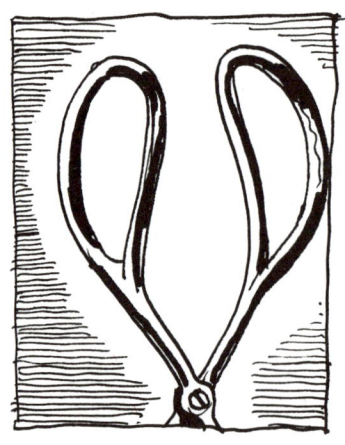

목적지 우회로

때로는 분만이 지연되기도 하고 멈추기도 하고 문제가 생기기도 한다. 여기에서는 출산이라는 여정에서 만날 수 있는 장애물을 살펴보고, 의사의 도움을 받아 장애물을 극복할 수 있는 방법을 알아보자.

어깨가 걸렸는가?

때로 태아의 머리가 나온 후 어깨가 걸리는 경우가 있다. 대개는 태아의 몸집이 크거나, 태아의 넓은 어깨가 빠져나올 만큼 골반저가 팽창하지 않을 때 흔히 일어나지만, 분만이 너무 빨리 진행될 때도 일어날 수 있다. 이때 의사는 몇 가지 대안을 생각한다. 일반적으로는 임신부의 무릎을 어깨 쪽으로 밀어서 산도産道의 각도를 바꾸거나, 치골 위 음모선 윗부분을 압박함으로써 태아의 어깨를 밀어 빠져나올 수 있게 한다. 아니면 질 속으로 손을 뻗어 태아의 팔을 잡고 어깨가 빠지게 유도한다. 어깨가 나오면 나머지 부위는 쉽게 나온다. 이러한 방법들이 여의치 않으면 의사는 임신부에게 다른 방법을 제안할 것이다 290쪽의 '피난용 비상구' 참고.

머리의 하강이 지연되는가?

태아의 머리가 충분히 낮게 내려왔다면 태아 머리에 흡입기나 겸자를 사용해서 임신부가 힘을 주는 과정을 도울 수 있다. 흡입기나 겸자는 정확하게 사용하면 안전하다. 흡입기를 사용하면 아기의 두피가 컵 모양으로 약간 부을 수 있지만, 이러한 흔적은 대부분 출생 후 24시간 안에 사라진다.

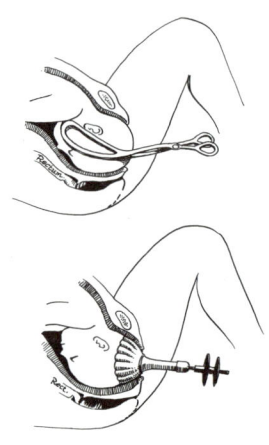

탯줄이 감겼는가?

태아의 머리가 보일 때 탯줄이 태아의 목을 감고 있는 경우는 매우 흔히 일어난다. 의사는 탯줄의 위치를 조사하고, 태아의 목에 감겨 있는 탯줄을 풀려고 시도할 것이다. 그렇게 할 수 없으면 탯줄을 자르고 태아를 신속하게 빼내야 한다.

회음절개

회음절개술은 태아의 몸집이 매우 클 때, 태아가 분만 도중에 걸렸을 때, 심장 박동 수의 변화로 태아가 고통받고 있어서 신속하게 분만해야 할 때 실시한다. 분만으로 질의 상부가 손상을 입을 가능성이 있을 때에도 의사는 회음절개술을 실시해서 회음에 가해지는 압력을 줄이고, 파열로 인한 통증을 막는다.

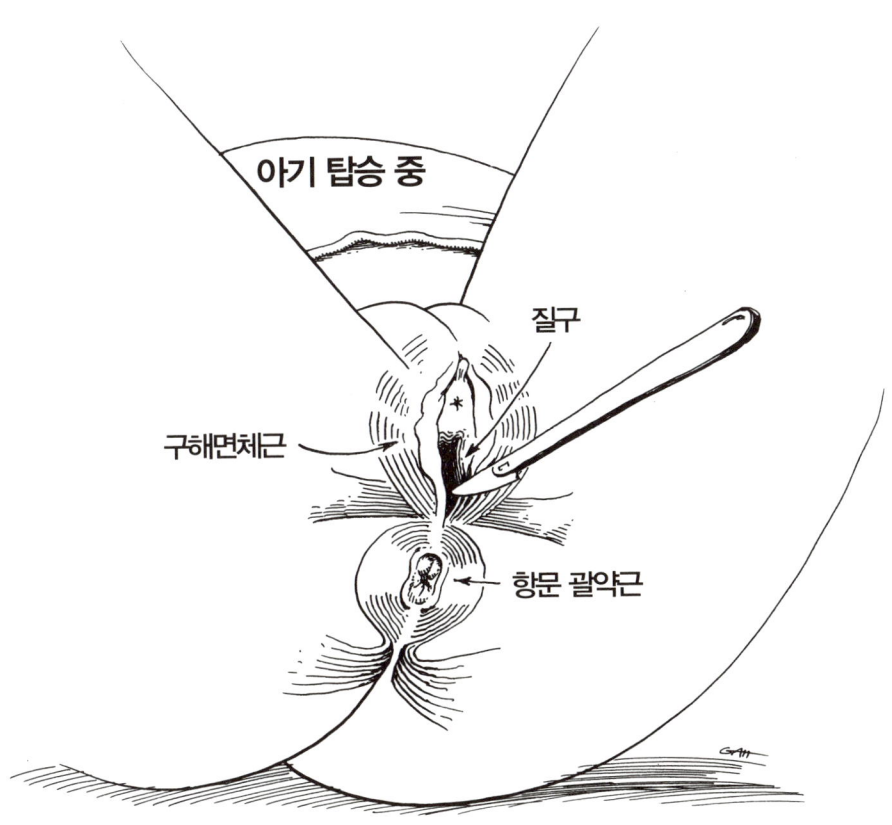

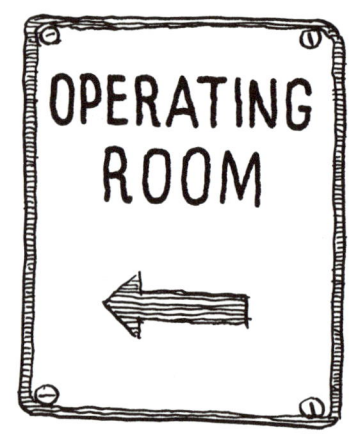

피난용 비상구

진통과 분만 과정에서 넘어야 할 최대 고비는 자연 분만을 포기하고 제왕절개 분만을 할지, 한다면 언제 할지를 결정하는 일이다. 제왕절개 분만 비율은 병원마다 달라서 전체 분만 비율의 8~50%를 차지하므로 정해진 기준은 없는 셈이다. 제왕절개 분만은 임신부와 태아의 건강은 물론 분만에 관여하는 산부인과 의사의 경험, 병원의 기준과 전통 등을 바탕으로 결정한다. 제왕절개 분만을 실행할지 여부는 미묘한 문제일 수 있다. 의사는 어떤 문제가 있어서 태아가 산도로 내려오지 못하는지, 태아가 곤란한 상태에 빠져서 모체에서 신속하게 꺼내야 하는지를 판단해야 한다.

때로 제왕절개 분만을 할 가능성이 높은 경우는 미리 알 수 있다. 노산이거나 임신부가 당뇨병을 앓거나, 태아가 평균보다 크거나, 다태아를 임신했거나, 태반에 문제가 있거나, 태아가 거꾸로 들어선 경우 등이다. 물론 제왕절개 분만에는 감염, 모유수유의 어려움, 수술 상처로 사소한 배변 장애 가능성 등 나름대로 위험이 뒤따른다. 제왕절개 분만을 한 직후 잠시 아기에게 호흡곤란이 찾아올 수도 있다. 제왕절개 분만에 이러한 위험이 따르기도

토막상식

❋❋❋ 질 분만의 장점으로는 질 내에 서식하는 유익한 박테리아가 아기의 내장에 정착한다는 점을 꼽을 수 있다. 제왕절개 분만으로 태어난 아기는 산도를 따라 여행하는 호사를 누리지 못하므로 좋은 박테리아에 노출되지 못하고 병원 박테리아가 정착하는 경우가 많다. 하지만 그렇더라도 모유수유로 보충할 수 있으므로 걱정할 필요는 없다. 아기는 모유수유를 하면서 유익한 박테리아와 젖꼭지 근처의 면역글로불린을 섭취하기 때문이다.

제왕절개술을 원하시나요?

거미가 신발 밑창을 무서워하는 만큼이나 제왕절개 분만을 무서워하는 임신부가 있는 반면, 자발적으로 제왕절개를 선택하는 임신부도 있다. 왜 그럴까? 질 분만을 하다가 골반저를 다친 가족력이 있거나, 질 분만 때문에 큰 고통을 겪었기 때문일 수 있다. 또 과거에 성적 학대를 당했거나 외상을 입어서 산도에 어떤 것도 허용하고 싶어 하지 않는 여성도 있다. 하지만 과거에 성적 학대를 당한 일부 여성은 심리 치료와 질 분만을 병행함으로써 마음의 상처를 치유했다는 보고가 있다. 임신부가 제왕절개술을 선택하려 한다면 의사는 다음과 같은 과정을 밟는다.

- 임신부의 요청을 명확하게 설명하고 동의를 구한다.
- 임신부의 건강과 병력에 관계 있는 기타 의학적 문제를 조사한다.
- 임신부가 앞으로 출산하려는 자녀 수를 확인한다.
- 분만할 시점의 임신 주 수를 정확하게 결정한다.
- 병원비를 보험으로 보장받는지 확인한다.

하지만 장점도 있다. 가장 큰 장점은 의료진이 문제가 있는 태아를 꺼내 필요한 의학적 처치를 하기 때문에 태아 사망과 장애 가능성이 줄어든다는 것이다.

임신부와 담당 의사가 제왕절개 분만을 실시하기로 결정하면 임신부가 할 수 있는 일은 그다지 많지 않다. 병원에서는 척추마취나 경막외마취를 실시하고, 피부를 소독하고, 음모선 위를 절개한 후, 자궁 아래의 절개 부위로 태아를 꺼내기 위해 자궁 경부의 하부에서 방광을 들어낸

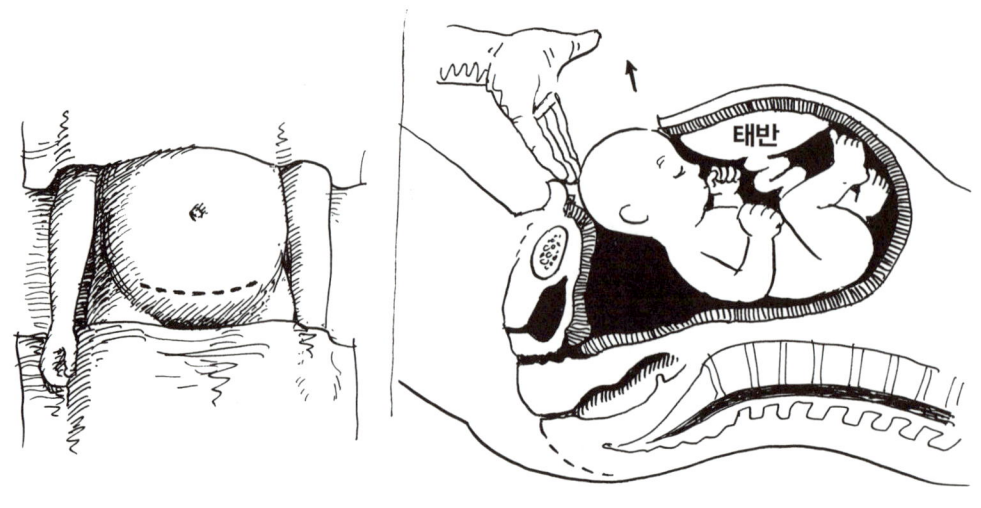

다. 다음 임신에서 VBACvaginal birth after C-section, 제왕절개 후 질 분만을 하려면 하부 절개를 해야 한다. 근육이 수축하는 자궁 상부를 절개하면 다음번 임신 때 파열할 가능성이 크다. 따라서 의사는 다음 임신까지 고려해서 제왕절개 분만을 계획하라고 권고한다.

한 번 제왕절개 분만을 하면 다음에도 제왕절개를 해야 할 위험이 커진다. 다음에 임신할 때에도 태반이 적절한 위치에 자리 잡지 않을 가능성이 크기 때문이다. 게다가 첫 번째 임신에서 제왕절개 분만을 하게 된 위험 요소가 다음번 임신에도 있을 수 있다. 이러한 이유로 다시 제왕절개술을 받는 임신부는 92%에 달한다. VBAC을 원하는 경우에는 의사와 상의한다. 이 밖에도 고려해야 할 사항이 있다.

- 일반적으로 모든 산부인과 의사는 수술 전에 임신부에게 압박 스타킹을 신도록 처방한다. 다리가 움직이지 않아서 혈액이 고이게 되면 다리 정맥에 혈전이 생길 위험이 크기 때문이다. 임신부는 하지 정맥에 저류가

생겨서 쉽게 부종과 혈전증이 생긴다. 임신부용 압박스타킹을 신으면 하지 정맥의 혈류를 방해하지도 않고 저류도 생기지 않을 정도의 압력인 15~20mmHg 정도의 낮은 압력을 가할 수 있어서 부종과 혈전증 예방에 도움이 된다_감수자 주.

- 수술하는 동안 임신부에게 힘이 될 수 있는 사람이 임신부의 머리맡에 앉아서 말을 걸고 힘을 북돋워주면 좋다. 마취과 의사와 마취 전문 간호사 또한 임신부 옆에 있을 것이다.
- 태아를 꺼내면 의사가 산모를 치료하는 동안 의료팀은 아기를 따뜻하게 하고 아기가 숨을 잘 쉬는지 확인한다. 이 절차는 산모가 아기와 만나기 전 몇 분에 걸쳐 이루어진다. 모든 상황이 순조로우면 간호사는 수술에 참관한 사람에게 수술이 끝날 때까지 산모의 곁에서 아기를 안고 있으라고 권한다.

'부모를 위한 약속의 땅' 294쪽으로 가시오.

부모를 위한 약속의 땅

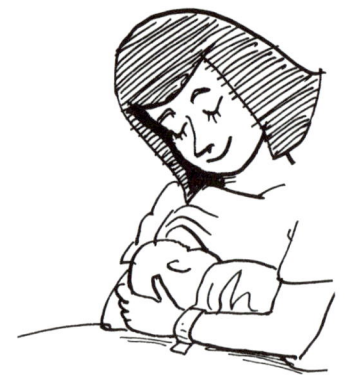

당신은 드디어 해냈다! 보호자로서 엄마의 역할이 끝남과 동시에 다른 한편으로는 다시 시작선에 서 있다. 이제껏 경험해보지 못한 놀라운 전율을 맘껏 누려라. 그러는 동안 남편은 산모와 아기를 돌보기 위해 즉시 해야 할 온갖 임무를 수행하느라 바삐 움직인다. 때로 긴급한 문제가 발생하면 못 보던 전문가나 장비가 하나씩 불쑥불쑥 모습을 드러낸다. 하지만 마음을 놓아라. 문제가 나타날 때마다 의료진이 당신과 아기에게 올바른 조치를 취할 것이다.

신생아의 분만이 완료되면 의사는 탯줄을 자르고 아기의 혈액형을 파악한다 296쪽 '혈액을 저장하라' 참고. 의료진은 아기가 숨을 잘 쉬는지, 잘 움직이는지 검사하고, 아기를 씻겨서 체온이 떨어지지 않게 한다. 아기는 체온을 제대로 조절할 수 없기 때문이다.

의료진은 엄마에게 아기를 안겨주고 피부를 접촉하라고 권한다. 엄마의 배 위에 올려놓으면 아기는 가슴 쪽으로 움직인다. 이는 유용한 본능적 동작으로 아기가 젖꼭지를 빨면 엄마가 자극을 받아 옥시토신을 분비하고 자궁 수축을 도와 태반이 떨어져 나오게 만든다. 일반적으로 임신부에게 정맥주사를 놓거나 근육조직에 옥시토신을 주사해서 자궁 상태가 회복하도록 돕고, 분만 후의 혈액 손실을 줄인다 옥시토신 투여를 원하지 않으면 젖꼭지를 자극해도 옥시토신이 분비될 수 있다.

의료진은 또 어떤 일을 할까?

산모에게

첫째, 의료진은 산모의 복부에 압박을 가해서 태반을 나오게 한다. 태반이 나오면 모든 부위가 있는지 검사한다 의사들이 태반에서 찾는 부위에 대해서는 75쪽을 참고. 일부 조직이 없으면 초음파로 찾아 이를 제거할 계획을 세운다. 이러한 과정은 분만하고 15분 안에 이루어져야 한다. 자궁 경부가 아직 확장되어 있고 마취제의 영향이 남아 있기 때문이다. 하지만 필요하다면 좀 더 기다릴 수 있다. 이때 제거할 수 없으면 경관확장자궁소파술로 빼내야 한다.

아기에게

분만하고 1분 후와 5분 후, 두 번에 걸쳐서 간호사는 아프가 점수 Apgar score를 매겨서 아기가 위험군에 속하는지, 분만 직후 면밀하게 관찰해야 할 대상인지 평가한다. 점수의 합계는 1~10점 10점은 최고 상태를 가리킨다 으로 표시한다. 검사는 외모, 맥박 수, 얼굴 찡그림, 활동성, 호흡을 측정하고, 각 범주의 최대 점수는 2점이다. 만점이 아니라고 해서 걱정할 필요는 없다. 10점 만점을 받는 아기는 거의 없기 때문이다. 손발에 푸른빛이 돌아서 점수를 받지 못하는 아기가 많다. 검사 방법은 다음과 같다.

아기가 태어나면 신속하게 소아과 간호사가 아기를 전반적으로 훑어본다. 아기와 좀 더 있고 싶다면 이 절차를 약간 늦춰달라고 부탁한다. 하지만 간호사들은 정해진 절차에 익숙하고 분만실이 바쁘게 돌아가므로 임신부의 부탁을 들어주지 못할 수도 있다. 간호사들이 아기에게 하는 일은 이렇다.

- 신생아의 눈에 항생 연고를 넣어서 아기가 분만 과정에서 노출되었을지 모르는 흔한 박테리아, 클라미디아 감염을 예방한다.
- 발뒤꿈치에서 혈액 샘플을 채취해 혈액형을 알아내고, 정신지체를 일으킬 수 있는 효소 결핍증인 페닐케톤뇨증 phenylketonuria, PKU 여부를 판단한다.
- 신생아는 아직 비타민 K를 생성할 수 없으므로 비타민 K를 주사해서 출혈을 예방한다.

B형간염 카드를 뽑으시오.

✳ B형간염 ✳

대부분의 병원에서는 신생아에게 B형간염 예방접종을 실시한다. 하지만 우리의 생각은 다르다. 임신부가 고위험군에 속하지 않으면 아기가 태어나자마자 예방접종을 할 필요가 없다. 실제로 이 책을 쓴 우리 두 사람도 아이들이 태어났을 때 B형간염 예방접종을 하지 않았다. 위험성이 없다면 25세가 될 때까지 기다려도 된다. 분만하기 전에 이 점을 소아과 의사와 상의한다. 미국은 B형간염 인구가 적은 편이지만 우리나라는 B형간염의 빈도가 높은 지역이므로 출생 후 곧바로 B형간염 예방접종을 해야 한다 _감수자 주.

✳ 혈액을 저장하라 ✳

분만하기 전에 병원에서는 줄기세포를 얻기 위해 아기의 제대혈 일부를 저장할 의향이 있는지 물어볼 것이다. 질문이 없으면 의사에게 직접 물어보자. 우리는 혈액을 저장하라고 권하고 싶다. 제대혈은 50여 가지 질병의 치료에 유익하게 사용할 수 있기 때문이다. 실제로 자녀가 21세가 될 때까지 제대혈이 필요할 확률은 1/2,700이고, 가족이 필요할 확률은 훨씬 높다. 분만하는 동안 제대혈을 저장하고 싶으면 미리 준비해야 한다. 제대혈 보관 서비스는 회사와 조건에 따라 차이가 있는데 대략 150만 원에서 250만 원 정도의 비용이 들어간다. 제대혈 기증 서비스는 무료이지만 일반 혈액은행과 마찬가지로 제대혈은 다른 사람을 돕기 위해 사용하고, 자녀에게 제대혈이 필요하더라도 돌려받을 수 없다. 우리나라의 경우 제대혈 서비스는 병원에서 하지 않고 제대혈 보관 회사에서 한다. _감수자 주.

✱ 아프가 점수 ✱

	0점	0점	1점	2점
피부 색깔 (외모)		전체가 푸르다.	손발이 푸르고 몸은 살구색이다.	몸과 사지가 살구색이다.
반사 흥분도 (얼굴 찡그림)		자극에 전혀 반응을 보이지 않는다.	자극을 받으면 운다.	자극을 받으면 재채기 또는 기침을 하거나 뿌리친다.
맥박 수		없다.	100 이하	100 이상
근육 상태 (활동성)		없다.	일부 굴절	움직임이 적극적이다.
호흡		없다.	약하거나 불규칙하다.	강하다.

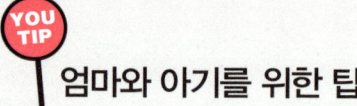
엄마와 아기를 위한 팁

분만이 가까워오면 임신부는 상황을 완전히 통제하지 못하는 반면, 자연적 현상과 의료진, 현대 의학이 임신부의 몸 변화에 커다란 역할을 차지한다. 그렇다고 해서 임신부에게 선택권이 전혀 없는 것은 아니다. 분만 과정에서 임신부 스스로 할 수 있는 일이 있다.

융통성을 발휘하기

분만이 어떻게 진행될지 마음에 그려보고 계획을 세우는 것은 좋다. 하지만 진통과 분만은 예측할 수 없으므로 실제로 임신부가 좌우할 수 있는 사항은 많지 않다. 게다가 머피의 법칙에 따르면 계획을 많이 세울수록 분만은 더더욱 예측할 수 없는 방향으로 진행되기 마련이다. 따라서 분만 계획을 자세하게 세우기보다는 모든 선택 사항에 대비하고, 분만의 진행 과정을 이해하며, 의료진 가운데 주요 역할을 담당하는 사람과 대화를 나누는 편이 훨씬 바람직하다. 자신과 철학이 같은 의료진을 선택하면 어떤 문제가 발생하더라도 마음이 편할 것이다.

토막상식

❋❋❋ 분만하는 동안 수분 섭취를 제한할 필요는 없다. 하지만 분만하는 동안 구토를 하는 일이 매우 흔해서 임신부가 사레들릴까 봐 혹은 구토물이 폐로 들어갈까 봐 마취과 의사는 되도록이면 수분 섭취를 제한하라고 한다. 분만하는 임신부에게 물은 권해도 좋지만, 하와이언 펀치Hawaiian Punch 같은 혼합 음료는 마시지 않는다. 병원에서는 맑은 액체를 권장한다. 어쨌거나 산부인과 의사나 마취과 의사는 으레 임신부의 위가 차 있다고 생각한다. 임신부가 위를 비우는 데는 시간이 걸리기 때문이다. 따라서 분만하는 동안 금식은 오랫동안 당연하게 지켜온 상식이다.

＊부끄러운 질문＊

임신부가 물어보기 쑥스러울 수 있는 두 가지 질문에 대답해보자.

분만 전에 음모를 면도해야 하나요?
음모에는 마찰 방지를 포함해서 몇 가지 기능이 있지만, 분만할 때 음모의 양은 아무 관계가 없다. 따라서 숱을 치든, 밀든, 그냥 놔두든 마음 편한 대로 하라.

태아 말고 다른 것을 밀어내면 어떡하죠?
분만하는 동안 힘을 주면서 전체 임신부의 반 이상이 대변을 배출한다. 임신부가 신경 쓰이는 것은 당연한 일이지만 의료진은 이러한 상황에 익숙해 있다. 이러한 현상은 완전히 정상이므로 괜히 미리 걱정하지 말자. 대변을 밀어내는 상황을 최소화하려면, 물과 함께 섬유질이 많은 음식을 섭취해서 장을 비워 깨끗하게 유지해야 한다.
힘을 줄 때 방광이 자발적으로 비워지면 제대로 힘을 주고 있다는 신호이므로 걱정하지 마라. 의료진이 겸자나 흡입 컵을 사용해야 하거나 태아의 몸집이 크다고 판단하면 시술할 공간을 확보하기 위해 카테터를 사용해서 임신부의 방광을 비울 수 있다.

분만을 앞당기는 방법

몸이 상당히 불편하지만 태아가 엄마의 배 속에 조금 더 웅크리고 있기로 했다면 임신부는 분만을 서두르려고 애쓸 수 있다. 확실한 증거는 없지만 유방을 자극하면 분만이 시작되는 경우도 있다. 또는 피마자유를 들

✱ 병원에 가져갈 짐 챙기기 ✱

분만용 준비물: 남편이 아내의 등을 마사지하기 위한 테니스 공 두 개, 병원에서 허락할 경우 아로마 테라피 도구, 충전한 카메라, 음악

입원용 준비물: 휴대전화와 충전기, 출산 소식과 사진을 즉시 보내거나 멀리 사는 친구와 친척에게 연락하기 위한 노트북, 보험회사와 소아과 의사의 전화번호 두 군데 모두 출산 사실을 즉시 알려야 한다, 아기의 손톱을 다듬기 위한 줄, 여분의 양말, 편하게 신을 신발, 갈아입을 옷, 세면도구

퇴원용 준비물: 카시트, 아기에게 입힐 옷

✱ 사산의 이유 ✱

사산은 20주 이후에 일어나는 유산이다. 대부분의 사산은 원래 존재하는 문제 때문에 태반이 위험해지면서 발생한다. 자기 때문에 사산이 되었다고 생각해서 죄책감을 느끼는 임신부가 많지만, 실제로 사산의 99%는 임신부도 어찌할 수 없는 요인 때문에 일어나므로 자책할 필요가 없다. 일반적으로 사산의 원인을 밝히기 위해 검시를 하지만, 대체로 의사는 다음 임신 때 사산을 예방하기 위한 원인 규명에 중점을 둔다. 사산한 임신부 상담 서비스를 받으면 좋다. 상담자는 임신부가 자기 나름의 방법으로 슬퍼하도록 사진 등 추억이 될 수 있는 물건을 간직하게 하고, 사산한 임신부와 남편이 혼란스러운 상황을 극복할 수 있도록 돕는다.

이켜거나, 달맞이꽃 종자유로 복부를 문지르거나, 걷기만 해도 분만을 앞당기는 효과가 있다. 성관계를 갖는 것은 그리 효과가 있어 보이지 않지만 해롭지는 않다.

이상적인 분위기를 만들기

병원에 입원하는 날이 단 이틀에 불과하더라도 개인의 손길로 입원실을 꾸며보자. 물건 몇 개만 가져다놓아도 편안하고 좋은 환경을 만들 수 있다. 예를 들어 좋아하는 음악을 틀어놓고, 포근한 담요와 편안한 베개를 갖다놓으며, 사랑하는 애완동물·가족·다른 자녀의 사진으로 방을 장식하자. 또 방을 쾌적한 온도로 유지하거나 조명을 희미하게 줄이거나 향기 있는 오일·크림·로션 등을 사용해서 입원실 분위기를 바꿔보자.

병원을 미리 둘러보기

병원에 요청해서 분만하기 몇 주 전에 시설을 둘러보자. 필요한 시설을 알아두고, 궁금한 점을 물어본다. 자신이 분만할 장소를 둘러보면 마음이 편안해질 것이다. 결국 분만 과정이 두려운 이유 가운데 하나는 앞으로 닥칠 일을 제대로 알지 못하기 때문이다.

도막상식

❈❈❈ 조산과 임신중독증으로 인한 발작을 막기 위해 임신부에게 정맥주사로 마그네슘을 투여하는 경우가 있다. 이때 부작용으로 근력 약화와 피로가 나타날 수 있다. 의료진이 세심하게 관리하는 상황에서는 안전하지만, 현명한 환자라면 자기에게 투여하는 모든 약물의 이름과 용량을 물어보아야 한다.

도막상식

❈❈❈ 프로바이오틱스_{유익균}는 모체에 매우 유익하다. 정기적으로 섭취하면 체중 증가를 억제하고 아기의 설사 위험성을 줄일 수 있기 때문이다. 우호적인 박테리아와 더불어 장에 좋은 유산균 바이오틱스를 섭취하길 권장한다.

And in the Beginning

Challenges and Reward of the First Month After Delivery

Chapter 10

새로운 시작
출산 후 한 달, 도전과 보상

누구에게든 신혼은 있다. 직장 상사에게도 직원에게도 대통령에게도 신혼 기간은 새로운 생활에 익숙해지고 요령을 익히는 준비 기간이다. 현실과 맞닥뜨리며 엉망이 되기 전까지는 말이다.

부모 역할은 훈훈하고 멋진 경험이지만 쉽지만은 않아서, 아기를 집에 데려오는 순간부터 부모는 현실의 벽에 부딪쳐 쩔쩔맨다. 아기를 바라보는 흥분에 흠뻑 젖고, 아기의 부모가 되었다는 사실에 예전에 맛보지 못한 짜릿한 기쁨을 느끼지만, 아기는 부모가 육아 요령을 터득할 때까지 기다리지 않는다. 따라서 부모는 높은 현실의 벽에 부딪친다. 그것도 자주. 어쨌거나 아기는 고픈 배를 채워야 하고 부모는 잠에 쫓기며, 엄마는 젖꼭지가 쓰리고 머리가 멍하다. 아기는 시도 때도 없이 기저귀를 적시고 급기야는 기저귀 발진까지 돋는다. 신혼이라고 해도 그물 침대는 고사하고 편안하게 다리 뻗을 여유조차 없다.

친정어머니와 시어머니는 물론 세상 모든 엄마들이 아기를 이렇게 키워라 저렇게 키워라 참견하고, 주위 사람들도 부모 역할에 대해 한마디씩 조언을 한다. 이 장에서는 아기를 키우기 시작한 처음 한 달 동안 가장 많이 부딪치는 문제 여덟 가지와 스트레스에 대해 자세하게 다룰 것이다. 또 주변의 이런저런 조언을 걸러내고, 엄마와 아기 그리고 나머지 가족들의 건강과 행복을 최대한 보장하는 결정을 내릴 수 있도록 필요한 정보를 제공한다.

아기에게 영양 공급하기: 모유수유

물론 현실적으로 불가능할 수도 있지만 아기에게 영양분을 공급하는 최고의 방법은 모유수유이다. 모체는 아기에게 무엇이 필요한지 정확하게 알아서 영양분을 완벽한 비율로 혼합해 모유의 형태로 아기에게 제공한다. 모유에는 아기의 건강과 발달에 큰 영향을 미치는 무기질, 단백질, 건강에 좋은 지방, 당, 비타민 등이 들어 있다. 아기의 성장 단계에 맞춰 성분이 바뀌고, 감염·알레르기·천식·영아돌연사증후군으로부터 아기를 보호하고, 기타 질병에 맞서게 도와준다. 따라서 모유는 신생아에게 최고의 음식이다. 게다가 모체에서 하루 500칼로리를 연소시킬 뿐 아니라 분만 후 자궁 수축을 돕고, 산모의 뼈를 보호하며, 특정 암을 예방한다.

임신 기간 동안 에스트로겐과 프로락틴의 작용으로 유선과 유관이 발달한다. 유선은 모유를 만들고 유관은 젖꼭지 끝에 있는 20여 개의 작은 구멍으로 모유를 전달한다[그림7.1] 참고. 임신 막바지에 이르면 유방에서 초유라는 노랗고 크림 같은 물질이 나오는데 여기에는 단백질, 비타민, 무기질, 감염 예방 항체가 들어 있다.

분만을 하고 며칠 지나면 초유가 모유로 바뀌면서 산모는 유방 울혈을 겪는다. 어느 날 갑자기 돌리 파턴Dolly Parton, 큰 가슴이 특징인 미국 컨트리 여가수이다

역자 주 이 거울 속에서 자신을 뚫어져라 쳐다보고 있는 모습을 보며 깜짝 놀랄 것이다. 며칠 동안 산모의 유방은 상상하지 못한 크기로 커지고, 신생아가 젖을 먹다가 사레가 들리기도 하고 젖을 삼키느라 턱턱 소리를 낼 수도 있다. 호르몬이 균형을 이루고 모유 생산량이 아기의 필요량에 맞춰지면서 이러한 현상은 사라진다. 산모는 남은 모유를 손으로 짜내고 더운물로 샤워하면서 유방을 마사지해 유방이 부풀어서 느끼는 통증을 완화한다. 이때 모유를 짜면 여유분으로 몇 병은 쉽게 채울 수 있다. 모유 생산량이 조절되기 전까지는 모유가 많이 샐 수 있으므로 침대와 옷을 적시지 않으려면 브래지어에 패드를 대거나 침대보에 수건을 깔고 잠을 자야 한다.

> **토막상식**
>
> ❋❋❋ 젖꼭지에 피어싱을 했다면 모유수유에 대비해서 링을 빼는 것이 바람직하다. 피어싱 근처에 상처 조직이 생겨 아기가 젖을 빨기 힘들어할 수 있기 때문이다. 배꼽 링은 위험하지 않지만, 복부가 커지면서 배꼽이 밖으로 나와 평평해지면 링이 제자리에 있기 어렵다.

초기에는 두 시간에서 네 시간 간격으로 수유하지만, 적절한 양을 먹이고 있는지 파악하기가 어렵다. 유방이 투명하지 않는 한 아기가 먹는 모유량을 눈으로 확인할 수 없기 때문이다. 아기의 체중이 적절하게 늘어나고 자주 기저귀를 적시면 모유를 충분히 섭취하고 있다는 것이다. 또 아기가 모유를 충분히 먹고 있는지 알려면, 아기가 젖을 빨 때 내는 소리의 변화를 확인한다. 처음엔 짧고 빨리 빨아들이던 소리가 길고 느리면서 깊이 삼키는 소리로 변해야 한다. 그러면서 모유를 삼키는 소리가 들리고 턱이 위아래로 움직여야 한다. 이러한 변화가 일어나면 유방이 얼얼해진다. 이를 '사출 반사'라고 하는데, 모유가 아기에게 막힘없이 흐르는 현상을 가리킨다.

아기가 처음으로 젖을 빨기 시작하면 유방에 날카롭고 깊은 통증을 느끼지만, 이러한 현상은 대개 처음 몇 주만 지나면 사라지고 모유수유에는 통증이 따르지 않는다. 그래도 통증이 느껴지면 아기가 젖꼭지를 제대로 물고 있는지 살펴본다. 아기의 벌린 입이 유륜의 대부분을 덮어야 한다. 아기가 젖꼭지를 제대로 물고 있지 않으면 손가락을 아기 입안에 넣어 젖꼭지에서 떼어낸 다음 다시 물린다. 모유수유를 할 때는 아기에게 한쪽 젖을 물린 후 다른 젖을 물리는 사이에 트림을 시키는 것이 중요하다. 아기마다 젖을 빠는 속도가 달라서 한쪽 젖을 빠는 데 5분이 걸리기도 하고 20분이나 걸리기도 한다는 점도 알아두자.

처음에는 모유수유가 너무 힘들지도 모른다. 모유수유는 세상에서 가장 자연스러운 경험이지만, 산모와 아기가 호흡을 맞추려면 연습이 필요하기 때문이다. 모유수유 경험을 최대화할 수 있는 비결 몇 가지가 있다.

아기를 편하게 안아라

아기에게 젖을 먹이기 위해 안는 자세는 짐을 들어 올릴 때와는 완전히 달라야 한다. 아기가 젖을 제대로 편안하게 빨기에 가장 좋은 자세를 살펴본다.

- 요람식 자세 cradle hold, 전통적 자세이다
- 교차요람식 자세 cross-cradle hold, 머리를 좀 더 자유롭게 움직일 수 있다
- 미식축구식 자세 football hold, 쌍둥이 수유에 좋다

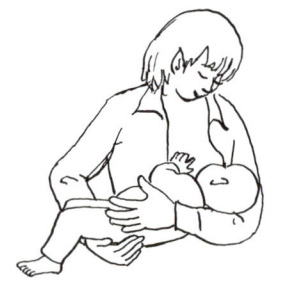
요람식 자세

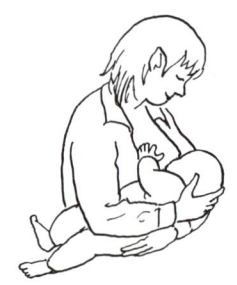
교차요람식 자세

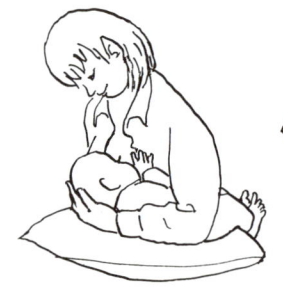
미식축구식 자세

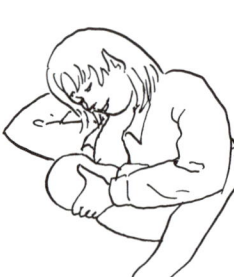
옆으로 눕는 자세

- 옆으로 눕는 자세side-lying hold. 밤에 수유하는 경우나 절개 부위에 압력이 가해지지 않으므로 제왕절개술을 받은 산모에게 특히 좋다

각 자세에서 팔과 손의 위치를 익힌다. 아기가 엄마 젖을 쉽게 물 수 있도록 하고 수유하는 동안 아기의 머리와 등을 받쳐준다. 모유수유에 성공하려면 산모가 긴장을 풀어야 한다. 산모가 불안해하거나 긴장 때문에 산모의 몸이 뻣뻣하면 그때부터 젖을 먹이는 일은 전쟁이 되고 만다. 아기가 금세 알아차리고 편안하게 젖을 먹지 않기 때문이다.

음식에 신경 써라

매운 음식을 먹으면 좋은 모유가 만들어지지 않으리라는 사실은 생화학자가 아니라도 쉽게 알 수 있다. 아기에게 적합한 영양분을 공급하려면 산모 자신에게도 그렇게 해야 한다. 임산부용 비타민을 복용하고, 모유의 질 향상에 도움이 되는 영양분을 섭취한다.

- 단백질: 유기농법으로 키운 가금류, 해산물밑바닥에 서식하지 않는 작은 생선, 기름기 적은 고기, 저지방 유제품, 콩
- 칼슘: 하루 1,300mg을 섭취한다저지방 유제품, 칼슘 강화 오렌지 주스, 두유, 두부, 브로콜리. 두 시간 안에 600mg 이상을 섭취하지 않는다. 600mg은 음식이나 구연산 칼슘과 마그네슘 보충제로 모체가 한 번에 흡수할 수 있는 최대량이다.
- 철분: 하루 20mg을 섭취한다가금류, 해산물, 말린 콩과 과일, 달걀노른자. 멀티비타민에 이보다 많은 철분이 함유된 경우가 많다.
- DHA: 하루 600mg을 섭취한다대부분의 약국에서 판매하는 해조류 건강 보조 식품이 이상적이다. 독소를 걱정할 필요가 없고 알약으로 되어 있어 먹기 좋다.

- 비타민 C: 하루 800mg을 섭취한다 감귤류, 빨간 피망, 브로콜리.

무엇보다 건강에 좋고 영양이 균형 잡힌 음식을 먹고 수분을 많이 섭취한다. 하루 세끼를 먹기보다는 양을 나눠 대여섯 끼씩 먹는 습관을 들인다. 맵거나 가스가 생기는 음식, 카페인 함유 음료와 알코올은 피한다. 두 명분을 먹는 것이 아니라, 1.2명분을 먹어야 한다는 사실을 기억하자 임신 중에는 1.1명분을 먹지만, 모유수유할 때는 칼로리를 더 많이 소비하므로 영양분이 더 필요하다.

문제를 해결하라

아기가 젖을 물기 힘들어하는 이유는 많다. 우선 잠이 완전히 깨지 않아서일 수 있다. 옷을 벗기면 아기를 빨리 깨울 수 있다. 또 젖꼭지가 함몰되어 아기가 물 수 있을 만큼 노출되어 있지 않을 수 있다. 약국에서 브래지어 안에 넣는 플라스틱 기구를 구매해서 유륜 주위의 피부를 늘여주면 젖꼭지가 나온다. 젖꼭지가 함몰된 임신부는 임신 후기부터 이 기구를 사용하면 좋다. 또 아기 혀에 백색 반점이 생기는지 눈여겨봐야 한다. 이는 이스트 감염의 한 형태인 아구창으로, 아기가 젖을 제대로 빨 수 없게 만든다.

긴장을 풀고 주변을 정리하라

산모가 스트레스를 받거나, 정신이 산만하면 젖이 적절하게 분비되기 어렵다. 이러한 경우 젖을 충분히 빨 수 없는 아기는 곧 배가 고파진다. 따로 시간을 내어 아기에게 젖을 물리자. 물 한 잔, 가제 수건 등 수유하는 동안 필요한 물건을 준비해놓고 등받이와 팔걸이가 달린 편안한 의자에 앉는다. 다른 자녀가 있다면 수유를 방해하지 않도록 원하는 것을 미리 들어준다. 엄마와 아기가 모두 모유수유에 익숙해지면 아기는 엄마의 젖꼭지를 자극하고 모체는 이러한 자극에 자동으로 반응한다.

✱ 이름은 어떻게 지을까? ✱

아기의 이름을 짓는 일은 정말 사적인 일이다. 가족의 내력이나 종교에 따라 짓기도 하고, 듣기 좋은 이름을 짓기도 하고, 부모가 좋아하는 가수의 이름을 따서 짓기도 한다. 이름은 아기가 처음으로 소유하는 자신만의 브랜드이므로 이름을 짓는 일은 정말 중요하다.

이름은 그만큼 자신에 대해 많은 걸 알려준다. 아기 이름을 열거한 웹사이트를 방문할 때, 더 좋은 이름을 놓고 친정어머니와 티격태격할 때 많은 사람이 아기 이름을 지을 때 기억하는 원칙을 활용해 보자.

- 산모 자신이 피하고 싶은 이름은 제외한다.
- 혼동을 일으키거나 놀림을 받을 가능성이 있는 이름은 피한다.
- 부모와 의견이 일치하지 않으면 공통점을 찾도록 노력한다. 각자 대여섯 개의 이름을 지어서 목록을 교환하고, 상대방이 지은 이름 가운데 마음에 드는 이름을 세 개 고른다. 이제 두 사람이 고른 이름 여섯 개를 놓고 의논한다.

제대로 트림시켜라

한쪽 젖을 물리고 나서 반대쪽 젖을 물리기 전, 혹은 모유수유를 마친 후에는 아기를 트림시켜야 한다. 머리가 엄마의 어깨에 닿도록 아기를 안고 등을 살살 문지르거나 두드린다. 성공적으로 트림을 시키려면 우선 엄마의 쇄골로 아기의 복부 아래를 약간 눌러준다. 등을 두드리는 방법보다 아기의 배를 살짝 눌러주는 것이 효과적이다.

✳ 유모차 고르는 방법 ✳

아기가 타고 다닐 유모차를 고를 때는 다음의 몇 가지를 고려해야 한다.

- 산모의 생활 방식을 고려하라. 시골이나 교외에 산다면 유모차 겸용 카시트를 선택한다. 그래야 자동차에서 유모차로 옮기는 동안 아기가 잠이 깨지 않을까 걱정하는 일을 줄일 수 있다. 도시에 살거나 걸어서 볼일을 많이 보는 편이라면 아래에 커다란 바구니가 달려 있으면서 아기를 평평하게 눕힐 수 있는 유모차가 좋다.
- 조깅용 유모차와 접이식 유모차는 등을 받쳐주지 못하기 때문에 신생아에게는 좋지 않다.
- 무엇보다 산모가 개인적으로 좋아하는 유모차를 선택한다. 유모차를 요리조리 살펴보고 얼마나 무거운지, 고정 벨트는 어떻게 매는지, 시트를 떼어 세탁할 수 있는지, 손잡이 높이는 조절할 수 있는지, 한 명 이상 태울 수 있는지 등을 살펴본다.
- 아기띠를 사용하려면 생후 7일이 지나고 아기 체중이 3kg을 넘어야 한다.
- 몇몇 연구 결과에 따르면, 앞을 향한 유모차보다 뒤를 향한 유모차가 아기의 뇌 발달에 유익하다고 한다. 이는 당연하다. 유모차가 앞을 향하면 아기가 교통, 바람, 잡음 등 백색 소음에 많이 노출되어 엄마가 건네는 말을 듣기 어렵지만, 유모차가 뒤를 향하면 어머니와 아기의 대화가 늘어나기 때문이다.

충분한 모유를 만들어라

아기는 자라면서 더 많은 영양분을 필요로 하고, 모체는 아기의 식욕을 충족시키기 위해 자동으로 모유 생산량을 늘린다. 수유를 하고 나서도 아기가 여전히 배고파 보이거나 수유와 수유 사이의 간격이 늘어나지 않으면 아기가 원하는 만큼 모유를 충분히 먹지 못한 경우이다. 이러한 문제를 해결하려면 엄마가 잠을 충분히 자고 수분을 많이 섭취해야 한다. 잠을 충분히 잘 수 없으면 최소한 긴장을 풀고 다리를 뻗고 쉰다. 또 항히스타민제, 이뇨제, 탈수 증상을 일으키는 약물을 피한다. 차 형태로 즐길 수 있는 허브 제품인 호로파 Fenugreek가 모유 생산량을 늘리는 데 도움이 된다고 알려져 있다.

상처를 치료하라

젖꼭지가 갈라지거나 출혈이 일어날 때는 라놀린 크림이나 비판텐 연고를 바르면 상처를 치료하고 수분을 차단할 수 있다.

수유하기 전에는 반드시 크림을 닦아낸다. 라놀린 크림은 소젖 크림보다 냄새가 약간 더 강하다.

여분의 젖을 보관한다

하루 동안 휴가를 보내거나 밤새 푹 잘 수 있도록 도와줄 사람이 생기면, 미리 젖을 짜놓는다. 매운 음식을 먹었거나 와인을 마셨을 때는 젖을 짜서 버리는 게 좋다. 젖을 짜는 횟수가 적으면 수동 유축기도 괜찮지만, 젖을 정기적으로 짤 계획이라면 병원에서 사용하는 강력한 유축기를 사용한다.

여분의 젖을 짜놓기 가장 좋은 시간은 그날 처음 수유한 직후이다. 젖을 보관할 때는 다음 원칙을 지켜야 한다. 모유는 실온에서 4~8시간, 단

열 아이스박스에서 하루, 냉장고에서 일주일, 냉동고에서 3개월까지 보관할 수 있다. 젖을 짜서 보관하기 시작한 날짜를 젖병에 적어놓는다. 냉동고에 보관할 때는 유리병을 사용한다. 플라스틱병은 환경호르몬 비스페놀A bisphenol A를 배출할 가능성이 크기 때문이다. 또 부패할 수도 있으므로 플라스틱 가방에 모유를 보관하면 안 된다.

유방의 모양과 크기를 걱정하지 마라

유방의 크기는 모유 생산량과 아무 관계가 없다. 엄마의 유방이 작다고 해서 아기에게 가는 영양이 부족하다고는 말할 수 없다. 모유 생산량은 엄마의 건강 정도, 섭취하는 영양분과 수분의 양에 달려 있다. 인공 유방확대술을 받았는데 삽입물이 새기 시작했다면 문제가 될 수 있다. 하지만 유방축소술을 받을 경우에 발생할 수 있는 문제가 훨씬 크다. 수유관이 잘려서 모유수유를 하지 못할 수도 있기 때문이다. 걱정된다면 유방 수술 전문의와 상의한다.

잘못된 통념을 믿지 마라

수유에 대한 떠도는 수많은 정보들은 그 신빙성을 판단하기가 어렵다. 입에 자주 오르내리는 몇 가지 그릇된 통념과 진실은 다음 표와 같다.

그릇된 통념	사실
수유하면 유방이 늘어진다.	유방이 늘어지는 현상은 노화 때문이다. 거꾸로 서기나 가슴 운동을 정기적으로 하면 도움이 된다.
첫 임신 때 하지 않았다면 다음 임신부터는 모유수유를 할 수 없다.	근거 없는 말이다. 새로 임신하면 모유 생산 과정도 새롭게 시작하므로 모유수유를 할 수 있다.
일단 모유수유를 시작하면 매번 모유만 먹여야 한다.	모유와 조제분유를 번갈아 먹일 수 있다. 모체는 수요에 맞춰 모유 생산량을 조절해서, 수요가 적으면 공급도 줄어들고 수요가 많으면 공급도 늘어난다. 직장에

	복귀한 후 낮에 아기에게 조제분유를 먹이는 엄마들도 많다.
모유수유를 하면 피임 효과가 있다.	차단 피임법을 권하고 싶다. 모유 생산을 촉진하는 호르몬 프로락틴이 난자의 배출을 막기는 하지만, 다른 피임법을 쓰지 않고 모유수유에만 의존하면 50명 가운데 한 명꼴로 임신을 한다. 그리고 여기에는 모유수유를 하면서 조제분유나 고형식도 함께 먹이는 산모는 포함되지 않는다. 에스트로겐을 함유한 경구피임약을 복용하면 모유수유를 중단해야 한다. 미니필minipill, 소량의 프로게스테론 단일 성분만 함유된 피임제이다_역자 주에는 에스트로겐이 없으므로 모유수유하는 동안 안전하게 사용할 수 있다.

걱정될 때는 젖을 짜서 버려라

많은 종류의 약물이 모유로 흘러들어 가지만 문제가 되는 양은 아니어서 수유하는 동안 아기가 섭취해도 안전하다. 하지만 불안한 탓에 젖을 짜서 버리고 싶을 때도 있을 것이다. 또 모유수유하는 동안 사용해서는 안 되는 약물의료 촬영 과정에 사용하는 방사성 색소 등을 단기간 복용해야 하거나, 술을 마셨을 때는 이전에 저장해놓은 모유나 조제분유를 아기에게 먹이는 것이 낫다. 기본적으로 알코올 기운이 몸으로 느껴지면 알코올이 혈류와 모유 공급선에 여전히 남아 있다는 뜻이니 젖을 짜서 버린다. 알코올 기운을 더 이상 느끼지 않으면 수유를 다시 시작해도 좋다. 물론 모유에 이따금씩 알코올이 섞여 들어가도 크게 걱정할 필요는 없다. 하지만 사람들 사이에 떠도는 이야기와 달리 기네스 스타우트Guinness stout나 다른 형태의 알코올이 모유 생산을 촉진한다는 증거는 없다.

선택할 수 있는 사항이 무엇인지 파악하라

물론 의사, 간호사, 조산사는 무엇보다 건강에 좋다는 이유로 모유수유를 적극 권장한다. 하지만 모유수유가 현실적으로 가능하지 않은 경우도 많다. 예를 들어, 직업에 따라서 필요한 만큼 자주 수유를 하거나 젖을 짤 수 없는 사람도 있다. 또 약물을 복용하거나, 질병에 걸렸거나, 감염된 상태라면 모유수유를 할 수 없다. 다태아를 두었기 때문에 모유수유가 엄마에게 지나치게 벅찰 수도 있다. 아기가 수분 섭취량을 면밀하게 관찰해야 하는 의학적 상태에 놓일 수도 있다. 또 엄마가 심각한 감염 상태이거나, 흡연을 하거나, 불법 마약을 사용하면 모유수유를 할 수 없다.

이때는 조제분유를 먹여야 한다. 소의 젖은 인간의 젖과 매우 비슷하므로 콩 단백질보다는 소젖으로 제조한 분유를 선택하는 것이 좋다. 라벨을 읽어서 식물성 DHA의 농도가 가장 높은 제품을 찾는다. 그렇다면 조제분유는 얼마나 먹여야 할까? 일반적으로 한 번 수유할 때마다 아기가 태어날 날수에 90ml를 더한다. 예를 들어 생후 1개월 아기는 매번 120ml, 생후 2개월 아기는 매번 150ml를 수유한다. 24시간 동안 약 960ml를 섭취하면 고형식을 조금씩 먹이기 시작한다.

수면을 취하라: 수면 관리

밤새 잠을 푹 잘 수 있는 좋은 시절은 영영 가버렸다. 운이 정말 좋다면 생후 10~12주경부터 아기가 밤새 자기 시작한다. 이때 밤새 잔다는 말은 젖을 먹지 않은 채 6~8시간 동안 깨지 않고 잔다는 뜻이다. 물론 엄마는 그때까지 어떻게든 수면 부족 상태를 버텨낸다. 어떤 점에서는 임신 후기에 한밤중에도 몇 번씩 화장실을 들락날락한 것이 야간 수유에 도움이 되는 셈이다. 엄마가 취하는 수면의 질과 양은 수유 방법에 따라 결정된다. 모유를 짜놓거나 조제분유를 먹이면 밤에는 남편이 아기를 돌볼 수 있다. 어떤 경우이든 엄마와 아기의 수면은 운명을 같이하기 때문에 아기에게 쾌적한 수면 환경을 제공하는 것이 결과적으로 엄마의 수면에도 유익하다.

> **토막상식**
>
> ❋❋❋ 영아돌연사증후군sudden infant death syndrome (sids)의 위험성을 줄이려면 아기를 단단한 매트리스에 눕히고 침대에는 충격 완화제, 베개, 이불처럼 질식의 위험이 있는 물건을 두지 않는다. 더우면 질식 위험이 더 커지므로 방의 온도를 선선하게 유지한다. 또 아기를 엎드려 재우면 안 된다.

초기에 신생아는 끊임없이 먹고 잔다. 하지만 아기가 잠자고 있을 때라도 언제가 밤이고 낮인지 단서를 제공하는 것이 중요하다. 건전한 수면 훈련은 근육을 키우는 운동과 같아서, 엄마는 행동과 일과를 통해 무엇을 할지 아기 몸에 가르쳐야 한다. 따라서 아기가 낮잠을 잘 때는 불을 켜놓고 돌아다니며 할 일을 한다. 소음을 줄이려고 애쓸 필요가 없다. 밤에는 수유하는 동안에도 가능한 한 자극을 자제해서 음악을 틀지 말고 불은 희미하게 줄여놓는다_{붉은 등을 사용한다. 엄마나 아기의 뇌는 붉은색 파장을 낮의 빛으로 인식하지 않기 때문이다}. 책도 읽지 말고 말도 하지 말아야 하며 간지럼도 태우지 않는다. 근본적으로 밤 수유를 가능한 한 지루한 과정으로 만들어야 한다. 그래야 아기가 재밋거리를 찾지 않고 곧장 잠이 든다. 결국 수면은 습관이므로 엄마가 아기에게 밤과 낮의 차이를 가르치는 것이 엄마의 수면을 위해서도 좋다. 이때 몇 가지 고려해야 할 사항이 있다.

도구: 안전성이 입증된 침대와 단단한_{406쪽 참고} 매트리스를 준비한다.

일상: 이른 저녁 따뜻한 물에 아기를 목욕시키고 마사지를 해주거나_{164쪽 참고}, 이야기를 들려주거나, 자장가를 불러주어서 잠을 잘 자도록 유도한다. 아기에게는 습관이 중요하므로 일정하게 길을 들이면 쉽게 잠이 든다. 같은 이유로 아기의 나쁜 습관은 바로잡도록 애써야 한다.

비결: 아기에게 스스로 진정하는 법을 가르친다. 아기를 재우려고 흔들어주거나 노리개젖꼭지를 물리는 것처럼 인위적인 방법은 되도록 피하자. 아기는 흔들어주어야 잘 수 있다고 느끼거나, 밤에 노리개젖꼭지가 입에서 떨어지면 울음을 터뜨릴 것이다. 차라리 인위적인 방법 말고 달리 위안을 찾도록 잠자리에 작은 담요를 놓아두자. 아기가 아직 깨어 있을 때 재우려고 애쓰면 아기는 으레 자야 한다고 생각하고 습관화한다.

도전거리: 밤에 잘 우는 아기라면 엄마가 무척 힘들다. 우선은 배가 고파서 울지만 단순히 엄마의 관심을 끌기 위해 울 때도 있다. 아기가 젖을 먹었고 아파서 우는 것이 아니라면 스스로 진정할 수 있어야 좀 더 바람직한 수면 습관을 들일 수 있다. 물론 말처럼 쉽고 간단하지는 않지만 엄마와 아기 모두 노력해야만 한다.

엄마가 아기를 데리고 잘 것인지 결정해야 한다. 자다가 아기를 덮칠까 봐 걱정해서 밤새 잠을 설치는 엄마에게는 선택의 여지가 없다. 일반적으로 아기와 함께 자는 관습은 문화적 현상으로 보인다. 대가족 문화나 복종을 강조하는 문화에서는 흔한 일이지만, 독립심을 강조하는 문화에서는 그렇지 않다. 아기가 엄마와 같은 침대나 방에서 자면 아기가 엄마의 냄새를 맡을 수 있다 밤에 잠에서 깨는 일은 잦은 반면, 아기 방으로 갈 필요가 없으므로 수유를 하기에는 훨씬 편리하다. 부모가 진정제를 복용하거나 술을 마셨거나 과체중이라면 잠자면서 아기를 누를 수 있으므로 같은 침대에 아기를 누이면 안 된다. 어떤 방법을 선택하든 아기에게 습관을 들인다는 사실을 기억하고 바람직한 결과와 부작용을 고려해서 결정해야 한다.

낮잠: 아기는 서케이디언 리듬 circadian rhythm 에 맞춰 잠을 자기 때문에 대부분 오전 7시와 오후 2시에 잠을 잔다. 오후 2시는 낮잠을 자기에 이

상적인 시간이다. 아기가 낮잠을 자지 않는다고 해서 밤에 쉽게 지치거나 곯아떨어지지는 않으므로 더욱 그렇다. 잠자는 동안 뇌가 발달하므로 아기에게는 꼭 낮잠을 재워야 한다.

이 시기에는 수면 부족 증상이 밖으로 거의 드러나지 않으므로 일찍부터 좋은 습관을 들이는 것이 바람직하다.

아기에게 문제가 있는 걸까? : 의사의 활용

아기를 키우다 보면 힘든 상황에 수도 없이 부딪치게 된다. 잠은 부족하고, 계속 이리저리 뛰어다녀야 하고, 똑같은 어린이 텔레비전 프로그램도 몇 번이고 봐야 한다. 하지만 가장 견디기 힘든 일은 아마도 아기 울음소리를 듣는 일일 것이다.

가장 중요한 점부터 짚어보자. 아기는 대개 하루 한두 시간 정도 운다. 우는 게 아기가 유일하게 할 수 있는 의사소통 수단이기 때문이다. 엄마의 신경은 곤두서겠지만 아기의 울음은 매우 정상적인 현상이다. 시간이 지날수록 부모는 아기가 배고플 때 우는 울음, 피곤할 때 내는 울음, 기저귀가 젖어서 우는 울음, 무언가 잘못되어 우는 울음을 구별하기 시작한다.

건강한 아기가 별다른 이유 없이 일주일에 3일 이상, 하루에 세 시간 이상 울고 보채고 짜증을 낼 때가 있다. 신생아에게 매우 흔하게 일어나는

> **토막상식**
>
> ❋❋❋ 분만실에서는 진통이나 분만할 때 일어나는 모든 상황을 기록하지 않는다. 하지만 분만하고 처음 검진을 받는 산모는 분만 시에 벌어진 상황을 제대로 알고 싶을 것이다. 흡입 컵을 사용했는지, 제왕절개술을 결정한 이유는 무엇인지, 어떤 약물을 주입했는지 등 다음번 임신을 위해 이러한 정보를 모아두자. 임신과 분만 때 일어난 상황을 파악하면 다음 임신을 준비하는 데 이롭다.

> **토막상식**
>
> ❋❋❋ 아기에게 옷을 입힐 때는 이 원칙만 지키자. 부모가 걸친 옷보다 한 벌 더 입힌다. 머리는 대부분의 열이 빠져나가는 곳이므로 감싸준다.

✱ 아기가 왜 울까? ✱

들새 관찰자들이 찌르레기와 박새 지저귀는 소리를 구별할 수 있듯, 엄마도 아기가 우는 이유를 이내 알아차릴 수 있다. 하지만 그렇게 되기까지는 시간이 걸린다. 몇 가지 힌트를 통해서 아기가 무엇을 원해서 보채거나 우는지 알아본다.

아기가 우는 동시에 이러면	이런 이유일지 모른다
버둥거린다.	기저귀가 젖었다.
머리를 옆으로 돌리고 주먹을 입에 집어넣는다.	배가 고프다.
다리를 가슴 쪽으로 오그리고 몸을 긴장시킨다.	배에 가스가 차 있다. 트림을 시킨다.
땀을 흘리고 귀가 빨갛다.	너무 덥다. 체온을 살피고 옷을 갈아입힌다.
닭살이 돋거나 손발에 보랏빛이 돈다.	춥다. 담요를 덮어주거나 모자를 씌우고 양말을 신긴다.
짜증을 부리고 하품을 하고 발길질을 한다.	피곤하다.
팔다리를 휘두르거나 불빛에서 고개를 돌린다.	지나치게 흥분했다. 좀 더 조용한 곳으로 아기를 옮긴다.
두리번거리며 버둥거린다.	꼭 안아주길 원한다.

배앓이인 신생아 콜릭colic은 정도가 심하지 않고 생후 3~4개월이면 대부분 사라진다. 물론 아기에게 해가 되지는 않더라도 배앓이를 하는 아기를 돌보는 일은 극도로 혼란스럽고 경우에 따라서는 충격적일 수 있다.

보채는 아기를 진정시키기 위해 몇 가지 방법을 사용할 수 있다.
- 침착하라: 아기는 부모에게서 실마리를 찾는다. 아기가 보챈다고 부모가 신경질적으로 반응하면 아기는 더욱 보챌 뿐이다. 엄마가 안정적이고 편안한 모습을 보여주는것이 중요하다.
- 스트레칭 시킨다: 아기의 소화가 잘 되도록 무릎과 엉덩이를 구부리면서 배 속의 가스를 빼준다. 아기는 이따금씩 소화불량으로 불편해한다.
- 움직여라: 일어나서 외출하기만 해도 배앓이가 없어지는 아기가 많다. 아기를 유모차에 태우고 걷거나 카시트에 태워서 드라이브를 한다.
- 음식을 바꿔라: 모유수유할 때 엄마가 유제품, 양파, 마늘, 매운 음식, 초콜릿, 카페인, 콜리플라워 같은 음식을 피하면 아기의 불편한 증상을 완화할 수 있다.

울음을 멈추려고 아기를 흔들어서는 절대 안 된다. 그러면 아기의 민감한 뇌가 영구적으로 손상될 수 있다. 보채는 아기를 달래느라 좌절감을 느끼고 기진맥진한 상태라면 남편이나 친구, 이웃, 친척에게 아기를 돌봐달라고 부탁한 후 잠시 휴식을 취한다.

울음 말고도 의학적 문제를 나타낼 수 있으므로 주의를 기울여야 하는 신호와 증상이 있다.

증상	의미	대책
아기가 이틀 이상 소변을 하루 6회 미만, 대변을 3회 미만으로 보거나, 모유를 먹는 아기가 48시간 동안 대변을 보지 않는다. 조제분유를 먹는 아기는 변비기가 있고 이틀에 한 번 정도 대변을 본다.	영양분을 충분히 섭취하지 못한다.	소아과 의사는 숫구멍 두개골의 중앙에 자리한 뼈와 뼈 사이의 공간, 함몰 등의 탈수 신호를 찾고, 수분과 영양분을 보충할 방법을 찾는다.

아기의 대변이 흰색이거나 대변에 피가 섞여 나온다.	아기의 대변이 흰색이면 음식 대사를 담당하는 간에 문제가 생긴 것이다. 아기의 대변에 피가 섞여 나오는 원인은 여러 가지가 있을 수 있다. 항문이 조금 찢어졌거나, 알레르기가 있거나, 엄마의 갈라진 젖꼭지에서 나온 피를 삼켰을 수 있다. 후자의 경우에는 태아가 피를 토하기도 한다.	아기의 대변이 흰색이면 의사는 간과 장이 정상적으로 기능하는지 진찰한다. 대변에 피가 섞여 나와도 진찰을 해야 한다.
아기의 체온이 37.5℃ 이상이다.	아기는 원시적인 면역반응을 보이므로 특히 폐와 장에는 외부 세계에 대응하는 보호막이 잘 발달해 있지 않다. 열은 외부 침입자에 대한 일종의 면역반응이다.	의사는 주요 기관, 특히 뇌의 감염 여부를 진찰한다.
신체 부위 일부가 파랗게 변한다.	혈액순환이 잘 이루어지지 않는다. 파란 부위를 문질러 보고, 그래도 혈색이 돌지 않으면 즉시 조치를 취해야 한다.	의사는 심장과 폐가 제대로 움직이는지 확인한다. 선천성 심장병은 가장 흔하게 발생하는 선천성 결함이다.
몸을 떤다.	몸을 떠는 기간이 짧으면 모로 반사일 수 있다. 몇 초 이상 계속 몸을 떨고, 놀라서 몸을 떠는 것이 아니라면 일종의 뇌 기능 장애일 수 있다.	의사는 아기의 뇌를 검사해서 발작 장애가 없는지 확인한다.
내뿜듯 구토한다.	위에서 장에 이르는 길이 막혀서 위장을 비울 수 없다.	의사는 유문협착증 여부를 검사한다. 유문협착증 진단이 나오면 탈수와 영양실조 현상을 막기 위해 즉시 수술해야 한다.
피부나 눈이 노랗거나 노란 기운이 돈다.	간에서 생산하는 담즙을 적절하게 처리하지 못하는 황달 증상이다.	심각성 정도에 따라 아기에게 자외선을 쬐라는 처방을 내릴 수 있다. 황달은 흔히 나타나는 증상이므로 충분한 생물학적 발생 원인이 있다. 노란 색깔을 나타내는 빌리루빈bilirubin은 강력한 산화 방지제로 아기가 자궁에서 나와 호흡할 때 세 배나 높은 산소 함유량에 대처할 수 있게 한다. 하지만 빌리루빈 수치가 매우 높으면 뇌세포가 손상될 수 있으므로 반드시 치료를 받아야 한다.
배꼽이 튀어나온 피부 근처에 혹이 있다.	엄마와 아기를 연결하는 배꼽 동맥이 복부 벽을 통해 지나간다. 탯줄이 떨어져 나간 후에 생긴 구멍으로 소화기관이 빠져나올 수 있다. 이렇게 되면 통증이 따르고 배꼽탈장이 일어난다.	구멍은 대개 몇 년 안에 저절로 닫히지만, 의사의 진찰을 받아서 장이 돌출되지 않았는지 확인한다.

토한다.	아기들은 모두 토한다. 토하는 행동은 반사의 한 형태로, 식도 밑에 있는 괄약근이 항상 활동하는 것이 아니어서 위에 있는 내용물이 역류하기 때문이다.	구토의 정도를 측정하기 위해 분유를 90~120ml 먹인 다음에 구토물을 수건이나 기저귀로 받는다. 먹은 양만큼 토했거나 토하는 동시에 운다면 반사작용이 더욱 심할 수 있다. 이 경우에는 제산제와 기타 약물이 효과가 있지만 먼저 의사의 진찰을 받아야 한다.

✻ 의사에게 연락하라 ✻

엄마의 직감을 믿어라. 아무 행동도 취하지 않고 걱정하기보다는 차라리 의사에게 전화해서 핀잔을 듣는 편이 낫다. 다음과 같은 신호가 나타나면 의사에게 반드시 연락해야 한다.

- 아기가 잘 깨지 않거나, 너무 피곤해서 먹지 않거나, 약해 보인다.
- 대변에 피나 점액이 섞여 나온다.
- 못 보던 발진이 나타난다.
- 눈이 충혈되고 붓거나 누렇고 끈적끈적한 눈곱이 낀다.
- 다음 증상을 보이면 즉시 도움을 청한다.
  - 호흡이 곤란하다 호흡하느라 근육을 움직일 때 갈비뼈가 튀어나온다.
  - 입과 입술이 파랗고 분당 호흡수가 55회 이상 정상은 20~40회 이거나, 15~20초 동안 숨을 쉬지 않는다.

새로운 시작 321

엄마, 어디 아파요? : 엄마의 건강

이맘때쯤이면 엄마의 관심과 애정은 작고 귀여운 아기에게 온통 쏠려 있을 것이다. 하지만 아기에게 지나치게 집중하느라 자신을 소홀히 해서는 안 된다. 산모의 몸도 마음도 회복 단계에 있으므로 몇몇 의학적 질병에 취약할 수밖에 없다. 다음과 같은 증상이 있다면 의사에게 알린다.

증상	의미	대책
두통이 가시지 않는다.	혈압이 높을 수 있다.	의사가 혈압을 측정하고 일시적으로 약물 복용을 지시한다.
매 시간 커다란 패드를 적실 정도로 출혈한다. 레몬 크기만 하거나 그보다 큰 혈전이 많으며 질에서 불쾌한 냄새가 난다.	감염되었거나 태반의 일부가 자궁에 붙어 있다.	항생제를 써서 감염을 제거할 수 있다. 하지만 초음파 검사와 신체검사를 해서 태반의 일부가 여전히 자궁에 남아 있는지, 자궁이 제대로 아물었는지 알아보아야 한다. 태반이 남아 있다면 자궁소파술로 제거해야 한다.
설사는 아니지만 화장실에 갈 때까지 대변을 참을 수 없다.	극심한 진통과 분만을 겪느라 항문 근육이 찢어졌을 수 있다.	의사는 상처 부위를 치료하기 위해 대장항문외과 의사에게 의뢰한다.
한쪽 다리나 양쪽 다리의 뒤가 붓고 통증이 따른다. 또는 숨이 차다.	혈압에 변화가 생겼거나 다리에 혈전이 생겼기 때문이다.	의사는 초음파 검사를 실시해서 혈전이 있는지 확인한다. 혈전이 있다면 혈액 희석제를 투여하면서 면밀하게 관찰한다.
모유가 많이 나오다가 더 이상 나오지 않는다.	아기에게 충분히 자주 젖을 물리지 않아서 모유 생산량이 줄었다.	수유 전문가를 찾아가야 한다. 수유 전문가는 수유를 마치고 나서 젖을 짜거나, 수유 횟수를 늘리거나, 영양과 수분 섭취량을 늘리거나, 신체 활동량을 줄이는 등 모유 생산을 자극하는 방법을 일러줄 것이다.
유방이 빨갛거나 붓고 아프다.	감염되었거나 유방 울혈이 생겼다.	대개 아기 입에 있는 박테리아가 유방을 감염시켜 발병하는 유방염에 걸렸다면 항생제가 필요하다. 더운물로 샤워하거나 유방을 누르거나 마사지하면 통증을 누그러뜨릴 수 있다. 찬 양배춧잎을 브래지어 밑에

		넣으면 유방 울혈로 인한 통증을 완화할 수 있다.
엄마로서 마땅히 느껴야 할 기분을 느끼지 못한다. 감정이 격해지거나 늘 울거나, 아기와 유대 관계를 맺기가 힘들다.	산후우울증이나 임상적 우울증을 앓는다.	의사는 우울증의 정도를 파악하고 치료하는 한편, 필요한 경우 항우울제를 처방한다.

엄마, 기분이 어때요?: 신경 호르몬의 변화

웃다가 운다, 남편이 변기 뚜껑을 내려놓지 않고 화장실을 나왔다고 유모차를 집어 던진다, 기분이 심하게 오르락내리락한다. 이러한 현상은 이상한 일도 아니다. 삶의 큰 변화에 적응하느라 애쓰고 있는데, 잠은 설치고 호르몬은 핏속에서 회오리치면서 마치 범퍼카처럼 멈췄다 출발하고 빨리 가다가 속도를 늦추고 브레이크를 밟아대니까. 산모보다 호르몬 변화를 노골적으로 드러내는 이는 눈 비비고 찾아봐도 없다.

전체의 50%에 해당하는 여성이 출산하고 나서 우울증 증세를 겪는다. 걱정에 휩싸이거나, 심한 감정의 기복을 경험하거나, 식욕을 잃거나, 불면증에 시달린다. 우선 자신의 기분 변화가 얼마나 심각한지, 이를 극복하려면 어떻게 해야 할지 판단하는 것이 중요하다. 의사들은 우울증 정도를 판단할 때 다음 기준을 적용한다.

베이비 블루스 baby blues: 위에 나열한 증상이 분만 후 2주가량 계속된다. 이러한 증상은 치료가 필요한 정도는 아니다. 다만 공감하며 자기 말을 들어주는 사람이 있거나 밤에 아기를 돌봐주는 사람이 있어서 휴식을 취할 수 있으면 산모는 우울한 기분에서 벗어날 수 있다.

산후우울증 postpartum depression, PPD : 산후우울증 증상은 베이비 블루스와 비슷하지만, 출산 첫해에 언제라도 시작될 수 있고 치료하지 않으면 한없이 계속되기도 한다. 산후우울증은 출산 직후에 시작하기도 하지만 대부분은 베이비 블루스와 달리 출산한 다음 몇 주 후에 나타난다. 산후우울증은 산모가 제대로 생활할 수 없을 정도로 심각한 경우가 많기 때문에 반드시 의사의 진찰을 받아야 한다. 또 우발적으로든 고의로든 스스로 아기나 자기 자신을 해칠지 모른다는 '끔찍한 상상'을 하는 산모도 있다. 이러한 상상이 터무니없고 그렇게 행동하지 않으리라는 것을 알지만 너무 두려워서 말조차 꺼내지 못한다. 상태가 심각하면 너무 무서운 나머지 아기를 돌보려 하지 않는다.

우울증 증상을 보일 때는 때때로 자기 기분을 제대로 파악하기 힘들기 때문에, 오히려 친구나 친척이 산모의 기분 변화를 먼저 눈치챌 수 있다. 이때 주변 사람들의 말에 방어적 태도를 취하면 안 된다. 산후우울증은 매우 흔하게 일어나는 증상으로 그만큼 치료 효과도 좋다. 우울증을 털어버리지 못하고 끊임없이 시달리면 문제만 악화되고, 엄마가 누릴 수 있는 즐거움도 경험하지 못할 뿐 아니라, 엄마와 교감할 행복한 기회를 아기로부터 뺏는 결과를 낳는다. 자신이나 주위 사람이 산후우울증이라고 의심하는 즉시 의사에게 알려야 한다. 문제가 있다는 생각만 들어도 의사를 만나는 것이 현명하다.

산모를 돕는 가장 효과적인 방법은 상담이다. 여기에 약물 치료도 조심스럽게 병행할 수 있다. 과거에 어떤 형태로든 우울증을 앓았거나, 우울증의 가족력이 있거나, 최근에 임신말고도 삶의 주요 변화를 겪었다면 특히 위험하다. 자

> **도막상식**
>
> ❖❖❖ 산후우울증은 산모만이 아니라 남편들도 많이 겪는다. 아기의 출산으로 생활이 바뀌면서 남편에게도 감정 변화가 찾아온다. 하지만 남성은 자신의 감정을 말로 표현하는 데 서툴다. 이럴 때는 남편에게 자신의 감정을 말하게 하거나 다른 아빠들을 만나보라고 격려하는 것이 좋다. 아빠의 우울증은 자녀가 성장하면서 보이는 행동의 문제와 관계가 있다.

신이 위험군에 속한다는 사실을 알고 있으면 증상이 드러나기 전에 의사에게 항우울제를 처방해 달라고 요청할 수도 있다.

산후 정신병 Postpartum Psychosis : 산후 정신병의 증상은 산후우울증과 비슷하지만 망상, 환각, 착란을 동반한다. 또 스스로 아기나 자기 자신을 해치려 한다고 생각할 수 있고, 이것이 터무니없는 생각이라는 사실을 인식하지 못해서 자살하거나 아기를 살해할 위험성이 산후우울증보다 크다. 산후 정신병을 앓는 산모는 즉시 치료를 받아야 한다. 가능한 한 입원해서 약물 치료를 받는 것이 좋다.

> **토막상식**
>
> ❖❖❖ 출산하고 나서 밤에 땀을 많이 흘리는 것은 호르몬 변화 때문일 수 있다. 이는 흔히 나타나는 현상으로 심각한 것은 아니다. 하지만 그럴 수 있다는 사실을 미리 알지 못하면 놀랄 수 있다.

출산하고 나면 기분이 약간 우울해지는 것이 지극히 정상이라는 것을 알고 그 사실을 예측하는 마음가짐이 무엇보다 중요하다. 하지만 베이비 블루스가 깊어지고 기분이 암울해지는 신호를 산모와 남편이 빨리 알아차려야 제대로 대처할 수 있다.

아기의 포경수술 : 현명한 선택

아기가 세상에 태어나면 부모가 단호하게 잘라주어야 하는 것이 있다. 아기의 탯줄과 손톱이 그렇다. 하지만 자르지 않아도 되는 것이 있다. 아기의 머리카락과 음경의 포피가 그렇다.

포경수술을 둘러싼 논쟁은 음료 자판기 주위에서도, 의학 학술지에서도 끊이지 않고 벌어진다. 연구 결과에 따르면 포경수술이 인간면역결핍

바이러스HIV와 기타 성병 등 특정 감염을 감소시킨다. 하지만 꼭 포경수술을 해야 한다거나 하지 말아야 한다는 명백한 증거는 없다. 따라서 포경수술은 부모의 선택에 달렸다. 대부분의 부모는 단순히 겉모습 혹은 종교적 이유, 문화적 관습을 바탕으로 결정을 내린다.

부모가 어떤 결정을 내리든 아기에게는 국소마취제를 주사해야 한다. 아기는 뇌가 아직 성숙하지 않았기 때문에 어른과 같은 방식으로 통증을 처리하지는 않으므로 괴로울 정도의 고통을 느끼지는 않는다.

가정에 적응하기 : 가족 간의 유대 강화

그 동안 잠시 잊고 있지는 않았나? 당신에게는 애완동물도 있고, 다른 자녀도 있고, 이웃도 있고, 소파에 게으른 몸을 눕히고는 요란스럽게 코를 골아대는 남편도 있다는 사실을 말이다. 아기란 존재가 원래 그렇다. 여전히 당신의 손길을 기다리는 다른 세계가 있다는 사실을 새까맣게 잊게 만든다. 하지만 당신은 정말 놀라운 능력의 소유자이므로 관심을 받고 싶어 하는 주위 사람들, 애완동물, 식물에 골고루 신경 쓰려고 애쓸 것이다. 여기에서는 가족과 바람직한 관계를 형성하는 방법에 대한 몇 가지 제안을 살펴본다. 또 새로 태어난 아기와 함께 지낼 수 있도록 다른 어린 자녀를 돕는 방법도 소개한다.

형제와 애완동물

일찍부터 가르쳐라: 임신과 동시에 엄마 배 속에서 어떤 일이 일어나고 있는지 어린 자녀에게 말해준다. 엄마가 생각하고 있는 아기 이름을 부르며 함께 이야기를 나눈다. 새로 태어나는 아기와 잘 지내는 법을 배울

수 있도록 형제 교실에 등록하는 방법도 있다.

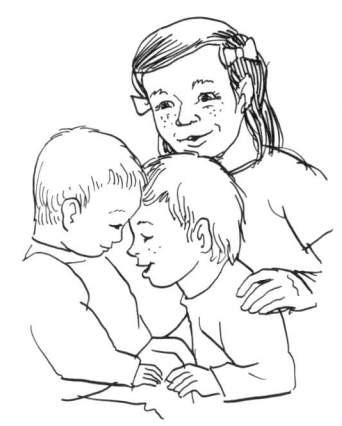

선물을 교환하게 하라: 아기에게 주는 환영 선물을 형제에게 고르게 하고, 아기가 형제에게 줄 자그마한 선물도 준비한다. 그러면 아기를 향한 애정이 싹틀 것이다.

할 일을 맡겨라: 다른 자녀가 엄마를 방해할 정도로 지나치게 아기를 돌보고 싶어 할 수 있다. 따라서 기저귀를 가져오거나 기저귀를 가는 동안 아기에게 말을 거는 등 다른 자녀에게 할 일을 주어 엄마도 돕고 육아에도 참여한다고 느끼게 만든다. 어린 자녀가 원하지 않으면 강요하지 마라. 이는 나름대로 자기 영역을 지키기 위해서이므로 아기와 유대 관계를 형성하려면 시간이 걸릴 수 있다.

인내심을 가져라: 아기가 집에 오면 다른 자녀는 약간 퇴행한다. 예를 들어 우유병을 다시 문다거나 대소변을 가리지 못할 수도 있다. 이는 자연스러운 반응이므로 엄마가 당황하면 안 된다. 관심을 독차지하다가 아기의 등장으로 엄마의 관심을 나눠 가져야 하는 상황에 놓였다는 사실을 기억해야 한다. 이러한 상황에서 어떤 느낌이 들지 어른이 추측하기는 상당히 힘들다.

다른 자녀를 위해 특별한 이벤트를 준비하라: 놀이 친구를 만나게 하거나 친척 집을 방문하거나, 만화 영화 또는 야구 경기를 보러 간다.

다른 자녀와 함께 시간을 보내라: 아기를 친구나 친척, 아기 보는 사람에게 맡기고 아기가 태어나기 전처럼 다른 자녀와 따로 시간을 보낸다. 이

토막상식

❖❖❖ 캥거루 케어 kangaroo care를 실천하는 문화가 많다. 이는 부모와 신생아가 일대일로 신체를 접촉하는 방법으로, 저체중아의 생존율을 높인다고 밝혀졌다. 지금은 미숙아를 돌보는 보조 방법으로 사용하고 있지만, 부모와 아기의 관계를 친숙하게 만드는 방법으로도 사용할 수 있다. 대개 하루 2~3시간씩 신체를 접촉해서 아기의 얼굴과 엄마의 가슴 아기를 달래고 호흡을 향상시키고 감염을 줄인다. 또 엄마와 아기의 수면 패턴을 일치시킨다.

러한 시간은 아빠에게도 좋은 기회가 된다.

애완동물에게 냄새를 맡게 하라: 병원에서 퇴원하기 전에, 친구나 남편에게 부탁해서 속싸개처럼 아기의 냄새가 밴 물건을 집으로 가져가서 애완동물에게 맡게 한다.

낯선 아기를 소개하라: 임신하면 집 안에서 아기 인형을 가지고 다니기 시작한다. 강아지에게 인형 냄새를 맡게 한 후 반응을 살펴서 어떤 종류의 훈련이 필요한지, 어느 선까지 한계를 그어야 하는지 판단한다.

전체적으로 점검하라: 애완동물에게 예방접종을 하고 건강검진을 받으며 발톱을 짧게 잘라주는 걸 습관화한다. 아기를 애완동물에게 서서히 소개하고, 아기 주변에서 착한 행동을 하면 맛있는 먹이로 보상한다.

내 몸 되찾기: 상처의 회복

아홉 달 동안 당신의 몸은 차이고, 찢기고, 늘어나고, 흔들리고, 집중공격을 받았다. 그 동안 정말 잘 버텼다. 그러니 이제 당신 몸을 되찾을 때이다. 임신이라는 여정을 즐긴 만큼 예전에 입던 옷을 다시 입고 분만으로 생긴 통증을 없애고 싶을 것이다. 그러려면 다음 몇 가지 사항을 알아야 한다.

체중과 허리둘레: 분만하고 불과 며칠 만에 스키니 진을 입고 맵시를 뽐내는 멋쟁이 엄마들을 보면 자신도 그렇게 날씬해질 수 있을 것 같다. 하지만 그럴 수 있는 산모는 상당히 드물다. 그러므로 인내심을 가져야 한다. 체중이 불어나는 데 9개월이 걸렸다는 사실을 항상 기억해야 한다. 이 말은 불어난 체중을 빼는 데에도 9개월이 걸린다는 뜻이다. 모유수유를 하면 체중 감량 속도가 빨라지지만, 마지막 몇 킬로그램은 모유수유를 완전히 그만둘 때까지 계속 남는다. 물론 그때까지 안정된 영양 상태를 유지해야 한다338쪽 참고. 그리고 368쪽에 소개한 운동을 시작하자. 체중을 감량할 때 문제는 도구가 아니라 자신의 기대감과 태도이다. 현실적 목표를 세우고 현명한 선택을 하면 다시 한 번 여봐란듯이 스키니 진을 입고 맵시를 뽐낼 수 있다. 하지만 아기를 안고 조깅하는 것만은 피하자. 아기의 민감한 뇌를 흔들면 안 되니까.

상처: 제왕절개술이나 외음절개술로 생긴 상처는 따뜻한 물로 살짝 씻을 수도 있지만 대부분은 건조하게 유지해야 한다. 상처를 덮은 붕대가 젖으면 즉시 갈아준다. 7~10일이 지났는데도 여전히 통증이 심하면 합병증이 생긴 것은 아닌지 의사와 상의해야 한다. 외음절개술로 상처나 치질이 생겼을 때는 좌욕을 한다. 좌욕은 엉덩이만 물에 담그는 방법으로 물에 엡섬 솔트를 탄다. 좌욕을 하면 혈액이 감염 부위로 몰려들기 때문에 치료가 빨라진다. 배변 후에는 분무기를 사용해서 회음 부위를 헹군다. 얼음 팩이나 위치 하젤 패드witch-hazel, 조록나무의 일종으로 이 식물의 즙이 소염 효과가 있는 것으로 알려졌다. 수술 전후의 빠른 회복과 세균 감염 방지를 위해 사용한다. 국내에서도 구할 수 있다_감수자 주를 대서 상처 조직을 진정시킨다. 상처 부위가 악화되지 않도록 대변 연화제를 복용하면 좋다. 배변하는 동안 수건으로 상처 부위를 누르면 반대 방향으로 압력을 가하므로 얼마간 통증을 완화할 수 있다.

> ### ✱ 대체 다리에 그게 뭐죠? ✱
>
> | 정맥 | 치료 |
> |---|---|
> | 가늘고 붉은색 거미 정맥 | 레이저 치료로 없앨 수 있다. |
> | 두껍고 푸른색 정맥 | 고장성高張性 식염수몸의 정상적인 소금 함량과 비교해서 소금 함량이 높은 식염수로 동맥벽을 태워 영구적으로 닫히게 만든다. |
> | 크로 불룩 튀어나온 푸른색 정맥 | 하지 정맥류는 제거 수술을 받아야 한다. |

산모의 복부 근육은 정말 대단한 임신·분만 운동을 거치면서 도움을 받기보다는 손상을 입는다. 따라서 임신으로 생긴 군배를 없애고 평평한 복부를 되찾기는 상당히 어려워 보인다. 임신한 동안 복부 근육이 분리되는 '복직근 이개 diastasis recti'를 겪는 임신부들이 있는데 이러한 증상 때문에 군살이 붙어 배가 나오는 것이다. 위장 근육에 있는 틈을 손가락을 살짝 눌러보면 복직근 이개가 일어났는지 알 수 있다. 368쪽에 소개한 운동이 복벽을 탄탄하게 만드는 데 효과가 있다. 그러나 물론 복부 근육을 키운다고 해서 배가 평평해지는 것은 아니다. 그러려면 제대로 먹어야 하고, 단순 탄수화물의 섭취를 피해야 한다. 엉덩이나 허리에 군살이 쌓이기 때문이다.

짙은 반점과 복부 선: 임신한 동안 나타나는 임신선 linea nigra은 배꼽부터 골반 부위까지 세로로 이어지는 짙은 선이다. 이 이상한 작은 선 밑에 도사리고 있는 호르몬이 다양한 피부 이상을 일으켜서 유륜의 색이 짙어지

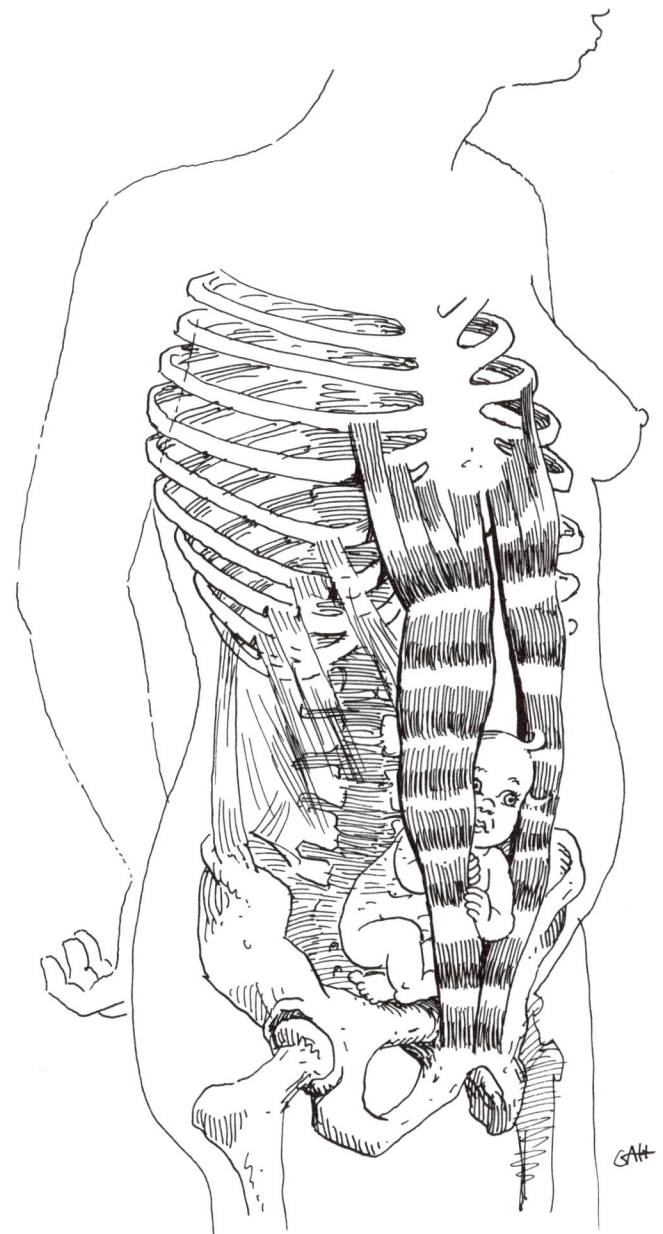

[그림 10.1] 근육의 변화

임신한 동안 복부 근육이 분리되는 '복직근 이개'가 일어나면 출산 후에도 배가 불룩 나와 있다. 직근을 바로잡는 데는 좋은 운동368쪽 참고을 시작하자.

새로운 시작

토막상식

❋❋❋ 아기의 첫 대변은 태반에서 나온 혈액이 들어가기 때문에 농도가 짙고 점성이 있지만 곧 부드러워진다. 의사는 산모가 퇴원하기 전에 아기의 첫 대변이 나오길 기다린다. 첫 대변은 아기의 위장관 연결 부위가 제 기능을 한다는 신호이기 때문이다. 아기에 따라서는 항문과 장의 연결 부위가 적절하게 기능하지 않는 선천성 거대결장증Hirschsprung's disease을 앓기도 한다.

고, 기미가 새로 생기며, 임신 마스크*가 생겨난다. 임신선은 대개 몇 개월이 지나면 희미해지지만 햇빛에 노출되면 영구적으로 갈색으로 변할 수 있다. 엽산을 함유한 음식을 먹으면 변색된 피부색을 흐리게 만들 수 있으므로 푸른 잎 채소를 먹는다.

머리카락: 임신한 동안은 에스트로겐 수치가 높기 때문에 머리카락이 왕성하게 자란다. 하지만 분만한 후 에스트로겐 수치가 떨어지면 머리카락이 빠지기 시작해 머리를 감을 때마다 배수구에 수북하게 쌓이기 시작한다. 이러한 탈모 현상은 분만하고 몇 주나 몇 개월 안에 시작해서 보통 1년 안에 제자리를 찾는다. 탈모 과정을 멈추지는 못하지만, 손상이 최소화하도록 할 수는 있다. 우선 두피를 마사지해서 두피로 가는 혈액의 원활한 순환을 돕고, 모낭을 자극하는 동시에 머리카락이 상하지 않도록 심한 빗질은 피한다. 분만하고 6개월 이상 뭉텅이로 빠지거나 원형 탈모증이 나타나는 경우에는 전문의를 찾아가 갑상샘 수치를 검사해볼 필요가 있다. 갑상샘호르몬이 부족하면 과도하게 머리카락이 빠질 수 있기 때문이다.

---

* 임산부는 임신 마스크를 만들어서 엽산이라는 중요한 비타민의 성질을 바꿔놓는 햇빛을 차단하여 엽산을 유지하고 임신선을 완화한다.

＊ 아기의 첫 목욕 ＊

아기를 처음 목욕시킬 생각을 하면 아득하기만 하다. 목욕은 2~3일에 한 번 시키되 그 사이에는 스펀지 목욕을 시킨다. 첫 목욕은 탯줄이 떨어져 나간 다음에 한다. 이때 순한 비누, 목욕 수건, 아기 샴푸를 사용하고 완충 고무가 부착된 세면대나 부드러운 천을 댄 신생아용 욕조를 이용한다. 아기가 혼자 앉을 수 있을 때까지 성인용 욕조는 사용하지 않는다. 뜨겁지 않은 따뜻한 물을 욕조에 받는다. 물로 아기 눈과 얼굴을 닦고 아래쪽으로 내려가며 씻긴다. 원하면 비누를 사용해도 된다. 기저귀가 닿는 부위는 마지막에 씻고 눈에 자극을 주지 않는 샴푸를 사용하며 깨끗한 물로 몇 번 헹군다. 머리를 가장 나중에 감겨야 목욕하는 동안 아기가 춥지 않다.

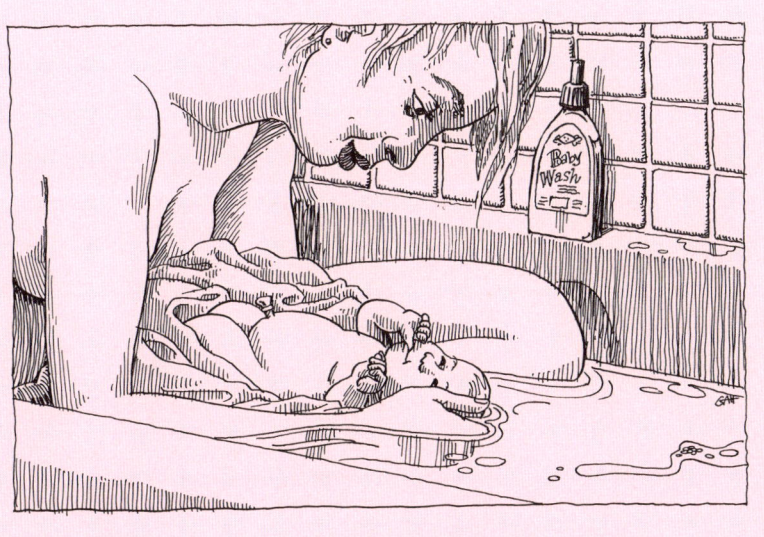

* 기저귀 가는 방법 *

출산으로 심신이 지친 엄마에게는 좀처럼 휴식이 주어지지 않는다. 아기가 첫 젖을 먹었다는 말은 조만간 첫 대변을 보고 기저귀를 갈아야 한다는 뜻이기 때문이다. 여기에 나열한 단계별 안내에 따라 앞으로 몇 년 동안 700만 번은 하게 될 기저귀 가는 법을 연습하자.

- 아기를 평평한 곳에 눕히고 양 발목을 들어 올린다. 남자아기는 소변을 뿜어낼 수 있으므로 음경 위에 천을 덮는다.
- 기저귀의 윗부분이 아기 배꼽에 오도록 기저귀를 아기 엉덩이 밑으로 밀어 넣는다.
- 기저귀의 앞부분을 다리 사이에 가지런히 놓는다.
- 음경을 아래로 향하게 한 다음 기저귀를 올려 덮고 띠로 고정한다.
- 기저귀가 편안하게 자리 잡았는지 확인한다. 기저귀가 새면 하루 종일 기분을 망칠 수 있다. 그렇지 않으면 최소한 카펫을 버릴 수 있다.

천 기저귀 접는 방법

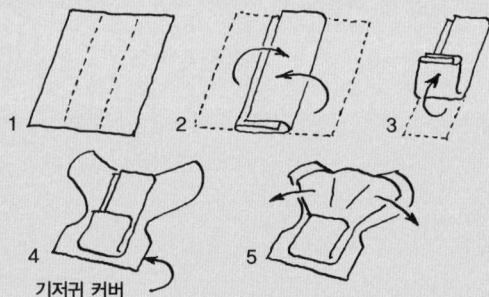

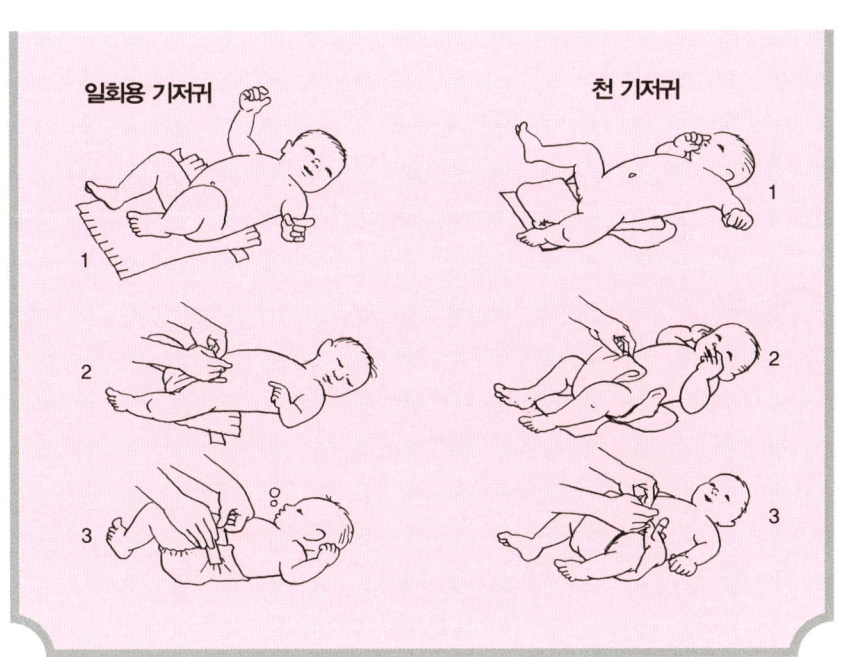

Your Pregnancy Plan

**Use This Checklist to Arrive at
Life's Most Amazing Destination**

Chapter 11

임신 계획

가장 놀라운 경험을 위한 체크리스트

에베레스트 산 정상에 올랐든, 깊은 바닷속을 탐사했든, 세계 최고의 유적지에 가보았든, 어떤 도시 어떤 해안가에 발을 디뎠든 당신은 바로 지금 삶에서 가장 놀라운 여행을 하고 있다. 이 여행의 가장 큰 장점은 무엇일까? 다른 여행과 달리 목적지가 온통 당신 소유라는 사실이다. '부모를 위한 약속의 땅'에 도착하면 그곳이 웃음과 눈물, 사랑, 도전, 트림, 불면증, 피로, 첫 단어, 바이올린 수업, 야구 연습, 성적표, 레고, 인형, 운전 연습 등 삶의 온갖 굴곡으로 넘쳐난다는 사실을 깨달을 것이다.

어쨌거나 당신은 목적지에 도달해야 하고 그렇게 하도록 돕는 것이 이 책의 목적이다. 임신이라는 40주에 걸친 비행에서 당신은 하나나 둘, 아니면 그 이상의 VIP 승객을 실어 나르는 비행기모체의 기장이다. 물론 부조종사남편과 출산 도우미도 있고 항공 교통 관제사의사도 있어서 당신이 분별력을 갖추고 안전하게 착륙하도록 돕는다. 멋지게 이륙하고, 매끄럽게 날아서, 완벽하게 착륙하려면 최고의 연료먹을거리를 선택하는 방법부터 물리적 조사에 이르기까지 모든 과정을 꿰뚫고 있어야 한다.

이 책은 당신에게 스트레스라는 폭풍우를 뚫고 나가는 방법을 알려주고, 자동조종장치를 작동하는 법도 일러주어 당신이 느긋하게 앉아 이 놀라운 비행의 순간순간을 즐길 수 있도록 도와준다.

이 책에서 임신을 비행에 비유하느라 지나치게 돌려 말하는 경향이 있지만 이 같은 은유는 상당히 적절하다. 비행이 그렇듯 임신한 동안 가장 위험한 시기는 이륙_{수정}과 착륙_{분만}이다. 이 책은 전반적으로 모체가 변해가는 방식의 배경과 생리를 설명한다. 이로써 임신부의 행동 하나하나가 자신의 몸과 태아에게 그토록 크게 영향을 미치는 이유를 알려준다.

우리는 당신이 목적지에 안전하고 기분 좋게 도착할 수 있도록 도와줄 최고의 조언을 빼곡히 담아 커닝 페이퍼를 만들었다. 이제 커닝 페이퍼를 찾으러 떠나보자. 비행이 끝나고 당신의 매우 특별한 승객을 세상에 소개하는 순간이 바로 진짜 여행을 시작하는 때이다.

자, 이제부터 안전벨트를 매고 비행을 즐겨라!

연료 공급 : 영양분

이 책을 처음부터 읽었다면, 또는 서점에 앉아 음료수를 마시면서 중간부터 읽기 시작했더라도, 태아의 건강에 엄마가 가장 크게 영향을 미치는 방법은 스스로 먹거나 먹지 않겠다고 선택한 음식이라는 사실을 확실히 알고 있을 것이다. 태아에게 필요한 모든 영양분은 태반을 통해 공급되기 때문에 엄마가 섭취하는 영양분은 태아에게 직접 영향을 미친다. 임신한 동안 식생활에서 까다로운 점은 너무 잘 먹어도 너무 안 먹어도 좋지 않다는 사실이다. 음식을 지나치게 많이 먹거나 좋지 않은 음식을 먹으면 엄마와 태아 모두의 건강에 문제가 생길 수 있다. 또 입덧 때문에 음식을 너무 적게 먹으면 태아가 적절하게 자랄 영양분을 충분히 공급할 수 없다.

건강에 좋은 음식, 산전 비타민, 칼슘, DHA, 기타 영양소의 섭취를 포함하는 이상적인 먹을거리 공급 계획이 있기는 하지만, 임신부가 기억해야 할 가장 중요한 것은 자유롭게 선택할 여지가 많다는 사실이다. 40주는 정말 긴 시간이다. 그러므로 이상적인 먹을거리 공급 계획과는 다르게 제멋대로 며칠 먹었다 해도 완전히 정상이고 완벽하게 괜찮다. 모체와 태아는 회복 탄력성이 정말 뛰어나기 때문이다. 하지만 장기적으로 먹을거리 공급 계획을 세우고 태아에게 가능한 한 최고 품질의 먹을거리를 공급하기 위해 최선의 노력을 기울여야 한다_{좀 더 자세하게 알아보려면 3장 참고.}

좋은 먹을거리
- 과일
- 푸른 잎 채소
- 브로콜리, 콜리플라워, 루콜라, 양배추, 배추나 케일을 비롯한 십자화과 채소는 간의 해독을 도와서 맹렬한 호르몬뿐 아니라 외부에서 들어오는 화학물질을 빠르게 소화시킨다.
- 생선_{새우, 연어, 대구와 같이 바닥에 서식하지 않는 생선류}
- 지방이 적은 가금류_{튀기지 않고 껍질을 벗긴 것}
- 지방이 적은 고기_{포화지방의 1회 섭취량이 4g 이하인 고기, 이름에 '등심loin'이라는 단어가 들어가 있으면 대체로 괜찮다}
- 콩과 식물
- 견과류_{특히 호두는 오메가-3 지방산의 함유량이 아주 많다}
- 곡물
- 저지방 요구르트, 저온 살균 치즈

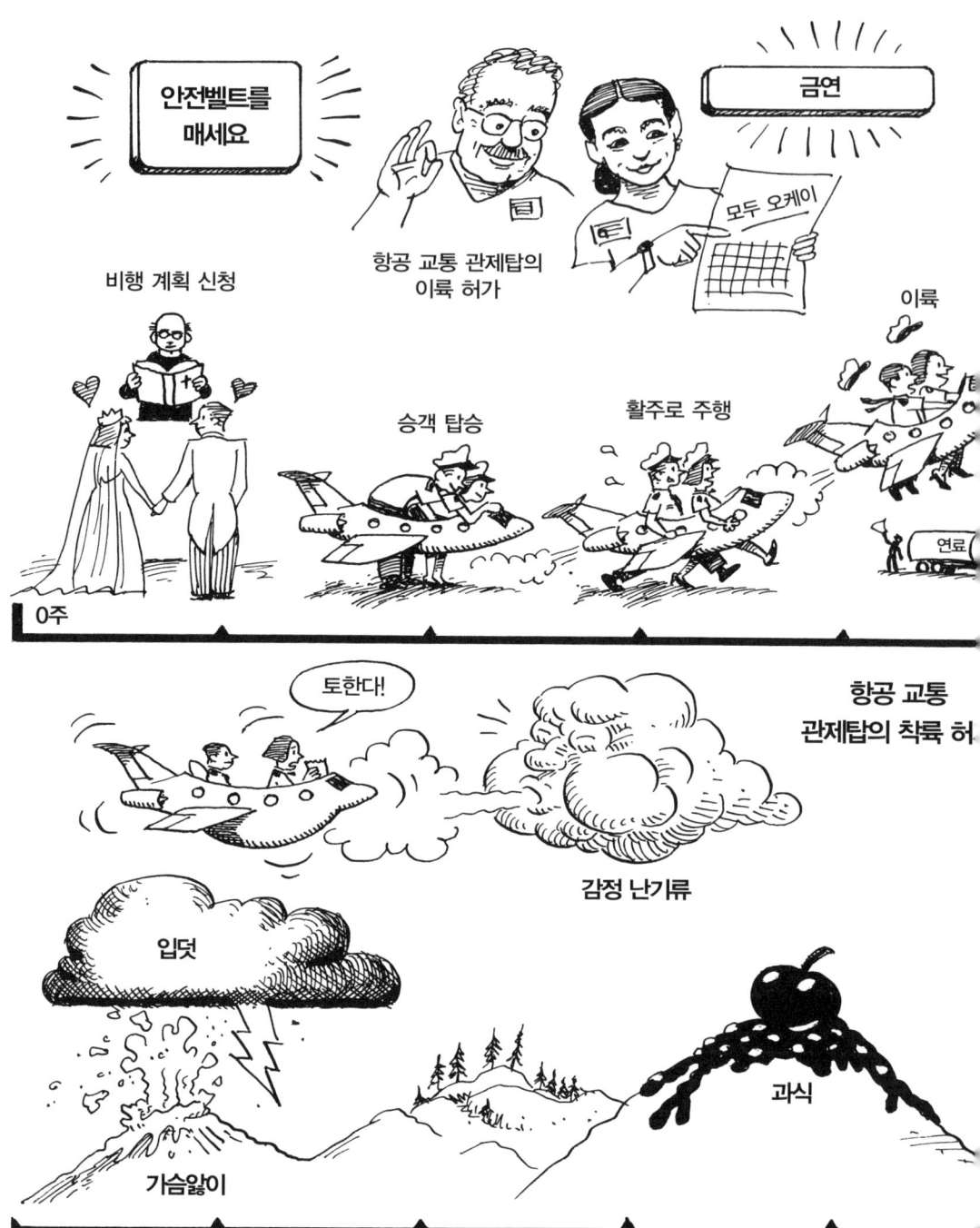

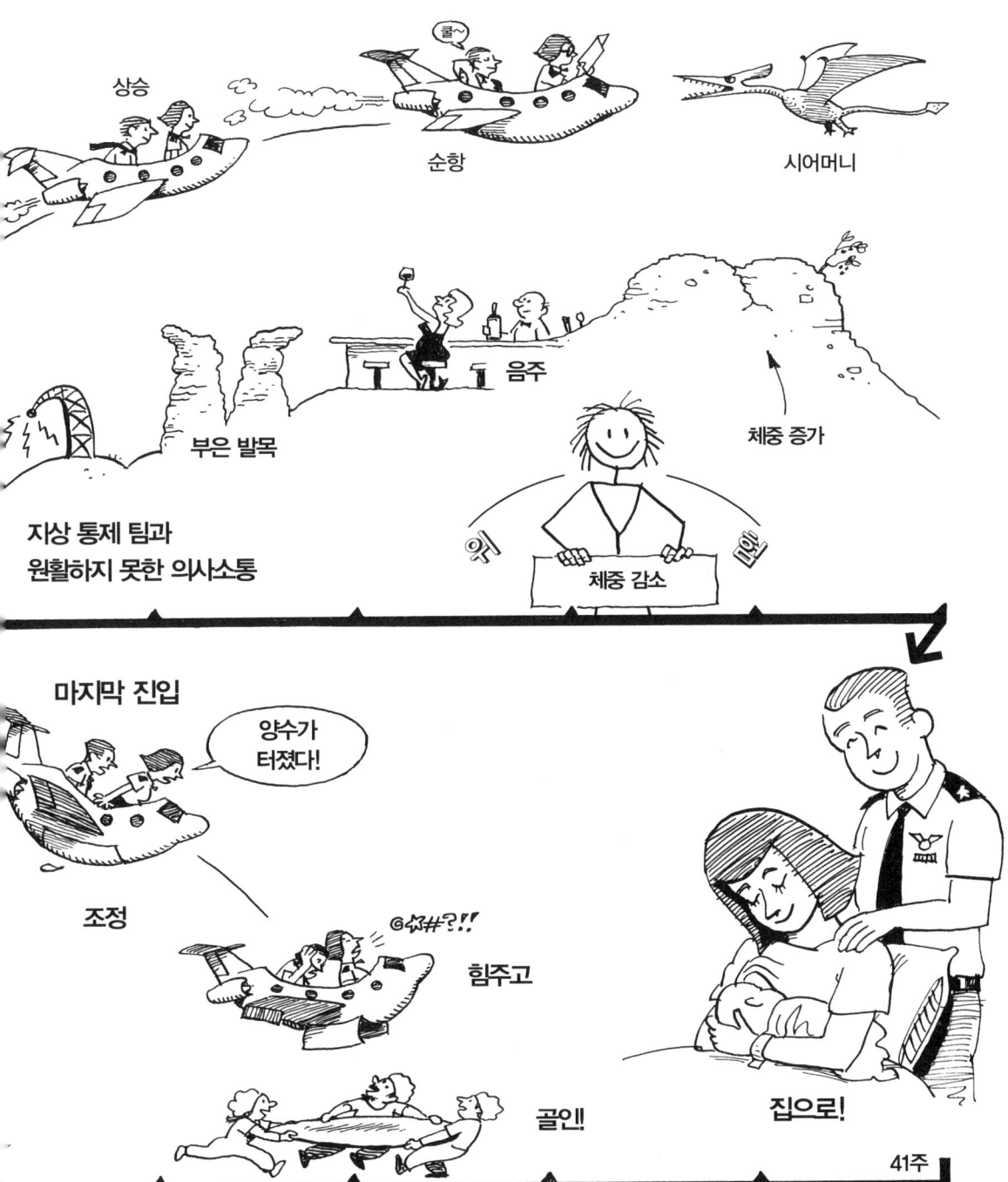

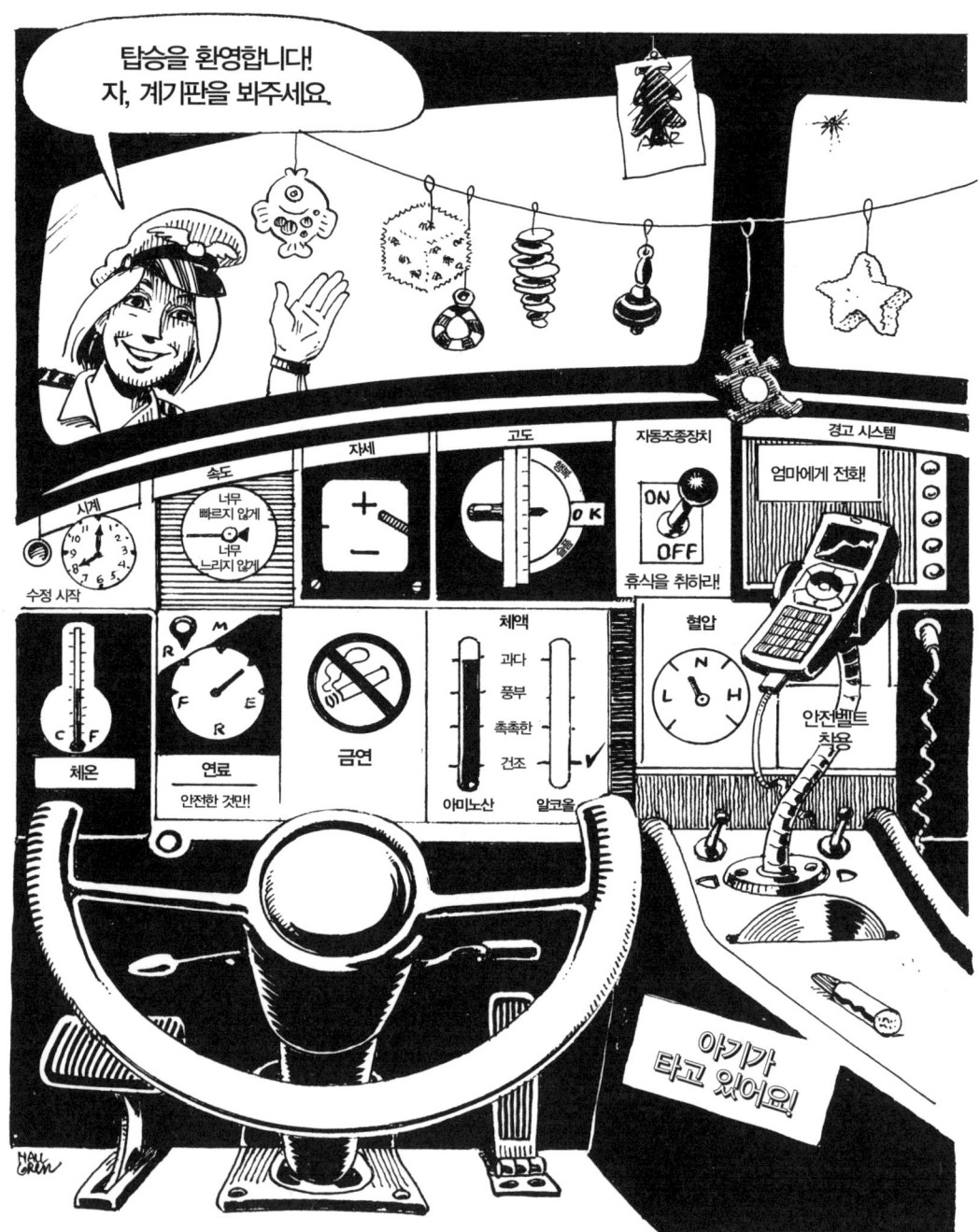

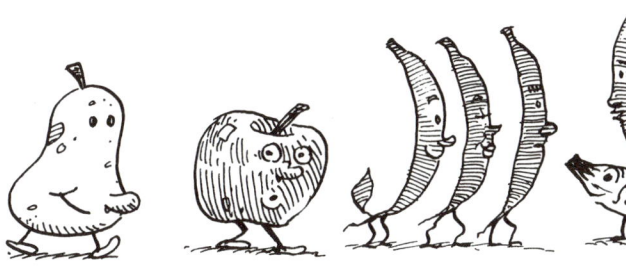
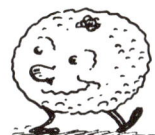

- 콩 제품_{두부, 콩 발효 식품, 각종 콩}
- 통밀
- 브로콜리, 래디시, 양파, 토마토 같은 플라보놀 flavonol을 함유한 식품
- 유기농 탈지유_{쌀 우유처럼 대체 우유의 열량에 주의하라. 식물 에스트로겐 때문에 두유를 하루 한두 잔으로 제한해야 할지 모른다. 식물 에스트로겐이 성기를 포함해 뇌와 기타 장기의 여성화를 유발한다고 우려하는 사람들이 있기 때문이다}

나쁜 먹을거리
- 포화지방_{동물성 지방과 야자유, 코코넛 기름}과 트랜스 지방
- 단당류
- 시럽
- 고과당 콘 시럽
- 정제된 표백 밀가루
- 탄산음료
- 상어, 황새치, 옥돔, 큰 고등어, 참치를 포함해 바닥에서 서식하는 생선_{수은 함유량이 많을 위험성이 있다}
- 완전히 익히지 않은 고기와 달걀, 신선하지 않은 음식 등 안전성에 문제가 있을 가능성이 높은 음식

- 알코올
- 하루 200g 이상의 카페인 보통 커피 한 잔이나 홍차 두 잔 이상

적당한 하루 섭취량
- 과일과 채소 9회 이상
- 정제하지 않은 곡물이나 그 제품 3회 이상
- 가금류, 생선, 지방이 적은 고기, 달걀, 견과류, 콩, 완두 형태의 단백질 3회 이상
- 오메가-3 형태 호두, 아마, 아보카도의 지방 5g 이상, 오메가-9 형태 올리브유의 지방 5g, 오메가-6 형태 옥수수유와 견과유의 지방 5g

입덧에 도움이 되는 먹을거리
- 아침에 눈뜨자마자 크래커 먹기
- 닭고기 육수
- 찬 음료
- 차가운 음식 더운 음식보다 냄새가 약해서 메스꺼움을 덜 일으킨다
- 현미
- 땅콩버터 숟가락으로 떠먹거나 크래커에 발라 먹거나 꿀이나 바나나와 함께 곡물빵에 발라 먹는다*
- 살사 소스나 저지방 발효 크림, 모차렐라 치즈
- 고섬유질 시리얼, 탈지유나 저지방 우유
- 따뜻한 시리얼
- 요구르트

---

* 건강에 좋은 땅콩버터는 기름이 땅콩에서 분리된다. 또는 호두나 아몬드처럼 진짜 견과류 버터를 먹어보라. 시중에서 판매하는 일부 땅콩버터는 대개 품질이 좋지 않은 견과류로 만든다.

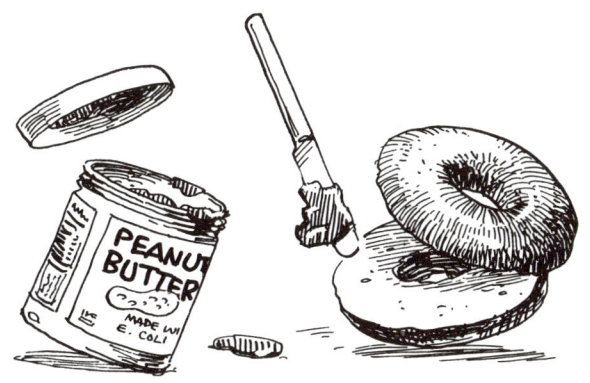
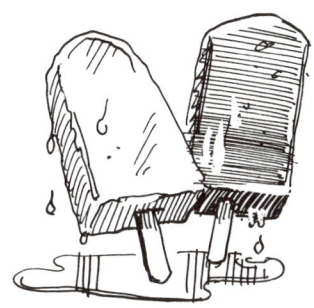

- 달걀 샐러드
- 양념하거나 지진 두부
- 칠면조 고기
- 토마토소스 파스타
- 베이글, 크림치즈
- 아몬드, 호두
- 쌀 케이크
- 냉동 블루베리
- 저염도 통조림 수프
- 과일 아이스바
- 생강차
- 그 밖의 신맛 나는 음식들

추천하는 음식이라 하더라도 본인이 먹을 때 또는 먹은 후 입덧이 심해졌다면 그 음식은 피한다. 입덧을 악화시키고 호전시키는 음식은 개인차가 클 수 있다. 일반적으로 수분이 많은 유동식은 대개 먹고 난 후 입덧이 악화될 수 있다 _감수자 주

임신부에게 적당한 비타민 섭취량

- A 7,500IU 이상씩 하루 2회 섭취하는 것은 지나치다. 단백질 바, 아침 식사용 바, 식사 대용품 같은 기타 강화 제품에 들어 있는 비타민 A의 양도 고려한다.
- B_1 티아민 25mg
- B_2 리보플라빈 25mg
- B_3 니아신 30mg 이상
- B_5 판토텐산 30mg 이상
- B_6 피리독신 3mg씩 하루 2회
- B_9 엽산 400mcg 단태아 기준이며 다태아이거나 이전 기형아 출산력이 있는 경우 섭취량을 늘려야 하므로 담당 주치의와 상의한다 _감수자 주
- B_{12} 400mcg씩 하루 2회
- 비오틴 300mcg
- C 400mg씩 하루 2회. 물에 용해되므로 하루 2회 복용해야 한다.
- D 600IU씩 하루 2회
- E 300IU씩 하루 2회 또는 혼합 토코페롤 200IU

무기질

- 칼슘 임신한 동안에는 600mg씩 하루 3회, 임신하기 전에는 하루 2회
- 철분 임신한 동안에는 15~20mg씩 하루 2회, 출산한 후에는 하루 2회
- 마그네슘 임신한 동안에는 200mg씩 하루 3회, 임신하기 전에는 하루 2회

- 셀레늄   100mcg씩 하루 2회
- 칼륨   과일 하루 4회 섭취와 평상시 식사로 충분
- 아연   10mg씩 하루 2회

매일 추가 섭취해야 하는 유사 비타민 물질
- 리코펜   일주일에 토마토소스 10큰술 400mg
- 루테인   푸른 잎 채소 하루 40mcg
- 케르세틴 양파 잎, 마늘, 셀러리, 레몬주스 하루 1회 이상
- DHA 오메가-3 생선, 강화 식품, 보충제로 하루 최소 200~300mg. 산전 비타민에 포함된 경우가 늘어나고 있지만 자신이 복용하는 비타민에 들어 있는지 확인한다. 들어 있지 않다면 DHA 보충제를 복용할지, 보통 보충제를 복용할지, 임신부 전용 보충제를 복용할지 의사와 상의한다. 최근 연구 결과에 따르면 DHA 오메가-3는 많이 섭취할수록 좋다. 권장량은 하루 600~900mg이다.

피해야 할 것
- 담배
- 핫도그, 육류 가공품, 포화지방. 여기에는 풀려서는 안 되는 DNA의 구조를 풀어 버리는 질산염과 메틸레이트가 들어 있다.
- 알코올
- 마리화나
- 납
- 테레빈유, 톨루엔, 도료 희석제

- 비스페놀 A를 포함한 딱딱한 플라스틱병병의 바닥에 보면 삼각형이 새겨져 있는데 그 안의 숫자가 3, 6, 7, 8, 9가 아닌 2나 4를 찾아라. A1은 괜찮지만 재사용할 수는 없다.

신체 검사: 임신부의 몸

비행기가 이륙하기 전, 기장은 비행기의 모든 부품 상태가 좋은지 마지막으로 점검한다. 당신도 이처럼 자신의 몸 상태를 정확하게 파악해야 하고, 임신하기 전은 물론 임신한 동안 정기적으로 점검해야 한다. 임신 3개월 전에 치과 검진과 예방접종을 받고, 필요한 비타민을 복용하기 시작한다. 규칙적인 신체 활동을 통해 체력을 튼튼하게 길러놓으면 신체적으로 정신적으로 힘든, 신생아 돌보는 일에 대비해 임신부 자신의 몸을 준비시키는 동시에 태아에게 최고의 환경을 제공할 수 있다임신 중 운동에 대해서는 368쪽 참고.

- 저항력 훈련을 하루 세 번 하라. 저항력 운동을 하면 근육을 튼튼하게 유지할 수 있어 부모 역할뿐 아니라 임신에 수반되는 고된 활동을 감당할 수 있다. 중심 근육몸통 부위 근육을 강화하는 운동에 초점을 맞춘다. 균형을 잡아주고 한 번에 한쪽 팔이나 한쪽 다리를 훈련하는 운동을 하면 더욱 유익하다368쪽에 소개한 운동 프로그램 참고. 여기에서는 임신 초기·중기·후기에 할 수 있는 구체적인 운동, 분만이라는 마라톤을 하기 위해 근육을 준비시키는 운동, 분만 후 건강과 몸매를 되찾기 위한 운동을 소개한다.
- 걷고, 또 걷고, 또 걸어라. 마치 몽둥이로 얻어맞은 것처럼 온몸이

피곤하고 지치는 때가 있을 것이다. 이럴 때 가장 하기 어려운 것이 바로 운동이다. 물론 매우 공감한다. 하지만 어쨌거나 걸어야 한다. 하루 30분씩 걸으면 높은 에너지 수위와 체력을 유지할 수 있다.단, 조기 진통이나 출혈 등 위험 요인이 있는 경우에는 운동을 권장하지 않으므로 이런 문제가 있는 경우 반드시 담당 의사와 상의한 후 시행해야 한다_감수자 주.

- 등이나 무릎, 기타 신체 부위가 특별히 아프면 수영이나 수중 에어로빅을 권한다. 특별히 아픈 부위가 없더라도 권하고 싶은 운동이다. 임신으로 늘어난 부력을 십분 활용해보자. 물은 태아에게 좋은 환경을 제공할 뿐 아니라 임신부에게도 안전하고 부상의 염려가 없다.
- 골반 부위를 단단하게 조여라. 384쪽에 소개한 운동을 매일 실시한다. 이렇게 운동하면 골반저 전체를 강화할 수 있어 힘든 분만 과정을 견뎌내고, 분만 후에 예전의 몸매로 회복하는 데 도움이 된다.
- 체중 증가와 이에 따른 문제의 위험성에 유의하라. 체중은 매일 끊임없이 변하므로 숫자에 연연하지 말고, 매주 체중을 측정하며 임신 3개월마다 체중 증가량을 추적한다. 체중 증가와 감소를 포함한 주요 변화에 대해 의사와 상의한다.임신하기 전의 몸을 토대로 한 적절한 체중 증가량에 대해서는 86쪽 참고.

난기류: 스트레스 수위

누구나 난기류를 만나 부딪치지 않고, 안전벨트를 단단히 맬 필요도 없이, 불안에 휩싸이지도 않는 안전한 비행을 하길 원한다. 하지만 대부분의 문제는 난기류가 아니다. 바로 미지의 상황에 대한 두려움이다. 그저 상황이 약간 불편할 뿐인데도 무언가 나쁜 일이 일어날 것 같은 생각 자체이다. 임신도 마찬가지이다. 스트레스를 주는 것은 그저 불편한 상황일 뿐이고, 스트레스를 피하는 가장 좋은 방법은 예상되는 난관에 미리 대비해 예상하지 못하는 요소를 최소화하는 것이다. 다음은 임신 시기별로 임신부가 스트레스를 최소화하기 위해 선택할 수 있는 예방책이다.

임신 초기

- 임신부가 원하는 유능하고 평판이 좋은 의사를 선택한다 394쪽 참고. 지인이나 분만실에 근무하는 간호사 또는 직원에게 추천해달라고 부탁한다.

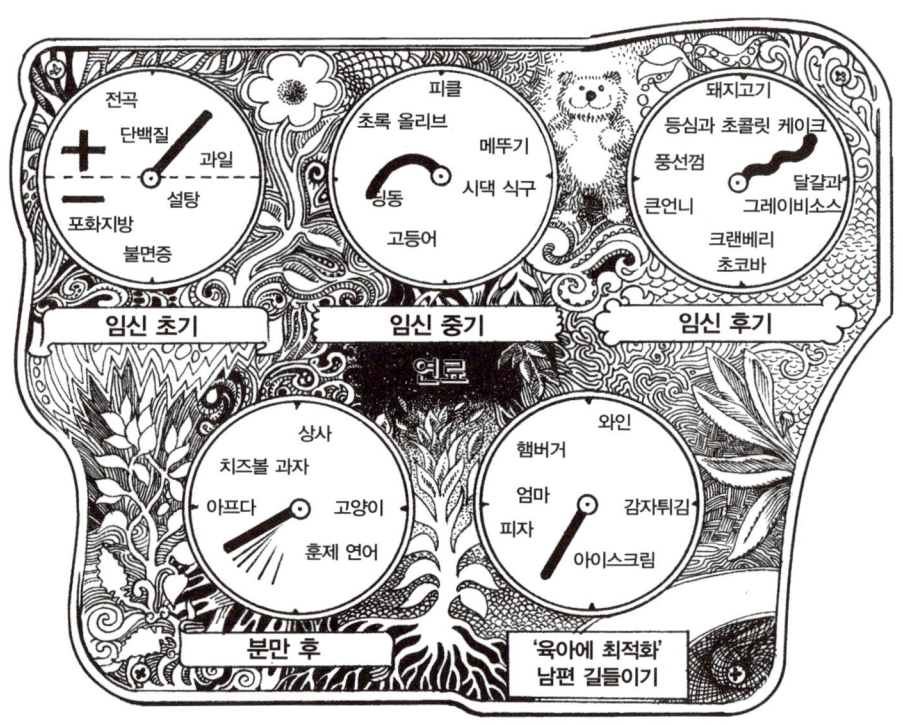

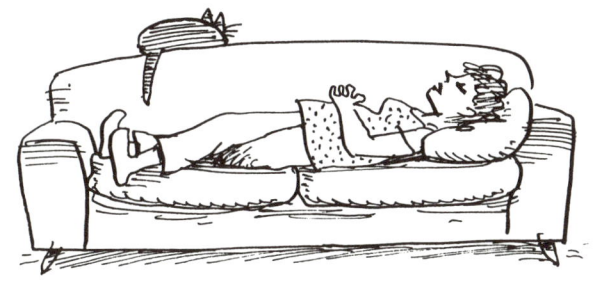

- 의사가 권하는 적절한 산전 선별 검사를 받는다.
- 현재 복용하는 혈압약이나 항우울제 등 약물의 영향력에 대해 상의하고, 임신에 미치는 영향을 최소화하기 위해 다른 안전한 약물로 바꿔야하는지 의논한다.
- 건강보험 회사에 연락해서 보장 범위와 내용을 파악한다.
- 밤에 최소한 일곱 시간의 수면을 취한다. 늦은 밤 TV시청을 줄이고 일찍 잠자리에 든다. 낮에도 피곤하다면 낮잠을 잔다.
- 집안일과 애완동물 돌보는 일은 남편에게 부탁한다. 배설물을 치운 후에는 손을 철저하게 씻는다. 남편에게 고양이 배설물 처리를 부탁해서 톡소플라스마증에 감염될 위험성을 차단한다. 경제적으로 여유가 있다면 가사 도우미를 고용한다.
- 산전 요가, 수영, 걷기 등 충격이 없고 편안하게 할 수 있는 운동을 시작한다.
- 자신이 임신했다는 사실을 직장 동료 한 사람에게라도 알린다. 그러면 정기검진이 필요하거나 잠시 눈을 붙이고 싶을 때 당신 편이 되어줄 것이다.
- 아기가 태어나기 전에 이사해야 한다면 임신 후기가 되기 전에 하는 것이 좋다.

임신 중기

- 직장의 담당 직원을 만나 출산휴가에 대해 알아본다.
- 어머니, 언니, 친구 등 임신을 해본 경험이 있으면서 믿을 만한 사람을 찾는다.
- 온라인에서 정보를 얻거나, 직접 다른 임신부를 만나 정보를 공유하고 교류를 나눈다. 산전 운동 교실은 다른 예비 엄마를 만나기에 좋은 장소이다.
- 출산 교실, 육아 교실, 모유수유 교실, 형제 교실 등에 등록하고 남편에게 함께 가자고 권한다.

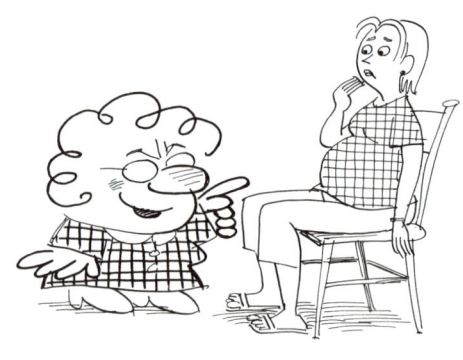

- 남편과 데이트를 하거나 휴식을 취하는 등 함께 시간을 보낸다. 둘 사이에 연애 감정을 유지해야 한다. 이는 정신이 분산되는 시기에 유대감을 느낄 수 있는 확실한 방법이다.
- 전문가에게 산전 마사지를 받는다.
- 삶에 즐거움과 활력을 불어넣거나 마음을 편안하게 해주는 음악을 듣는다.

임신 후기

- 분만할 병원을 둘러본다.
- 아기 방을 꾸미는 데 필요한 물품을 구입하고 장식한다. 힘든 일은 남편에게 부탁한다.
- 출산 도우미 이 경우는 분만 과정을 도와주고 조언해주는 사람을 말한다. 우리나라에서는 출산 도우

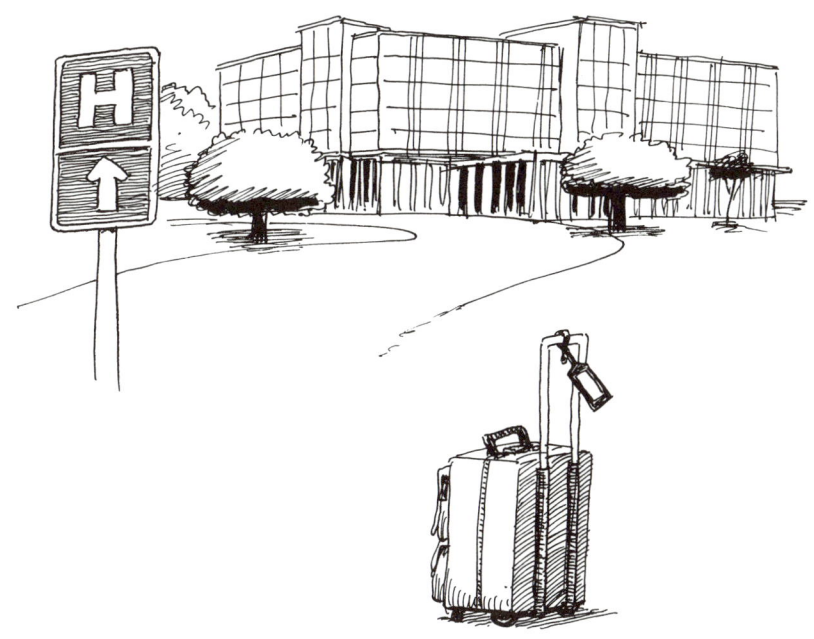

_{미를 산후 도우미와 혼용해서 사용하므로 여기에서의 의미와 조금 다르다_편집자 주}를 고용할 생각이라면 면접을 본다.

- 소아과 의사를 선택한다 396쪽 참고.
- 병원에 있는 동안 다른 자녀를 돌봐줄 사람과 산후 조리를 도와줄 사람을 구한다.
- 탁아소를 이용할 계획이라면 미리 예약한다.
- 좋은 수면 습관을 들인다.
- 아기용품 등 출산 준비물을 준비한다 402쪽.
- 병원에 가져갈 짐을 챙긴다.
- 음식을 준비해 냉동실에 보관해놓거나, 배달 음식 메뉴를 챙겨놓는다.
- 아기 이름을 남편과 의논한다.

남편의 임무

- 자동차 문제를 해결하라. 소형 트럭이나 2도어 소형 자동차를 몰았다면 4도어 자동차로 바꿔야 한다. 신생아를 앞좌석에 앉힐 수 없기 때문이다. 또 아기가 태어나기 전에 안전 승인을 받은 신생아용 카시트를 장만한다.

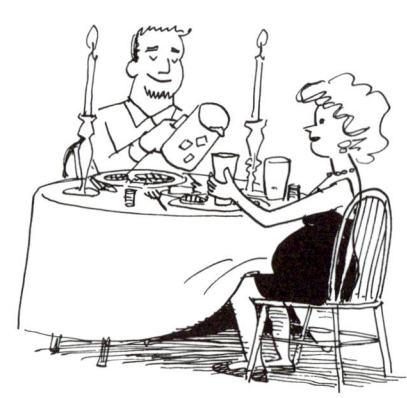

- 아직 가입하지 않았다면 생명보험 가입을 고려한다.
- 요리, 청소, 빨래, 육아, 애완동물 돌보기 등 집안일을 가능한 한 많이 돕는다.
- 아내의 이야기를 공감하면서 들어준다.
- 분만 때 자신이 어떤 역할을 해주기를 바라는지 281쪽 참고, 진통하는 동안 어떤 물건을 곁에 두고 싶은지 사진, 양초, 음악에 대해 아내와 대화한다.

분만 이후

- 아기가 잘 때 함께 잠을 자거나 여의치 않으면 휴식이라도 취한다.
- 반드시 해야 하는 일이 아니라면 다른 사람에게 맡기거나 미룬다.
- 규칙적으로 가사 도우미를 고용하지 않는다면 분만 후 첫 몇 주 동안만이라도 집안일을 할 사람을 고용한다.
- 자신의 기분을 잘 살핀다.
- 모유수유에 대해 주변에 조언을 구한다.
- 방문객은 도움을 줄 사람으로 제한한다.
- 집 근처를 가볍게 산책한다.
- 초보 엄마 모임이나 아기와 함께 운동하는 모임에 가입한다.

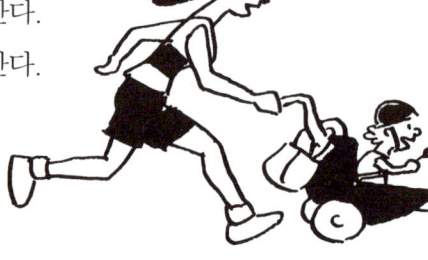

- 직장에 복귀해야 한다면 반드시 아기 돌볼 사람을 찾는다.
- 슈퍼맘이 되려고 애쓰지 말고 도움을 청한다.
- 긴장하지 말고 차분하게 자신의 본능을 믿고 엄마 역할을 즐기자!

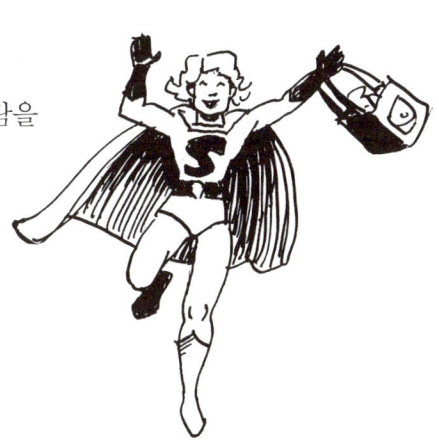

항공 관제 센터 : 의사의 역할

매일 수백 대의 비행기가 공항을 들락날락거리고 불과 몇 초 간격으로 비행기가 이착륙하는 모습은 정말 장관이다. 이는 조종사 혼자 가능한 일이 아니다. 하늘에서 벌어지는 일을 큰 틀에서 볼 수 있는 항공 관제사의 도움과 전문 지식이 있어야 가능하다. 당신의 항공 관제사_{의사, 간호사, 조산사, 기타 분만을 도와주는 사람} 또한 같은 일을 한다. 임신부를 이끌고, 필요하다면 방향을 바꾸고, 큰 틀을 머리에 그리게 한다. 임신부는 그들의 임무를 파악하고 도움이 필요할 때에는 언제라도 연락을 취해야 한다.

이상적으로는 임신하기 전에 의사를 찾아가 자신의 몸이 최적의 상태인지 확인해야 한다. 하지만 그러기 전에 임신했더라도 걱정하지 마라. 첫 산전 진찰에서 의사와 상의하고 검사를 받을 수 있기 때문이다. 대부분 첫 산전 진찰은 마지막 월경을 시작한 날부터 6~8주 이내에 받는다. 임신이 정상적으로 진행되고 위험성이 적으면 임신 28주까지는 매달, 그 이후부터 36주까지는 격주로, 그 다음부터는 매주 의사의 진찰을 받는다. 임신 40주가 넘어가면 분만할 때까지 매주 1~2회 병원에 가야 한다_{의사를 선택하는 방법은 394쪽 참고}.

임신 전 검진이나 첫 산전 검진

- 건강 이력을 조사한다.
- 예방접종 내역을 알아본다. 이상적으로는 임신한 동안 전염병에 걸리지 않도록 늦어도 임신하기 3개월 전까지는 풍진 예방접종을 완료한다. 풍진 예방접종을 마치면 모유수유하는 동안 아기에게 건강한 항체를 전달할 수 있다.
- 남편의 건강 이력을 조사한다.
- 아버지, 어머니, 형제자매, 조부모 등 직계혈족과 가까운 가족 구성원의 건강 이력을 조사한다.
- 임신부의 의학적 문제와 현재 복용하고 있는 약물에 대해 상의한다.
- 마약과 알코올의 사용, 흡연 등에 대해 대화한다.
- 성관계, 직장, 여행, 고양이 배설물 처리로 전염병에 노출될 위험성을 검사한다.
- 체중과 혈압을 비롯한 신체검사를 실시한다.
- 자궁경부암 사전 검진을 권유하며, 임신 전에 검사가 이루어지지 않은 경우 상황에 따라 임신 초기의 질 출혈과 구별하기 위해 첫 검진 때보다는 다음 검진 때 시행하길 권고한다 _감수자 주과 기타 감염 여부를 점검하기 위한 질세포진 검사와 골반 검사를 실시한다.

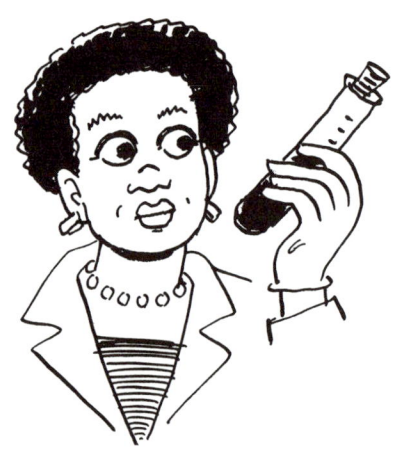

- 소변 검사로 감염 여부, 당과 단백질이 검출되는지 확인한다.
- 혈액 검사를 실시한다. 혈액형, Rh 상태, 빈혈, 매독, B형간염, 풍진에 대한 면역성, HIV 등을 조사한다.
- 임신부가 최근에 검사를 받은 적이 없거나 결핵 박테리아에 노출되었을 가능성이

있다면 투베르쿨린 피부 반응 검사를 실시할 수도 있다.
- 엽산과 DHA를 함유한 산전 비타민을 처방한다.

첫 산전 검진이나 임신 초기 검진
- 소변이나 혈액 검사로 임신 여부를 확인한다.
- 마지막 월경을 시작한 날을 토대로 분만예정일을 결정한다. 확실히 알지 못하면 초기 초음파 검사로 임신 일수를 확인할 수 있다.
- 올바른 영양 섭취, 성관계, 운동, 체중 증가 등에 대해 임신부와 상의한다. 또 흔히 나타나는 임신 증상과 즉각적으로 대처해야 하는 증상에 대해서도 상의한다.
- 임신부가 당뇨병 고위험군 가족력, 비만에 속하거나, 과거에 임신성 당뇨병을 앓은 적이 있거나, 과거에 거대아를 출산한 적이 있으면 당부하 검사 glucose challenge test를 실시한다.
- 분만예정일을 확인하고 태아의 심장박동을 확인하기 위해 초음파 검사를 실시할 수 있다.

임신 중기 검진
- 임신 12주 검진부터 의사는 태아의 심장박동을 듣는다.
- 임신부의 손과 발, 얼굴에 부기가 있는지 조사한다. 위험하다고 판단하면 임신중독증 여부를 가리기 위한 정밀 검사를 실시한다.
- 임신 12주 검진부터 임신부의 복부를 측정해서 태아의 성장을 점검한다.

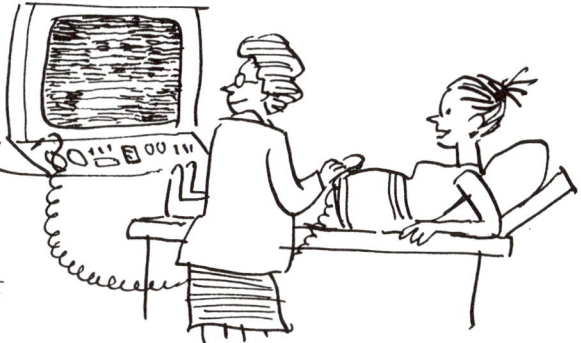

- 18~20주에 초음파로 아기의 성장과 형태가 정상인지 확인한다.
- 24~28주에 모든 임신부를 대상으로 포도당 선별 검사를 실시해서 임신성 당뇨병 여부를 확인한다.
- 혈액 검사를 실시해서 빈혈이 있는지 판단한다.
- 임신부가 Rh음성이고 배우자가 Rh양성이거나, 양성인지 음성인지 모르면 혈액 검사를 해서 Rh 항체가 있는지 확인한다. 항체가 발견되지 않으면 임신 28주에 Rh 면역글로불린을 접종한다.
- 임신이 진행되면서 임신부의 정신적, 신체적 건강을 확인한다. 또 임신부에게 태아의 움직임과 성장 정도에 대해 묻고, 태아의 건강을 추적할 수 있는 방법을 알려준다.

임신 후기 검진
- 검진 때마다 태아의 심장박동을 관찰하고, 임신부가 지속적으로 태동을 느끼는지 묻는다.
- 복부 크기를 측정해서 태아의 발달을 계속 관찰한다.
- 손과 발, 얼굴이 붓는지 조사한다.
- 태아의 자세를 관찰한다. 분만이 가까웠는데도 태아의 머리가 아래를 향하지 않으면 분만 방법에 대해 상의한다.
- 질 분만을 하기에 골반이 적당한지 알아보고 자궁 경부 상태를 확인한다.
- 포도당 선별 검사 결과 고혈당으로 밝혀지면 포도당 농도 검사를 실시한다.
- 임신 35~37주에는 골반 검사의 일부로 질에 B그룹 연쇄상구균이 있는지 확인하기 위한 선별 검사를 실시한다.
- 임신 초기에 빈혈이 있거나, 임신 중기에 혈액 검사를 받지 않았다면 빈혈 여부를 판단하기 위해 혈액 검사를 실시한다.

- 임신부가 성 전염성 질환에 걸릴 고위험군에 속하면 검사를 다시 실시한다.
- 임신 초기에 전치태반이거나 태반이 자궁 하부에 자리하면 초음파 검사를 실시해서 태반의 위치를 확인하고 분만 방법을 계획한다.
- 임신이 위험한 상태이거나 임신부가 특정 문제를 겪는다면 생물리학적 계수 검사를 실시해서 분만 시기를 결정한다.
- 분만예정일이 지나면 초음파 검사를 실시해서 양수의 양을 조사하고, 생물리학적 계수 검사나 비수축 검사를 실시해 태아 상태를 확인한다. 이러한 검사는 자연분만하거나 유도 분만할 때까지 일주일에 1~2회 실시한다.

검역 : 태아 검사

선천성 결함이나 유전적 질병을 지닌 아기가 태어날 가능성은 언제나 존재한다. 임신부는 자신이 가지고 있는 위험 요소에 따라 필요한 선별 검사와 진단 검사를 의사와 상의해야 한다.

선별 검사

선별 검사를 실시하는 목적은 유전적 증후군을 진단하기 위해서가 아니라, 다운증후군 같은 특정 질병의 발생 위험을 좀 더 정확하게 추측하기 위해서이다. 일어날 수 있는 유전 질환을 모두 배제하고 건강한 아기의 출산을 보증할 수 있는 검사는 아직까지 없다. 집안에 전해 내려오는 질병이 우려된다면 산전 유전을 전공한 의사에게 태아한테 미칠 수 있는 위험성과 적절한 산전 검사 종류에 대해 상의한다. 일반적으로 실시하는 선별 검사는 다음과 같다.

- 임신 초기 선별 검사는 전형적으로 태아의 목덜미 피부의 두께를 초음파로 측정하고 목덜미 투명대 검사, 혈액 검사 이른바 이중 검사를 실시해서 태아에게 다운증후군이 발생할 위험성이 있는지 확인한다.
- 모체 혈청 선별 검사 삼중 검사나 사중 검사는 임신 중기에 실시한다.
- 앞선 두 가지 검사의 구성 요소를 합친 검사
- 임신 15~20주에 모체의 혈액에서 알파-태아 단백질이라 불리는 화학물질의 양을 측정하는 선별 검사로, 선천성 결함인 개방성 신경관 결손 여부를 판단한다.
- 임신 18~22주에 정밀 초음파 검사를 실시해서 태아의 성장 상태를 평가하고, 선천성 결함 여부를 가려내며, 염색체 이상을 의심할 수 있는 소견이 있는지 살핀다.

진단 검사

진단 검사는 특정 유전 질환에 대해 긍정이나 부정으로만 응답할 수 있는 선별 검사와는 다르다. 진단 검사는 다음의 검사를 포함하며 적응증이 되는 경우에만 선택적으로 시행한다.

- 융모막 융모 생검은 일반적으로 임신 10~12주에 실시한다 73쪽 참고. 아기와 동일한 유전 정보를 담고 있는 작은 세포 표본을 태반에서 떼어내 염색체에 문제가 있는지 분석한다.
- 양수 검사는 일반적으로 임신 16~20주에 실시한다. 양수 16~20cc 정도를 채취하는데, 이에 아기에게서 나온 세포가 일부 포함되어 있

다. 이로써 아기의 염색체 그림_{핵형(核型)으로도 불린다}을 만들 수 있고, 이를 통해 많은 유전적 증후군을 배제할 수 있다. 양수 검사에서 개방성 신경관 결손을 선별 검사할 수도 있다.

승객 : 태아의 발달

공항에서는 비행기가 이륙하기 전에 승객 심사를 실시한다. 임신이라는 여행에서도 실질적인 심사는 임신하기 전에 실시하는 것이 이상적이고, 여의치 않으면 첫 산전 검진에서 이뤄지며 비행하는 내내 계속 진행된다. 물론 이러한 임무는 대부분 의사가 맡지만 임신부 또한 자신의 승객이 불편하다고 보내는 신호를 민첩하게 받아들일 수 있다._{이런 경우 기장인 임신부는 승객을 돕는 승무원 역할도 맡아야 한다.} 이러한 과정을 순리대로 진행하기 위해 해야 할 일들이 있다.

- 임신 중기의 중반부에 접어들면 태아의 태동 유형을 알게 된다. 태동 유형은 태아가 흡족해하는지, 자궁 환경이 불편한지 판단할 수 있는 강력한 도구이다. 병원에 빨리 연락을 취해야 하는 태동 유형의 심각한 변화에 대해 의사가 설명해줄 것이다.
- 태아가 정상적으로 자라고 적당한 양의 양수를 유지한다면 조만간 바지 사이즈를 늘려야 한다. 만약 그런 기미가 보이지 않는다면 의사에게 연락해야 한다. 물론 의사가 검진할 때마다 임신부의 복부를 관찰하겠지만, 평소에는 임신부 스스로 해야 한다_{태아의 크기를 측정하는 방법은 127쪽 참고}.
- 자신도 모르게 새거나 분비되는 물질이 없는지 관찰한다. 소변 같은

액체가 질에서 새기 시작했는데 분만예정일이 멀었다면 의사에게 알리고 이에 대해 상의해야 한다. 분비된 액체에 혈액이 섞여 있으면 분만 단계에 접어들었다는 신호일 수 있다. 독특한 냄새가 나거나 액체에 혈액이 섞여 있고 농도가 진하면 의사에게 즉시 연락해야 한다.

안전한 착륙: 진통과 분만

마지막 목적지에 접근하는 순간 임신부는 전체 여행 과정에서 가장 마음 졸이는 경험을 할 것이다. 병원에서 분만하든, 집에서 분만하든, 따뜻한 물이 담긴 욕조에서 분만하든 첫 분만은 아무것도 모르는 상태에서 이루어지기 때문에 감정적으로나 육체적으로 더욱 힘들다. 9장에 소개한 진통과 분만 과정을 다시 훑어보면서 분만 중에 일어날 수 있는 상황을 머릿속에 그려보자. 그리고 다음에 열거한 일을 하면서 커다란 사건에 대비한 만반의 준비를 갖추자.

- 융통성 있는 분만 계획을 세운다. 자신이 원하는 분만 방법을 포함해서 분만 계획을 상세하고 치밀하게 세우는 임신부들이 있다. 노력은 대단하지만, 우리의 경험으로 볼 때 분만 과정은 예측할 수가 없다. 따라서 어느 정도 융통성을 발휘해야 한다. 무엇보다 가치와 철학이 임신부와 같은 병원이나 의사를 선택해야 한다. 임신부는 의사와 협력해서 자신이 원하는 분만 방법을 결정한다. 예를 들어 진통을 겪을 때 마음을 진정시키는 말을 들으며 집에서 분만할지, 본격적으로 통증을 관리하는 제왕절개로 분만할지 등을 결정한다.

- 분만할 시설을 미리 둘러본다. 앞으로 겪을 상황에 친숙해지면 마음이 한결 편안해지기 때문이다.
- 분만하는 순간에 누구와 함께 있을지 결정한다. 그리고 분만 시기에 맞춰 병원에 올 수 있도록 연락을 취한다.
- 병원에 가져갈 짐을 싸는 등 출발 준비를 갖춘다_{준비물 목록은 300쪽 참고}. 자궁 수축이 빠르게 격렬해진 다음에야 병원에 가져갈 짐을 허둥지둥 챙기는 것만큼 어리석은 일도 없다. 가족사진처럼 꼭 필요하지 않더라도 분만할 때 마음의 안정을 주고, 임신부에게 힘이 될 물건도 잊지 말고 가져간다.
- 실제로 필요한 상황이 닥치기 전에 어떤 통증 관리 방법을 사용할지 파악해둔다_{277쪽 참고}.
- 제대혈을 저장하는 문제에 대해 상의한다. 우리는 제대혈 저장에 찬성하지만_{296쪽 참고}, 분만하기 전에 결정을 내려야 병원에서 준비할 수 있다.
- 경험자들의 추천을 받아 안전 승인을 받은 유아용 카시트를 준비한다_{403쪽 참고}.

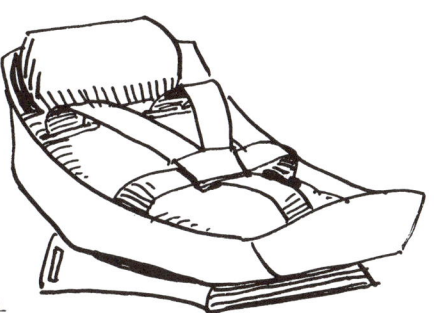

탑승구까지 내려오기: 산후 문제

안전하게 착륙하고 아기 손가락 열 개 발가락 열 개를 모두 확인하고 나면 비로소 진짜 여행, 육아가 시작된다. 부모로서 떠나는 여행의 첫 장은 활주로를 미끄러져 탑승구에 도착하는 과정이고, 분만한 첫 달에 해당한다. 이때 산모는 자신뿐 아니라 아기를 최고로 돌보기 위해 많은 문제를 해결해야 한다.

- 모유수유를 할지 결정한다. 이런저런 이유로 모유수유를 할 수 없는 경우도 있지만, 우리는 가능하면 모든 임신부가 모유수유를 하길 적극 권장한다. 산모와 아기가 누리는 모유수유의 혜택은 엄청나게 많다. 모유수유를 하는 데 어려움이 따르더라도 결코 포기하지 마라. 모유수유를 할 때 흔히 발생하는 문제에 대한 해결책 몇 가지를 304쪽에서 찾아보라. 병원의 수유 전문가나 담당 의사와 간호사에게도 도움을 받을 수 있다. 부득이하게 분유수유를 할 생각이라면 아기의 뇌 발달을 돕기 위해 DHA가 함유된 조제분유를 함께 먹이는 것이 좋다.

- 아기가 태어난 직후에 맞이할 가장 큰 문제는 역시 수면과 수유 문제이다. 처음에는 아기가 자궁 밖에 의 세상에 적응하지 못해서 자주 잠에서 깬다. 따라서 아기에게 젖을 물리기 위해서는 엄마 역시 밤에도 자주 일어나야 한다. 하지만 점차적으로 아기가 낮과 밤을 구별할 수 있도록 가르쳐야 한다. 우선 다른 방법에 의존하지 않고 스스로 진정하고 잠드는 방법을 아기에게 가르친다. 사람 품에 안기거나 노리개젖꼭지를 물어야만 잠이 든다면 아기가 점점 자라날수록 수면이 더욱 크고 심각한 문제로 떠오를 것이다 수면에 대한 조언은 314쪽 참고.

- 322쪽의 도표를 참고해서 분만 후에 일어날 수 있는 건강 문제를 주의 깊게 살펴본다. 감정적으로, 혹은 신체적으로 무언가 잘못되고 있다는 느낌이 들면 주저하지 말고 의사에게 연락한다. 의사가 진단을 내릴 때 사용하는 가장 강력한 도구는 바로 엄마의 직관이라는 사실을 명심한다.

- 자신을 방치하지 마라. 신생아에게 온통 신경 쓰느라 자신을 뒷전으

로 밀어놓고 싶지는 않을 것이다. 산모에게 영향을 미칠 수 있는 잠재적 건강 문제에 주의를 기울이고 322쪽 참고 자신의 정신적·신체적 건강에도 신경 써야 한다.

Your Pregnancy Toolbox

**Essential Strategies for Improving
the Health of You and Your Child**

Chapter
12

건강한 임신과 출산 준비
엄마와 아기의 건강을 위해 필요한 것들

무슨 일이든 제대로 하려면 제대로 된 도구가 필요하다. 배관공의 도구 상자에는 렌치, 주방장의 도구 상자에는 칼과 계량컵, 교사의 도구 상자에는 플래시 카드 · 현미경 · 풀 등이 들어 있다.

임신부에게도 나름대로 특별한 도구가 필요하다. 지식, 동기부여, 행동 등등. 따라서 우리는 이 책 전체에 걸쳐 임신부와 태아의 몸이 함께 변해가는 방식을 설명함으로써 임신부에게 생각하고 행동할 거리를 제공한다. 이 장에서는 임신부가 준비해야 하는 것들을 이야기하고, 건강하고 안전하게 임신을 유지할 수 있는 방법에 대해 보충한다.

건강한 임신을 위한 준비 1 운동

물론 임신 기간은 마라톤을 시작하기에도, 복근을 키우기에도 스키대회에 출전하기 위해 훈련을 시작하기에도 적절한 시기는 아니다. 그렇다고 운동을 전혀 하지 말라는 뜻은 아니다. 사실 어느 때보다도 운동을 꾸준히 해야 한다. 임신, 분만, 엄마 역할이라는 험난한 과정을 견뎌낼 만큼 체력을 길러야 하기 때문이다.

임신했을 때 운동을 하는 목적은 건강과 유연성을 유지하기 위해서이다. 더욱 빨리 움직이거나 더욱 무거운 아령을 들기보다는 천천히 확실하게 운동해야 한다. 결국 임신은 단거리 경주가 아니라 마라톤이다. 인내를 키우고 혈류를 향상시키면 누구든 42.195km를 완주할 수 있다.

여기서는 세 가지 훈련 프로그램을 소개한다. 임신한 동안 할 수 있는 전신 운동, 구체적 진통과 분만에 대비하는 운동, 출산 직후에 시작할 수 있는 운동이다. 임신한 동안이나 출산하고 나서 운동을 시작할 때 주의해야 할 사항은 393쪽에 소개했다.

임신 운동

먼저 0.5kg짜리 아령으로 운동을 시작한다. 예전에 운동을 해본 적이 없다면 아령 없이 시작하고, 전체 운동 과정이 너무 쉽게 느껴지면 아령 무게를 0.5kg씩 서서히 늘려간다. 일주일에 1회 이상 늘리지 말고 2kg 이하의 아령을 사용한다. 손에 아령을 쥐고 있는 동안에는 항상 시야에 손이 들어오게 한 후 호흡한다. 일주일에 2~3일 실시하되 연속해서 하지 않는다.

*예상 운동 시간: 원하는 운동량에 맞추지만 30분 이내로 제한한다.

1. 행진하기 전신 준비

30분 동안 무릎을 들어 올리며 제자리에서 걷는다. 이때 팔은 직각으로 굽히고 흔들며, 어깨의 힘을 빼고 귀에서 떨어뜨려 흔든다. 손은 항상 시야에 들어와야 하며, 편안하게 깊이 호흡한다. 쿵쿵 걷지 말고 무릎과 발목의 반동을 이용해 몸이 떠 있는 느낌으로 걷는다.

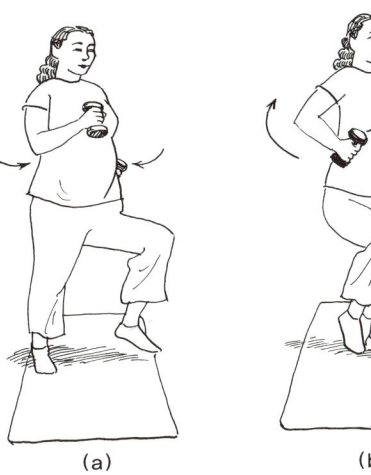 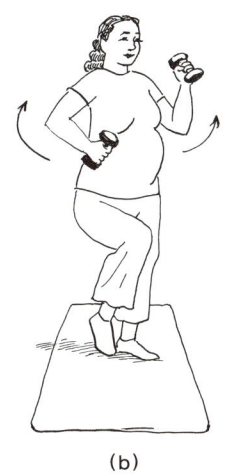

(a) (b)

2. 권투하기 어깨와 팔의 준비운동, 근육 지구력 강화

발은 어깨너비로 벌리고, 무릎은 약간 구부리고, 손은 허리 양옆에 놓고 선다. 왼팔을 손바닥이 아래를 향하도록 회전하면서 가슴 앞으로 쭉 뻗는다. 오른팔도 같은 동작을 되풀이하되 한쪽 팔을 20회씩 반복한다. 이때 가구를 사용해서 균형을 잡을 수 있다. 운동하다 중심을 잃어 넘어질 수 있으므로 조심한다

운동 강도를 높이려면 팔을 내미는 동시에 같은 쪽 발뒤꿈치를 엉덩이 쪽으로 차올린다.

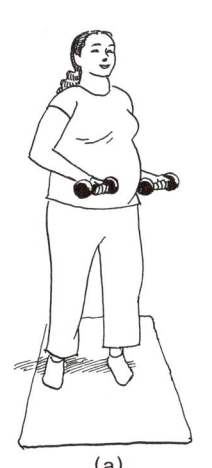 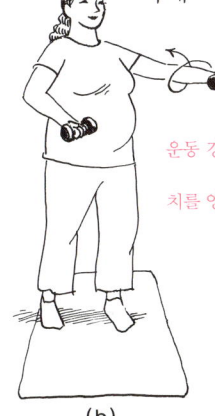

(a) (b)

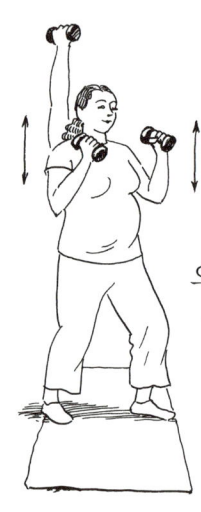

3. 하늘 찌르기 다리·어깨·팔 준비운동, 균형 감각과 근육 지구력 강화

왼발을 앞으로 약간 내밀고, 아령을 쥔 왼손을 왼쪽 어깨높이에 고정한 후 오른팔을 위로 쭉 뻗는다. 균형을 잡는 훈련을 더 하고 싶으면 팔을 위로 쭉 뻗을 때 발뒤꿈치를 들었다 내린다. 반동을 이용하거나 과격하게 움직이지 말고 천천히 조심스레 움직인다. 한쪽 팔을 10회씩 실시한 후 반대편 팔을 움직인다.

4. X자 위로 뻗기 이두근과 어깨 근육 강화

발은 어깨너비로 벌리고 무릎은 약간 구부린다. 손바닥은 가슴을 향하고, 팔목을 중심으로 팔을 방패처럼 X자로 교차한다. 팔을 들었다가 내리는 동작을 연속으로 10회 실시한다. 그런 다음에 앞에 놓은 팔을 뒤에 놓고 10회 실시한다. 필요하다면 가구를 사용해서 균형을 잡는다 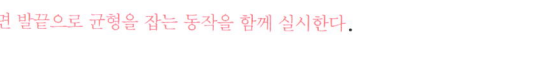 운동 강도를 높이려면 발끝으로 균형을 잡는 동작을 함께 실시한다.

5. X자 옆으로 뻗기 팔과 어깨 근육 강화, 중심 근육의 안정성과 균형 증대

발은 어깨너비로 벌리고 무릎은 약간 구부린다. 손바닥은 가슴을 향하고, 팔목을 중심으로 팔을 방패처럼 X자로 교차한다. 팔을 왼쪽 위로 올렸다가 배 앞으로 내린다. 그런 다음 팔을 오른쪽 위로 올렸다가 내린다. 이 동작을 10회 실시하고 오른팔과 왼팔의 위치를 바꿔서 10회 반복한다. 운동 강도를 높이려면 위로 올린 팔의 반대편 다리를 곧게 편다. 등은 자연스러운 곡선을 유지하며 편다.

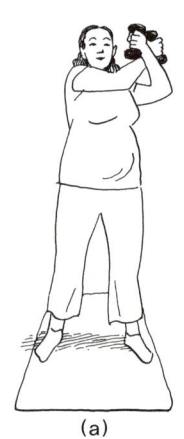
(a)

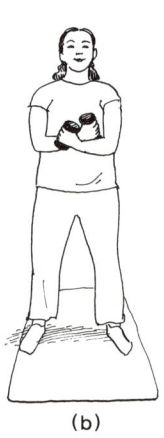
(b)

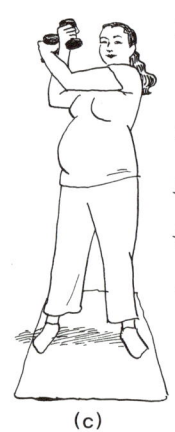
(c)

6. 골반 흔들기 골반과 등 근육 이완

발은 어깨너비로 벌리고 아령을 든 손은 허리에 얹는다. 원을 그리면서 양쪽 방향으로 골반을 5회씩 돌린다. 되도록 몸을 펴고 척추를 늘이는 기분으로 실시한다.

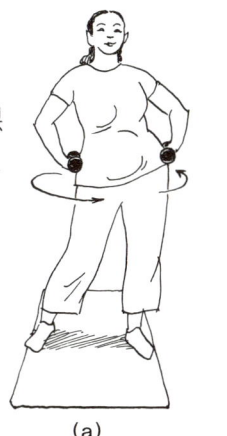
(a)
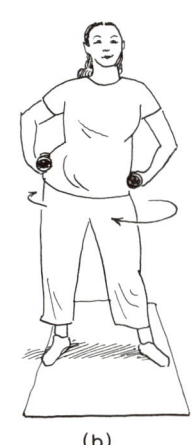
(b)

7. 양팔 대각선으로 뻗기 중심 근육, 등과 팔 근육 강화

왼발을 앞으로 내밀고 양팔을 어깨높이에서 뻗는다. 왼쪽 손바닥은 위로, 오른쪽 손바닥은 아래로 향하면서 오른팔을 15cm 위로 올린다. 그 상태를 유지하면서 어깨높이에서 왼쪽 대각선으로 뻗었다가 앞으로, 오른쪽 대각선으로 뻗었다가 앞으로 10회 반복한다. 다음에는 방향을 바꿔서 오른쪽 다리를 앞으로 내밀고 오른쪽 손바닥을 위로, 왼쪽 손바닥을 아래로 향한 자세로 같은 동작을 10회 실시한다. 운동 강도를 높이려면 팔을 뻗을 때마다 무릎을 살짝 구부렸다가 편다.

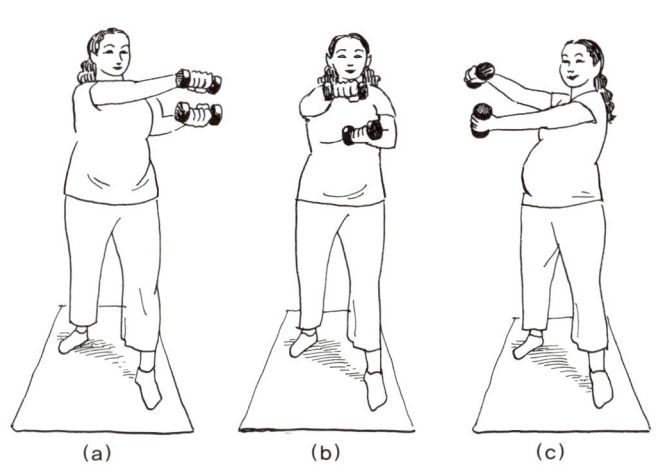
(a) (b) (c)

8. 팔 올리기 어깨 회전, 상체 강화

발은 약간 벌리고 무릎에 힘을 주지 말고 팔은 양옆에 자연스럽게 늘어뜨린다. 배를 긴장시키면서 손바닥을 마주 보게 하고 왼팔은 앞으로, 오른팔은 뒤로 엇갈리며 어깨 바로 아래까지만 올린다. 팔을 휘젓지 말고 앞뒤로 천천히 움직인다. 팔을 시작 위치까지 내리고 왼팔은 뒤로, 오른팔은 앞으로 올린다. 팔을 바꿔가면서 20회 반복한다. 이때 골반은 앞을 향한다.

9. 고개 늘이기 목과 어깨 긴장 완화

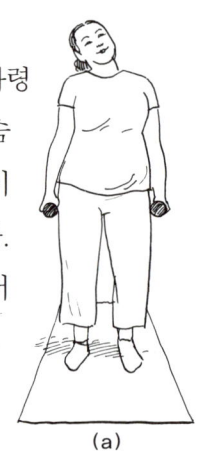 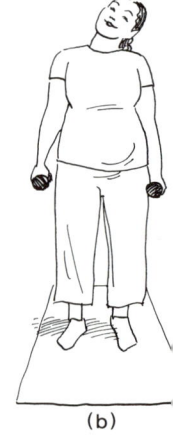

무릎과 발이 일직선 되게 선 상태에서 아령을 쥔 손은 옆에 편안하게 늘어뜨리면서 숨을 들이 마쉰다. 숨을 내쉬면서 목에 긴장이 느껴질 때까지 머리를 오른쪽으로 기울인다. 자세를 유지하면서 심호흡을 두 번 한다. 머리를 천천히 가운데로 가져왔다가 왼쪽으로 기울인다. 그 자세로 심호흡을 두 번 한다. 동작을 반복한다.

10. 노 젓기 등과 팔 강화

왼발을 약간 앞으로 뻗으며 선다. 몸을 골반보다 조금 앞쪽으로 기울이되, 오른쪽 어깨가 왼쪽 어깨 앞으로 살짝 나오도록 상체를 왼쪽으로 돌린다. 손바닥은 서로 마주 보게 하고 팔은 어깨에서 똑바로 늘어뜨린다. 아령이 가슴의 옆면까지 오도록 노 젓듯이 팔꿈치를 뒤쪽으로 들어 올렸다가 내린다. 이번에는 오른쪽 다리를 앞으로 내밀고 같은 동작을 반복한다. 등 아래쪽은 자연스러운 곡선을 유지한다. 운동 강도를 높이려면 아령을 내리면서 다리를 앞으로 쭉 뻗었다가, 노를 저으면서 제자리로 돌아온다. 언제나 무릎이 발목과 일직선을 이루어야 하고 엄지발가락보다 앞으로 나가서는 안 된다.

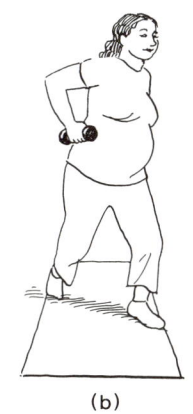

(a)　　　　(b)

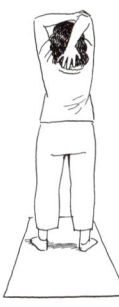

11. 등 만지기 등 위쪽과 삼두박근 스트레칭

아령을 쥐지 않은 상태에서 양팔을 올려 머리 위에서 왼손으로 오른쪽 팔꿈치를 잡고 오른손은 등을 따라 아래로 천천히 움직인다. 긴장이 느껴지면 자세를 유지하면서 심호흡을 세 번 한다. 귀에서 멀어져 아래로 내려가면서 어깨의 힘을 뺀다.

12. 한 다리, 한 팔 뻗기 어깨·엉덩이·허벅지 뒷부분·등 강화, 균형감 증대

발은 모으고 손은 옆으로 늘어뜨렸다가 왼발을 바닥에서 든다. 균형을 잡으면 오른팔을 앞으로 어깨높이까지 들어 올리는 동시에 발가락이 바닥에서 5~15cm 떨어지도록 왼쪽 다리를 뒤로 뻗는다. 팔과 다리를 시작 위치에 놓는다. 10회 실시하고 팔다리의 방향을 바꾼다. 팔과 다리를 뻗을 때에는 높이보다 너비를 생각한다 운동 강도를 높이려면 양팔을 동시에 올리고, 반복하는 사이에 뒷발을 들어 올린다.

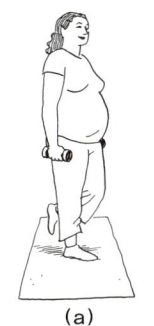 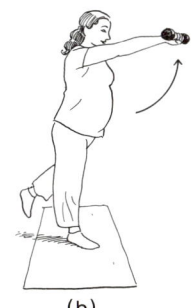

(a)　　　　(b)

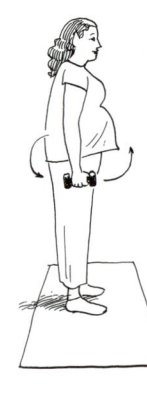

13. 골반 기울이기 등 아래쪽 스트레칭, 복근 강화

아령 든 손을 옆으로 늘어뜨리고 편안하게 선다. 등 아래쪽을 평평하게 늘이면서 치골을 배꼽 쪽으로 들어 올린다는 기분으로 아랫배를 긴장시키며 골반을 서서히 뒤로 기울인다. 골반을 어항의 가장자리라고 생각하며 뒤쪽으로만 물을 쏟는다고 상상한다. 5회 실시한다.

14. 계단 오르기 하체·팔·어깨 강화

오른쪽 팔꿈치를 구부려 가슴 위쪽으로 올리고, 왼손에 든 아령을 오른쪽 위팔에 얹는다. 오른발을 왼쪽 뒤로 조금 뺐다가 오른쪽 무릎을 앞으로 15회 들어 올린다. 팔다리를 바꿔서 15회 실시한다. 뒷다리를 약간 구부린 상태에서 발끝은 앞을 향해야 한다. 운동하는 내내 상체는 움직이지 말고 곧게 세운다. 운동 강도를 높이려면 다리를 길게 뻗고, 발이 바닥에서 몇 센티미터 위에 오도록 앞으로 들어 올린 다리를 쭉 편다.

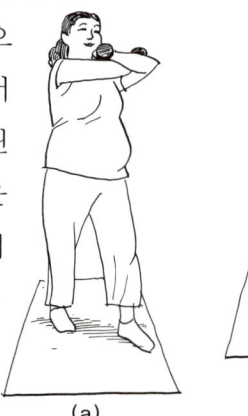
(a)

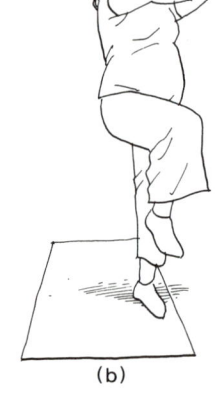
(b)

15. 양팔 뻗고 숨쉬기 어깨와 등 위쪽 스트레칭

발은 어깨너비로 벌리고 무릎은 약간 구부린 상태로 선다. 어깨높이에서 양팔을 왼쪽으로 뻗으면서 시선은 오른쪽 어깨너머에 둔다. 그 자세에서 심호흡을 세 번 한다. 팔의 방향을 천천히 바꿔서 왼쪽 어깨너머를 보며 오른쪽으로 양팔을 뻗는다. 어깨의 힘을 빼고 운동에 변화를 주고 싶으면 자세를 취하는 동시에 손을 비튼다.

16. 다리 들어 올리기 다리·골반·엉덩이 강화

의자를 잡고 서서 균형을 유지한다. 발가락을 곧게 쭉 뻗으면서 조금 힘들 때까지 오른쪽 다리를 앞으로 살짝 올리고 잠시 유지한다. 오른쪽 다리를 시작 위치에 놓았다가 발끝을 편 상태로 두 시 방향으로 들어 올리고 잠시 유지한다. 이렇게 10회 실시한 후 다리를 바꿔서 한다. 다리를 곧게 유지하면서 골반에 무리가 가지 않고 엉덩이나 주변 부위가 불편하지 않을 때까지만 높이 올린다. 등 아래쪽은 항상 자연스러운 곡선을 유지한다.

17. 다리 비틀기 엉덩이 근육 스트레칭

의자에 앉아서 왼쪽 다리를 들어 오른쪽 무릎 위에 발목을 올려놓는다. 허리를 똑바로 펴고 왼손을 왼쪽 무릎 위에 얹는다. 발바닥을 보려는 것처럼 오른손으로 왼발을 서서히 끌어 올린다. 이러한 자세에서 긴장이 느껴지지 않으면 왼쪽 무릎을 지그시 누르면서 등 아래쪽에 줄을 매 장딴지 쪽으로 가볍게 끈다고 생각하라. 명상하듯 깊게 네 번 호흡하고 다리를 바꾸어서 오른쪽 다리를 올리고 같은 동작을 반복한다. 긴장이 느껴지지 않으면 팔꿈치를 무릎 위에 올리고 앞으로 몸을 기울인다.

18. 팔 구부리기 이두근과 어깨 강화

의자에 앉아서 가슴을 펴고 팔꿈치를 약간 뒤에 둔 상태에서 손바닥이 마주 보도록 팔을 구부렸다 편다. 15회 실시한 다음 손바닥을 위로 향하고 팔꿈치를 엉덩이에서 멀어지게 폈다가 구부리기를 15회 반복한다. 위팔을 바닥과 평행이 되게 올린 후 팔을 앞으로 뻗었다가 구부리는 동작을 15회 실시한다. 앞으로, 옆으로, 다시 앞으로 위치를 바꿔가면서 15회씩 반복한다. 등은 자연스럽게 펴고 복부 근육은 긴장한다. 몸을 지지할 곳이 필요하면 척추의 끝 부분인 엉치뼈와 등 위쪽을 의자에 기댄다. 이때 발꿈치는 무릎과 일직선이 되게 한다.

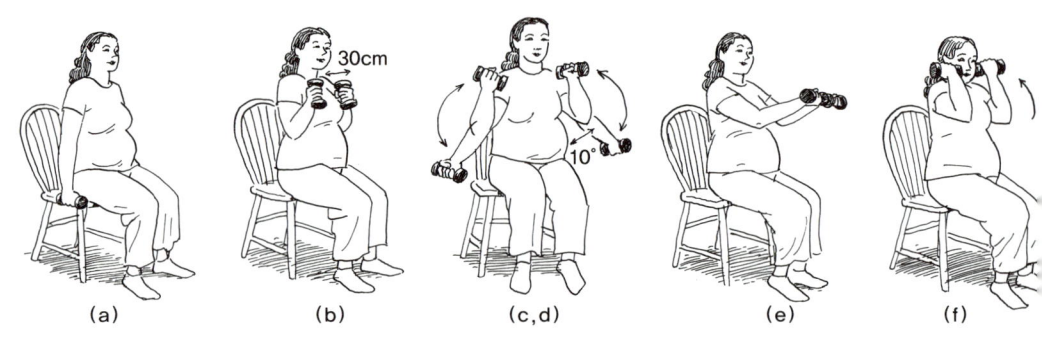

(a)   (b)   (c,d)   (e)   (f)

19. 한 팔씩 뻗기 가슴·목·팔 근육 스트레칭

아령을 들지 않고 똑바로 서서 양쪽 손가락을 모두 어깨에 얹고 양쪽 팔꿈치를 어깨높이까지 들어 올린다. 숨을 들이마시며 활 모양을 만들면서 한 팔을 뻗는다. 이때 눈으로 손의 움직임을 따라간다. 정신을 집중해서 가슴을 펴고 숨을 내쉬면서 손가락을 다시 어깨 위로 가져간다. 방향을 바꿔서 한 팔을 5회씩 실시한다.

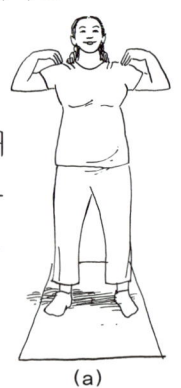 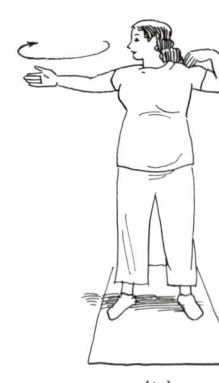

(a)   (b)

20. 파이 꺼내기 상체와 하체 강화

양발은 어깨너비보다 약간 넓게 벌리고 서서 발가락이 약간 바깥을 향하도록 다리 방향을 틀어서 선다. 지지대가 필요하면 의자를 이용한다. 손바닥을 위로 향하면서 양손을 엉덩이뼈에 올려놓는다. 엉덩이를 약간 뒤로 빼고 무릎이 발가락과 같은 방향을 향하게 하고 자세를 내린다. 이때 양팔을 앞으로 뻗어 마치 오븐에서 파이를 꺼낼 때처럼 둥글게 돌린다. 이 동작을 15회 실시한다. 마지막 동작을 마치면 아령 든 손을 엉덩이에 대고 웅크리고 앉은 자세를 유지하면서 열까지 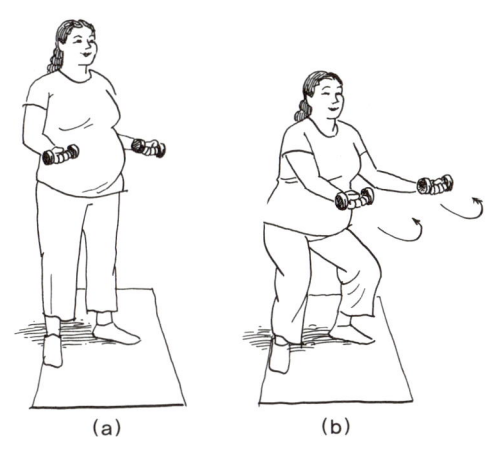 센 후, 소변의 흐름을 통제하는 근육을 세는 동안 케겔 운동 261쪽 참고으로 조였다가 풀기를 5회 반복한다. 이때는 일상적으로 호흡한다 운동의 강도를 높이려면 조이는 동안 아령을 든다.

21. 발에 손 대기 허벅지 뒤쪽 근육과 장딴지 근육 스트레칭

바닥에 앉아 다리를 앞으로 쭉 편다. 왼쪽 다리의 무릎을 살짝 구부려 쭉 뻗은 오른쪽 다리 위에 얹고 힘을 뺀다. 허리를 똑바로 세우고 몸을 앞으로 구부리는 동시에 양팔을 어깨높이로 앞으로 쭉 뻗는다. 오른발을 바라보면서 판자에 발바닥을 대고 있다고 상상한다. 아래에 놓인 오른발의 발가락을 무릎 쪽으로 당긴다. 심호흡을 세 번 하고 다리를 바꿔서 실시한다.

22. 걷어차기 복사근과 다리 근육 강화

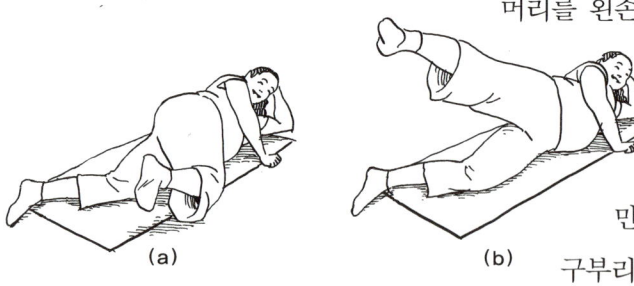

머리를 왼손이나 위팔로 베고 왼쪽으로 눕는다. 엉덩이는 굽히고 무릎은 45도로 구부려서 발뒤꿈치를 허리와 일직선이 되게 만든다. 오른쪽 다리를 들어 발을 구부리고 무릎으로 앞 바닥을 가볍게 건드린다. 오른쪽 다리를 들어 똑바로 뻗고 왼발 위의 허공을 찬다. 이 동작을 20회 실시하고 다리를 바꾼다.

23. 무릎 누르기 엉덩이 근육과 허벅지 뒤쪽 근육 스트레칭

바닥에 앉아 다리를 구부리고 엉덩이 뒤쪽 바닥을 양 손 바닥으로 짚는다. 이때 손가락은 뒤쪽을 향하고 팔꿈치는 약간 구부린다. 발바닥은 꼬리뼈에서 60cm 가량 떨어진 곳에 둔다. 오른쪽 다리를 왼쪽 다리 위로 교차시켜서 오른쪽 발목이 왼쪽 무릎 바로 위에 오게 한다. 정신을 집중해서 등 아래쪽을 종아리 쪽으로 누른다. 근육을 깊이 스트레칭하고 싶으면 오른쪽 무릎을 몸의 바깥 방향으로 지그시 누른다. 5초 동안 자세를 유지했다가 다리 위치를 바꾼다.

24. 시소 타기 중심 근육 강화

바닥에 앉아 다리를 90도로 굽히고 발은 바닥에 댄다. 손은 허벅지 뒤에 대서 몸을 지탱한 후 뒤로 서서히 기대면서 복부 근육을 움직인다. 복부 근육을 사용해서 배꼽을 안으로 집어넣는다. 다섯 셀 때까지 같은 자세를 유지한 후 이 동작을 5회 실시한다. 운동 강도를 높이려면 손으로 몸을 지탱하지 말고 바깥 방향으로 뻗는다.

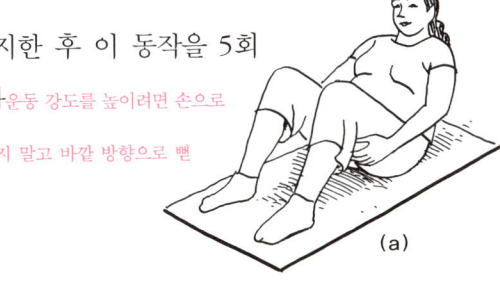
(a)

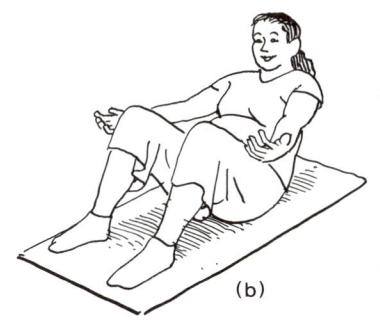
(b)

25. 발레하기 몸통 옆 근육 스트레칭

바닥에 앉아 다리를 V자로 벌린다. 왼손을 옆쪽 바닥에 대고 오른팔을 머리 위로 곧게 뻗은 다음 상체를 왼쪽으로 기울인다. 정신을 집중해서 상체를 충분히 기울여 몸통 옆면을 길게 늘인다. 자세를 유지하면서 두 번 호흡하고 팔의 위치를 바꾼다. 2회 실시한다.

26. 아기 자세 등 아래쪽과 척추 스트레칭, 긴장 완화

다리를 어깨너비로 벌리고 무릎을 꿇고 앉는다. 엉덩이를 발뒤꿈치에 대고 배를 양 허벅지 사이에 놓은 다음 머리를 바닥에 대고 힘을 뺀다. 체중이 이마와 목에 실리지 않도록 조심한다. 무릎에 문제가 있으면 이런 자세는 피해야 한다. 20초~2분 동안 같은 자세를 유지하면서 케겔 운동을 실시한다.

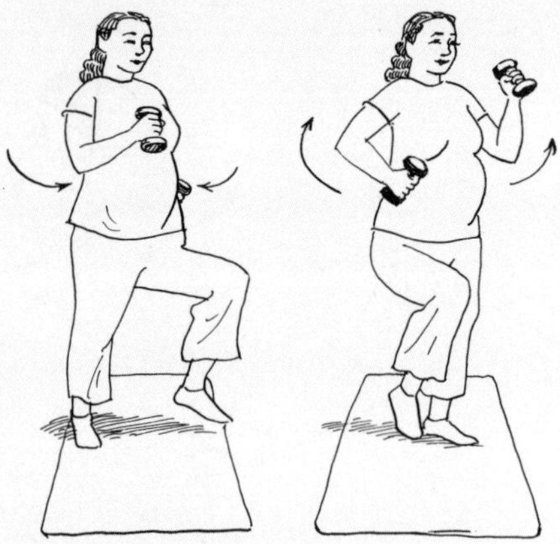

1. 행진하기

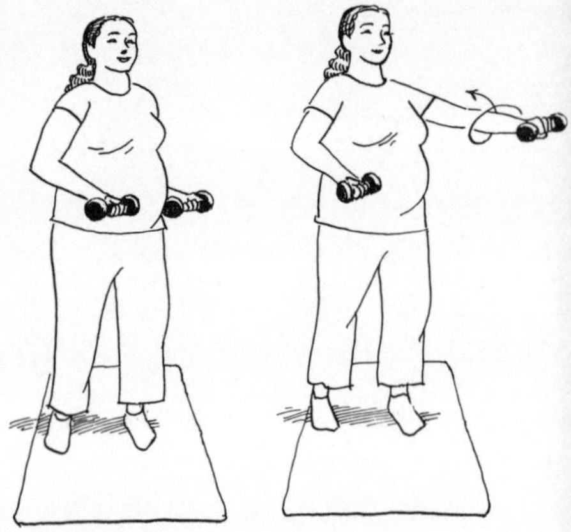

2. 권투하기

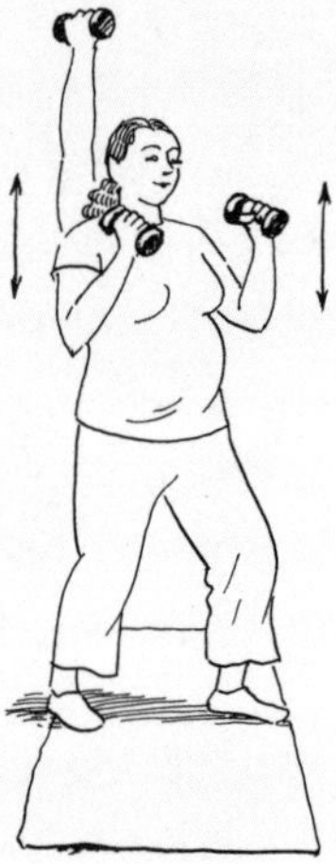

3. 하늘 찌르기

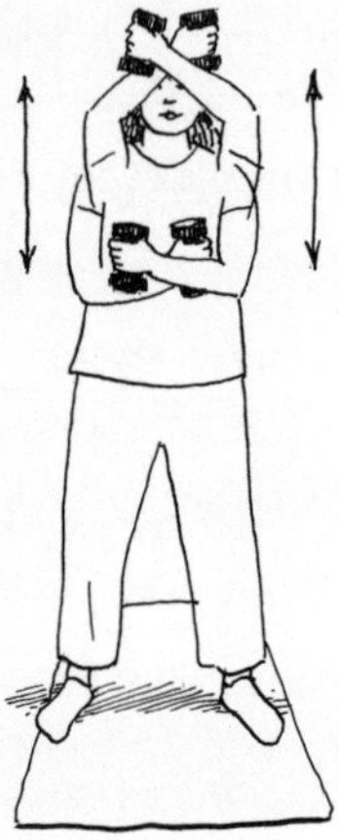

4. X자 위로 뻗기

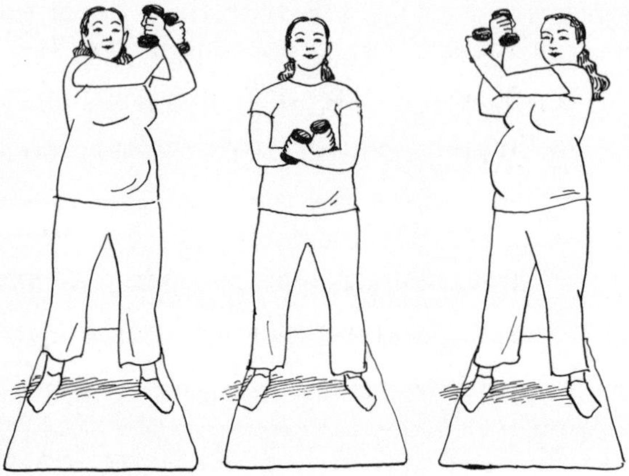

5. X자 옆으로 뻗기

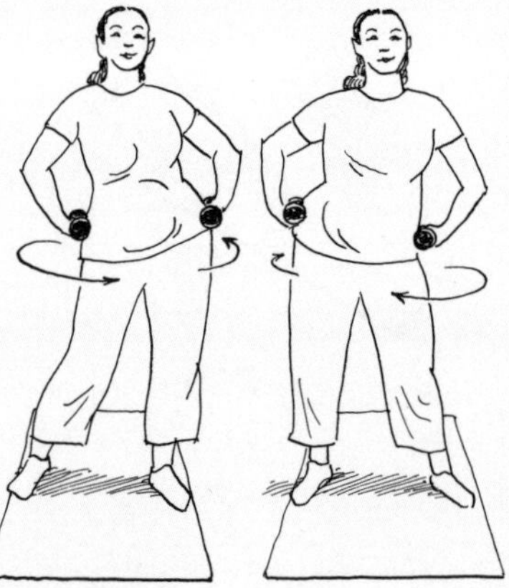

6. 골반 흔들기

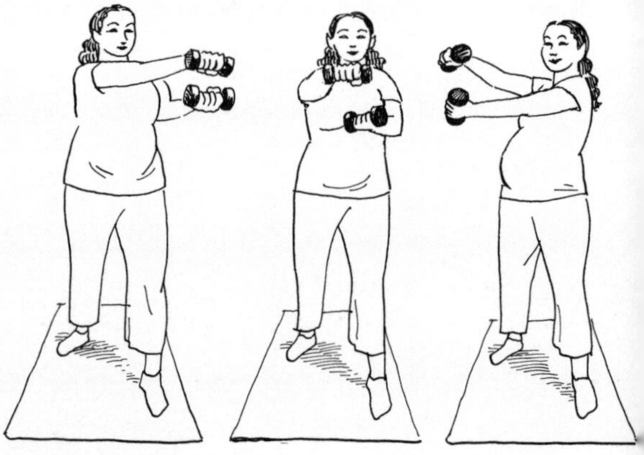

7. 양팔 대각선으로 뻗기

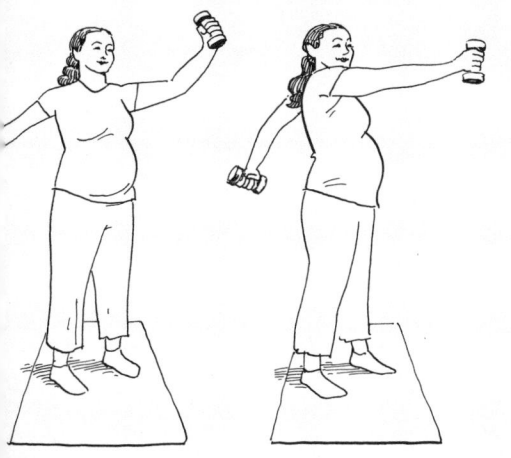

8. 팔 올리기

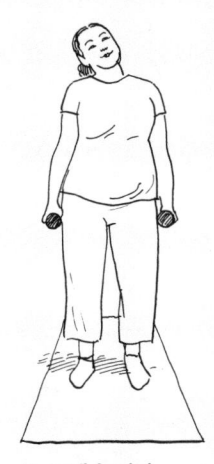
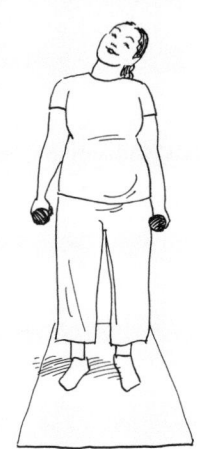

9. 고개 늘이기

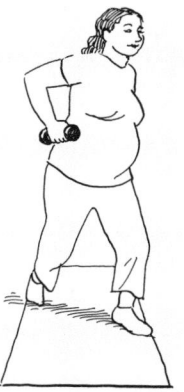

10. 노 젓기

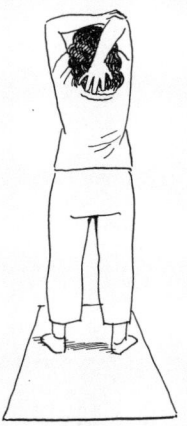

11. 등 만지기

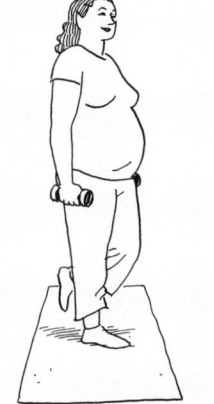
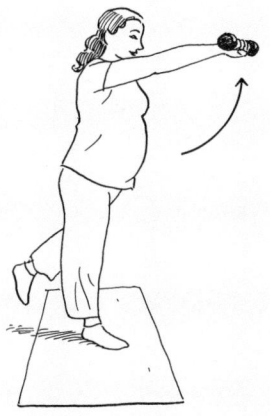

12. 한 다리, 한 팔 뻗기

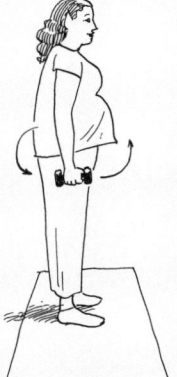

13. 골반 기울이기

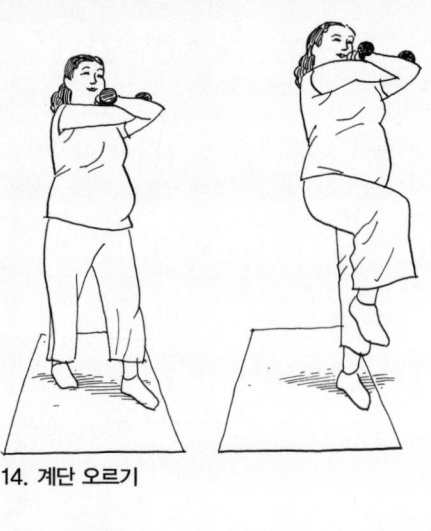

14. 계단 오르기

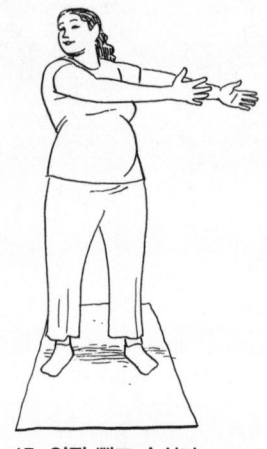

15. 양팔 뻗고 숨쉬기

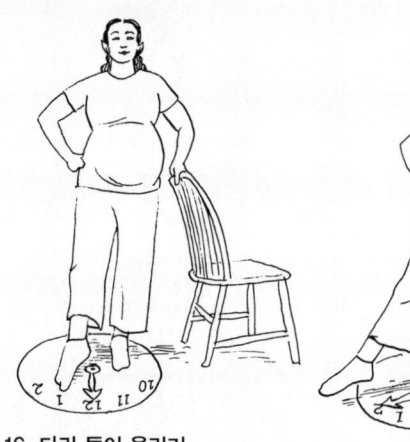
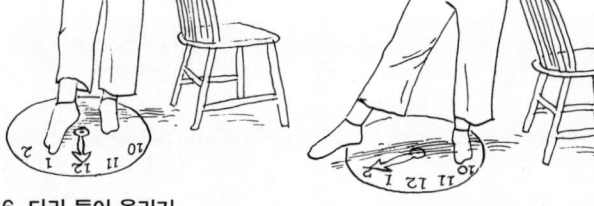

16. 다리 들어 올리기

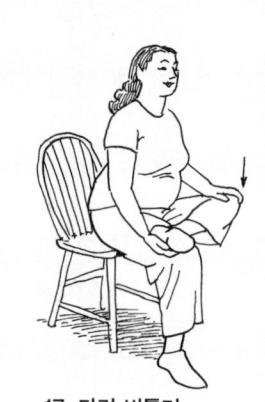

17. 다리 비틀기

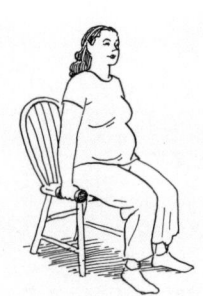 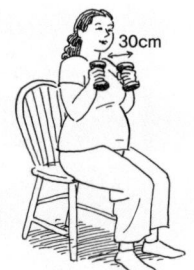 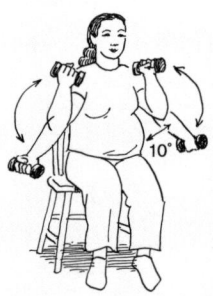 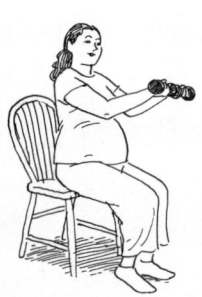 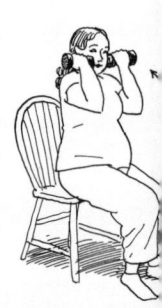

18. 팔 구부리기

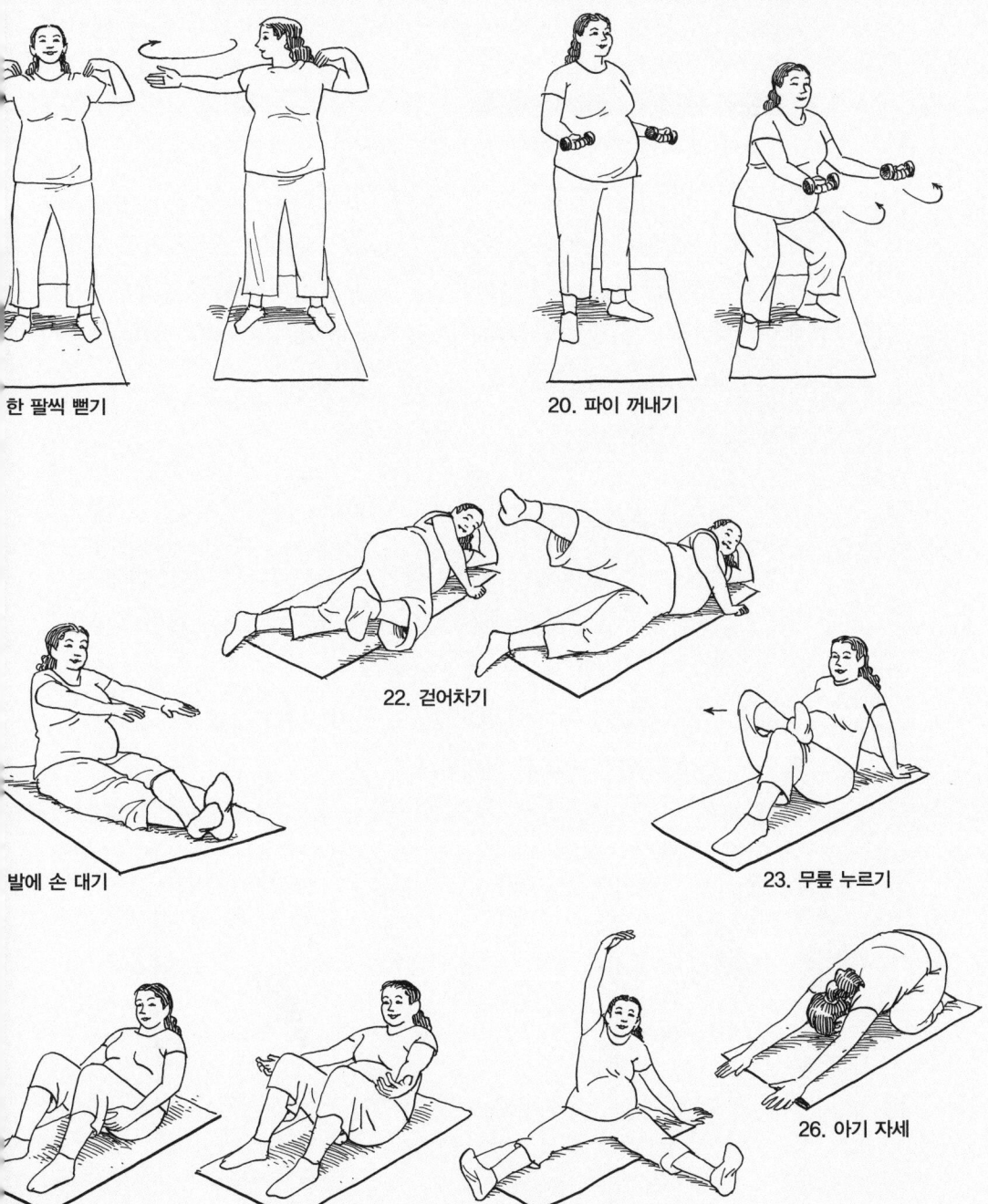

한 팔씩 뻗기　　20. 파이 꺼내기

22. 걷어차기

발에 손 대기　　23. 무릎 누르기

24. 시소 타기　　25. 발레하기　　26. 아기 자세

진통과 분만에 대비하는 운동

다음에 소개한 운동을 매주 3일 정도 실시한다. 많은 임신부가 진통을 겪는 과정에서 아기를 힘주어 밀어낼 때 일반적으로 취하는 자세가 몇 가지 있다. 진통을 겪을 때나 힘을 주기에 편한 자세가 있는가 하면 다른 단계에 더 적합한 자세도 있다. 몇 시간 동안 같은 자세를 계속 유지하면 지칠 수도 있다. 그러므로 진통과 분만 자세 몇 가지를 미리 익혀두는 것이 현명하다. 이때 도움이 될 수 있는 운동을 알아보자.

* 예상 운동 시간: 10분 미만

1. 지지대를 사용해서 웅크리고 앉기

발은 어깨너비로 벌리고 서서 발가락은 앞이나 약간 바깥쪽으로 향한 자세로, 가슴 높이의 튼튼한 기둥이나 난간을 잡는다. 팔에 체중의 일부를 지탱하고, 등 아래쪽과 무릎이 편안한 정도로 낮게 웅크리고 앉는다. 편안하면서도 가장 낮은 자세를 5초 동안 유지했다가 몸을 일으킨다. 이때 시선은 앞을 향하며 20회 실시한다.

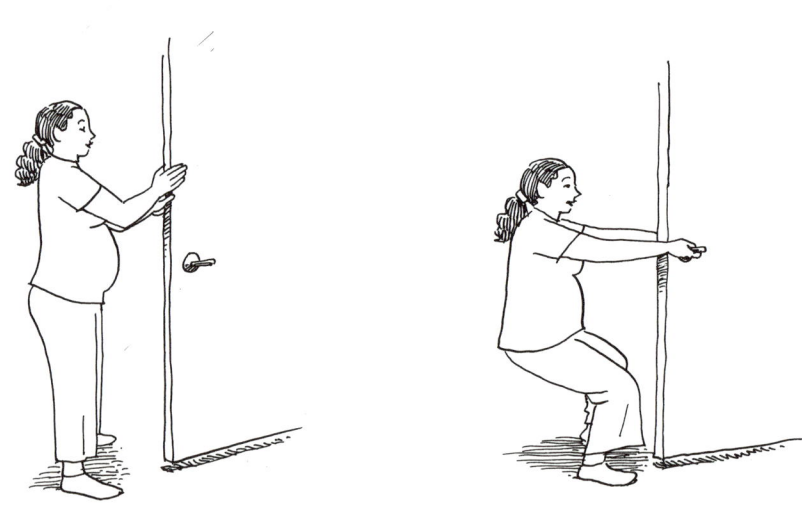

진통이나 분만의 마지막 단계에서 웅크리고 앉는 자세나 느림줄 자세를 취할 생각인 임신부에게 특히 유용한 운동이다. 그런 자세를 취하고 유지하는 데 필요한 유연성과 힘, 근력을 기를 수 있다.

2. 원 만들기

단단한 베개 세 개를 준비한 후 하나는 등 아래쪽에, 나머지 두 개는 등 위쪽에 겹쳐서 놓고 그 위에 편안하게 눕는다. 그래야 등 전체와 머리가 위를 향하기 때문이다. 몸이 왼쪽으로 기울어서 자궁이 하대정맥_{하반신에서 오는 정맥의 혈액을 모으는 정맥계의 본줄기를 말한다 _역자 주}을 압박하지 않도록 오른쪽 엉덩이 밑에 베개를 깐다. 자궁이 하대정맥을 압박하면 심장으로 돌아가는 혈류와 자궁으로 가는 혈류가 감소한다. 손을 무릎 아래에 대고 양 무릎을 가슴 쪽으로 끌어당겼다가 옆으로 벌리면서 아래에서 위로 원을 그

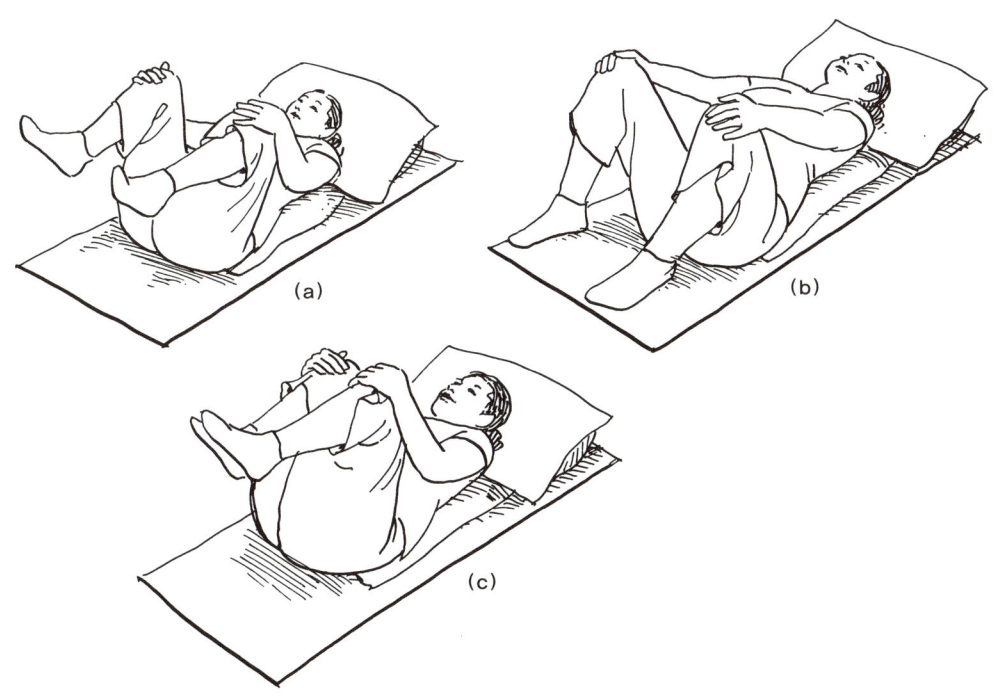

린다. 이 동작을 10회 실시한다. 다음에는 방향을 바꿔서 무릎을 가슴에서 멀어지게 했다가 아래로, 다시 옆으로 벌리면서 원을 그린 다음에 가슴 쪽으로 올린다. 이 동작을 10회 반복한다. 한 번 원을 그릴 때 숨을 들이마시고 다음에 원을 그릴 때 숨을 내뱉는다. 다리 돌리는 동작을 반복하는 동안 얼굴 근육을 이완하고 마음속으로 몸을 구석구석 살피면서 긴장을 푼다.

이 운동은 등 하부 근육을 뻗어주고, 골반을 열어주며, 가장 널리 사용하는 분만 자세에 대비해 모체를 준비시킨다. 이 운동의 유용성과 강도를 높이려면 머리를 들어 올리고 턱을 가슴 쪽으로 약간 기울이는데, 이 동작에는 복부 근육과 목 근육을 사용한다.

3. 바닥 짚고 무릎 꿇기

이 운동을 할 때 지지대가 필요하면 배 밑에 베개를 쌓는다. 그래도 운동 효과는 떨어지지 않는다.

(a) 양손과 양 무릎으로 바닥을 짚고 엎드린다. 숨을 들이마시면서 몸을 앞으로, 숨을 내쉬면서 뒤로 천천히 움직인다. 이때 척추는 자연스러운 상태를 유지한다. 팔꿈치를 약간 구부린 자세로 이 동작을 10회 실시한다.

(b) 척추 자세를 자연스럽게 유지하면서 엉덩이를 좌우로 10회 움직인다. 꼬리뼈 부분을 '흔들지' 말고 체중, 특히 하체 체중을 좌우로 움직인다. 꼬리뼈와 일직선이 되도록 머리를 살짝 숙인다.

(c) 목의 힘을 빼고 꼬리뼈를 둥글게 말면서 골반 기울이기를 10회 실시한다. 동작을 반복할 때마다 척추를 원래 상태로 돌린다. 엉덩이, 골반, 등 아래쪽을 사용하면서 상대적으로 움직임이 작은 운동이다.

(d) 엎드린 자세에서 숨을 내쉬면서 꼬리뼈를 발뒤꿈치 쪽으로 서서

히 낮춘다. 이때 척추 자세는 자연스럽게 유지한다. 3초 동안 자세를 유지하면서 숨을 깊이 들이마셨다가 내뱉는다. 다음에 숨을 들이마실 때 원위치로 돌아온다. 이 동작을 10회 실시한다. 배를 편안하게 하기 위해 무릎을 양옆으로 벌려도 좋고, 필요하면 베개를 사용해도 된다.

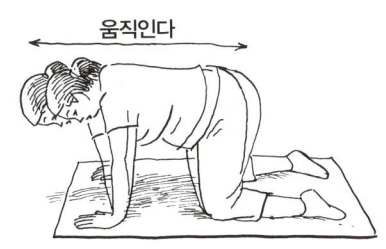

(e) 마지막으로 여전히 엎드린 자세에서 팔꿈치를 내리고 손은 기도하는 자세를 취한다. 숨을 들이마시면서 몸을 앞으로, 숨을 내쉬면서 뒤로 천천히 움직인다. 척추는 자연스럽게 유지하고 목의 힘을 뺀다. 이 동작을 10회 실시한다.

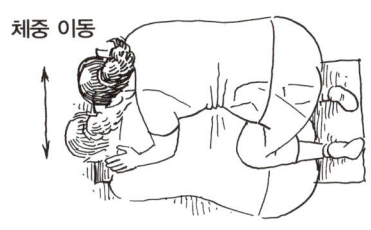

이 운동은 여러 종류의 무릎 꿇기 자세를 할 수 있어 유용하다. 무릎 꿇기 자세는 분만할 때 유용하고, 특히 아기가 거꾸로 들어서 있거나 수축으로 허리 통증이 심할 때 도움이 된다.

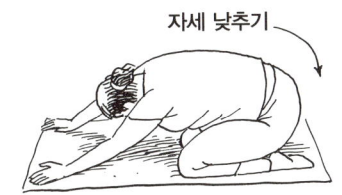

4. 옆으로 누워서 다리 들기

(a) 왼팔로 머리를 베고 왼쪽으로 눕는다. 양 무릎을 붙여 엉덩이와 90도를 이루도록 양쪽 다리를 구부린다. 필요하면 무릎 사이와 배 밑에 베개를 끼운다.

(b) 오른손을 오른쪽 허벅지에 놓은 다음, 오른쪽 다리를 여전히 구부린 상태로 어깨높이보다 약간 높게 들어 올린다. 몸과 일직선이 되도록 다리를 곧게 뻗으며 내린다. 이 동작을 20회 반복한다.

(c) 동작을 다시 시작하되 이번에는 허벅지 뒷부분을 오른손으로 잡고 팔의 힘을 사용해서 다리를 들어 올린다. 20회 반복한다. 운동하는 동안

에는 일상적으로 호흡한다.

(d) 계속 왼쪽으로 누운 상태에서, 이번에는 다리와 엉덩이의 각도를 45도로 만들고, 오른손을 머리에 얹는다.

(e) 오른쪽 다리와 팔꿈치를 동시에 약간 들어서 옆구리 운동을 한다. 정신을 복부 하부 근육에 집중해서 가볍게 긴장시킨다. 일상적으로 호흡하면서 이 동작을 20회 실시한다. 다음에는 오른쪽으로 누워서 같은 동작을 반복한다.

이 운동은 주로 왼쪽으로 누워서 진통과 분만 자세를 취하는 데 유용하다. 경막외마취제를 주입하는 경우에는 들어 올린 다리를 지탱하기 위해 팔을 사용해야 할지 모른다. 아니면 이 자세를 취할 수 있도록 간호사가 침대에 지지대를 달아줄 것이다.

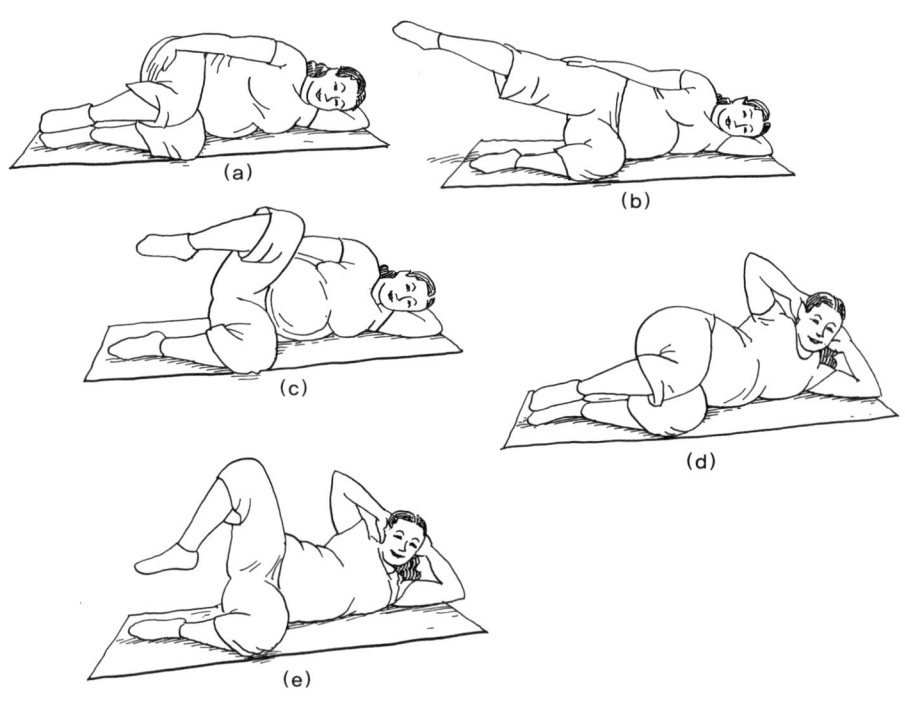

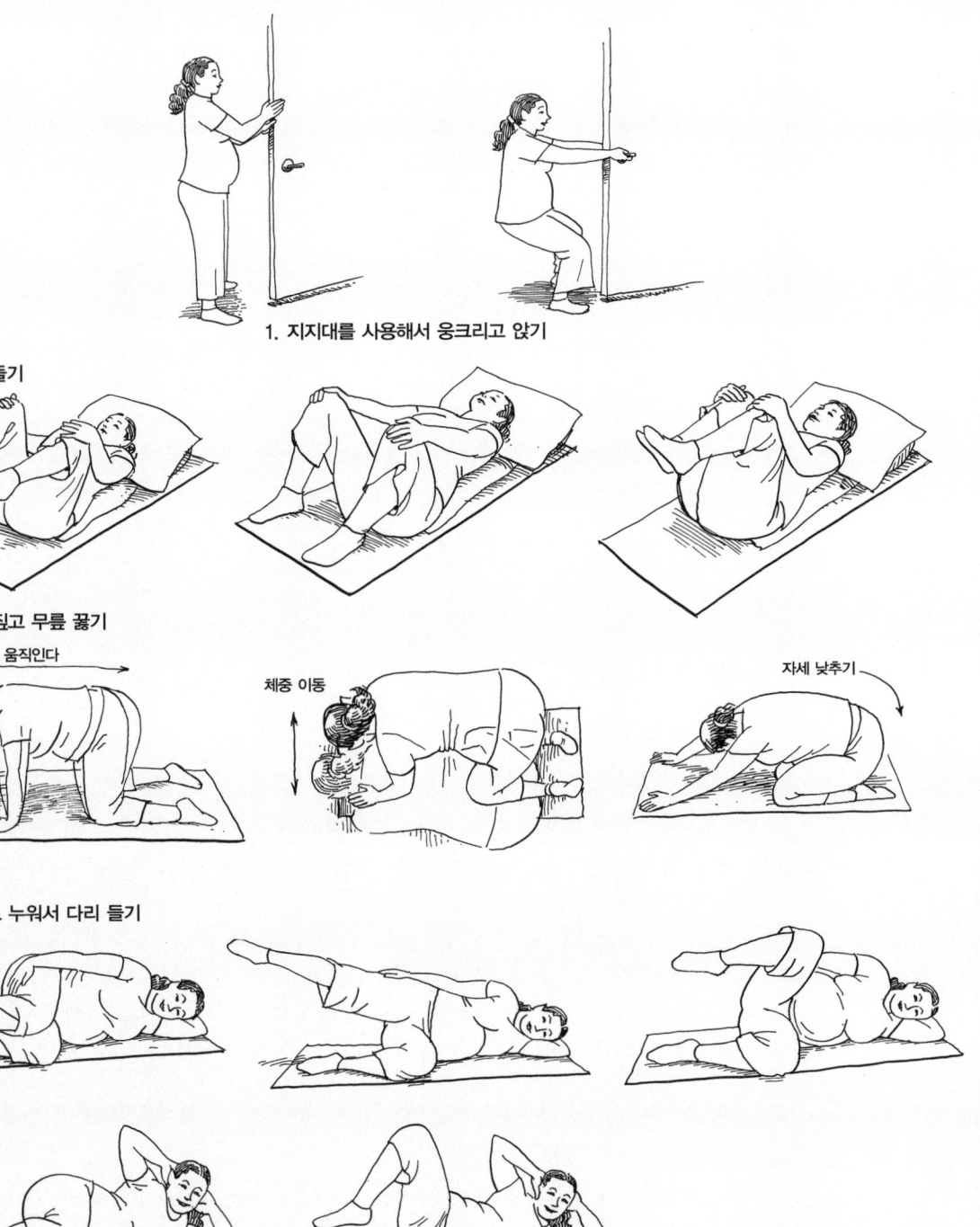

1. 지지대를 사용해서 웅크리고 앉기
2. 원 만들기
3. 바닥 짚고 무릎 꿇기
   움직인다   체중 이동   자세 낮추기
4. 옆으로 누워서 다리 들기

산후 운동

예전처럼 운동을 하려면 분만하고 나서 몇 주가 지나야겠지만 아무 문제 없이 자연분만을 했다면 분만한 다음 날부터라도 의사의 허락을 받고 가벼운 운동을 시작할 수 있다. 적절한 운동을 통해 몸이 더욱 빨리 회복되고 예전 몸매로 돌아갈 수 있다.

제왕절개 수술을 받은 산모라면 의사가 좀 더 기다렸다가 운동을 시작하라고 지시할 가능성이 크다.

우선 가볍게 스트레칭을 하고 걷는 운동과 케겔 운동부터 시작한다. 이 운동 프로그램의 목적은 주로 복부 근육과 등 하부 근육을 팽팽하게 만드는 것이다. 임신한 동안 태아를 품고 있느라 복부 근육이 늘어져 있기 때문이다. 인대와 연골을 이완시키는 호르몬이 작용해 근육이 늘어지면 허리의 안정성이 줄어들고 복직근 이개가 발생한다. 복직근 이개는 자궁이 커지면서 복부 벽이 팽창하여 복부를 따라 세로로 있는 복직근이 분리되는 증상이다.

그렇다면 복직근이 분리되었는지 어떻게 알 수 있을까?

똑바로 누워 발바닥을 펴서 바닥에 대고 무릎은 구부린다. 그리고 배를 볼 수 있도록 셔츠를 걷어 올리고 머리와 어깨를 서서히 들어 올린다. 이때 복부 중앙에 골이 지거나 불룩한 흔적이 있으면 복직근이 분리된 것이다.

배꼽 근처 복부에 손가락 두 개를 올려놓고 머리와 어깨를 살짝 들어서, 배의 중앙을 따라 세로로 파인 부위가 있는지 살펴본다. 파인 부위의 너비에 손가락 1~3개가 들어가면 복직근이 분리된 것이다. 이 경우에는 상당한 요통이 따를 수 있다.

여기서 소개하는 운동을 하면 중심 근육을 탄탄하게 만들고 복직근 이개를 없앨 수 있다. 이 운동은 중심 근육을 강화하고 유지해주는 평생의 동반자가 될 수 있다.

※ 주의: 복직근 이개가 일어나면 윗몸일으키기, 역기 들기, 크런치crunch(윗몸일으키기와 비슷하지만 상체를 끝까지 올리지 않고 바닥에서 반만 올려 복근 윗부분을 단련하는 운동이다 _역자 주)는 하면 안된다.

- 배꼽 당기기: 등 아래쪽의 자연스러운 곡선을 유지하면서 배꼽을 척추 쪽으로 끌어당긴다. 서서도, 앉아서도, 누워서도 할 수 있다. 분만한 다음 날 시작해서 처음에는 한 번에 20회씩 하루 2회 실시하고, 한 번에 50~100회씩 하루 두 번까지 늘린다.
- 바닥을 따라 다리 밀기: 똑바로 누워 발바닥을 바닥에 대고 무릎은 구부린다. 등 아랫부분이 바닥에서 약간 뜬 상태로 척추의 자연스러운 곡선을 유지한다. 등을 고정하고 한쪽 발을 다리가 곧게 펴질 때까지 천천히 미끄러지듯 바닥을 따라 밀었다가 원위치로 돌아온다. 이때 척추의 곡선은 변하지 말아야 한다. 양쪽 다리 각각 20회씩 실시하면서 복부에 골이 지거나 불룩한 흔적이 나타나지 않고 척추의 곡선을 유지할 수 있으면 다음 단계의 운동으로 넘어간다. 척추의

✻ 케겔 운동을 하자! ✻

케겔 운동은 소변의 흐름을 조절하는 근육을 수축했다가 이완하는 운동으로, 가장 좋은 운동 시기는 출산한 이후이다. 천천히 운동할수록 효과가 높다. 임신하기 전에도 임신한 동안에도 출산한 이후에도 실시한다. 해당 부위 전체를 강화하고 탄탄하게 만들어주므로 성생활을 개선할 뿐 아니라, 임신과 분만을 수월하게 넘기도록 해준다(좀 더 자세한 내용은 261쪽 참고).

자연스러운 곡선을 유지하면서 허리 아래쪽을 가능한 한 바닥에 가깝게 대기 위해 무릎 밑에 베개를 사용해도 좋다.

- 한쪽 다리 들어서 다리 밀기: 앞 단계와 같은 자세를 취한다. 무릎을 구부린 상태로 한쪽 발을 바닥에서 들어 올린다. 앞에서처럼 다리 하나를 뻗되 이번에는 발을 바닥에서 약간 들어 올린 상태로 쭉 뻗는다. 척추의 자연스러운 곡선을 유지하면서 양쪽 다리 각각 20회씩 실시한다. 복부가 평평한 채로 20회를 반복할 수 있으면 다음 단계의 운동으로 넘어간다.

- 한쪽 다리 바닥에 닿기: 앞 단계와 같이 한쪽 발을 바닥에서 들고 무릎을 구부린 자세로 시작한다. 반대쪽 다리를 들어 올려 다리끼리 만나게 한다. 양 무릎을 구부리고, 한쪽 다리는 움직이지 않은 상태에서 반대쪽 다리를 바닥 쪽으로 서서히 내렸다가 발이 바닥에 닿으면 다시 원위치로 돌아온다. 안정되고 자연스러운 자세를 유지하면서 양쪽 다리 각각 20회씩 반복할 수 있으면 다음 단계의 운동으로 넘어간다.

- 양쪽 다리 들어서 다리 밀기: 구부리고 있던 다리를 바닥에서 들어 올리는 것만 다를 뿐 자세는 '한쪽 다리 들어서 다리 밀기'와 같다. 무릎을 구부리고 양쪽 다리를 바닥에서 들어 올린다. 바닥에서 몇 센티미터 위로 한쪽 다리를 서서히 뻗었다가 원위치로 돌아온다. 이때 척추는 자연스러운 곡선을 유지하고 복부는 평평해야 한다. 복부 근육이 분리 증상을 보이지 않고 양쪽 다리 각각 20회씩 실시할 수 있으면 다음 단계의 운동으로 넘어간다.

- 양쪽 다리 바닥에 닿기: 무릎을 구부린 양쪽 다리의 높이를 발바닥이 바닥에 닿을 때까지 낮추었다가 다시 원위치로 돌아오는 것만 다르고, 나머지 동작은 '한쪽 다리 바닥에 닿기'와 같다. 이 운동은 복부 근

✳ 운동 길잡이 ✳

시작하기 전, 운동을 해도 되는 시기인지 의사와 먼저 상의한다.

- 운동하는 동안 규칙적으로 호흡한다. 숨을 참거나 무리하게 호흡하지 않는다.
- 유방을 잘 받쳐주면서도 가슴을 압박하지 않는 브래지어를 착용한다.
- 출산한 후에는 가능하면 운동하기 전에 수유한다. 그래야 좀 더 편안하게 운동할 수 있다.
- 하루 종일 물을 많이 마셔야 하지만 특히 운동할 때는 많이 마신다. 갈증이 나면 이미 탈수가 일어난 것이다.
- 0점 만점에 5~7점에 해당하는 강도로 운동한다. 운동하는 동안 숨이 차서 정상적으로 대화를 할 수 없거나, 몸이 지나치게 더워지면 운동을 중단한다. 호흡이 정상적으로 돌아오고 체온이 내려가면 강도를 낮춰서 다시 시작한다.
- 빈속에 운동하지 말고, 운동하기 1~2시간 전에 음식을 섭취한다.
- 임신 중에는 불안정하거나 펄쩍펄쩍 뛰거나 급격하게 움직이는 동작을 피한다.
- 임신 초기가 지나면 등을 대고 누워서 운동하지 않는다. 누워서 운동할 때에는 밑에 베개를 받쳐서 오른쪽 엉덩이를 올린다.
- 운동하는 동안 다음 증상이 나타나면 운동을 멈추고 의사에게 연락한다. 질 출혈, 비정상적 숨 가쁨, 시각 장애, 갑작스러운 두통, 가슴 통증, 비정상적 골반 통증, 빠른 심장박동, 양수 누출, 30초 이상 지속되는 자궁 수축, 조산, 비정상적 태동 유형 변화 등.

육을 강화하고 척추의 자연스러운 곡선을 유지하는 데 효과가 있다.
- 등 기울이기: 발을 엉덩이 너비만큼 벌리고 서서 양팔을 앞으로 곧게 뻗는다. 척추의 자연스러운 곡선을 유지하고 상체를 움직이지 않으면서 무릎을 중심으로 등을 약간 뒤로 기울인다. 이때 머리부터 무릎까지는 일직선을 이루어야 한다. 허리에 통증이 가지 않도록 복부 근육을 긴장시킨다. 넘어져서 부상을 입지 않도록 벽에서 15cm 가량 떨어져서 실시한다.

건강한 임신을 위한 준비 2 의사 선택

요즘은 임신한 후 산부인과 의사나 소아과 의사를 선택할 때 그 선택의 폭이 음식점을 선택할 때처럼 상당히 넓어졌다. 물론 의사를 선택하는 일이 음식점을 선택하는 것보다 훨씬 중요하지만, 자기 가치나 취향에 기준하는 선택의 원칙은 똑같다. 무엇보다 중요한 원칙은 임신과 육아에서 자신이 생각하는 우선순위가 같은 사람을 찾아야 한다는 것이다. 의사에게 자신의 요구 사항을 강요하지 말고 자신과 철학이 같은 사람을 찾는다. 중국 음식을 좋아한다면서 이탤리언 음식을 만드는 요리사를 선택해서 중국 음식을 만들어달라고 요청하는 것은 불합리한 일이니까 말이다.

산부인과 의사 선택하기

산부인과 의사를 찾는 최고의 방법은 계속 물어보는 것이다. 좋은 의사를 알고 있는지 친구에게 묻고, 이웃에게 묻고, 전문가에게 묻고, 동네 마트에서 계산하려고 줄 서 있는 동안 앞뒤 사람에게도 묻는다. 심지어 주변의 병원 분만실에 전화해서 간호사와 마취 전문 의사에게도 물어볼 수 있다.

사람들이 추천해준 의사들의 명단을 추려서 그중 적어도 두 명 이상의 의사를 만나 자신이 중요하다고 생각하는 질문을 던진다. 대답이 옳고 그른지를 따지기보다 자신의 직감을 믿고 자신과 임신·분만의 목표나 철학이 맞는 의사를 찾는 것이 중요하다.

산부인과 의사를 선택할 때 고려할 점

- 자격증이 있는가?
- 보험이 적용되는 병원의 의사인가?
- 의사의 분만 철학은 무엇인가?
- 임신과 분만 과정에서 당신과 남편에게 어떤 선택권이 있는지 묻는다. 임신과 분만 과정에 직접 참여하도록 격려하는 의사가 좋다.
- 최소한 한 달에 한 번 진찰을 받으러 가야 하므로 교통과 진찰의 편리성을 고려한다.
- 병원의 평판은 어떤가? 급히 가야 할지 모르므로 병원의 위치가 편리한가, 의사의 자질은 어떤가 등도 확인한다.
- 단독으로 개업했는가, 큰 병원에 속해 있는가?
- 단독 개업의라면 의사가 자리를 비웠을 때 누가 진료를 담당하는가?
- 큰 병원이라면 산전 진찰은 한 의사가 전담하는가, 교대로 담당하는가? 분만을 도울 의사는 누구인가?
- 의사의 제왕절개 실시 비율은 어느 정도인가? 의사는 어떤 상황에서 제왕절개를 하기로 결정하는가?
- 회음절개에 대해 어떻게 생각하는가?
- 골반위 분만일 때 의사는 어떤 조치를 취하는가?

- 통증 관리에 대해 어떤 조치를 취하는가?
- 유도 분만에 대해 어떻게 생각하는가? 진통 시간에 한계를 정하고 일정 시간을 넘기면 유도 분만을 결정하는가? 분만예정일을 얼마나 넘겼을 때 유도 분만을 결정하는가?
- 산전 검진과 진통을 하는 동안 임신부와 함께 있을 사람에 대해 의사는 얼마나 허용하는가? 출산 도우미에 대해 어떻게 생각하는가?
- 임신부가 보이는 합병증에 대해 의사는 많은 경험을 갖고 있는가? 다른 전문가에게 의뢰할 것인가?
- 제왕절개 후 질 분만을 시도할 계획이라면 의사의 시술 성공률은 어느 정도인가? 이상적인 성공률은 60~80%이다
- 수중 분만을 시도할 계획이라면 수중 분만에 대한 의사의 경험과 철학이 임신부와 일치하는가? 병원은 수중 분만을 허용하는가?

소아과 의사 선택하기

소아과 의사를 결정하는 것은 커다란 숙제이다. 아기에게 젖을 먹이면서 일어나는 여러 가지 문제를 상의하고 상황이 순조롭지 않을 때마다 도움을 요청해야 하기 때문이다. 산부인과 의사를 선택할 때와 마찬가지로 건강과 육아에 대해 산모의 원칙에 동의하는 의사를 찾아야 한다.

소아과 의사 중에는 첨단 기술에 민감하고 상당히 공격적인 태도로 아기의 모든 증상 하나하나를 치료하고 싶어 하는 의사도 있다. 반면 급하게 증상을 치료하기보다는 저절로 치유되도록 지켜보자는 의사도 있으

며, 대체 의학에 상당히 호의적인 의사도 있다. 심지어는 소아과 의사 협회에서 정한 예방접종 일정과 다르게 권하는 의사도 있고, 철저하게 지키는 의사도 있다.

무엇보다 산모 스스로가 주의를 기울이는 것이 중요하다. 상담을 하는 동안 산모가 의사로부터 강요받는 느낌이 들고, 편견을 보이면 나중에 아기가 진찰을 받을 때에도 같은 상황이 벌어진다. 소아과 의사를 결정할 때 고려해야 할 가장 중요한 점은, 개인적으로 의사와 의사소통을 할 수 있는가이다. 결국 산모에게 가장 중요한 존재를 돌봐줄 사람이기 때문이다.

다음은 소아과 의사를 선택할 때 확인해야 하는 질문이다.

- 의사 면허증이 있는가?
- 의사의 교육, 훈련, 경험은 어떠한가? 몇 년 동안 의사로 활동했는가?
- 진료실 위치가 찾아가기 편리한가? 아기가 태어난 첫해에는 자주 찾아가야 하기 때문에 위치의 편리성도 중요하다.
- 의사의 협력 병원은 어디인가?
- 의사는 단독 개업의인가? 그렇다면 의사가 근무하지 않는 저녁과 주말은 누가 책임을 지는가?
- 큰 병원에 속해 있는 의사인가? 그렇다면 산모는 주로 담당 의사를 만나는가, 아니면 시간이 허락되는 의사를 무작위로 만나는가?
- 의사가 직장에 다니는 부모의 편의를 위해 이른 아침이나 저녁, 주말에도 진료를 하는가?
- 의사가 산모와 이메일로 대화하는 것이 가능한가?
- 이메일이나 전화로 질문했을 때 오래 기다려야 하는가?
- 근무 시간이 지나서 질문했을 때 즉시 답을 들을 수 있는가?

- 진료실은 깨끗하고 편안한가? 아픈 아이를 위한 대기실이 분리되어 있는가?
- 직원은 친절한가?
- 모유수유와 분유수유에 대한 의사의 태도는 어떤가? 산모의 생각과 일치하는가?
- 의사는 귀 감염을 어떤 방식으로 치료하는가? 이는 의사의 치료 성향을 판단할 수 있는 좋은 기준이다. 항생제를 쉽게 처방하는 의사도 있고, 귀 감염은 3일 이내에 저절로 치유되므로 증상을 지켜보며 기다리자고 말하는 의사도 있다.
- 산모와 의사가 육아에 대해 비슷한 견해를 갖고 있는가?
- 대체 의학에 대한 의사의 생각이 산모와 일치하는가?
- 의사가 예방접종 시기에 대해 나름대로 기준을 갖고 있는가? 예방접종 시기와 선택 예방접종에 대해 얼마나 융통성을 발휘하는가?
- 의료 기록을 컴퓨터로 보관하는 설비를 갖추고 있는가? 그래야 아이의 의료 기록이 온전할 수 있다.

건강한 임신을 위한 준비 3 약물과 독소 안내

임신했을 때에나 모유수유를 할 때 임산부가 자기 몸에 들어가는 모든 물질에 신경을 곤두세우고, 이 물질이 아기에게 영향을 미칠까 봐 걱정하는 것은 당연하며, 지나치지만 않다면 바람직한 태도라 할 수 있다. 예비 부모를 더욱 당황하게 만드는 것은 바로 약물이다. 약물이 태반을 통과하거나 모유에 들어가서 아기에게 나쁜 영향을 미칠까 봐 약물을 입에도 대지 않으려는 임산부가 많다. 하지만 실제로 임신이나 모유수유 중이더라도 합리적으로 약물 치료를 받을 수 있다. 대개는 약물 때문에 발생하는 위험보다 이익이 더 크기 때문에 건강을 위해 약물을 권한다. 건강한 엄마가 건강한 아기를 낳고 키우는 법이다.

여기서는 흔하게 사용하는 약물 종류와 위험 요소를 나열하고, 약물과 독소에 대한 일반 지침을 소개한다. 더 많은 정보를 원한다면 www.motherisk.org를 방문하라. 허브도 약물이라는 사실을 기억하고 그렇게 다루어야 한다. 약국이 아니라 건강식품 매장에서 구입했다고 해서 독성이 없다고 생각해서는 안 된다.

일반 지침

- 임신했다는 사실을 모르고 알코올을 조금 섭취했다 해서 아기가 태아 알코올증후군에 걸리지는 않는다. 아기를 가질 생각이라면 임신하려고 노력하기 몇 주 전부터 금주해야 한다. 습관성 음주자이거나 임신한 동안 알코올을 끊을 수 없으면 즉시 전문가에게 도움을 요청한다.
- 임신하기 전에 금연한다. 임신하고도 여전히 담배를 피우고 있다면 당장 끊어라! 스스로 금연할 수 없으면 전문가의 도움을 받는다. 금연하도록 임신부를 돕는 프로그램이 있으니 적극 활용한다.
- 임신한 동안 마음대로 약을 먹지 않는다.
- 우울증, 천식, 당뇨 같은 만성 질환을 치료하기 위해 복용하고 있는 약물의 양을 조절하는 문제를 놓고 의사와 상의한다.
- 현재 복용하는 약물이 임신에 부정적 영향을 미친다면, 약효는 동일하면서 태아에게 안전한 약으로 바꿀 수 있는지 의사와 상의한다.
- 태아에게 안전한지 여부에 대한 정보는, 일반적으로 새롭고 강한 약물보다는 오랫동안 사용해온 약물에 많이 담겨 있다. 정식으로 연구를 수행하지 않았더라도 오랫동안 많은 사람이 사용해오면서 경험

을 쌓았기 때문이다.
- 의료 문제로 약물을 복용해야 한다면 적정량을 꼭 지킨다.
- 태아에게 안전하지 않다고 입증된 약물은 극소수이다.
- 모유수유를 할 때 복용할 수 없는 약물은 극소수이다.
- 임신 후기에 이르면 자궁이 커지면서 약물의 대사도 빨라지므로 약물 복용량을 늘려야 할 수도 있다.
- 대부분의 허브 제품은 임신한 동안 복용해도 태아에게 안전하다는 증거가 없다. 따라서 허브 치료법에 대해서는 의사에게 문의하고 신중하게 접근해야 한다.
- 화학물질에 노출되는 직업에 종사한다면 화학물의 종류를 파악하고 태아를 지킬 수 있는 방법에 대해 조언을 구한다. 노파심에 강조하지만 손톱에 매니큐어를 칠하고 머리를 염색하고 싶다면 통풍이 잘 되는 미용실을 선택한다.
- 정확하지 않은 정보로 임신한 동안 복용하기에 안전한 약물과 위험한 약물을 열거하며 임신부에게 겁을 주는 사람이 많다. 매우 부적절한 정보가 넘쳐나는 인터넷 사이트도 많다. www.drugsafetysite.com을 참고하면 도움이 될 것이다.

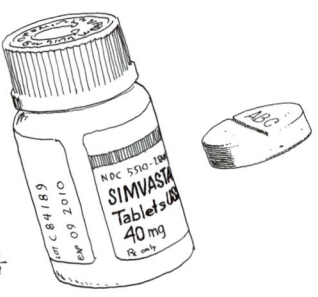

약물을 복용할 때 지켜야 할 점

대부분의 약이 안전해 보이기는 하지만 여전히 다음 사실을 유의해야 한다. 선천성 결함의 2~3%는 약물과 관련이 있을 가능성이 높기 때문이다. 임신한 동안 약물의 안전성 여부를 검사하는 임상 실험에 참여자료는 매우 적지만, 반드시 필요한 약물이 아니라면 되도록 피하고 자연적인 대안코가 막혔을 때 더운물로 샤워를 하는 등을 찾아본다. 임신한 아내 또는 딸에게 마음을 편하게 해줄 수 있는 약물, 약간 망설여지는 약물, 복용하지 말라고 강조하는 약물의 목록을 소개한다.

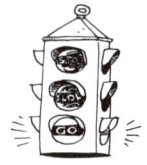

복용해도 안전한 약물
괄호 안은 국내에서 구할 수 있는 제품 이름이다 _김수자 주_

임신한 동안에도 일반적으로 안전하게 사용할 수 있는 약물이 있다 적절한 양과 복용법을 지키고, 특히 임신 전에 부작용 없이 사용한 적이 있다면. 임신한 동안에는 약물을 복용하거나 허브 치료법을 사용하기 전에 의사와 상의한다.

- 알레르기: 클로르페니라민chlorpheniramine(클로르트리메톤Chlor-Trimeton), 디펜하이드라민diphenhydramine(베나드릴Benadryl)
- 천식: 부데소나이드budesonide(풀미코트Pulmicort), 라이노캣Rhinocat
- 변비: 도큐세이트docusate(콜레이스Colace, 둘코락스Dulcolax), 폴리에틸렌polyethylene(미라락스MiraLax), 마그네슘 유제, 메타뮤실Metamucil, 시트루셀Citrucel
- 기침: 덱스트로메토르판dextromethorphar(로비투신 디엠Robitussin DM)
- 당뇨: 인슐린과 메트포민metformir(글루코파지Glucophage)
- 설사: 로페라미드loperamide(이모디움Imodium)
- 가스: 시메치콘simethicone(가스엑스Gas-X, 밀리콘Mylicon)
- 가슴앓이: 톰스Tums
- 치질: 턱스Tucks, 프레퍼레이션에이치Preparation H
- 갑상샘기능부전증: 레보티록신levothyroxine(신트로이드Synthroid)
- 감염: 많은 감염에는 항생제 페니실린penicillin과 에리트로마이신erythromycin, 요로감염증에는 니트로푸란토인nitrofurantoin(마크로비드Macrobid), 여러 감염에는 세팔로스포린cehalosporins(세팔렉신Cephalexin, 세파졸린Scefazolin), 하부 위장관 감염에는 클린다마이신clindamycin(클레오신Cleocin), 요도관 감염과 기타 감염에는 메트로니다졸metronidazole(플라질Flagyl), 이스트 감염에는 항진균 클로트리마졸antifungal clotrimazole(진-로트리민 Gyne-Lotrimin), 헤르페스에는 항바이러스 아시클로버acyclovir(조비락스Zovirax)
- 불면증: 독실아민doxylamine(유니솜Unisom), 베나드릴Benadryl
- 입덧: 피리독신pyridoxine, 메토클로프라미드metoclopramide(레글란Reglan)
- 통증: 아세트아미노펜acetaminopher(타이레놀Tylenol)

주의해야 하는 약물 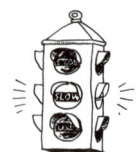	임신 기간이나 수유 기간에는 복용하지 않는다. • 우울증: 미국 식품의약국은 항우울제에 대해 경고하고 있지만 위험성은 경미해 보인다. 세로토닌 재흡수 차단제는 드물기는 하지만 신생아에게 합병증을 유발하고, 그중 하나인 파록세틴paroxetine(파실Paxil)은 한때 선천성 결함을 유발한다고 여겼지만 이를 입증하는 증거는 없다. • 이뇨제 • 코막힘: 슈도에페드린pseudoephedrine(수다페드Sudafed), 트리프롤리딘triprolidine (액티페드Actifed). 임신 초기에는 복용하지 않는다. • 마약성 통증 완화제: 반복 복용하지 않는다.
복용해서는 안 되는 약물 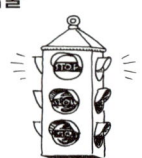	임신 기간이나 수유 기간에는 복용하지 않는다. • 여드름 치료제인 어큐테인Accutane: 선천성 결함의 발생과 관계가 있다. • 아스피린: 드문 경우이기는 하지만, 반복해서 유산하는 임신부는 임신 초기에 유아용 아스피린을 처방받을 수 있다. 임신하고 첫 3개월이 지나면 비스테로이드성 항염증제인 이부프로펜ibuprofen, 나프록센naproxen, 아스피린은 진통제로 적당하지 않다. 프로스타글란딘 수치를 떨어뜨려 아기의 심장에서 나오는 관을 지나치게 일찍 막기 때문이다(분만 후 자연적으로 일어나는 과정이다). • 불안과 불면증: 벤조디아제핀benzodiazepines(디아제팜diazepam, 미다졸람midazolam)

※주의: 항발작제와 기분 안정제처럼 좀 더 구체적인 질병에 투여하는 약물에 대해서는 의사와 상의한다. 임신한 동안 허브 치료법의 안전성에 대한 최신 정보는 www.americanpregnancy.org에서 얻을 수 있다.

건강한 임신을 위한 준비 4 아기 용품

아기를 집으로 데려오기 전에 방 하나를 비우는 것만으로는 충분하지 않다. 출산하기 전에 아기의 방을 꾸미고 산모와 아기에게 필요한 물품을 준비한다. 아기 방이 따로 있으면 아기를 집에 데려오기 전에 페인트 칠이나 도배를 끝내서 유해 물질이나 냄새가 빠져나가게 한다. 또 모든 전기 콘센트를 막고, 화재경보기를 점검하고, 아래쪽 수납장에 보관한 세척제와 약품 같은 위험한 것은 모두 없앤다. 아기를 데려오기 전에 준비할 물품을 알아보자.

아기용 준비물

- 유아용 카시트: 설치하는 연습을 해본다.
- 아기 침대
- 옷과 기저귀를 보관할 서랍장
- 기저귀를 갈아줄 장소 평평한 면에 푹신하게 바닥을 댄 테이블. 바닥이나 침대를 사용하는 경우에는 밑에 깔 패드
- 기저귀 출생하고 첫 달에는 일회용 기저귀 약 350장. 천 기저귀는 출생하고 첫 주에 약 90장을 사용한다. 기저귀 커버나 방수 팬티는 6~10장 준비한다

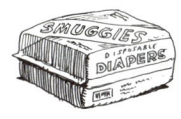

- 기저귀 통
- 알코올 성분이 없는 물휴지
- 트림할 때 또는 기타 용도로 사용할 기저귀 여유분이나 거즈 10~12장
- 배냇저고리나 배내 가운 또는 위아래 붙은 내의 5~10벌
  머리를 넣어서 입히는 옷은 사지 않는다
- 신발과 양말 3~5켤레
- 니트 모자 1~2개
- 여름이면 햇빛 가리개 모자 1개
- 면 잠옷이나 가운 5~7벌
- 계절이나 방의 온도에 따라 솜털 잠옷 1~2벌
- 겨울이면 포대기 1개
- 속싸개 5~7개
- 보온용 담요 1~2개
- 침대보 3~4개
- 침대용 방수 매트리스 깔개
- 부드러운 수건 3~5장

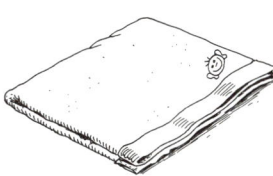

- 모자 달린 타월 3~5장
- 아기용 손톱 가위나 손톱깎이
- 디지털 체온계
- 아기용 브러시와 빗
- 순한 비누
- 베이비 샴푸
- 바셀린
- 데시틴Desitin이나 발멕스Balmex 등 기저귀 발진 크림
- 면봉귀에 사용하지 말 것
- 탈지면
- 소독용 알코올탯줄 관리용
- 모빌대조가 강한 색을 사용한다
- 베이비 모니터
- 아기 욕조
- 분유수유를 하는 경우에는 우유병, 젖꼭지, 우유병 씻는 솔, 분유
- 인공 향과 방부제가 없는 세탁 세제
- 폴리바이졸Poly-Vi-Sol 액체 비타민. 권장량은 생후 2개월부터 하루 1ml이지만 의사와 상의한다. 모유에 충분히 들어 있지 않아서 비타민 D가 부족한 신생아가 많으므로 따로 먹여야 한다.

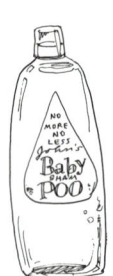

※주의 아기 옷, 침대보, 수건 등은 사용하기 전에 한 번 세탁한다. 아기용품을 굳이 다른 세탁물과 분리해서 세탁하거나 아기 전용 세제를 사용할 필요는 없다. 그리고 유해한 화학물질을 함유하므로 시중에서 판매하는 섬유 유연제는 사용하지 않는다. 옷을 부드럽게 세탁하고 싶으면 베이킹 소다 1/4컵이나 흰 식초 1/4컵을 마지막 헹굴 때 첨가한다. 식초를 사용하면 정전기를 방지할 수 있다.

산모용 준비물

- 모유수유를 하는 경우에는 수유용 면 브래지어 2개, 수유용 패드 2장, 수분 크림이나 라놀린 크림
- 직장에 가져가기 편리한 휴대용 유축기를 구매하거나, 좀 부담스러운 크기라도 강력하게 작동하는 병원급 유축기를 대여한다.
- 커다란 사이즈의 생리대 오버나이트용으로 구매
- 여성용 윤활제 아스트로글라이드Astroglide, 케이와이 윤활 젤리KY Brand Jelly
- 위치 하젤 패드
- 얼음 팩 아픈 둔부와 유방을 마사지하기 위한
- 매트리스용 방수 깔개
- 먹을거리를 사거나 만들어서 냉동실과 다용도실에 보관한다.
- 건강에 좋은 군것질거리
- 손을 대지 않고 사용할 수 있는 블루투스 헤드셋

유용한 물건

- 유모차
- 아기띠
- 흔들의자
- 건전지로 작동하는 그네

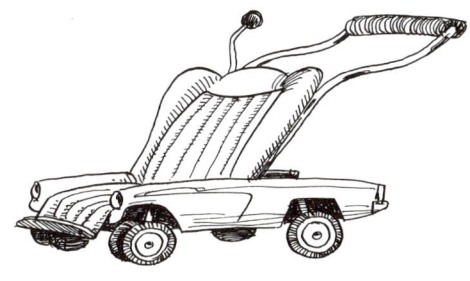

- 아기가 똑바로 누워서 바라보거나 발로 찰 수 있도록 장난감이 매달려 있는 놀이 기구
- 촉감과 소리가 다양하면서 부속물이 떨어지지 않는 부드럽고 색채가 다양한 장난감
- 딸랑이를 비롯해 아기가 손에 쥘 수 있는 장난감

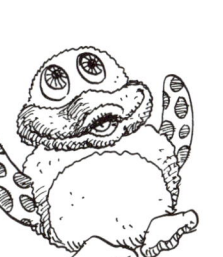

- 침대 거울
- 천으로 만든 책, 보드 북
- 자장가나 모차르트 음악을 담은 CD
- 며칠 동안 가정으로 배달되는 음식

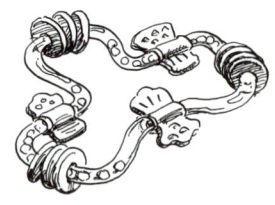

아기 침대 고를 때 유의 사항
- 매트리스 표면이 단단하고 침대 프레임과 잘 맞아야 한다.
- 나사나 받침대가 느슨해도, 빠져 있어도, 깨져 있어도 안 된다.
- 아기의 머리와 몸이 빠져나오지 않도록 난간의 폭이 좁아야 한다.
- 머리가 끼지 않도록 머리판이나 발판에 틈이 있으면 안 된다.
- 옷이 걸리지 않도록 침대 모서리 네 기둥이 높지 않아야 한다.

건강한 임신을 위한 준비 5 아빠의 역할

"아빠가 된 것을 축하합니다!" 우리는 술과 담배를 건네며 축하하진 않을 것이다. 대신에 등을 툭툭 쳐주고 악수를 하면서 아내를 위해 해줄 수 있는 심부름 목록을 건네주며 축하하고 싶다.

현실을 들여다보자. 실제로 임신한 아내를 도와줄 수 있는 방법은 무궁무진하다. 자신이 아내의 코치이기도 하고, 친구이기도 하고, 수리공이기도 하고, 완벽한 파트너라고 생각하자.

임신부가 '마미 브레인 신드롬mommy brain syndrom, 임신을 하면서 기억력이 감퇴하고 지적 능력이 떨어지는 증후군을 말한다 _역자 주'을 보이듯이 남편도 믿거나 말거나 '대디 브레인 신드롬daddy brain syndrom'을 보인다. 예비 아빠는 임신한 아내와 엇비슷하게 호르몬과 두뇌 변화를 겪는다. 유사 체중 증가와 유사 임신 같은 현상이 여기에 해당한다. 아기가 태어나기 몇 주 전에 아빠의 유즙분비호르몬 수치는 20% 증가하고, 아내가 임신한 동안 남편의 스트레스 호르몬인 코르티솔 수치는 두 배로 늘어난다. 아기가 태어나면 테스토스테론 수치가 떨어지기까지 하는 등 남성의 뇌는 남성적 방어막을 내리고 유대감 형성에 우호적인 태도를 취한다.

남편이 임신에 따른 아내의 신체 변화에 대해 할 수 있는 일은 거의 없지만, 임신과 아빠 역할에 대해 이런저런 감정이 교차하므로 출산과 육아에 적극적으로 개입할 필요가 있다. 예비 아빠가 정말 큰 역할을 담당할 수 있는 영역이 세 군데 있다. 꼭 기억하자. 멋진 아빠가 되기 위한 시작은 우선 멋진 예비 아빠가 되는 것이다.

물리적 영역

- 아기 방을 꾸민다. 아내가 좋지 않은 냄새를 맡지 않도록 아기 방의 페인트칠을 맡아서 한다. 아기 침대를 구하고 필요한 가구를 들여놓는다. 앞으로 몇 년 동안 당신은 아기 침대며, 유모차며, 장난감 조립의 대가가 될 것이다.
- 아기의 안전을 책임진다. 전기 콘센트를 막고, 세제를 치운다. 아기가 기어 다니며 이것저것 열어보고 만져보려면 아직 한참 멀었다고 여기겠지만, 정말 눈 깜짝할 사이에 그렇게 된다. 나중에 걱정하지 않도록 미리 마무리한다.
- 여유 자금을 확보하고 예산을 세운다. 아기 먹을거리, 기저귀, 옷의 가격을 알아보고 합리적인 지출 예산을 세운다. 경제적 문제를 어떻게 해결할지 적극적으로 생각한다.
- 유언장을 작성하고, 자신의 생명보험과 장애보험을 확인한다.
- 가족을 위해 식사를 준비한다.

- 집안일을 많이 한다. 청소, 빨래, 설거지 등을 도와주면 아빠로서 점수도 딸 뿐 아니라 예비 엄마를 기분 좋게 해줄 수 있다. 아기와 관계가 있든 없든 집 안을 돌아다니며 아내를 위해 일을 하면 결국 아내의 스트레스를 덜 수 있다는 사실을 기억하자.
- 아내가 먹고 싶어 하는 음식이 있으면 새벽에라도 마다 않고 즉시 구해온다. 검은 올리브나 바나나를 찾더라도, 설사 송어 지느러미가 먹고 싶다고 말하더라도 무조건 오케이해야 한다.
- 병원에 갈 짐을 챙기고, 아기용품을 정리해놓는다.
- 아기가 태어난 후에는 수유를 어떻게 도와줘야 하는지 묻는다. 산모는 녹초가 되어서도 거의 세 시간마다 수유를 해야 한다. 이때 아빠가 일어나서 아기를 아내에게 데려다 줄 수 있다. 모든 책임을 아내에게 떠맡기지 말자. 아내의 힘을 조금만 아껴줘도 크게 도움이 된다.

감정적 영역
- 아내의 말을 계속 들어준다. 당신이 좋아하는 야구·정치·대중문화에 대한 이야기는 뒷전으로 밀어두고 입덧, 초음파, 시부모에 대한 불만 등을 이야기해야 할지 모른다. 하지만 최선을 다해 대화 상대가 되어야 한다. 아내에게는 지금 그런 대화가 필요하다.
- 당신이 건강하게 생활하는 것은 물론 좋지만, 지금은 자신의 체중이 불어서 걱정이라든지 몸을 만들기 위해 하루에 팔굽혀펴기를 600번씩 하겠다고 아내에게 선언할 때가 아니다. 아내는 스스로 어찌할 수 없

는 변화 때문에 두려워하고 걱정하고 있는데 남편이 자기 몸에 지나치게 신경을 쓰면 기분이 더욱 상한다. 어쨌거나 건강에 좋은 음식을 먹되 자기 몸에 지나치게 신경 쓰는 표시를 내지 말자.

- 아내에게 신경을 써야 한다. 아슬아슬하게 노출한 모델이 출연한 광고를 보고 있으면, 아내의 임신한 몸매에 불만을 품고 다른 여자의 몸매를 즐긴다는 오해를 살 수 있다. 그러니 야한 잡지의 구독이나 야한 영화 감상도 당분간 중단하자.
- 아내의 몸에 많은 변화가 있다는 사실을 알고 있겠지만, 8장을 자세하게 읽어본다. 아내의 신체적 변화를 이해하면 아내가 상당히 고마워할 것이다.
- 반대편 뺨도 내밀어라. 아마도 임신한 동안에는 아내의 기분 변화가 아주 심할 것이다. 따라서 순간적으로 당신에게 소리 지르고 나서, 언제 그랬느냐는 듯 당신을 껴안더라도 의아하게 생각하지 말자. 물론 아내의 변덕에 무조건 맞춰야 한다는 뜻은 아니지만, 아내가 평소에 하지 않던 말을 하고 행동하는 것은 호르몬 때문이라는 점을 기억한다.
- 당신이 집안에서 더 이상 대장이 아니라는 사실을 기억하라. 짐작하고 있지만 막상 뒷전으로 밀려나면 기분이 상할 수 있다. 상처를 받을 수도 있지만 가족을 위해 좋은 일이라며 자신을 토닥인다.
- 주위 사람들이 이런저런 조언을 하더라도 중심을 잡고 참고한다. 당신이 아빠 역할을 제대로 못 하고 있다고 말하는 것이 아니다. 좋은 의도에서 조언하는 것이므로 신경이 곤두서지 않도록 주의한다.
- 자그마한 행동으로 아내에게 성의를 표시하라. 아내가 포기했듯이 당신도 와인 마시는 취미를 당분간 포기하고, 가능한 한 병원에 같이 가며 출산 교실에도 적극 참여한다.

- 아내를 잘 대변하기 위해, 진통과 분만 과정에서 아내가 원하는 것이 무엇인지 파악한다.

신체적 영역

- 224쪽에는 둘의 관계를 더욱 풍요롭고 관능적으로 바꾸는 제안을 소개했다. 임신한 동안 성욕이 증가하는 여성도 있지만, 아내가 생각하는 친밀한 관계는 성행위를 뜻하지 않을 수 있다. 하지만 그런 아내라 하더라도 포옹하고 키스하고 손을 잡는 등 감정을 전달하는 신체 접촉은 고마워한다. 그러므로 자주 시도하자.
- 225쪽을 참고해서 가장 편안한 체위를 찾는다. 아내가 가능한 한 편안한 자세를 취할 수 있도록 배려한다.
- 당신에게는 두 손이 있지 않은가? 아내의 등을 두드려주고, 목을 안마해주고, 어깨를 주물러준다. 태아까지 품고 있으므로 그만큼 더 긴장한 아내의 맘과 몸을 풀도록 도와주는 것이다.
- 테니스공 두 개를 준비한다. 아내가 진통할 때 아파하는 부위를 테니스공으로 문질러서 근육을 풀어주고 통증을 완화해준다.

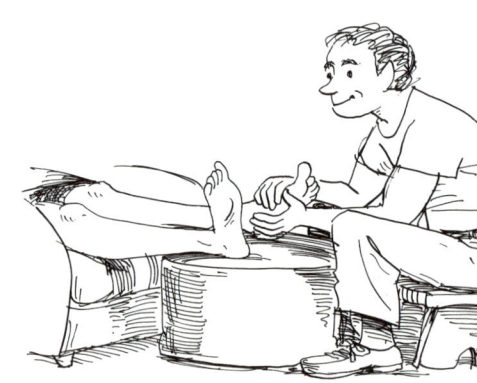

부록

- 임신 전에 해야 할 일
- 불임
- 예방접종
- 미숙아와 다태아
- 산후우울증 척도

Appendixes

부록 1

임신 전에 해야 할 일

스타벅스에서 바리스타가 카페 라테를 정신없이 만들어내는 것처럼, 할 일 목록을 길게 작성해야 직성이 풀리는 사람이라면 이 책이 물 만난 것처럼 반가울 것이다. 실제로 임신하기도 전에 임신에 대한 글을 읽고 있으니 말이다. 정말 유익하고 현명한 일이다. '우리가 임신하기 전에 해야 할 일'의 목록을 만든 것은 바로 임신하기 전에 해야 할 일을 미리 하도록 하기 위해서이다. 전체 임신의 50%는 계획하지 않은 임신이므로 건강에 바람직한 방향으로 임신 전 계획을 세우는 것이 중요하다. 가임기 여성이면서 피임을 하지 않고 있다면 건강한 임신 가능성을 높이기 위해 다음 단계를 따라야 한다.

행동 습관을 바로잡는다
- 담배를 끊는다.
- 알코올 섭취를 중단한다.
- 건강과 상관없는 기분 전환용 약물을 끊는다.
- 간접흡연을 피한다.
- 매일 치실을 사용해 치아를 관리한다.

최적의 몸 상태를 유지한다
- 규칙적으로 운동한다.
- 적정 수준의 체중을 유지하고 체질량 지수를 20~25kg/m²으로 유지한다. 체질량지수에 대해서는 89쪽 참조, 허리둘레는 신장의 절반 이하로 유지한다. 예를 들어 신장이 165cm인 여성이라면 스칼렛 오하라처럼 숨을 들이마신 상태로 배꼽을 중심으로 허리둘레가 32.5인치 이하여야 한다.
- 명상, 요가, 스트레칭, 걷기 등 스트레스를 줄이는 방법을 훈련한다.

섭취물을 꼼꼼히 관리한다
- 엽산 400mcg을 포함한 임신부용 비타민을 매일 복용한다.
- 하루 카페인 섭취량을 200mg 이하로 줄인다.
- 트랜스 지방을 섭취하지 않는다.
- 가능하면 유기농 저지방 육류, 탈지 유제품, 채소를 섭취한다.
- 수은 함량이 많은 생선의 섭취를 피한다 참치, 상어, 옥돔, 황새치 등.
- 보충제나 지방이 많은 생선으로 DHA 섭취량을 매일 최소 200~300mg까지 늘린다. 콩 제품, 전곡, 아마씨를 섭취한다. 호두, 아보카도, 카놀라유 등으로 오메가-6 섭취량을 늘린다.
- 생선회, 덜 익힌 고기, 부드러운 치즈(브리, 고르곤졸라), 저온살균하지 않은 치즈와 우유는 피한다.
- 이부프로펜ibuprofen(애드빌Advil, 모트린Motrin), 나프록센naproxen(얼리브Aleve), 아스피린 대신 아세트아미노펜acetaminophen(타이레놀Tylenol)을 복용한다.

노출을 최소화한다
- 톡소플라스마감염증에 노출되지 않으려면, 정원을 가꾸거나 고양이 배설물을 치울 때 꼭 장갑을 끼고 일을 마친 뒤에는 반드시 손을 철

저하게 씻는다.
- 페인트칠을 할 때는 라텍스 페인트를 사용하고, 스프레이 페인트와 페인트 희석제는 사용하지 않는다.
- 비스페놀-A 플라스틱 물병을 만드는 화학물질, 프탈레이트 phthalates, 치과용 합성 충전물에 사용하거나 플라스틱을 전자레인지에 돌렸을 때 방출된다, 플루오로텔로머 fluorotelomers, 전자레인지용 팝콘 봉지의 피복제, 얼룩방지 카펫과 가구 성분, PCBs 오염된 물에서 잡은 물고기에서 볼 수 있는 유기화합물인 폴리염화바이페닐 같은 화학물질의 섭취를 피한다.
- 살충제에 노출되지 않는다.
- 수은이나 납 같은 중금속을 피한다.

✻ 임신했는지 어떻게 알 수 있나요? ✻

자신이 임신했다는 사실을 진단 없이 아는 경우도 있다. 직감하거나, 몸 상태가 평소와 약간 다르다고 느낄 수 있다. 유방이 좀 더 부드러워질 수도 있고, 특정 음식이 싫어지거나 먹고 싶을 수도 있다. 임신 여부를 확실하게 알 수 있는 유일한 방법은 혈액이나 소변에 인간융모성생식선자극호르몬 hCG이 들어 있는지 확인하는 것이다. 혈액 검사는 병원에서 실시하지만 소변 검사는 집에서도 할 수 있다. 하지만 수정하고 10~14일 지나야 hCG가 검출되므로 소변으로 임신 여부를 판독하는 일반 검사의 결과는 수정한 지 4주 동안 양성이 아닐 수도 있다. 생리를 한 번 건너뛰고 나서도 임신 여부를 확실하게 알지 못할 수도 있다는 뜻이다. 일반 소변 검사와 고감도 소변 검사를 병행하면 상당히 정확한 결과를 얻을 수 있다. 가정에서 검사하려면 아침에 배출하는 hCG의 농도가 더 높은 첫 소변을 사용하고 결과가 나타나기까지 5~10분 기다린다.

- 취미 생활을 하거나 일을 하면서 톨루엔toluene, 자일렌xylene, 벤젠benzene, 테트라클로로에틸렌tetrachloroethylene, 에틸렌옥사이드ethylene oxide, 아세톤acetone, 포름알데히드formaldehyde 같은 유기 용제에 노출되지 않도록 주의한다.
- 마취용 기체에 노출되지 않는다.
- 방사선X선, 잦은 장거리 비행과 라돈radon에 과도하게 노출되지 않는다.

당뇨병이 있다면 혈당을 관리한다
- 최소한 수정하기 21일 전부터 혈당을 관리한다. 우선 헤모글로빈 A1C의 농도 6.4% 미만을 목표로 잡는다.
- 복합 탄수화물을 많이 섭취하는 등 당 지수가 낮은 식단을 따른다.

산부인과 진료를 받는다
- 예방접종을 한다. 특히 수두, 홍역, 볼거리, 풍진, 독감 예방접종은 하는 게 안전하다.
- 수정하기 전에 유전자 검사의 필요성 여부를 의사와 의논한다.
- 질병의 개인력과 가족력을 검토한다. 특히 당뇨병, 심장병, 천식, 고혈압, 신장병, 간질, 갑상샘 질환, 페닐케톤뇨증phenylkenonuria, PKU, 지중해 빈혈증, 철결핍성 빈혈, 겸상적혈구 빈혈 등이 가계에 있는지 조사한다.
- 자신의 과거 임신 기록을 검토한다. 난임 문제, 유산, 비정상 모양의 자궁, 자궁내막증, 성전염성 질환, 나팔관 문제, 다낭성 난소증후군 등에 초점을 맞춰 조사한다.
- 혈액 검사를 받아 혈액형을 알아두고, 톡소플라스마증, 매독, B그룹 연쇄상구균 감염증 여부를 진단받는다.

치과 진료를 받는다

- 치아의 청결을 유지한다.
- 충치 치료나 잇몸 질환 치료를 포함해 자신에게 필요한 치과 치료를 받는다.
- 임신 기간 동안 충치와 잇몸 질환을 예방하기 위해 최소한 하루 두 번 불소 함유 치약으로 양치질하고, 불소를 함유한 물을 마시거나, 불소를 함유한 구강 양치액으로 헹군다.

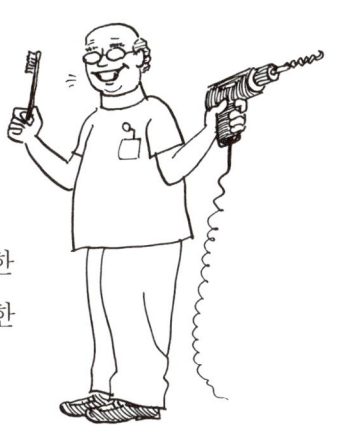

기타 진료를 받는다

- 다른 질환을 치료할 목적으로 복용하는 약을 계속 복용할지, 중단할지, 다른 약으로 바꿔 복용할지 의사와 의논한다. 항우울제, 항고혈압제, 이뇨제, 스테로이드, 진통제, 항발작제 등이 해당한다.
- 루퍼스나 다발성 경화증을 비롯한 자가면역성 질환을 관리한다.

✽ 출산 경험이 있다면 ✽

과거에 임신과 출산을 한 번 이상 경험했다면 다음 임신부터는 합병증이 일어날 가능성에 좀 더 철저하게 대비해야 한다. 과거 임신 기간 동안 다음에 열거한 문제를 겪었다면 다음 임신에서 다시 겪을 가능성이 상당히 높다. 대부분의 경우에는 임신부와 태아에게 미치는 영향을 최소화하기 위해 일찍부터 예방 조치를 취할 수 있다. 그러므로 임신을 시도하기 전에 반드시 의사와 상의해야 한다.

- 항인지질항체증후군
- Rh 질환
- 임신성 당뇨병
- 전치태반, 태반조기박리 등 태반 문제
- 자궁경관무력증
- 임신중독증
- 제왕절개
- 선천성 기형 출산

두뇌나 척수 기형아를 출산한 경험이 있다면 자신에게 필요한 엽산 섭취량을 의사에게 문의한다. 엽산 섭취량을 늘리면 두뇌나 척수 기형아 출산 가능성을 줄일 수 있다는 연구 결과가 있기 때문이다. 엽산은 권장량이 하루 4mg으로 임신하기 최소 한 달 전부터 임신 초기에 꾸준히 복용해야 한다.

부록 2

불임

순수하게 진화론적 관점에서 본다면 여성의 몸은 임신하기도 쉽고, 저절로 40주 동안 태아를 안전하고 건강하게 자라게 해줄 것이라고 생각할 수 있다. 그래야 종족과 유전자 공급원을 확실히 보존할 수 있기 때문이다. 하지만 현실은 그렇지 않다. 전체 부부의 약 15%가 수정하는 데 어려움을 겪고 나이가 들수록 수정은 더욱 어려워진다. 수정이 이루어지고 나서 진행되는 과정도 결코 쉽지 않아서, 전체 수정의 약 3분의 1일이 실패한다. 여기에는 자신이 임신했는지조차 모르는 경우까지 포함한다.

따라서 임신은 우리가 생각하는 것보다 훨씬 기적에 가까운 일이다. 현재 불임 문제로 고민한다면 임신 가능성을 높이기 위해 몇 가지 방법을 시도해볼 수 있다. 우선 자기 몸이 수정하지 못하거나 출산까지 아기를 품고 있지 못하는 원인을 파악해야 한다.

불임은 정자와 난자가 생물학적으로 결합하는 능력 말고도 12주 이상 태아를 발달시키는 동시에 유산을 일으키는 문제를 피하는 능력과 관계가 있다. 유산은 자궁 세포층에 출혈이 있는 경우에 일어난다. 출혈로 난자 옆 조직이 파열되면서 420쪽 그림 참고 자궁 수축을 부추긴다. 자궁 수축이 일어나면 수정란이 자궁 내벽에서 떨어져 자궁 밖으로 밀려나온다. 그리

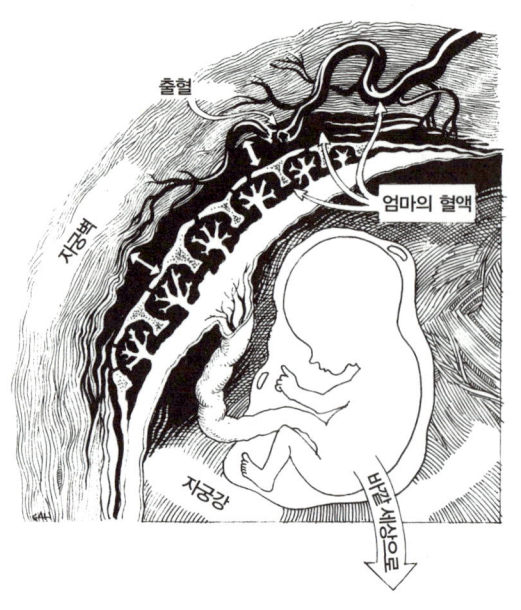

고 엄마와 아기 사이에 있는 연약한 공간에 출혈이 일어나면 아기에게 전달되어야 하는 영양분이 차단된다. 자신이 임신하고 유산했다는 사실조차 모르는 여성이 많다.

전체 유산의 약 80%는 자연유산으로 임신 첫 12주 안에 발생한다. 그 가운데 절반에 해당하는 원인은 정상 출산을 할 수 없는 염색체 이상이다. 유산 위험성은 부모의 나이가 많을수록, 과거 출산 수가 많을수록 커진다. 전체 유산의 4분의 1은 40세 이상의 여성에서 일어난다. 대부분의 경우, 유산을 막기 위해 할 수 있는 일은 거의 없다. 그렇다면 여성이 할 수 있는 일은 무엇일까? 임신 능력을 최대화하고 수정이 이루어진 뒤에는 태아에게 최고의 환경을 제공하기 위해 스스로 할 수 있는 것을 실천해야 한다.

우리의 조언을 읽기 전에 우선 불임에 대한 중요한 사실 몇 가지를 알고 있어야 한다.

- 임신을 적극적으로 시도한 지 한 달 안에 임신할 확률은 대략 35%이다.
- 상황이 순조롭다면 임신을 시도한 지 6개월 안에 대략 80%, 1년 안에는 90%가 성공한다. 6개월 동안 크게 신경 쓰지 않고 임신을 시도했는데 성공하지 못했다면 다음 6개월 동안에는 진지하게 생각해야 한다. 그 후에도 임신을 하지 못하면 불임 전문의를 찾아가서 불임 원인을 찾는 것이 좋다.

수정 확률을 높이기 위해 다음 공식으로 수정 가능 시기를 계산하여 시도하기도 한다.

1. 월경 첫날부터 다음 월경 전날까지의 월경주기를 몇 개월 동안 기록해서 평균을 낸다.
2. 평균에서 14를 뺀다.
3. 매달 수정하기에 가장 적절한 시기는 월경을 시작하고 해당 숫자만큼 지난 다음이다. 예를 들어 한 여성이 23일마다 월경을 한다고 가정하자. 23에서 14를 빼면 9가 나온다. 따라서 월경을 시작하고 9일 후가 수정하기 가장 적절한 때이다.

하지만 정자는 여성의 자궁경관 점액에서 3~5일 동안 생존할 수 있으므로 수정하려면 미리 준비해야 한다. 배란일을 정확하게 예측하기 위해 기초체온을 측정하는 방법도 있다.

일반적인 원인

불임이 상당히 많다 하더라도 정작 본인이 수정을 하는 데 어려움을 겪는다면 전혀 위로가 되지 못한다. 수정은 상당히 정교한 과정이기 때문에 1장 참고 불임의 원인은 너무나 많다. 사실 여기서 불임 원인을 하나도 빼지 않고 설명할 시간이면 아직 수정되지도 않은 아기가 태어나 대학생이 되고도 남을 것이다. 노화를 제외하고 불임에 영향을 미치는 몇 가지 주요 원인을 살펴보자.

스트레스

스트레스는 어디에도 빠지지 않고 등장한다. 불임인 부부가 임신하려는 노력을 포기하고 입양 절차를 밟기 시작하자 아내가 임신하는 경우도 있다. 여기에는 그럴 만한 이유가 있다. 임신하려고 그토록 노력하면서 받는 스트레스가 사라졌기 때문이다. 연구 결과를 보면 불임 치료에 감정적으로 반응하는 여성은, 불임에 따른 스트레스에 잘 대처할 수 있는 여성보다 임신 확률이 떨어진다.

이러한 현상은 남성도 마찬가지이다. 스트레스는 정자의 질과 양 모두에 영향을 미치기 때문에 스트레스를 받으면 수정하기가 더욱 어려워진다. 역사적으로 우리 조상들은 굶주림 등 주위 환경에서 스트레스를 받는 때에는 아기를 제대로 만들어내지 못했다. 남성의 경우, 스트레스 호르몬인 코르티솔의 수치가 증가하면 정액을 정상적으로 생산해내지 못하기 때문이다. 여성의 경우에는 양이 늘어난 코르티솔이 난소에서 나오는 다른 스트레스 호르몬에 영향을 미쳐서 마치 섬세한 교향곡에 엄청나게 큰 드럼 소리를 덧입히는 불균형이 발생한다. 이때 만들어지는 불협화음 때문에 임신이 매우 어려워진다. 통상적으로 알고 있는 지식과는 달리 여성의 몸이 지나치게 마른 경우에는 몸 자체가 일종의 스트레스로 작용할 수 있다. 체질량지수가 $20Kg/m^2$ 미만이라면 2~4.5Kg 정도 체중을 불려야 임신 가능성을 높을 수 있다. 그렇다고 초콜릿 섭취 등 건강하지 못한 방법으로 체중을 불리는 것은 절대 금물이다.

다낭성 난소증후군 Polycystic Ovarian Syndrome, PCOS : 이 증후군은 난소에 영향을 미치고 얼굴 털, 작고 단단한 체격, 복부 비만 증가, LDL 콜레스테롤 증가, 중성지방 증가, 염증 증가, 혈액 상승 등의 증상을 보인다. 다낭성 난소증후군은 여성의 호르몬 구성을 변화시켜 배란을 방해하고 난자가 착상하는 데 필요한 조직의 형성을 방해한다. 이 증후군은 대사증후군의 친척뻘로 당뇨병에 가깝기 때문에 치료제로 당뇨병 약의 일종인 메트포민metformin을 쓴다. PCOS에 걸린 여성이 좀 더 확실하게 배란할 수 있도록 돕는 약물로 클로미펜clomiphene(콜로미드Clomid)이라 부르는 불임 제제를 사용한다.

나팔관 문제

일반적으로 난자와 정자가 결합한 배반포는 자궁강의 자궁내막에 착상한다. 하지만 전체 임신의 2%가량에 해당하는 자궁외임신의 경우에는 자궁내막이 아닌 나팔관 어딘가에 착상한다. 즉 난소 근처나 나팔관 중앙이나 나팔관이 자궁으로 이어지는 지점에 착상한다. 불임의 거의 3분의 1은 나팔관에 문제가 있어서 정자가 난자에 도달할 수 없거나 제대로 기능하지 못하기 때문에 일어난다. 수술을 받았거나 골반에 염증이 생겼거나 자궁에 삽입한 피임 기구 때문에 나팔관이 손상을 입으면 자궁외임신이 일어날 수 있다. 흡연이나 질 세척으로도 배반포가 자궁이 아닌 나팔관에 착상할 가능성이 있다. 골반 내 감염증을 앓았거나 자궁외임신을 한 전례가 있는 여성에게 재발할 가능성은 15%가량이다. 자궁외임신이 될 확률은 여성의 나이가 많을수록, 백인보다 유색 인종에게서 더 많이 나타난다.

자궁외임신의 증상으로는 복부 통증, 혈압 상승, 질 출혈 등이 있고 골반 부분이 묵직하게 느껴지기도 한다. 나팔관 파열은 생명을 위협하는 응급 상황으로 심하면 목숨을 잃을 수도 있다. 따라서 의심할 만한 증상이 있으면 즉시 의사를 찾아야 한다. 의사는 혈액 표본으로 호르몬 수치를 판단하고 초음파를 사용해서 자궁외임신 여부를 진단할 수 있다. 조기에 발견하면 약물로 치료할 수 있고, 나팔관을 수술로 묶어주면 문제를 바로잡을 수 있다.

임신율을 높이기 위해 할 수 있는 몇 가지 사항을 알아보자.

시기를 맞춘다 : 월경주기 동안 성관계를 하기에 이상적인 시기는 언제일까? 수정 확률을 높이려면 시기적으로 배란하기 1~2일 전이 가장 좋다. 정자는 여성의 질에서 최소 48시간 동안 생존할 수 있으므로 정자의 질과 양을 극대화하려면 배란하기 5일 전을 시작으로 2~3일마다 성관계를 한다. 이때 문제는 실질적인 배란일이 월경주기마다 달라질 수 있다는 점이다. 따라서 배란일을 정확하게 예측하려면 어떤 단서를 찾아야 할까?

- 자궁경관 액: 자궁경관 액이 변하면 최절정의 배란일에 가까웠다는 신호이다. 배란일 무렵에 분비되는 액체는 끈적끈적하고 잘 늘어난다. 그 외에는 크림색 로션에 가깝다. 티슈나 손가락을 사용해서 회음 가까이 질 가장자리에 있는 액체를 검사한다. 손가락을 서서히 벌려서 액체가 바나나 반 개 길이만큼 늘어나는지 본다. 그렇다면 배란일이 가까웠다는 신호이다. 이 시기에 5일 동안 격일로 성관계를 하면 임신할 확률이 높아진다.
- 아침에 눈 뜨고 재는 체온: 배란을 하면 0.25~0.5℃ 기초체온이 상승한다. 열을 나게 하는 호르몬인 프로게스테론의 영향으로 일반적으로 배란하고 하루가 지나 체온이 상승한다. 아침에 잠에서 깨자마자 체온을 재고 0.1℃ 단위로 그래프를 그리면 언제 배란하는지 확실히 알 수 있다. 나머지 월경주기 동안 매일 일어나는 변화보다 급격한 변화를 보일 때 배란이 일어난다. 이를 근거로 월경주기에서 배란일을 파악할 수 있다.

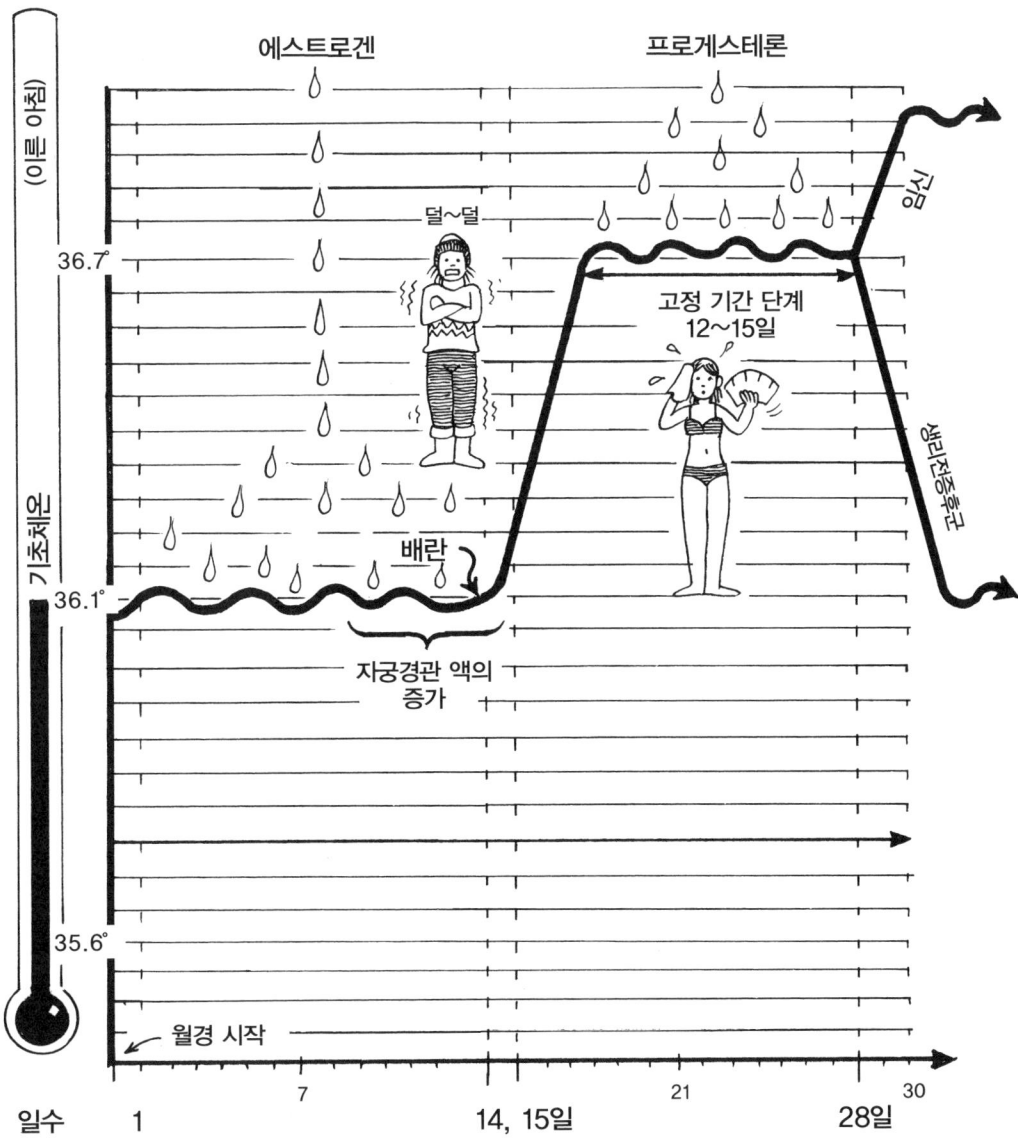

트랜스 지방을 조심한다: 임신 가능성을 높이는 최고의 방법 중 하나는 LDL 콜레스테롤 수치를 낮추고 허리둘레를 줄이는 것이다. 식생활에서 트랜스 지방 섭취량을 줄이면 두 가지에 모두 이롭다. 연구 결과를 보면 트랜스 지방 섭취량이 늘어날수록 유산 위험성이 커진다. 특히 여성의 트랜스 지방 섭취량이 하루 열량의 5%를 넘어설 때 그렇다. 철분과 단백질을 제대로 섭취하지 못하거나 단당류를 지나치게 많이 섭취하면 임신 능력에 부정적 영향을 미칠 수 있다.

잠깐 기다려라: 수정에 가장 좋은 성관계 체위는 무엇일까? 정상 체위일까? 여성 상위일까? 후배위일까? 수정 확률을 좀 더 높이기에 적합한 체위에 대해서는 논란이 있지만 정상 체위일 때 수정 가능성이 높아지는 것 같다. 남성이 사정하고 나서 15분 동안 여성이 똑바로 누워 있으면 정자가 난자를 향해 거슬러 헤엄치기 쉬워진다.

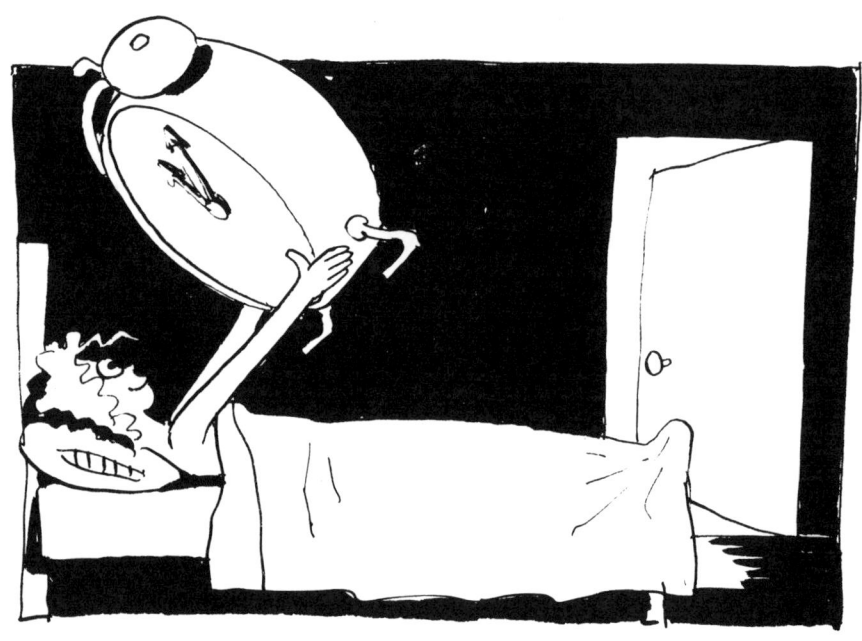

러브젤을 사용하지 마라: 임신 가능성을 높이기 위해 사용을 자제하라고 조언해주고 싶은 것이 많다. 그중 하나가 러브젤이다. 러브젤은 유익할 때도 있고 쾌감을 주기도 하지만 실제로는 정자의 활동성을 늦출 수 있다. 또한 난자를 향해 헤엄치는 경주에서 실력을 제대로 발휘하지 못할 수 있다.

지나친 운동을 삼가라: 마치 숙제를 하듯 운동을 하면 오히려 수정하는 데 방해가 될 수 있다. 과격한 운동은 배란을 방해하기 때문이다. 월경주기가 불규칙하다면 운동이 과하지 않았는지 의심해야 한다. 그렇다면 정상 주기로 돌아갈 수 있도록 의사와 상의해서 운동량을 조정한다. 배란이 이루어지지 않으면 임신은 물 건너가는 것이다. 건강을 유지하고 운동하는 것이 중요한 것은 분명하지만, 일반적으로 주당 16km 이상을 뛰어서는 안 된다. 사람마다 적합한 운동량도 다르고 임신 양상도 다르므로 모체와 아기에게 어느 정도의 운동량이 지나친지 확실히 알 수는 없다.

남성의 불임 요소

임신을 어렵게 만드는 남성의 문제로는 정자 수의 부족, 정액의 질 저하, 미성숙하거나 비정상적 모양의 정자 등을 들 수 있다. 흡연, 알코올 과다 섭취, 영양 결핍, 비만 같은 바람직하지 못한 요소도 불임을 악화시킬 수 있다. 몇 가지 흥미 있는 사실을 살펴보자.

- 태아에서 비롯한 성인병 목록에 남성 불임도 포함될 수 있다는 증거가 속속 나타나고 있다. DNA의 후생유전학을 연구하는 사람들은 정자가 비정상적이거나, 정자 수가 부족한 남성의 DNA에는 신체가 유전자 발현을 통제하는 방식의 하나인 메틸화 수치가 높다는 사실을

밝혀냈다. 메틸화한 DNA는 태아 게놈의 절반을 이루고, 이 책의 1장에서 설명한 후생유전적 영향이 어떻게 한 세대에서 다음 세대로 전해질 수 있는지를 보여주는 완벽한 예이다.

- 고환암으로 치료를 받은 남성은 일시적으로 불임을 경험할 수 있으며 소수의 남성은 아기를 가질 수 없다. 상황을 뒤집어서 불임을 경험한 남성은 나중에 고환암에 걸릴 가능성이 좀 더 커지므로 고환 자가 진단을 정기적으로 실시해야 한다. 의사에게 요청해서 자가 진단 방법을 익힌다.
- 오메가-3 지방산은 두뇌에서 가장 중요한 지방이기도 하지만 정자 세포에도 풍부하게 들어 있다. 일부 실험 결과에 따르면 DHA는 정자 농도를 향상시킬 수 있다고 한다. DHA와 남성 생식력과의 관계는 아직 정확하게 밝혀지지 않았지만, DHA가 더욱 빠르고 건강한 정자를 만들어낼 수 있다는 증거가 드러나고 있다.

예비 아빠를 위한 조언

정자가 대량으로 만들어져 성숙하기까지는 대략 90일이 걸린다. 따라서 이상적으로는 자신이 먹고 마시고 흡입하는 물질에 주의를 기울여야 하고, 수정이 이루어지기 3개월 전부터 정자 관리 체계에 들어가야 한다. 최적의 수정 조건으로 정자는 다른 신체 부위보다 약간 낮은 온도를 좋아한다. 정자 전달 체계가 순조롭게 작동하려면 혈류를 유지하는 것이 중요하다. 성행위 능력을 최대화하기 위해 다음에 열거한 사항을 주의한다.

해야 할 일

- 폴리페놀밝은 색깔의 과일과 채소, 비타민 C와 E, 아연, 셀레늄, 오메가-3 지방산연어, 송어, 호두, 치아씨, 아보카도, 카놀라유, 아마씨 등은 물론 과일, 채소, 곡물, 콩, 견과류, 귀리, 플라보놀 함유 식품브로콜리, 무, 양파, 토마토 등을 섭취한다.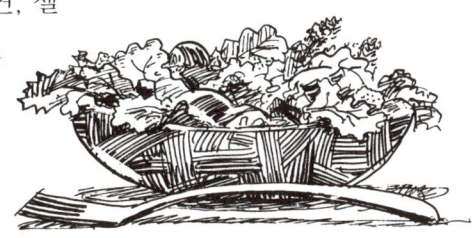
- 삼각팬티가 아닌 사각팬티를 입는다.
- 유기용제, 중금속, 합성고분자, 살충제, 폴리염화비페닐PCBs, 전리방사선에 노출되는 상황을 피한다.
- 운동하는 동안 수분을 충분히 섭취한다.
- 기형 출산, 성전염성 질환, 발기부전이나 발기에 따른 통증, 사정, 배뇨, 생식력을 억제할 가능성이 있는 약물의 복용 여부를 포함해서 개인과 가족의 의료 기록을 검토한다. 고혈압 약, 이뇨제, 항우울제, 항발작제, 항히스타민제, 항생제, 항암제, 면역억제제 등이 생식력에 악영향을 미치는 복병이 될 수 있다.

하지 말아야 할 일

- 흡연
- 지나친 음주하루에 알코올 두 잔 이상
- 건강과 상관없는 기분 전환용 약물 복용
- 근육 증강제 복용
- 지방이 많은 쇠고기, 암적색의 칠면조 고기, 수은 함유 생선의 섭취
- 유성 페인트, 스프레이용 페인트, 페인트 희석제의 사용
- 무릎에 노트북을 놓고 일하기
- 온수 욕조, 찜질방, 사우나에서 시간 보내기. 이렇게 하면 정자의 온

도가 높아져 정자를 죽일 수 있다.
- 오랫동안 티 팬티 입기
- 생식기가 저리거나 따끔거리거나 불감증을 겪는데도 참고 자전거 타기

부록 3

예방접종

아기가 태어나는 순간부터 시작되는 갈등이 있다. 바로 예방접종을 할지 말지를 둘러싼 갈등이다. 예방접종에 대한 갈등은 한마디로 정리하면 이렇다.

우선, 백신이 생명을 구하고 질병으로부터 아기를 보호한다는 입장이 있다. 우리는 이 입장에 동의하고 백신에서 얻는 이익이 상당히 크다고 생각한다. 또 다른 입장은 백신의 안전성 문제이다. 각각의 특성을 가진 개인에게 백신이 안전하다고 확신할 만한 자료가 충분하지 않으며, 결코 충분할 수도 없기 때문이다. 특히 한 가지 백신이 다른 백신·약물·음식과 상호작용을 일으킬 수도 있고, 개인마다 특수한 환경을 가졌다는 점을 감안하면 더욱 그렇다.

※ 원서에서는 백신을 둘러싼 찬반 논쟁에 대해서 중점적으로 다룬다. 그리고 부모들이 자신의 입장에 따라 접종 여부를 결정하고, 접종 일정을 만들기를 권하고 있다. 하지만 우리나라에서는 백신의 찬반 논쟁이 거의 없는 편이며, 질병관리본부에서 권장하는 예방접종표를 대부분의 병원에서 따르고 있다. 여기서는 표준 예방접종 일정표를 소개한다. _감수자 주_

표준 예방접종 일정표

	대상 전염병	백신 종류 및 방법	0개월	1개월	2개월	4개월	6개월	12개월	15개월	18개월	24개월	36개월	만4세	만6세	만11세	만12세
국가 필수 예방접종	결핵 ❶	BCG(피내용)	1회													
	B형간염 ❷	HepB	1차	2차			3차									
	디프테리아 파상풍 백일해	HepB			1차	2차	3차			추4차				추5차		
		Td / Tdap													추6차	
	폴리오 ❺	IPV(사백신)			1차	2차	3차							추4차		
	홍역/ ❻ 유행성이하선염/ 풍진	MMR						1차						2차		
	수두	Var						1회								
	일본뇌염 ❼	JEV(사백신)							1~3차					추4차		추5차
	인플루엔자	Flu(사백신) ❽						매년접종								
		Flu(생백신) ❾									매년접종					
	장티푸스 ❿	경구용											고위험군에 한하여 접종			
		주사용											고위험군에 한하여 접종			
기타 예방접종	결핵 ❶	BCG(경피용)	1회													
	b형해모필루스 인플루엔자 뇌수막염 ⓫	PRP-T/HbOC			1차	2차	3차	추4차								
		PRP-OMP			1차	2차		추3차								
	폐구균	PCV(단백질결합) ⓬			1차	2차	3차	추4차								
		PPSV(다당질) ⓭											고위험군에 한하여 접종			
	로타바이러스	Rotavirus(로타릭스)			1차	2차										
		Rotavirus(로타텍)			1차	2차	3차									
	일본뇌염 ⓮	JEV(생백신)							1~2차				추3차			
	A형간염 ⓯	HepA						1~2차								
	인유두종 바이러스	HPV(가다실)													1~3차	
		HPV(서바릭스)													1~3차	

• **국가 필수 예방접종**: 국가에서 권장하는 예방접종으로 국가 필수 예방접종 대상 감염병에는 모든 영유아에게 접종하길 권장한다. 국가는 감염병의 예방 및 관리에

관한 법률을 통해 예방접종 대상 감염병과 예방접종의 실시 기준 및 방법을 정하고, 국민과 의료인들에게 이를 준수토록 하고 있다.
- **기타 예방접종**: 국가 필수 예방접종 이외 민간 의료 기관에서 접종 가능한 예방접종이다.
- **기초 접종**: 최단 시간 내에 적절한 방어 면역 획득을 위해 시행하는 접종이다.
- **추가 접종**: 기초 접종 후 얻은 방어 면역을 장기간 유지하기 위해 일정기간이 지나면 재차 시행하는 접종이다.

❶ BCG: 생후 4주 이내 접종
❷ B형간염: 임산부가 B형간염 표면항원HBsAg 양성인 경우에는 출생 후 12시간 이내 B형간염 면역글로불린HBIG 및 B형간염 백신을 동시에 접종하고, 이후의 B형간염 접종 일정은 출생 후 1개월 및 6개월에 2차, 3차 접종 실시
❸ DTaP디프테리아·파상풍·백일해 : DTaP-IPV디프테리아·파상풍·백일해·폴리오 혼합 백신으로 접종 가능
❹ Td / Tdap: 만 11~12세에 Td 또는 Tdap으로 추가 접종 권장
❺ 폴리오: 3차 접종은 생후 6개월에 접종하나 18개월까지 접종 가능하며, DTaP-IPV 혼합 백신으로 접종 가능
 ※ DTaP-IPV: 생후 2, 4, 6개월, 만 4~6세에 DTaP, IPV 백신 대신 DTaP-IPV 혼합 백신으로 접종할 수 있음. 이 경우 기초 3회는 동일 제조사의 백신으로 접종하는 것이 원칙이며, 생후 15~18개월에 접종하는 DTaP 백신은 제조사에 관계없이 선택하여 접종 가능
❻ 홍역: 유행 시 생후 6~11개월에 MMR 백신 접종이 가능하나 이 경우 생후 12개월 이후에 MMR 백신을 다시 접종
❼ 일본뇌염사백신: 생후 12~23개월 중 7~30일 간격으로 2회 접종하고, 2차 접종 12개월 후 3차 접종 실시
❽ 인플루엔자사백신: 6~59개월 소아의 경우 매년 접종 실시. 이 경우 접종 첫해에는 1개월 간격으로 2회 접종하고 이후 매년 1회 접종단, 인플루엔자 접종 첫해에 1회만 접종받은 경우 그다음 해 1개월 간격으로 2회 접종
❾ 인플루엔자생백신: 24개월 이상부터 접종 가능하며, 24~59개월 소아 중 인플루엔자 접종 첫해에는 1개월 간격으로 2회 접종하고 이후 매년 1회 접종단, 인플루엔자 접종 첫해에 1회만 접종받은 경우 그다음 해 1개월 간격으로 2회 접종
❿ 장티푸스: 장티푸스 보균자와 밀접하게 접촉하거나 장티푸스가 유행하는 지역으로 여행하는 경우 등 위험 요인과 환경 등을 고려해 제한적으로 접종할 것을 권장
⓫ b형 헤모필루스 인플루엔자: 생후 2개월~5세 미만 모든 소아를 대상으로 접종. 5세 이상의

경우 b형 헤모필루스 인플루엔자균 감염 위험성이 높은 경우 접종겸상적혈구 빈혈, 비장 절제술 후, 항암 치료에 따른 면역 저하, 백혈병, HIV 감염, 체액 면역결핍 등

⓬ 폐구균단백 결합: 생후 2개월~5세 미만 모든 소아를 대상으로 접종. 10가 단백 결합 백신은 2세까지 접종 가능하며 13가 단백 결합 백신과 교차 접종을 권장하지 않음
⓭ 폐구균다당질: 2세 이상의 폐구균 감염의 고위험군을 대상으로 하며 건강 상태를 고려하여 담당 의사와 충분한 상담 필요

※ 폐구균 감염의 고위험군
- 면역 기능이 저하된 소아: HIV 감염증, 만성 신부전과 신증후군, 면역 억제제나 방사선 치료를 하는 질환악성 종양, 백혈병, 림프종, 호치킨병 혹은 고형 장기 이식, 선천성 면역결핍 질환
- 기능적 또는 해부학적 무비증 소아: 겸상적혈구 빈혈 혹은 헤모글로빈증, 무비증 혹은 비장기능장애
- 면역 기능은 정상이나 다음과 같은 질환을 가진 소아: 만성 심장 질환, 만성 폐 질환, 당뇨병, 뇌척수액 누출, 인공 와우 이식 상태

⓮ 일본뇌염생백신: 생후 12~23개월에 1차 접종하고 12개월 후 2차 접종 실시
⓯ A형간염: 생후 12개월 이후에 1차 접종하고 6~18개월 후 추가 접종백신에 따라 접종 시기가 다름
⓰ 인유두종바이러스: 인유두종바이러스 2가와 4가 백신은 교차 접종을 권장하지 않음

취학 아동의 예방접종

초등학교 입학 등 처음으로 단체 생활을 경험하는 시기는 영유아 시기의 예방접종 면역력이 점차 감소해 감염병 발생에 매우 취약해진다. 이때 취학 아동 본인의 건강은 물론 함께 생활하는 친구들의 안전을 위해 누락된 예방접종이 없는지 반드시 확인하고, 입학 전까지 예방접종을 완료해야 한다.

이를 위해 대한민국 질병관리본부에서는 초등학교 입학 시 예방접종 내역4건을 확인하고, 미접종 아동에게는 예방접종을 권고하여 학교생활 중 발생할 수 있는 감염병을 사전에 차단하는 사업을 실시하고 있다 원서에

소개된 백신 권장 사항이 우리나라와 상이하므로 대한민국 질병관리본부에서 권장하는 예방접종 사항을 소개한다 _감수자 주.

- 확인 사업 대상 아동: 3월 입학하는 전국의 모든 취학 아동
- 확인 예방접종4건:
①DTaP5차 ②IPV4차 ③MMR2차 ④일본뇌염사백신4차 또는 생백신3차

✽ 우리는 어떻게 했을까? ✽

이 책의 저자가 자기 자녀에게 언제 어떻게 예방접종을 했는지 설명한다.

오즈 박사 가정의 예방접종: 우리는 생후 6개월까지 어떤 예방접종도 하지 않았고, 대부분의 예방접종은 아이들의 면역 체계가 성숙하기를 기다리면서 생후 1년부터 실시했다. 하지만 보건국과 실랑이를 벌이지 않기 위해, 아이들이 초등학교에 입학하기 전에 권장 예방접종을 마쳐야 했다. 뉴저지 주의 법에 따라 의무적으로 맞아야 하는 백신만 접종했고, 아기 때 B형간염 백신은 맞히지 않았다. 그러나 뉴저지 주에서 권장하는 예방접종은 대부분 맞혔다.

아내는 아이를 모두 모유로 키웠고 어린이집에 보내지 않았기 때문에 두 가지 주요 위험 요소를 배제할 수 있었다. 아마도 내가 ADHD주의력 결핍과잉행동장애의 경계선에 있었던 것을 빼고는 유전적으로 걱정할 거리는 없었다. 우리 부부는 아이들이 건강한 상태에서 예방접종을 할 수 있도록 애썼고 아이들이 섭취하는 음식에 신경을 많이 썼다. 하지만 아이들이 느끼는 두려움을 줄이고 소아과 의사를 방문하는 횟수를 줄이기 위해 혼합 백신을 맞혔다.

로이젠 박사 가정의 예방접종: 우리는 표준 예방접종 일정표를 따랐다. 당시에는 B형간염 백신이 없었다. 아내는 두 아이에게 모유수유를 했지만 3개월이 지나 자신의 직업인 소아과 의사로 돌아갔다. 아내는 아픈 아이들을 늘 대했고 우리 아이들은 같은 탁아 도우미의 손에서 자랐기 때문에 두 아이 모두 어린이 질병에 걸릴 고위험군에 속했다. 아마도 내게 ADHD의 경계선에 있었던 것을 빼고는 유전적으로 걱정할 거리는 없었다. 아이들이 평상시대로 수면을 취하고 수분을 충분히 섭취하게 했을 뿐 예방접종하기 전에 특별하게 신경을 쓰지는 않았다. 아이들이 느끼는 두려움을 줄이고 소아과 의사를 방문하는 횟수를 줄이기 위해 혼합 백신을 맞혔다.

책의 집필에 참여한 다른 사람들이 어떻게 했는지 알아보려면 www.realage.com과 www.doctoroz.com을 참조한다.

부록 4

미숙아와 다태아

일반 임신에는 다양한 변수가 많지만 매우 흔하게 일어나는 현상인 미숙아 출산과 다태아 출산에 대해 알아보자. 모든 미숙아가 다태아는 아니지만 미숙아로 태어나는 다태아는 많다. 미숙아와 다태아의 경우는 임신과 분만 과정에서 특별한 사항을 고려해야 한다. 임신부가 미리 대비할 수 있도록 몇 가지 기본 사항을 알아보자.

미숙아 출산

이론적으로 미숙아 출산은 아기 폐가 완전히 성숙하는 35주가 되기 전에 시작하는 출산을 뜻한다. 24주 전에 출산이 시작되면 여러 이유 때문에 태아가 자궁 밖에서 생존하기는 실제로 불가능하다. 조기 출산이 발생하는 이유는 아기와 맞지 않는 상황이 자궁에서 벌어지고 있어서 자궁 속보다는 밖이 더 안전하다고 아기가 결정을 내렸기 때문이다.

위험 요소

과거에 미숙아를 낳았거나 자궁 수술을 받은 적이 있거나 클라미디아 등의 감염증을 앓았던 임신부는 미숙아를 출산할 위험성이 있다. 전치태반이나 태반조기박리처럼 태반의 위치가 비정상적인 경우도 미숙아 출산에 들어갈 가능성이 크다. 자궁막이 감염되면 뒤이어 일어나는 면역반응으로 자궁 수축을 부추길 수 있다.

나타나는 현상

조기 출산이 시작되면 병원 의료진은 임신부에게 수분을 공급하면서 자궁 수축 속도를 늦추거나 출산을 막기 위해 황산마그네슘이나 기타 약물을 주입한다. 실제로 조기 출산이 진행되면 정상 임신 기간이 얼마나 남았든 자궁경부가 계속 열리면서 아기가 나오려고 한다. 의사들은 태아의 폐가 성숙할 시간을 벌기 위해 임신부에게 코르티코스테로이를 투여해서 출산 과정을 늦추려 노력한다. 스테로이드를 사용해서 임신 37주가 되기 전에 아기의 폐를 성숙시키려면 7~10일이 걸린다.

출산 이후

미숙아로 태어나는 아기들은 완벽하게 몸의 기관이 발달하기 위해 좀 더 시간이 필요하긴 하다. 하지만 호흡을 제외하고는 스스로 기능할 준비를 거의 갖추고 있다. 아기가 혼자 힘으로 호흡할 수 없으면 의사는 아기를 즉시 산소를 공급할 것이다. 의료진은 신생아에게 영양을 공급하고 신생아와 상호작용할 최선의 방법을 찾는다. 너무 작아서 젖을 빨아들일 수 없는 미숙아가 많으므로 모유수유를 하고 싶은 산모는 유축기로 모유를 병에 짜서 미숙아용 젖꼭지로 아기에게 먹인다. 328쪽에 설명한 캥거루 케어 참고.

산모가 할 일

책에서 설명한 지침을 따르면 조기 출산 확률을 감소할 수 있다. 의사의 지시에 따르고 무언가 바람직하지 않은 현상이 일어나면 주저하지 말고 의사에게 전화를 걸어 의견을 구한다. 가장 유익한 조언에는 특별히 관심을 쏟는다. 즉 DHA와 엽산을 섭취하고, 금연하고, 정상 체중을 유지한다 90쪽 참고.

다태아 출산

이란성쌍둥이는 두 개의 독립된 난자가 같은 주기에 수정될 때 생겨난다. 이는 불임을 치료하는 과정에서 난소를 자극하거나 여러 개의 배아를 옮기는 과정에서 발생하는 경우가 많다. 유전적으로 이란성쌍둥이는 다른 형제와 특별히 비슷하거나 다르지 않다. 쌍둥이 출산의 3분의 1을 차지하는 일란성쌍둥이는 한 개의 수정란이 두 개로 분리되면서 생겨난다. 일란성쌍둥이는 같은 유전자를 공유하지만 비유전적 세포 물질의 양이 다르기 때문에 완벽하게 동일하지는 않다. 그들은 자궁에서도, 태어나 살아가면서도 서로 다른 환경에 노출되므로 계속 달라진다.

배아가 분리되는 시점에 따라 일란성쌍둥이는 완전히 분리되면서도 같은 태반과 양막 주머니를 공유하고, 샴쌍둥이처럼 몸이 결합하기도 한다. 이란성쌍둥이의 출생률은 250분의 1건으로 전 세계적으로 같지만 이란성쌍둥이가 태어날 확률은 인종, 유전, 산모의 나이, 과거 출산 횟수, 임신 촉진제 사용 같은 요소에 영향을 받는다.

보조 생식 기술의 발달로 인한 출산이 전체 다태아 출산의 77%를 차지하면서 다태아 출산은 꾸준히 늘어나고 있다. 다태아가 단태아보다 두 배의 재미노동의 양도를 맛보게 하지만 임신중독증임신부의 고혈압과 산후 출혈을 일으켜서 미숙아 출산과 산모 사망의 위험성도 두 배나 높기 때문에 임신 기간 내내 면밀하게 관찰해야 한다.

다태아를 임신하고 있다면 다음 몇 가지 사항에 유의한다.

자궁 문제

다태아를 임신한 여성은 단태아를 임신한 여성보다 일반적으로 자주 병원을 찾는다. 의사는 앞으로 일어날 수 있는 문제를 찾아내기 위해 초음파 검사를 할 수 있다. 다태아 임신에 흔하게 떠오르는 문제를 살펴보자.

- 한 태아가 태반을 독차지할 수 있다. 이렇게 되면 다른 태아는 자신에게 필요한 영양분을 얻지 못하고 성장이 제한되어 고통을 받을 수 있다.
- 자궁 속이 지나치게 붐비면 자궁경관이 열려 조기 출산할 위험성이 높다.
- 한 태아가 자궁에 거꾸로 들어서 있으면 제왕절개술을 받아야 할 확률이 높아진다.

임신부의 몸

다태아를 임신했다고 해서 체중까지 배로 늘어서는 안 된다. 단태아 임신보다 대략 4.5kg 증가를 목표로 삼는다 90쪽 참고. 영양 섭취량에 신경 쓰고 단백질을 충분히 섭취해야 한다. 다태아를 임신한 여성에게는 허리 통증이 더욱 흔하게 나타나므로 미리 의사와 상담한 후에 운동 계획을 세우고 생활할 때도 신경 써서 바른 자세를 취한다. 운동으로는 수영을 추천한다. 임신으로 복부가 커져 무게중심에서 벗어나면서 생기는 허리

> ※ **사라진 아기** ※
>
> 임신 12주 이전에 의사에게 쌍둥이, 세쌍둥이, 아니면 축구팀을 꾸릴 수 있을 만큼 많은 태아를 임신했다는 말을 들었다 치자. 하지만 다음번에 의사를 찾았을 때 태아가 하나 이상 사라졌더라도 놀라지 마라. 임신 초기에는 쌍둥이 임신의 3분의 1, 세쌍둥이 임신의 2분의 1, 네쌍둥이 임신의 3분의 2에서 태아가 하나 이상 사라질 수 있다. 산전 관리를 잘 하고 고위험군 임신을 전문으로 하는 산부인과 의사의 진료를 받는다면 태아를 좀 더 많이 살릴 수 있다.

통증을 완화하는 데 임신부용 복대가 유용하기도 하다. 임신 후기가 가까워지면서 침대에 누워 생활해야 할 수도 있다. 의사를 신뢰하고 그 지시에 따른다.

출산

다태아를 임신하면 자궁 속 공간이 워낙 비좁기 때문에 머리가 거꾸로 들어선 태아가 있을 수 있다. 여기에 조기 출산이 필요한 다른 요인이 발생하면 제왕절개술을 받아야 할 가능성이 커진다. 쌍둥이는 임신 32주를 넘기고, 자궁경부에 가장 가깝게 자리한 태아가 다른 태아보다 크면서 머리가 아래쪽을 향하고 태아, 특히 두 번째 태아가 위험 상태에 있다는 신호가 없으면 질을 통해 분만할 수 있다.

부록 5

산후우울증 척도

8장과 10장에서 살펴보았듯 산후우울증은 매우 흔하게 일어나며 동시에 산모와 관계가 있는 모든 사람에게 좌절감을 안겨준다. 여기에서는 산모의 우울증 정도를 결정할 수 있는 몇 가지 기준을 제시하려 한다. 에든버러 산후우울증 척도 Edinburgh Postnatal Depression Scale, EPDS로 불리는 공식 테스트를 사용하면 산모가 전문가의 도움을 받아야 할지 여부를 결정할 수 있는 통찰력을 키울 수 있다.

다음에 소개하는 문장을 읽고 지난 일주일 동안 자신이 느꼈던 감정을 가장 가깝게 표현한 대답에 표시한다.

1. 나는 웃을 수 있고 일상에서 재미있는 면을 볼 수 있다. 예전만큼 그렇다 예전만큼은 아니다 전혀 예전 같지 않다 전혀 그렇지 않다	6. 나는 모든 일이 힘겹게 느껴진다. 대부분 제대로 적응할 수 없다 가끔 힘들다고 느껴진다 대체로 잘 적응한다 예전처럼 잘 적응한다
2. 나는 앞으로 일어날 상황을 고대한다. 예전만큼 그렇다 예전만큼은 아니다 전혀 예전 같지 않다 전혀 그렇지 않다	7. 나는 너무 불행해서 잠을 자기 힘들다. 대부분 그렇다 때로 그렇다 별로 그렇지 않다 전혀 그렇지 않다
3. 나는 별다른 이유 없이 걱정이 앞서거나 불안하다. 전혀 그렇지 않다 별로 그렇지 않다 가끔 그렇다 매우 자주 그렇다	8. 나는 슬프고 비참하다. 대부분 그렇다 자주 그렇다 별로 그렇지 않다 전혀 그렇지 않다
4. 나는 일이 잘못 되었을 때 불필요하게 자신을 탓한다. 대부분 그렇다 몇 번 그런 적이 있다 별로 그렇지 않다 전혀 그렇지 않다	9. 나는 너무 슬퍼서 눈물이 난다. 대부분 그렇다 자주 그렇다 아주 가끔 그렇다 전혀 그렇지 않다
5. 나는 별다른 이유 없이 두려움이나 공포를 느낀다. 자주 그렇다 가끔 그렇다 별로 그렇지 않다 전혀 그렇지 않다	10. 나는 자신을 해치고 싶은 생각이 든다. 매우 자주 그렇다 가끔 그렇다 별로 그렇지 않다 전혀 그렇지 않다

점수: 문제 1~3번의 대답에는 0~3점까지, 문제 4~10번의 대답에는 거꾸로 3~0점까지 순서대로 매긴다. 지금까지의 점수를 모두 합한다. 점수가 12점 이상이면 자신의 우울증 증상을 치료해야 한다는 신호이다.

찾아보기

ㄱ

가정 분만 • 275
각인imprinting • 36
감각 • 139, 148
감염 • 245
갑상샘 • 121
걱정 및 불안 퀴즈 • 200
검사 • 116
결합 • 36
경막외마취제 • 279
고령 임신부 • 39
고혈압 • 257
골디락스 • 114, 177
골반 운동 • 261
골반위 분만 • 284
관절 문제 • 250
균형 • 154
그렐린 • 90, 91
근골계 문제 • 249
근육 통증 • 249

ㄴ

나팔관 문제 • 423
난관 • 38
난자 • 34
남성호르몬 • 223
뇌 • 140, 150
뉴런 신경세포 • 145

ㄷ

다낭성 난소증후군 • 422
다태아 • 437
당뇨병 • 416
단당류 • 134
독소 안내 • 398

ㄹ

렙틴 • 90, 91
림프절 • 76
릴랙신relaxin • 236

ㅁ

마약성 진통제 • 280
머리카락 • 221
면역력 • 70
멸균수 • 278
모로 반사 • 158
미각 • 154

미숙아 • 437
미엘린 수초 • 148

ㅂ

방광 • 245
방귀 • 242
방사선 • 54
베이비 블루스baby blues • 323
변비 • 242, 259
부종 • 254
불임 • 419
비뇨기관 • 245
비수축 검사 • 130
비타민 섭취량 • 346

ㅅ

사산 • 300
산전 검진 • 356, 357
산후 성관계 • 213
산후우울증 • 442
산후 운동 • 390
삶의 질 점수 • 28
생물리학적 계수 검사 • 130
섬유질 • 263
성 전염성 질환 • 229
성장 정도 • 127
성적 충동 • 210
세균성 질염 • 246
세포분열 • 42
섹스 • 207
소화기GI system • 58

소화 문제 • 238
속 쓰림 • 241, 259
손목터널증후군 • 252
손톱 • 216
수면 • 179, 193
수정 • 14, 34
수중 분만 • 278, 281
수축 자극 검사 • 130
순환계 문제 • 252
스트레스 • 169, 176, 189, 422
시각 • 152
식탐 • 96
신경판 • 143
신생아 마사지 • 164
신생아 콜릭 • 318
심부정맥혈전증 DVT • 253

ㅇ

아기 용품 • 402
아스파탐Aspartame • 107
약물 복용 • 135
양손잡이 • 177
양수 • 129
양수 검사 • 131
에스트로겐 • 64, 185, 208
엽산 • 51, 141
영아돌연사증후군 • 315
예방접종 • 82, 431
요로 • 245
우울증 • 183, 196, 442
유기농 제품 • 107

유도분만 • 287
유모차 • 310
유방 • 215
유방 자가 검사 • 227
유사 비타민 • 349
유산 • 66
유턴YOU-turn • 49, 105
융모막 융모 생검 • 73
이스트 감염 • 246
인간융모성생식선자극호르몬 • 65
인슐린 • 117
일산화이질소 • 280
임신 운동 • 368
임신선 • 330
임신성 당뇨병 • 120
임신중독증 • 257
입덧 • 99, 108

ㅈ

자궁 • 15, 62
자궁 경부 • 282
자궁 내 성장 제한 • 126
전치태반 • 69
정자 • 35
정크 푸드 • 94
제대혈 보관 • 296
제왕절개술 • 291
조기 자궁 수축 • 256
종형곡선 • 113
좌욕 • 260
질 • 245, 262

ㅊ

척수이분증spina bifida • 51, 73, 141
천식 • 240
청각 • 153
체위 • 225
체질량지수BMI • 89
체중 • 86
체형 • 214
촉각 • 151
출산 • 267, 270, 272, 274
출산 교실 • 232
치과 • 54, 417
치골 • 127
치아 씨앗 • 135
치질 • 242

ㅋ

캥거루 케어 • 328
케겔운동 • 261, 391
코린corin • 65

ㅌ

태반 • 62, 65
태반유선자극호르몬 • 65
태반조기박리 • 69
톡소플라스마증 • 77
통증 관리 • 277
튼 살 • 230

ㅍ

포대기 • 161
포도당 • 119
포상기태 • 98
표준 예방접종 일정표 • 432
프로바이오틱스 • 301
프로게스테론 • 65, 185
피부 • 218
피부 트러블 • 220

ㅎ

합병증 • 418
항우울제 • 199
허리 • 262
허브 치료법 • 248
혈압 • 80
홍조 • 223, 230
회음절개 • 289
후각 • 152
후생유전 • 43 , 46
히스톤histone • 43

etc

ADHD • 147
B형간염 • 296
DHA • 158, 159, 196
DNA • 41
Rh인자 • 71
T세포 • 76

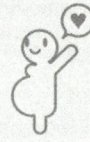

YOU：HAVING A BABY